唇裂鼻の治療

臨床像と手術

編著

聖マリアンナ医科大学名誉教授
荻野 洋一

京都大学教授
西村 善彦

東京大学教授
高戸 毅

克誠堂出版

執筆者一覧

(五十音順)

井川　浩晴	北海道大学大学院医学研究科機能回復医学講座形成外科学分野
江口　智明	東京大学大学院医学系研究科感覚・運動機能医学講座
大久保文雄	昭和大学医学部形成外科学教室
大宮　由香	大阪医科大学形成外科学教室
荻野　洋一	聖マリアンナ医科大学名誉教授
今野　宗昭	東北大学大学院医学系研究科機能回復外科学講座機能回復外科分野
杉原　平樹	北海道大学大学院医学研究科機能回復医学講座形成外科学分野
高戸　　毅	東京大学大学院医学系研究科感覚・運動機能医学講座
田嶋　定夫	大阪医科大学形成外科学教室
内藤　　浩	京都大学大学院医学研究科感覚運動系病態学講座形成外科学領域
中北　信昭	北里大学医学部形成外科学教室
西村　善彦	京都大学大学院医学研究科感覚運動系病態学講座形成外科学領域
引地　尚子	東京大学大学院医学系研究科感覚・運動機能医学講座
平野　明喜	長崎大学医学部形成外科学教室
前川　二郎	横浜市立大学医学部形成外科
松尾　　清	信州大学医学部形成外科学教室
三上　太郎	横浜市立大学医学部形成外科
村澤　章子	横浜市立大学医学部形成外科
森　　良之	東京大学大学院医学系研究科感覚・運動機能医学講座
山崎　安晴	北里大学医学部形成外科学教室
山田　　敦	東北大学大学院医学系研究科機能回復外科学講座機能回復外科分野
杠　　俊介	信州大学医学部形成外科学教室
米原　啓之	帝京大学医学部形成外科学教室
綿谷　早苗	東京大学大学院医学系研究科感覚・運動機能医学講座

序　文

　口唇裂における口唇形成術は，顎裂あるいは口蓋裂を伴う場合でもこの約40年の間に手術成績が非常に向上し，最近は手術による口唇の創痕がほとんど目立たない状態になりました。

　その理由は，手術術式の進歩や術者の努力もありますが，麻酔方法および乳幼児に対する全身管理，さらに治療材料などが以前とは比較にならぬほど改善されたことも大きく寄与していると思います。

　しかしその一方で，本書で取り上げた口唇裂に伴う鼻（外鼻および鼻腔内）の変形に対する治療は，乳児期から思春期に至るまで多くの課題があり，術者が希望する治療成績を得ることは決して容易ではありません。

　鼻は顔面の中央部分に位置しており，もっとも人の目にふれる部分であるため，乳児期に口唇形成術が行われたあと鼻の形態異常が残っていると，患者さん本人だけでなく家族にとっても精神的に大きな苦痛となります。

　本書では，乳児期から思春期に至る種々の問題について取り上げ，現在この課題にもっとも積極的に関わっている方々に執筆をお願いいたしました。それぞれ唇裂鼻の診断と治療について独自のお考えにもとづく長い経験をお書きくださり，編集者としてそのご努力とご協力に心から感謝しております。

　最近は，乳児期の口唇形成術が行われる前から少しでも外鼻形態を改善しようとする種々の努力がなされており，かなりの成果があげられつつあります。

　乳児期の口唇形成術の際に，外鼻形態を健常に近づけようとする手術法は，従来数多く発表されており，良い結果が得られたという報告が少なくありません。しかしその一方で，乳児期にあまり外鼻の軟骨およびその周囲組織に手を加えることは術後の瘢痕が軟骨の発育を妨げるので好ましくないという見解も見られます。これはあくまでもその際の手術内容によって左右されるといえますが，それぞれの考えを尊重して手術は行われるべきでありましょう。

　外鼻の形態はその基礎をなす外鼻錐体と土台となっている上顎の状態に大きく左右されます。このことを十分認識した上で外鼻にあらわれている形態異常の改善を図る必要があると思います。

　形成外科領域では，わが国はもちろんのこと欧米においてもこの問題についてあまり関心をもってこなかったように思います。患者さん自身は外鼻形態の異常が，外鼻錐体の変形によって生じていることをほとんど知りません。また，鼻中隔弯曲症や鼻甲介の腫脹による鼻閉症状なども，幼少児期から継続しているため自覚症状として訴えることはあまり多くなく，外鼻の形態異常がどうしても主訴となります。

　唇裂鼻は，土台の一部が欠損し，柱が斜いた状態の家屋にたとえることができます。

家屋は当然のことながら屋根が斜めとなり両側の壁面もアンバランスの状態になっています。

このような状態の家を修復するのに屋根の形（鼻でいえば鼻翼）だけをなおしても家屋を十分によい状態になおしたとはいえず，元の異常状態に戻ってしまう恐れがあります。なおここに住む住人（患者さん自身）の居心地は決して良くないと思います。

私はやはり家全体の形態と住心地（機能）の改善は併行して行う必要があると考え，このことを主張し続けてきました。

このような形と機能の改善に加えて，患者さんが幼い時から抱えている精神心理面の負担（spiritual pain）が存在することも忘れてはならないと思っています。特に，恥しさをこらえて来院された患者さんの診察においては，病める人の立場にたった医師の言葉と態度が求められることを常に心にとめておくことが大切であります。

唇顎口蓋裂の患者さんの治療では，医師，歯科医師をはじめ，言葉の治療や，臨床心理の専門家など多くの方々のお互いの協力や情報の交換は欠かすことができません。

いずれにしても医療の中心にあるのは一人一人の患者さんであります。

患者さんと医師との信頼関係を確立することによって初めて治療の実をあげることができます。それにはまず医師は謙虚な思いをもって患者さんに接することが大切で，常に同じ目の高さで語りかけspiritualな面の配慮を忘れてはならないと思います。今後私どもが誠実な努力を続けることによって患者さんやご家族にご満足いただけるさらに良い治療結果が得られるでありましょう。

この書をお読みくださる方々（特に形成外科，耳鼻咽喉科，口腔外科等）が唇顎口蓋裂の患者さんたちの診断と治療に本書を少しでも役立てていただければ幸いであり，さらにこの領域の医学の進歩発展が得られることを期待しております。

本書の出版にあたり，ご尽力くださった克誠堂出版の今井社長，小沼朝生氏，平野智生氏を始め多くの方々のご配慮に心から感謝申し上げます。

2001年10月

荻野 洋一

目　次

第1章　唇裂鼻を理解するために必要な外鼻，鼻腔，上顎の解剖　　（村澤章子）1

　A．外鼻の解剖　1
　B．鼻腔の解剖　11
　C．唇顎口蓋裂における外鼻，鼻腔，上顎の解剖　13

第2章　片側唇裂初回手術と鼻の形の異常　　17

1）乳児期（とくに初回手術時）に外鼻に対して行われてきた術式 …………………17
　　　　　　　　　　　　（江口智明，高戸　毅）
　はじめに　17
　A．片側唇裂鼻変形の発生におけるメカニズム　18
　B．片側唇裂鼻変形の形態と特徴　18
　C．唇裂鼻変形の保存的治療法　18
　D．唇裂鼻変形の外科的治療法　18
　E．考　察　24
　まとめ　24

2）初回手術における外鼻修正法① …………………27
　　　　　　　　　　　　（杠　俊介，松尾　清）
　はじめに　27
　A．術式の目的と考え方　27
　B．適応と症例の選択　28
　C．術前の準備　29
　D．手技のポイント　29
　E．術後管理　32
　F．症　例　32
　G．考　察　33

3）初回手術における外鼻修正法② …………………36
　　　　　　　　　　　　（大宮由香）
　はじめに　36
　A．術式の目的と考え方　36
　B．適応と症例の選択　37
　C．術前の準備　38
　D．手技のポイント　38
　E．術後管理　40
　F．症　例　40
　G．考　察　41

4）初回手術における外鼻修正法③ …………………44
　　　　　　　　　　　　（引地尚子，高戸　毅）
　はじめに　44
　A．術式の目的と考え方　44
　B．適応と症例の選択　45
　C．術前の準備　45
　D．手技のポイント　45
　E．術後管理　46
　F．症　例　47
　G．考　察　47

5）初回手術における外鼻修正法④ …………………50
　　　　　　　　　　　　（大久保文雄）
　はじめに　50
　A．術式の目的と考え方　50
　B．適応と症例の選択　51
　C．術前の準備　51
　D．手技のポイント　51
　E．術後管理　55
　F．症　例　56
　G．考　察　56

第3章　両側唇裂初回手術と鼻の形の異常　　62

1）乳児期（とくに初回手術時）に外鼻に対して行われてきた術式① …………………62
　　　　　　　　　　　　（江口智明，高戸　毅）
　はじめに　62
　A．両側唇裂鼻変形の発生のメカニズム　62
　B．両側唇裂鼻変形の形態と特徴　63
　C．唇裂鼻変形の外科的治療法　63
　D．考　察　69
　まとめ　71

2) 乳児期（とくに初回手術時）に外鼻に対して行われてきた術式② ···73
（井川浩晴，杉原平樹）
  はじめに 73
  A．術式の目的と考え方 73
  B．適応と症例の選択 74
  C．術前の準備―術前顎矯正― 74
  D．手技のポイント 76
  E．術後管理 79
  F．症　例 80
  G．考　察 80
  まとめ 83

3) 乳児期（とくに初回手術時）に外鼻に対して行われてきた術式③ ···85
（杠　俊介，松尾　清）
  はじめに 85
  A．術式の目的と考え方 85
  B．適応と症例の選択 87
  C．術前の準備 87
  D．手技のポイント 87
  E．術後管理 89
  F．症　例 89
  G．考　察 89

第4章　幼少時期における唇裂鼻形成術　　93

1) 私たちの行ってきた手術法とその意義① ······93
（米原啓之）
  はじめに 93
  A．術式の目的と考え方 93
  B．適応と症例の選択 94
  C．術前の準備 94
  D．手技のポイント 94
  E．術後管理 98
  F．症　例 98
  G．考　察 101

2) 私たちの行ってきた手術法とその意義② ······105
（大久保文雄）
  A．術式の目的と考え方 105
  B．適応と症例の選択 106
  C．術前の準備 107
  D．手技のポイント 107
  E．術後管理 109
  F．症　例 110
  G．考　察 110

3) 私たちの行ってきた手術法とその意義③ ······114
（大宮由香）
  はじめに 114
  A．術式の目的と考え方 114
  B．適応と症例の選択 116
  C．術前の準備 116
  D．手技のポイント 116
  E．術後管理 118
  F．症　例 119
  G．考　察 121
  まとめ 122

第5章　思春期以降における片側唇裂鼻形成術　　123

1) 私たちの行ってきた手術法とその意義① ······123
（田嶋定夫，大宮由香）
  はじめに 123
  A．術式の目的と考え方 123
  B．適応と症例の選択 124
  C．術前の準備 124
  D．手技のポイント 124
  E．術後管理 129
  F．症　例 130
  G．考　察 130

2) 私たちの行ってきた手術法とその意義② ······132
（西村善彦，内藤　浩）
  はじめに 132
  A．術式の目的と考え方 132
  B．適応と症例の選択 133
  C．手技のポイント 133
  D．術後管理 137
  まとめ 137

3) 私たちの行ってきた手術法とその意義③ ……139
　　　　　　　（荻野洋一，前川二郎，三上太郎）
　はじめに　139
　A．唇裂鼻とは　139
　B．手術時期　143
　C．現在主として用いている手術法に至るまでの
　　経緯　143
　D．上口唇瘢痕切除と同時に鼻中隔変形の処置を
　　行う場合の手術法　147
　E．Transcolumellar skin incision を用いた場合の
　　術式　152
　F．症例（A群）　153
　G．症例（B群）　154
　まとめ　159

4) 私たちの行ってきた手術法とその意義④ ……161
　　　　　　　（高戸　毅，綿谷早苗）
　はじめに　161

A．術式の目的と考え方　161
B．適応と症例の選択　162
C．術前の準備　162
D．手技のポイント　162
E．術後管理　166
F．症　例　166
G．考　察　169
まとめ　172

5) その他の手術法 ………………………………175
　　　　　　　（前川二郎，荻野洋一）
　はじめに　175
　A．分　類　175
　B．分類①の方法　175
　C．分類②の方法　176
　D．分類③の方法　176
　まとめ　180

第6章　思春期以後における両側唇裂鼻形成術　　185

1) 私たちの行ってきた手術法とその意義① ……185
　　　　　　　（中北信昭）
　はじめに　185
　A．術式の目的と考え方　185
　B．適応と症例の選択　188
　C．術前の準備　188
　D．手技のポイント　189
　E．術後管理　192
　F．症　例　192
　G．考　察　194
　まとめ　197

2) 私たちの行ってきた手術法とその意義② ……200
　　　　　　　（高戸　毅）
　はじめに　200
　A．術式の目的と考え方　200
　B．適応と症例の選択　201
　C．術前の準備　201
　D．手技のポイント　201
　E．術後管理　204
　F．症　例　204
　G．考　察　205
　まとめ　210

第7章　上顎の顎裂に対する骨移植および外鼻形態との関連性について　　213

1) 私たちの行ってきた手術法とその意義① ……213
　　　　　　　（今野宗昭，山田　敦）
　A．術式の目的と考え方　213
　B．適応と症例の選択　213
　C．術前の準備　213
　D．手技のポイント　214
　E．術後管理　218
　F．症　例　218
　G．考　察　218

2) 私たちの行ってきた手術法とその意義② ……224
　　　　　　　（山崎安晴，中北信昭）
　はじめに　224
　A．術式の目的と考え方　224
　B．適応と症例の選択　224
　C．術前の準備　225
　D．手技のポイント　225
　E．術後管理　227
　F．症　例　228
　G．考　察　229
　まとめ　231

第8章 上顎および下顎の骨切り術と外鼻変形について　233

1) 私たちの行ってきた手術法とその意義① ……233
(平野明喜)

はじめに　233
A. 唇顎口蓋裂による変形　233
B. 術式の目的と考え方　234
C. 唇裂患者の骨切り術後鼻変形　235
D. 手技のポイント　236
E. 考　察　243
まとめ　243

2) 私たちの行ってきた手術法とその意義② ……245
(森　良之, 高戸　毅)

はじめに　245
A. 術式の目的と考え方　245
B. 適応と症例の選択　245
C. 術前の準備　246
D. 手技のポイント　246
E. 術後管理　246
F. 症　例　246
G. 考　察　247
まとめ　249

索　引　251

第1章 唇裂鼻を理解するために必要な外鼻，鼻腔，上顎の解剖

Summary

鼻は，顔面中央に突出している外鼻，鼻の機能をつかさどる鼻腔，および土台となる上顎骨よりなる。唇裂口蓋裂における鼻の変形を理解するためには，まず正常な鼻の解剖を理解することが必要である。さらに，唇裂鼻の構造を理解することが，より効果的な鼻修正を行うことにつながる。本稿ではまず正常な鼻の解剖について述べ，つぎに唇裂鼻の解剖につき述べた。

A 外鼻の解剖[1)～8)]

1. 体表

外鼻の皮膚は，鼻根（nasal root），鼻背（nasal dorsum），鼻尖（nasal tip），鼻翼（nasal alar）に分けられる（図1・1）[9)]。

小児から大人へと顔貌が変化するとき，鼻を含む顔面中1/3の成長の占める役割は大きい。鼻の成長は，Reichert（1963）[10) 11)]によると，3，6，7歳および思春期から20歳までに成長の山があり，7歳で生下時の2倍，14歳で3倍になるとされている。また，Lang（1989）[2)]によると，3～4歳，11～12，13～14歳に成長の山があるとされている。また，性差に関しては，増川（1958）[12)]によると11～14歳までは男女差はほとんどないが，14～17歳以後は40～60歳まで有意な差があるという。

唇裂鼻の二次修正を行う場合，鼻そのものの形態とともに，顔面に占めるバランスも重要である。レオナルド・ダ・ヴィンチ（1452～1519）をはじめとして，Powellら（1984）[13)]が提唱した黄金分割（golden proportion）によると，正面では鼻長は顔面の縦1/3を占め，白人種では鼻幅は瞼裂とほぼ同じ長さが理想的であるという[2)]（図1・2）。また側面では，鼻顔面角（naso-facial angle）は30～40度，鼻唇角（nasolabial angle）は90～100度が理想的とされている[2) 14)]（図1・3）。なお，人種差による違いがあることは念頭に置くべきである[14)]。

外鼻の対称性を数値化する試みとしてモアレ写真を用いた報告がある[15)]。筆者らの施設では，唇裂鼻の二次修正術を行う際には，顔面の等身大の写真を撮影し，黄金分割を参考に計測し，鼻の形態の解析を行うとともに，患者に自分の鼻の理

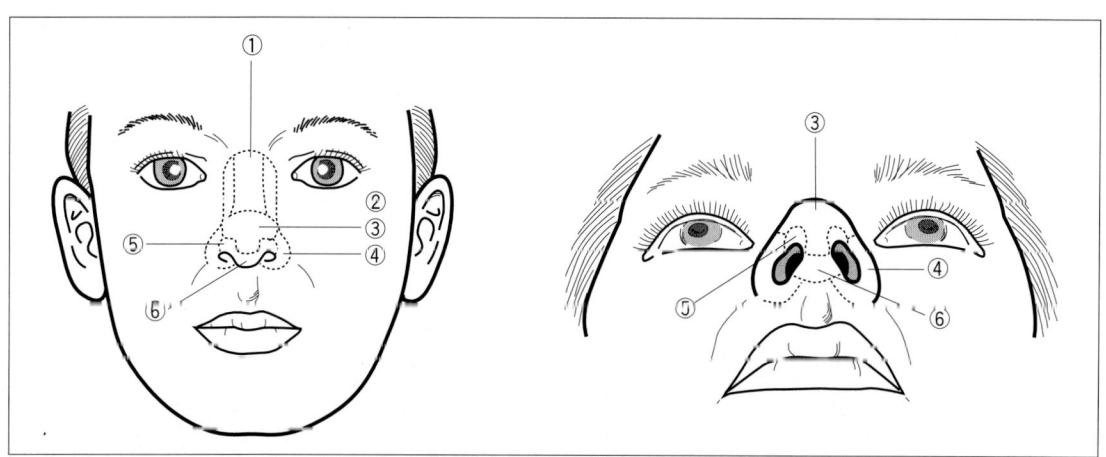

図1・1　外鼻の体表解剖
①dorsal，②side wall，③tip，④alar-nostril sill，⑤soft triangle（鼻腔内ではrecessus），⑥columella

想像を記入してもらっている．なぜならば，患者がイメージしている鼻の形態が，口頭ではわれわれ術者に伝わらないことはしばしば経験することであり，また患者の個性や社会的背景などを考慮すると，黄金分割に一致した理想的な形態の鼻が患者にとって一番ふさわしい鼻に一致するとは限らないからである．

2. 支持組織

外鼻を構成する要素の主たるものは，骨（鼻骨，篩骨，上顎骨，鋤骨），軟骨（鼻中隔軟骨，外側鼻軟骨，大鼻翼軟骨）および軟部組織である．

a. 外鼻を構成する骨（図1・4）

外鼻を構成する骨には鼻骨（nasal bone），篩骨（ethmoid），上顎骨（maxilla）がある．鼻腔は西洋梨状の梨状口（piriform aperture）で前方に開くが，左右一対の鼻骨は梨状口の上縁を作り，上顎骨はそれ以外の梨状口の大部分を作る．梨状口下縁の正中部の上顎骨部分は，前鼻棘（anterior nasal spine）として前方へ突出している．この前鼻棘の突出度は外鼻形態を大きく左右する要素となっている．前鼻棘の後方は，上顎骨口蓋突起（palatine process of maxilla）となり鼻中隔軟骨を支えており，後方は鋤骨（vomer）に移行する．

b. 外鼻を構成する軟骨（図1・5）

外鼻を構成する軟骨には，septal cartilage（鼻中隔軟骨），lateral nasal cartilage（外側鼻軟骨），greater alar cartilage（大鼻翼軟骨），minor alar cartilage（小鼻翼軟骨），accessory alar cartilage（副鼻軟骨）があり，いずれも硝子軟骨（hyaline cartilage）である．

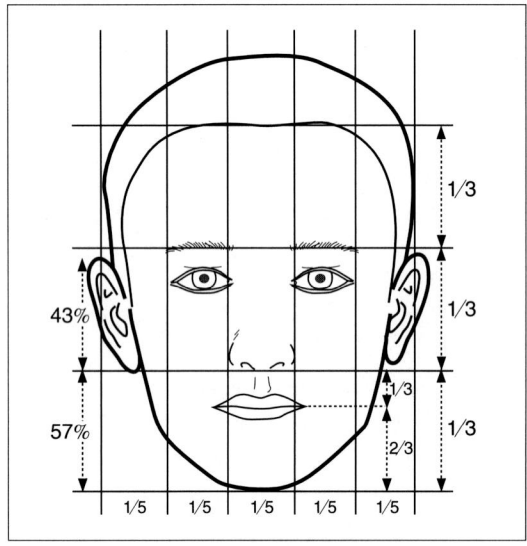

図1・2　顔面の黄金分割
（Powell, N. : Proportions of the Aesthetic Face, Thime, Stuttgart, 1984. より引用）

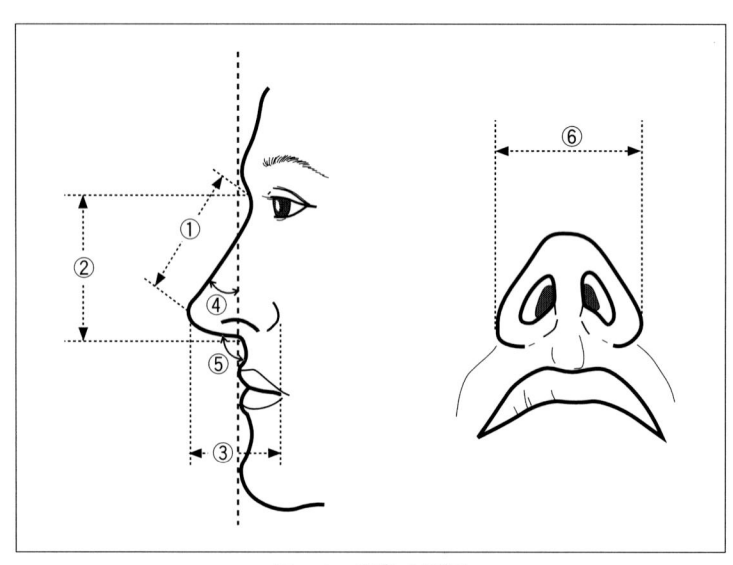

図1・3　外鼻の計測
①鼻長，②鼻高，③鼻深，④30〜40度，⑤90〜100度，⑥鼻幅

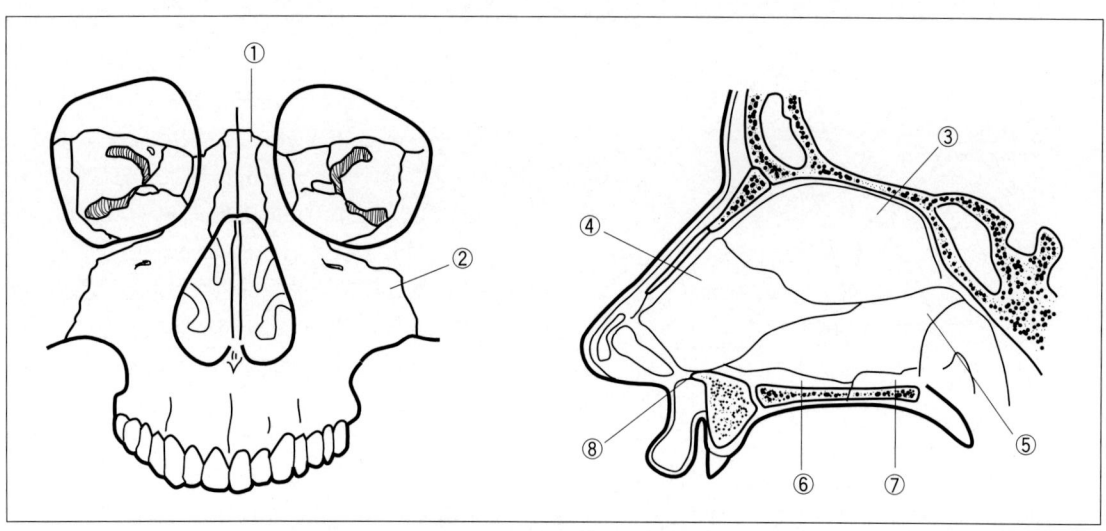

図1・4 外鼻を構成する骨
①鼻骨，②上顎骨，③篩骨垂直板，④鼻中隔軟骨，⑤鋤骨，⑥上顎骨鼻稜，⑦口蓋骨鼻稜，⑧前鼻棘

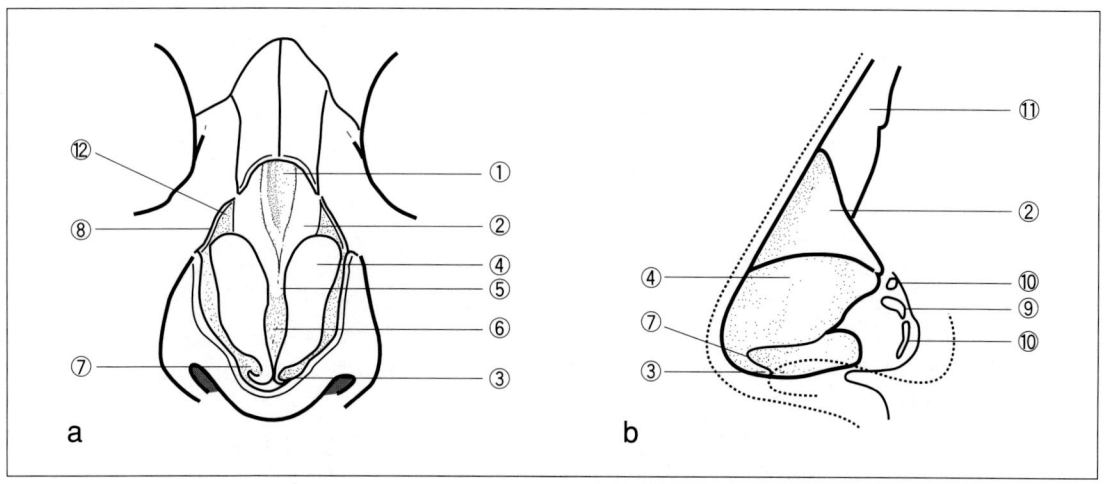

図1・5 外鼻を構成する軟骨
(a) 正面。外側鼻軟骨と梨状口縁の間に粗な結合組織が介在している。
　　①鼻中隔軟骨，②外側鼻軟骨，③大鼻翼軟骨内側脚，④大鼻翼軟骨外側脚，⑤septal angle，⑥weak triangle，⑦soft triangle，⑧梨状口縁，⑫loose collagenous connective tissue
(b) 側面。
　　⑨小鼻翼軟骨，⑩副鼻翼軟骨，⑪鼻骨
　　(Lang, J. I., Mundorff-Vetter : Über die Knorpel der aussennase. Gegenbaurs Morph. Jb., 132 : 861-874, 1986. より引用)

1) 外側鼻軟骨（図1・6）

鼻骨の下方に位置する左右一対の軟骨であり，上顎骨前頭突起 (frontal process of maxilla)，鼻中隔軟骨と接している。軟骨の大きさは，長さ18〜31mm，平均23.58mm，幅11〜21mm，平均14.38mmといわれている。

2) 鼻中隔軟骨（図1・4）

鼻中隔軟骨は鼻中隔の前方部分，すなわち軟骨性鼻中隔を構成する。上方では鼻骨と膠原線維性の強固な結合をしており，後方は篩骨垂直板 (perpendicular plate of ethmoid)，下方は鋤骨，上顎骨鼻稜 (nasal crest of maxilla) と結合している。

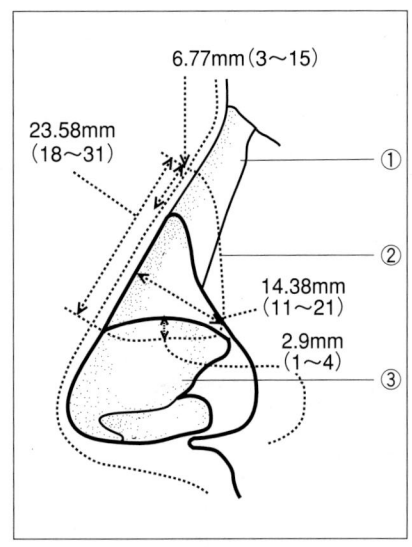

図1・6 外側鼻軟骨と鼻骨および大鼻翼軟骨との重なりの関係
　①鼻骨，②外側鼻軟骨，③大鼻翼軟骨
（Lang, J. I., Mundorff-Vetter : Über die Knorpel der aussennase. Gegenbaurs Morph. Jb., 132 : 861-874, 1986. より引用）

上方はY字型に二分している[2)16)]。鼻尖上部では大鼻翼軟骨が左右に分かれ，鼻中隔軟骨の支持組織となっているが，septal angleしかないため脆弱であり，weak triangleと呼ばれている。鼻中隔軟骨の厚さは平均3～4mm，前下方部は厚みが4～8mmと増しており，footplateと呼ばれている[2)]。下方の上顎骨とはjoint capsuleを形成して結合しており，骨と直接連続していないため，鼻中隔の可動性が得られる[17)]（図1・7）。

a）外鼻の鼻中隔の可動性部分，非可動性部分について

外鼻では，上方の上顎骨前頭突起と鼻骨からなる部分を非可動性外鼻または骨性外鼻と呼び，下方の外側鼻軟骨，鼻中隔軟骨，大鼻翼軟骨，小鼻翼軟骨，副鼻軟骨からなる部分を可動性外鼻または軟骨性外鼻と呼ぶ。

鼻中隔では，鼻骨の先端と前鼻棘を結んだ線より前方を可動部（flexible portion），後方を非可動部（fixed portion）と呼んでいる（図1・4）。

3）大鼻翼軟骨（図1・5）

鼻尖部に存在する左右一対の軟骨である。大鼻

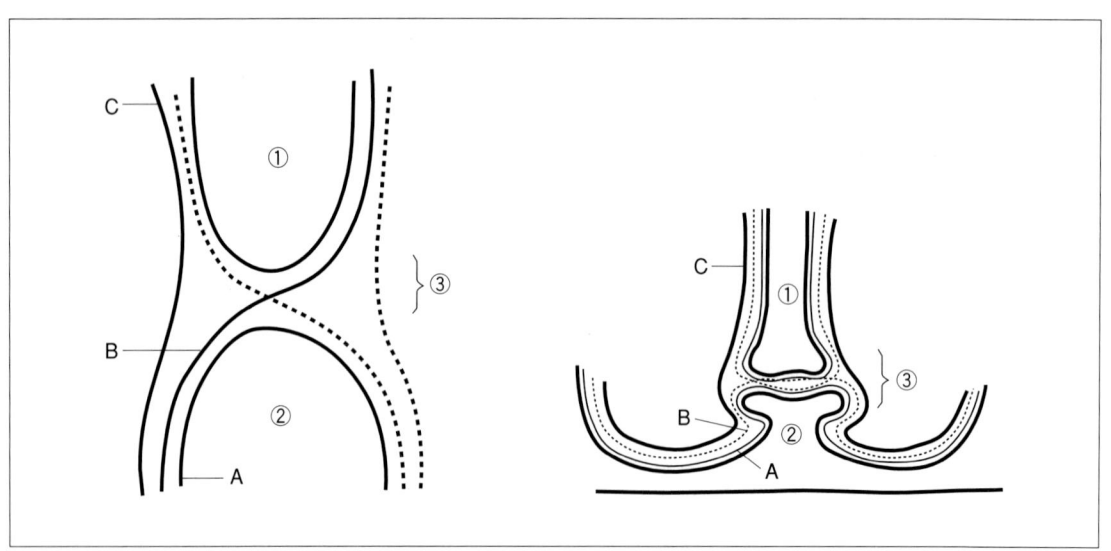

図1・7　鼻中隔軟骨と上顎骨の結合様式
　①cartilage，②bone，③joint area, A : crossing to opposite side, B : crossing joint area to other side, C : crossing joint area to same side
（Cottle, M. H. : The "Maxilla-Premaxilla" approach to extensive nasal septum surgery. A. M. A. Arch. Otolarynmgol., 68 : 301-302, 1958. より引用）

第1章　唇裂鼻を理解するために必要な外鼻，鼻腔，上顎の解剖

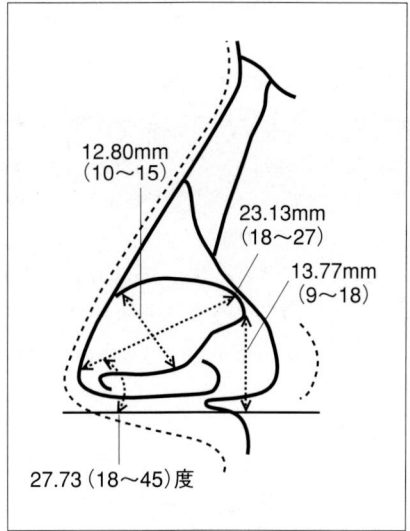

図1・8　大鼻翼軟骨の解剖
外側脚の長さ，幅，鼻柱とのなす角度，鼻翼基部からの距離を示す。
(Lang, J.: Clinical Anatomy of the Nose, Nasal Cavity and Paranasal Sinuses, p.11, Thieme medical publishers Inc., New York, 1989. より引用)

翼軟骨は，外側脚(lateral crus)と内側脚(medial crus)からなる。大鼻翼軟骨の内側脚と外側脚の移行部をsoft triangleと呼ぶが，軟部組織のみからなり瘢痕が目立ちやすいので切開を加えてはいけない[3]。

外側脚は，一般の解剖書に記載されているより長軸は垂直方向に伸びており[2][18][19]，鼻柱とのなす角度は18～45度，平均27.73度といわれている[2]（図1・8）。このため'小鼻'と呼ばれる鼻翼の外側半分には軟骨を欠く。

軟骨の形態については詳細に分類され，内側脚を3種類に[20]（図1・9），内側脚と外側脚の移行部のドームを3種類に[21]（図1・10），外側脚を5種類に[22]（図1・11）分けている報告がある。

a) 各軟骨の連結について

鼻骨と外側鼻軟骨との関係については，外側鼻軟骨が鼻骨の下に入り込んでいるとの見解でほぼ一致しており[3][16][20][23]，重なりは3～15mm，平均6.77mm[2]といわれている。

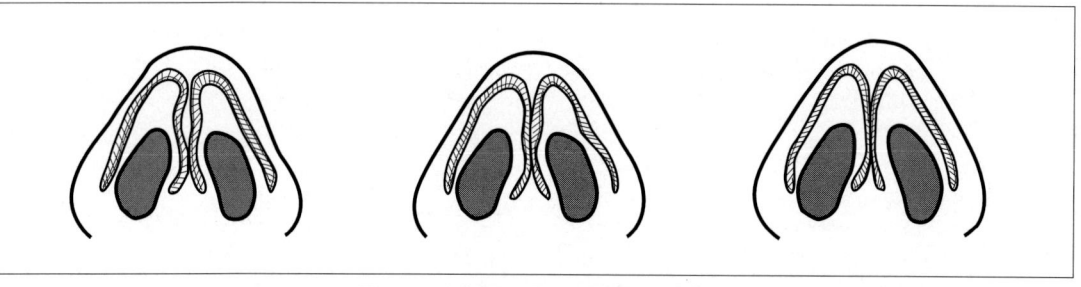

図1・9　大鼻翼軟骨・内側脚の分類
(Natvig, P.: Anatomical details of the osseous-cartilaginous framework of the nose. Plast. Reconstr. Surg., 48 : 529, 1971. より引用)

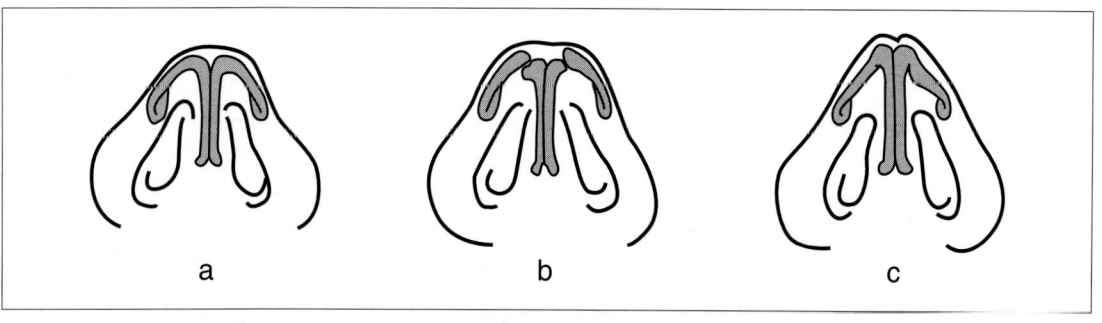

(a) smooth dome　　　(b) concabe dome　　　(c) convex dome
図1・10　大鼻翼軟骨，ドームの分類
(Lessard, M. L.: Surgical anatomy of the septorhinoplasty. Arch. Otolaryngol., 111 : 27, 1985. より引用改変)

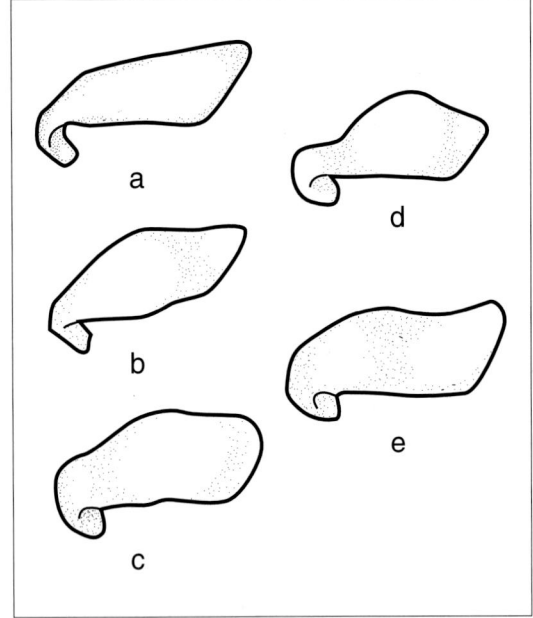

(a) smooth, convex
(b) convex anteriorly, concave posteriorly
(c) concave anteriorly, convex posteriorly
(d) concave anteriorly and posteriorly, convex posteriorly
(e) concave

図1・11　大鼻翼軟骨・外側脚の分類
(Zelnik, J. : Anatomy of the alar cartilage. Plast. Reconstr. Surg., 64 : 650-653, 1979. より引用)

外側鼻軟骨と鼻中隔軟骨との関係については，3つの意見がある．すなわち，①両者は一部が連続しているという意見，②全体が連続しているという意見，③完全に独立しているという意見である．1935年のNomina anatomicaでは，両者は頭側の一部において連続しているとして，両者を合わせてseptodorsal cartilage [2)][23)]と呼んだ．文献的にも両者が全域に渡り連続した軟骨であって，septodorsal cartilageと命名した方が正しいとする報告[24)]がある．しかし最近では，両者は2つの独立した軟骨で，粗な結合組織により連続しているとする意見[3)]が主流である．

外側鼻軟骨と大鼻翼軟骨との連結については，3通り[25)]または4通り[26)]の結合パターンがあるとされている．すなわち，3通りに分類した場合は①端端に結合しているもの，②外側鼻軟骨が大鼻翼軟骨の下に入り込んでいるもの，③下に入り込み，しかも外側鼻軟骨の辺縁が外側にカールしているものがあるとされ（図1・12），4通りに分けた場合は③のカールの仕方を2通りに分けている（図1・13）．また，両者の軟骨が重なっている場合，重なりの幅については1～4mm，平均2.9mmといわれている[2)]（図1・6）．

b）切開と軟骨との関係

大鼻翼軟骨を基準として，外鼻の軟骨を展開する代表的な切開法にはつぎの5通りがある[27)]．すなわち，①intercartilagenous，②intracartilagenous，③infracartilagenous，④marginal（rim），⑤transfixion incisionである（図1・14）．たとえば，intercartilagenous incisionは鼻限，すなわち大鼻翼軟骨の上縁と外側鼻軟骨との境界部に切開を加える方法である．

c．軟部組織

1）外鼻の皮膚

外鼻の皮膚，とくに鼻尖部や鼻翼部の皮膚は脂腺に富み厚く，その類似性から前額部の皮膚が再建に好んで使われるのはよく知られている．

ところで，鼻部の皮膚にもsuperficial aponeurotic system（以下SMAS）が存在し，nasolabial holdより正中，すなわち口唇[28)]，鼻部を含む顔面全体にSMASが存在すると提唱している報告がある[29)]．その報告では，鼻部の皮膚の真皮より深部の構造を5層に分けている（図1・15）．すなわち，①superficial fatty panniculus，②fibromuscular layer，③deep fatty layer，④longitudinal fibrous sheet，⑤interdomal ligamentである．

Superficial fatty panniculusは血管を含み，最終的にこれらの血管は真皮下血管網を形成する．Fibromuscular layerは筋肉とこれを囲む筋膜線維層からなる．このsuperficial fatty panniculusとfibromuscular layerの2層を合わせて，SMASと呼んでいる．SMAS以下の，deep fatty layerは筋肉下の脂肪層，longitudinal fibrous sheetは骨膜，軟骨膜の層に相当する．Interdomal ligamentは鼻尖部の筋肉を欠く部分に存在し，厚い結合組織よりなる．

剥離の際に，神経はSMASの下層に，血管はsuperficial fatty panniculusの層にあることに注意し

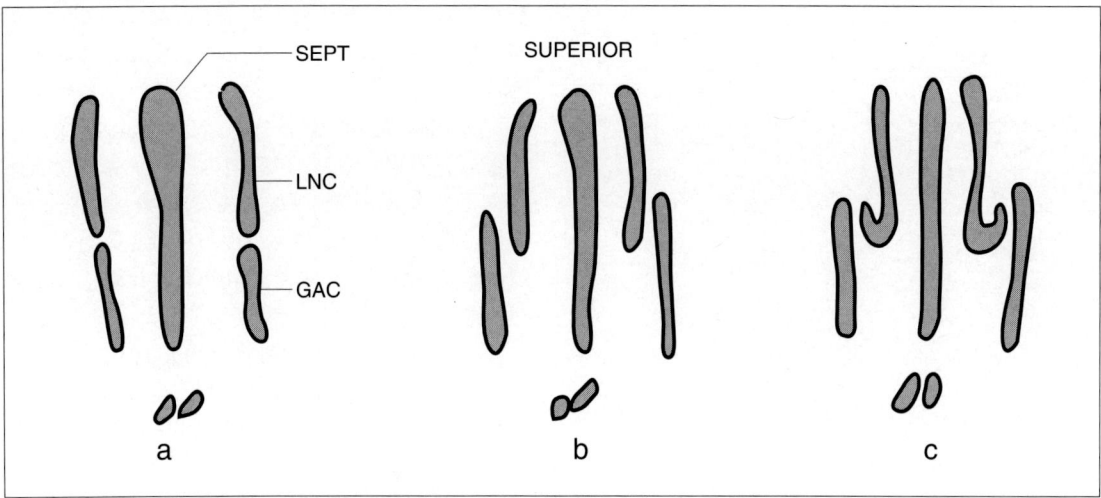

(a) joining：端端結合。もっとも多く見られるタイプ。
　　SEPT：septal cartilage, LNC：lateral nasal cartilage, GAC：greater alar cartilage
(b) over-riding：外側鼻軟骨が大鼻翼軟骨の下に入り込み重なる。
(c) curling：外側鼻軟骨が大鼻翼軟骨に重なり，しかも外側鼻軟骨の辺縁が外側にカールする。もっとも少ないタイプ。

図1・12　外側鼻軟骨と大鼻翼軟骨との連結様式（3通りのパターン）
(Drumheller, G. W.：Topology of the lateral nasal cartilages；The anatomical relationship of the lateral nasal to the greater alar cartilage, lateral crus. Anat. Rec., 176：323, 1973. より引用)

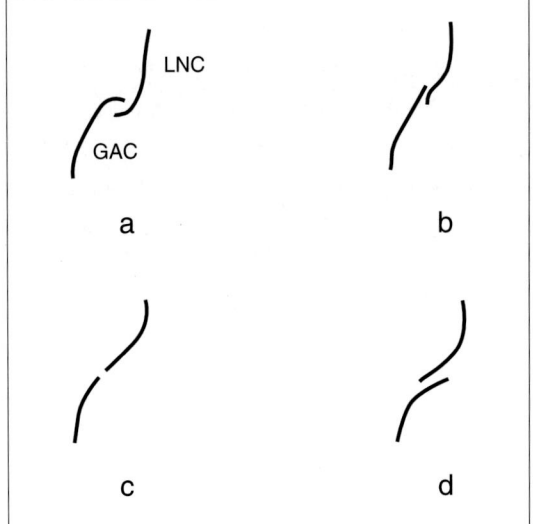

(a) interlocked scroll（52％）
(b) overlap only（20％）
(c) end-to-end（17％）
(d) opposed scroll（11％）

図1・13　外側鼻軟骨と大鼻翼軟骨との連結様式
　　　　（4通りのパターン）
(Dion, M. C.：The anatomy of the nose － external support －. Arch. Otolarygol., 104：146, 1978. より引用)

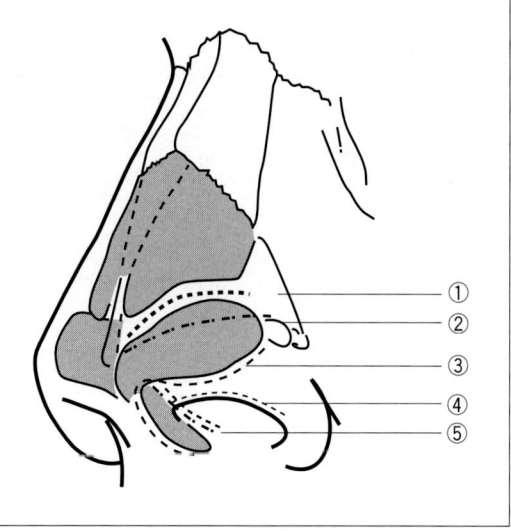

図1・14　外鼻軟骨の展開のための切開法
①intercartilgenous, ②intracartilagenous, ③infracartilgenous, ④marginal, ⑤transfixion
(Dingman, R. O.：The infracartilagenous incision for rhinoplasty. Plast. Reconstr. Surg., 69：135, 1982. より引用)

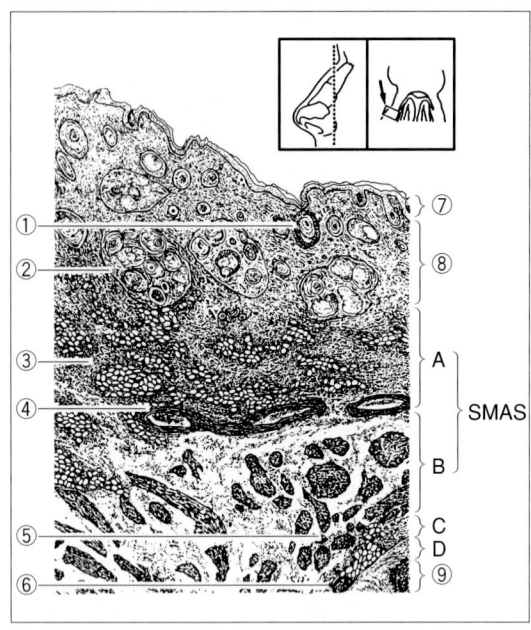

図1·15 鼻部の前額断，組織像
A：superficial fatty panniculus
B：fibromuscular layer
C：deep fatty layer
D：longitudinal fibrous sheet（periosteum）
（A＋B＝SMAS）
①hair follicle，②sebaceous gland，③fibrous septae，④subdermal vascular network，⑤proceus muscles，⑥nerve，⑦epidermis，⑧dermis，⑨nasal bone
（Letourneau, A. : The superficial musculoaponeurotic system of the nose. Plast. Reconstr. Surg., 82：50, 1988. より引用）

ながら操作を行うことによって，鼻部の知覚を温存し，出血を最小限にとどめる手術が可能となる．

2）外鼻の筋肉（図1·16）

鼻部を構成する8つの筋肉のうち，鼻筋（nasal m.）と鼻中隔下制筋（depressor septi nasi m.）がとくに重要である．鼻孔の開大には鼻の翼部および鼻中隔下制筋が，鼻孔の狭小化には鼻筋の横部が関与する．

3）外鼻および鼻腔の神経（図1·17）

鼻部の筋肉は顔面神経の支配を受ける．皮膚および粘膜の知覚を司る神経は，すべて三叉神経の枝である（表1·1）．

皮膚側には，滑車上神経（supratrochlear nerve），滑車下神経（infratrochlear nerve），前篩骨神経の外鼻枝（external nasal brach of anterior ethmoidal nerve）が，粘膜側には前篩骨神経の内鼻枝（internal nasal branch of anterior ethmoidal nerve），後篩骨神経（posterior ethmoidal nerve），翼口蓋神経（pterygopalatine nerve）と大口蓋神経（greater palatine nerve）が分布している．Intercartilaginous insicionを行う際には，前篩骨神経を損傷しないように注意が必要である[30]．

4）外鼻および鼻腔の血管（図1·18）

皮膚，粘膜ともに外頸および内頸動脈の分枝により支配されている（表1·2）．

外鼻には，外頸動脈の枝の上唇動脈（labial artery），顔面動脈の鼻翼枝（alar branch of facial

表1·1 鼻部の皮膚・粘膜の神経支配

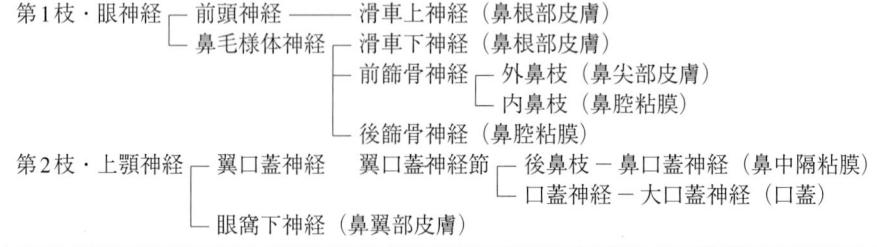

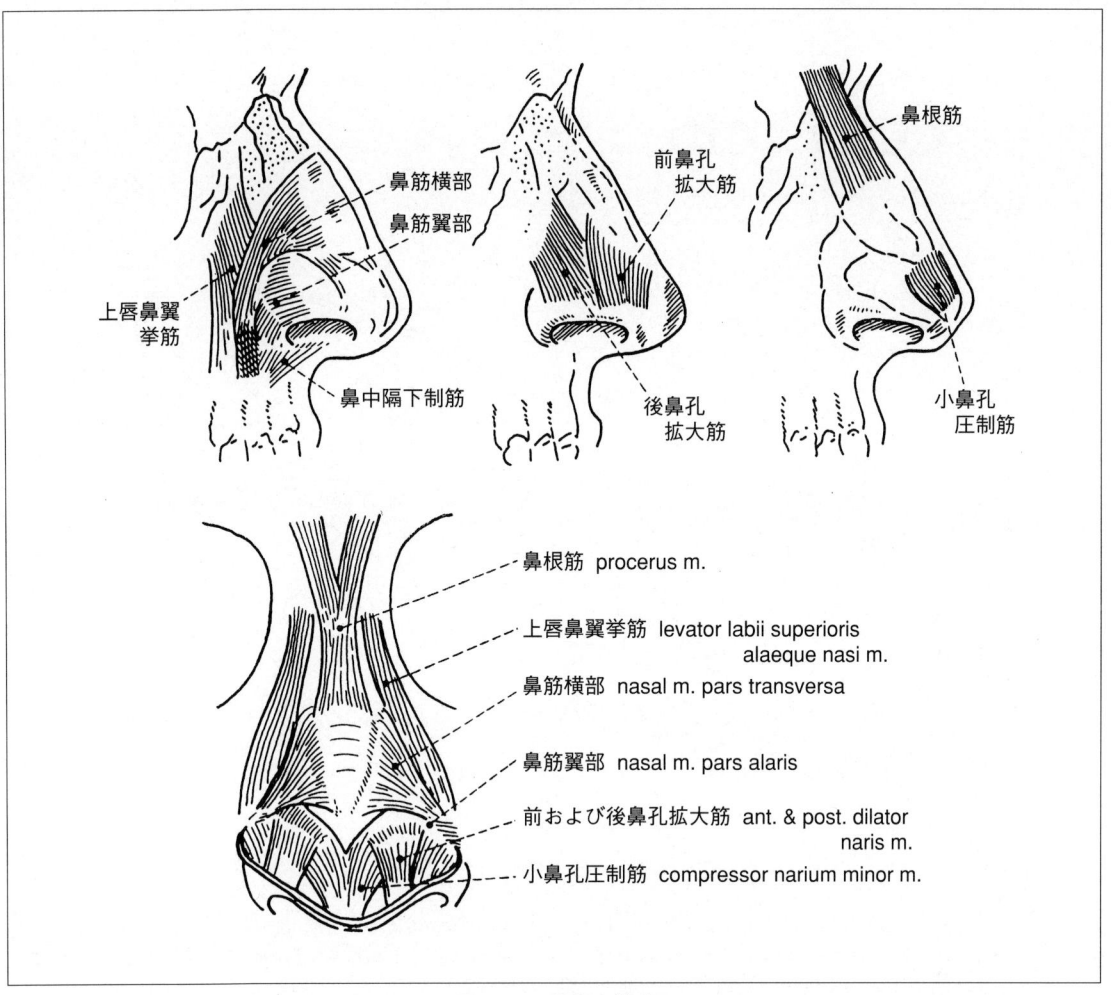

図1・16 外鼻の筋肉
(McCarthy, J. G. : Plastic Surgery, Vol.3, p.1792, W. B. Saunders Co., Philadelphia, 1990. より引用改変)

表1・2 鼻部の皮膚・粘膜の血行

```
外頸動脈 ─┬─ 顔面動脈 ─┬─ 上唇動脈
         │            ├─ 鼻翼枝
         │            └─ 眼角動脈
         └─ 顎動脈 ───┬─ 眼窩下動脈
                      ├─ 下行口蓋動脈 － 大口蓋動脈
                      └─ 蝶口蓋動脈 － 中隔後鼻動脈

内頸動脈 ─── 眼動脈 ──┬─ 鼻背動脈
                     ├─ 滑車上動脈
                     ├─ 前篩骨動脈
                     └─ 後篩骨動脈
```

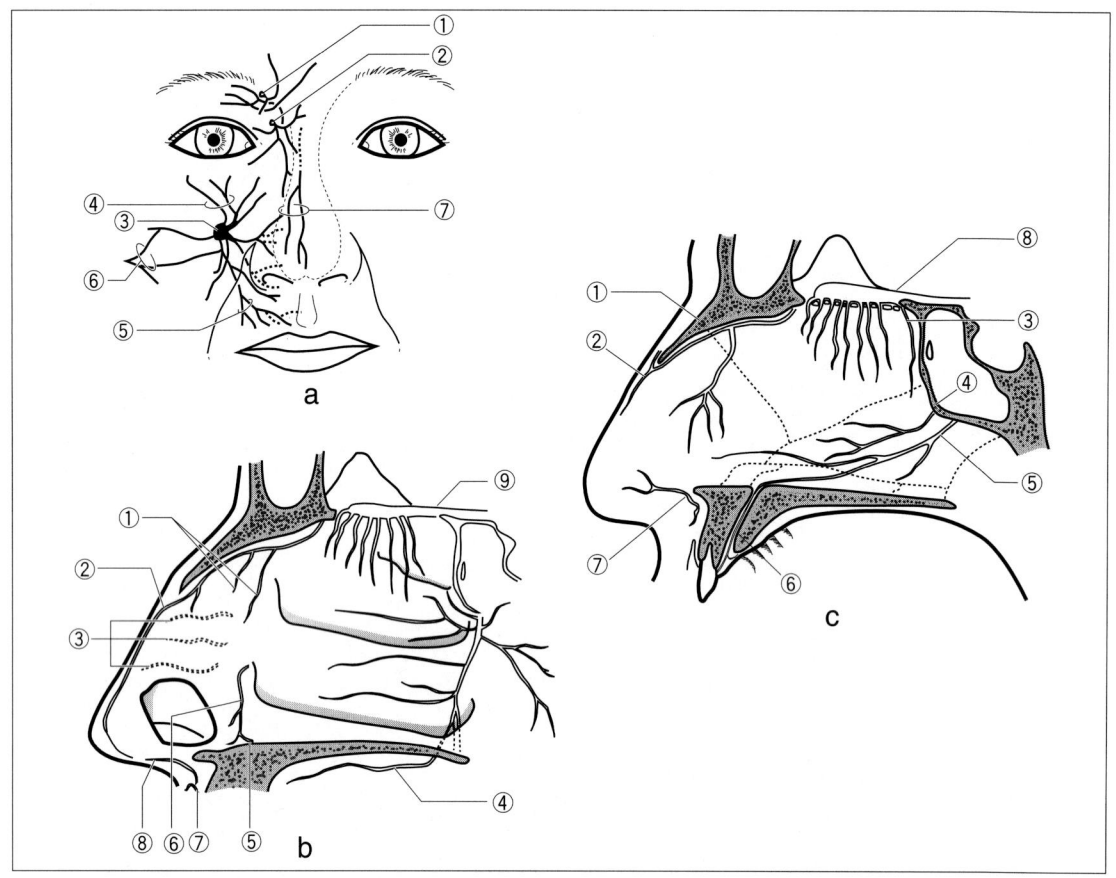

(a) 外鼻皮膚
　①superior ramus and inferior ramus of the supratrochlear nerve, ②inferior ramus of the infratrochlear nerve, ③infraorbital nerve, ④inferior palpebral ramus, ⑤superior labial ramus, ⑥anastomosis with the facial nerve, ⑦external nasal rami of the anterior ethmoidal nerve
(b) 鼻腔側壁粘膜
　①lateral internal ramus of the anterior ethmoidal nerve, ②external nasal ramus of the anterior ethmoidal nerve, ③internal nasal ramus of the infraorbital nerve, ④greater palatine nerve, ⑤nasopalatine nerve, ⑥anterosuperior nasal ramus of the nasodental nerve, ⑦superior labial ramus, ⑧membranous septal ramus, ⑨olfactory nerve
(c) 鼻中隔粘膜
　①anterior ethmoidal nerve, ②external nasal ramus, ③posterior ethmoidal nerve, ④posterosuperior medial nasal nerve, ⑤nasopalatine nerve, ⑥incisive nerve, ⑦anterosuperior septal ramus of the infraorbital nerve, ⑧olfactory nerve

図1・17　外鼻および鼻腔の神経分布
(Lang, J. : Clinical anatomy of the nose, nasal cavity and paranasal sinuses. Thieme medical publishers Inc., New York, 1989. より引用)

artery), 眼角動脈 (angular artery), 眼窩下動脈 (infraorbital artery) と内頚動脈の枝の鼻背動脈 (dorsalis nasi artery), 滑車上動脈 (supratrochlear artery), 前篩骨動脈 (anterior ethmoidal artery) が分布する。

鼻中隔には前・後篩骨動脈 (posterior ethmoidal artery), 中隔後鼻動脈 (posterior septal branch of sphenopalatine artery), 大口蓋動脈 (greater palatine artery), 上唇動脈が分布し, 鼻腔壁には前・後篩骨動脈, 蝶口蓋動脈, 大小口蓋動脈が分

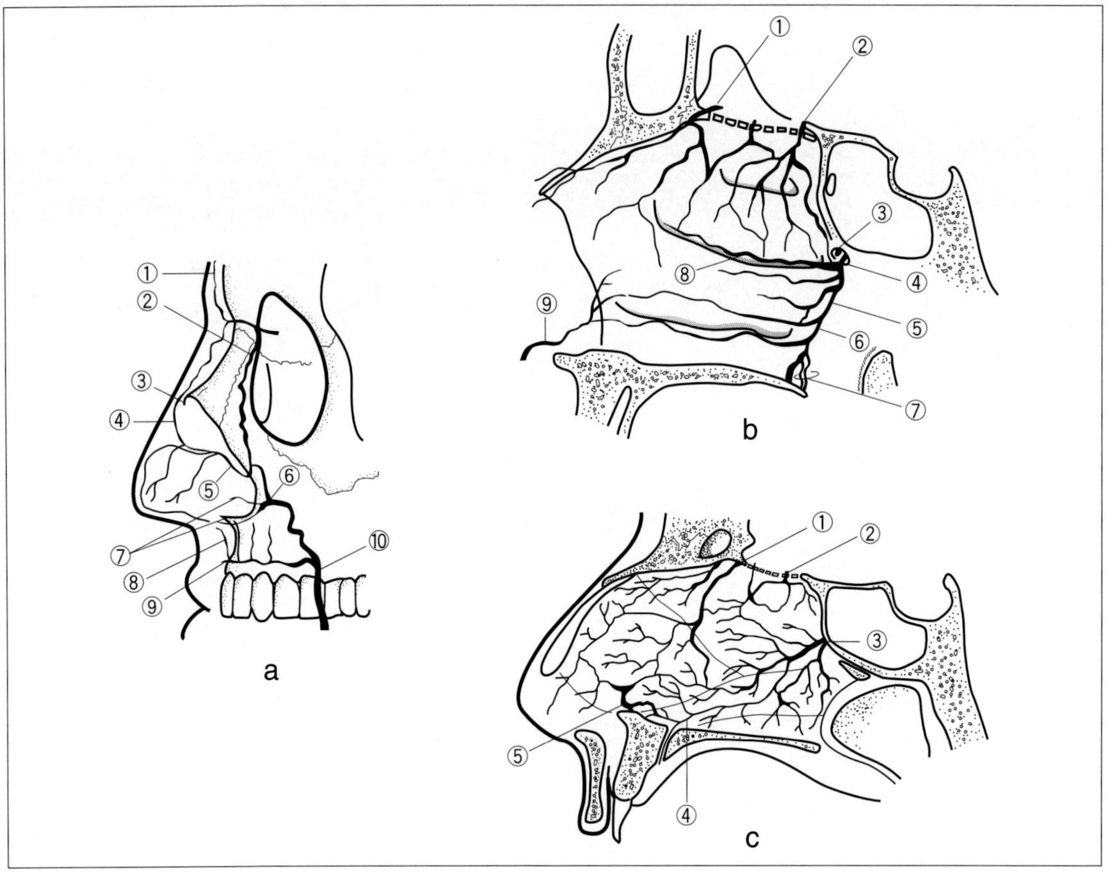

(a) 外鼻皮膚
　①dorsal nasal artery, ②angular artery, ③end branch of the anterior ethmoidal artery, ④anastomotic ramus, ⑤superior alar ramus, ⑥inferior alar ramus, ⑦lateral and inferior ramus, ⑧anteroinferior septal ramus, ⑨superior labial artery, ⑩facial artery
(b) 鼻腔側壁粘膜
　①anterior ethmoidal artery, ②posterior ethmoidal artery, ③posterior septal ramus, ④sphenopalatine foramen, ⑤descending palatine artery, ⑥greater palatine artery, ⑦lesser palataine artery, ⑧posterolateral nasal arteries, ⑨alar ramus of the superior labial artery
(c) 鼻中隔粘膜
　①anterior ethmoidal artery, ②posterior ethmoidal artery, ③posterior septal ramus of the sphenopalatine artery, ④greater palatine artery, ⑤inferior septal ramus of the superior labial artery

図1・18　外鼻および鼻腔の血管分布

(Lang, J. : Clinical anatomy of the nose, nasal cavity and paranasal sinuses. Thime medical publishers Inc., New York, 1989. より引用)

布する。
　鼻腔と鼻中隔の神経と血管は平行して走る。これらの走行を熟知することが，局所麻酔または全身麻酔下での止血用の注射を効率的に行うために必要である（図1・19）。

鼻腔の解剖

　鼻腔は嗅覚，空調，構音を司る器官である。中央部にある鼻中隔により二分される。上壁は前頭骨鼻部，鼻骨，外側鼻軟骨，頭蓋底（篩骨，蝶形

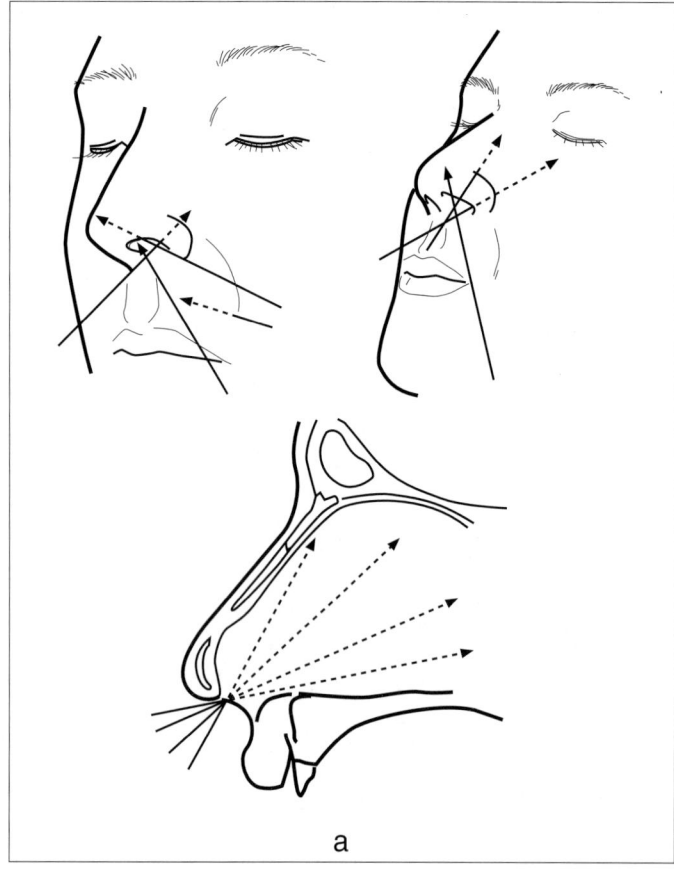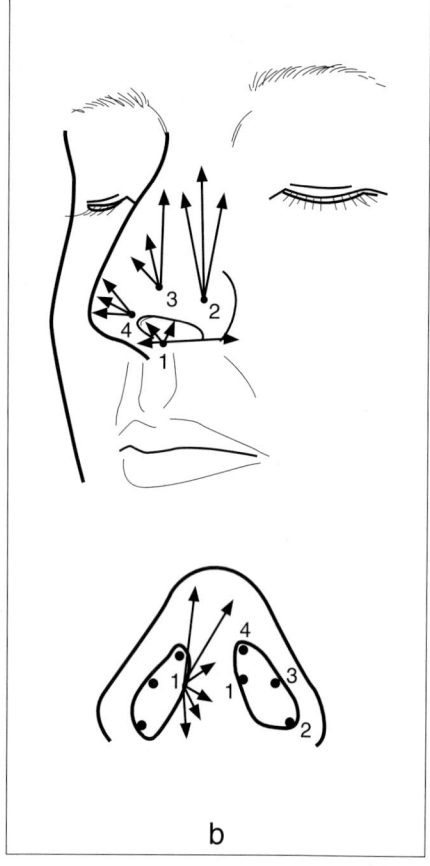

(a) Bersonの麻酔法。
 （Berson, M. I. : Atlas of Plastic Surgery, Grune & Stratton, 1963. より引用）
(b) Barskyのcross-fire麻酔法。
 1. 鼻柱，鼻尖，鼻中隔前下方に麻酔を行う。
 2. 梨状口付近の鼻孔に針を刺し，つぎに鼻の外側に沿って上方に向かい扇状に麻酔を行う。
 3. 外側鼻軟骨中央下端のやや下方から針を刺し，上方と中央に麻酔を行い，ついで鼻背に麻酔を行う。
 4. 鼻孔の上端より針を刺し，鼻孔縁，鼻翼，鼻尖の麻酔を完全に行う。
 （Barsky, A. J. : Principles and practice of Plastic Surgery, p.238, McGraw-Hill, 1964. より引用）

図1・19　外鼻の局所麻酔法

骨）よりなり，外側壁は上鼻甲介，中鼻甲介（2つは篩骨の一部），下鼻甲介（独立した1つの骨），上顎骨，口蓋骨垂直板，蝶形骨翼状突起よりなる。上鼻甲介，中鼻甲介，下鼻甲介の下方には上鼻道，中鼻道，下鼻道が存在し，後方では総鼻道となり後鼻孔に至る。鼻涙管は下鼻道に開口している。耳管開口部は下鼻道と上咽頭側壁の境界部にある。

鼻中隔は鼻中隔軟骨，篩骨垂直板，鋤骨，上顎骨鼻稜（nasal crest of maxilla），口蓋骨鼻稜（nasal crest of palatine bone）よりなる。顔面，鼻，鼻腔の成長を司どるのは，主として鼻中隔であるといわれている[2)31)～34)]。とくに鼻中隔軟骨は重要であり，その前方に成長活性の高い部位が認められる[35)36)]。

唇裂鼻の修正術を必要とする患者の中で，鼻閉を訴える者がときどきいる。原因としては鼻中隔弯曲が一番多いが，鼻中隔弯曲の評価方法として筆者らは，鼻部の単純断層X線撮影を施行している。撮影方法としては，1cm間隔で鼻尖部から後

方8cmまで計8枚の前額断断層撮影を行っている。また，鼻腔通気度計を用いて，直接鼻道内の気流を測定する方法も有用である。

C 唇顎口蓋裂における外鼻，鼻腔，上顎の解剖

唇裂鼻の修正にあたっては，正常な鼻の解剖はもとより，唇裂鼻の構造を理解することが重要である。片側唇顎口蓋裂における鼻の変形は，口唇・口蓋の筋肉の異常（図1・20），上顎骨の土台の欠損，鼻中隔の変位が主たる原因である。

1. 初回手術時[37) 38)]

片側唇顎口蓋裂の場合の鼻の変形は，①顎裂による土台の変形，②鼻中隔弯曲による鼻柱の変位，③筋肉の付着異常による鼻翼の異常な方向への牽引により発生すると考えられる。具体的には変形は以下のように分析される（図1・21）。

①platform：外鼻の土台である上顎骨に裂があるため外鼻がゆがむ。また，完全な顎裂がなく上顎骨に左右差があるだけでも，鼻変形が起こるとされている。

②septum：健側の上顎骨が前方に突出し，患側の上顎骨が後方に変位することにより鼻中隔が捻れ，傾斜する。鼻中隔の前端は健常側の鼻孔内に確認でき，鼻柱は健常側に，鼻尖は披裂側に傾斜する。

③nasal bone：上顎骨，切歯骨，鼻中隔が偏位することにより，鼻骨の変形もいくらかあると考えられる。

④columella：鼻中隔の変位により，基部は健常側へと傾き，鼻尖部に近い部分は披裂側に傾いている。また，長さも健常側の3/4〜1/2と短い。

⑤nasal floor：完全唇顎裂の場合には，鼻腔底は骨，筋肉，皮膚がすべて完全に割れているため，鼻腔底は欠損し，鼻孔は披裂側が常に健常側より大きい。

⑥greater alar cartilage：軟骨の大きさはしばしば健常側が披裂側より大きい。披裂側の軟骨は引き延ばされ平坦になり，内側脚と外側脚のなす角は鈍角となる。

⑦alar crease：通常は大鼻翼軟骨の上端に一致するが，披裂側では大鼻翼軟骨の高まりがないために，鼻尖を横切って鼻孔縁まで連続している。

⑧alar base：外側に回転し，裾広がりの形態をとる。

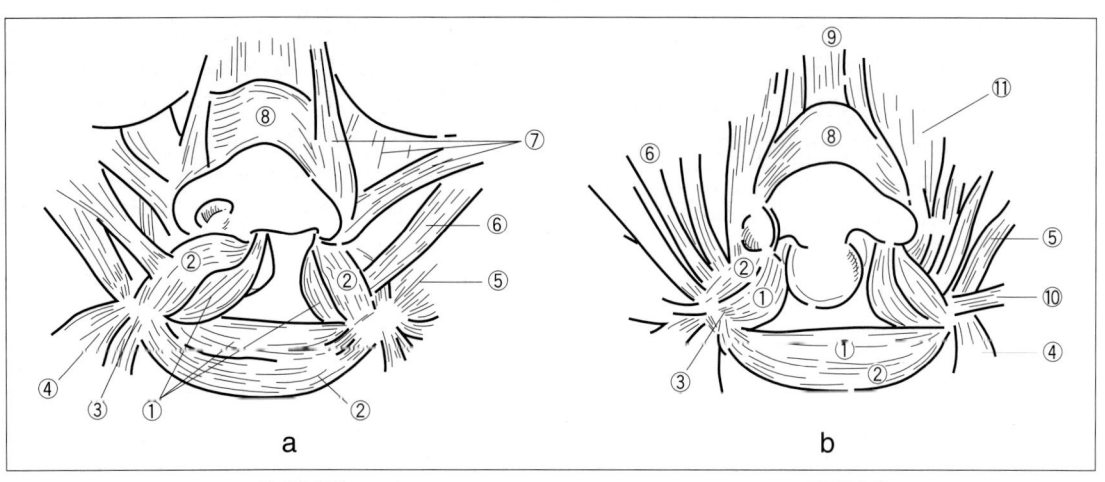

(a) 片側唇裂　　　　　　　　　　　　(b) 両側唇裂
図1・20　片側および両側唇裂における筋肉分布

①orbicularis oris marginalis, ②orbicularis oris peripheralis, ③modiorus, ④depressor anguli oris, ⑤zygomaticus major, ⑥zigomaticus minor, ⑦quadratus labii superiorus, ⑧nasalis, ⑨procerus, ⑩risorius, ⑪levator labii superioris alaequae nasi

（Millard, D. R.：Cleft Craft, Vol.1, p.29, Vol.2, p.27, Little, Brown and Co., Boston, 1976. より引用）

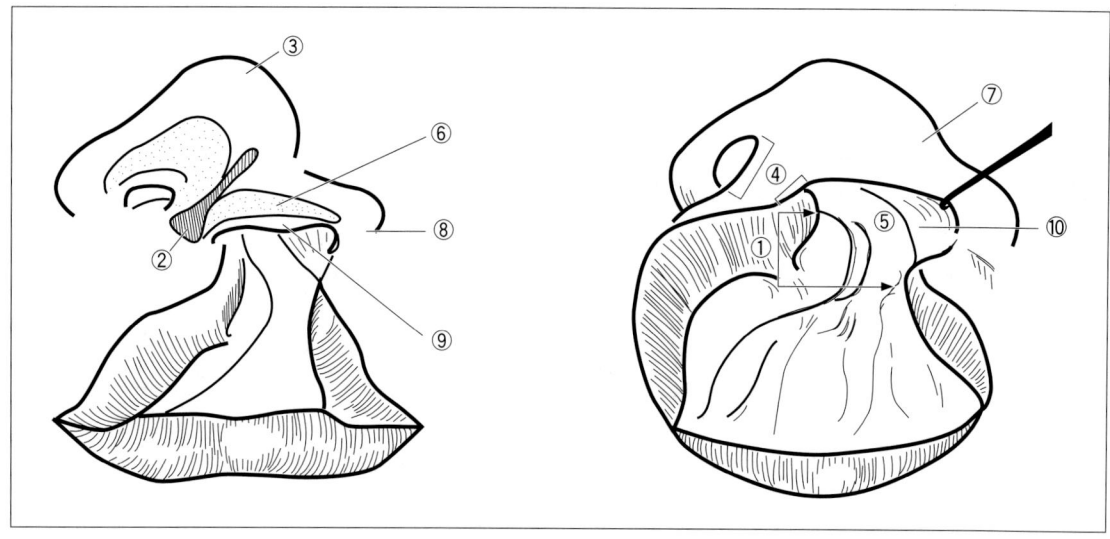

図1・21 唇裂鼻変形の成り立ち
①platform, ②septum, ③nasal bone, ④columella, ⑤nasal floor, ⑥greater alar cartilage, ⑦alar crease, ⑧alar base, ⑨alar rim, ⑩vestibular band
(Millard, D. R. : Cleft Craft, Vol.1, p.22, Little, Brown and Co., Boston, 1976. より引用)

⑨alar rim：軟骨を含まない皮膚成分が下垂し，webを形成する。

⑩vestibular lining：alar baseが外反しているために，実際より引き延ばされて見える。しかし，長さは実際は健常側より短い。

これらの要素が総合されて，結果的には披裂側の鼻孔は水平方向に向き，健常側の鼻孔は垂直方向に向く。唇裂鼻の発生は，支持組織の欠損によるのか，先天的な組織欠損によるのか議論のあるところだが，これらの総合的な効果として唇裂鼻が形成されると考えられている。

驚くべきことに，明らかな口唇口蓋裂がないにもかかわらず，唇裂鼻変形を認めた症例が報告されている[39)40)]。これらの症例では，大鼻翼軟骨の大きさ，形はともに正常であったが，偏位があり，鼻変形が認められたと記載されている。こういった症例があることからも，唇裂鼻の主たる原因が，今だに議論の対象であることが納得できる。

2. 二次修正時[38)41)]

片側唇顎口蓋裂における二次修正時の鼻変形の成り立ちは，基本的には初回の鼻変形と同様であると考える。初回の口唇修正術の際に，口輪筋の形成が行われていないと，筋肉の異常な走行から，鼻翼が誤った方向に牽引され，変形が助長される。

文献

1) 井沢宏和, 荻野洋一：6. 鼻の修復と再建．A. 再建外科に必要な外鼻の臨床解剖．臨床耳鼻咽喉科頭頸部外科全書, 11-C, 形成外科, 各論2, 荻野洋一編, pp.169-177, 金原出版, 東京, 1991.
2) Lang, J. : Clinical Anatomy of the Nose, Nasal Cavity and Paranasal Sinuses, Thieme medical publishers Inc., New York, 1989.
3) McCarthy, J. G., Wood-Smith, D. : Rhinoplasty. Plastic Surgery, edited by McCarthy, J. G., Vol.3, pp.1785-1809, W. B. Saunders Co., Philadelphia, 1990.
4) 西村善彦：外鼻の形態と解剖．図説臨床形成外科講座, Vol.3, 荻野洋一ほか編, pp.2-3, メジカルビュー社, 東京, 1988.
5) 荻野洋一：外鼻の形成外科．形成外科学入門, 荻野洋一ほか編, pp.219-223, 南山堂, 東京, 1980.
6) 荻野洋一：外鼻, 鼻腔ならびに副鼻腔の損傷．顔面外傷, pp.64-80, 医学書院, 東京, 1970.

7) 荻野洋一：外鼻の再建．新外科学大系29C, pp.87-116, 中山書店, 東京, 1988.
8) 鬼塚卓弥：形成外科手術書, pp.319-395, 南江堂, 東京, 1984.
9) Burget, G. C., Menick, F. J. : Aesthetic Reconstruction of the Nose, pp.4-9, C. V. Mosby, St. Louis, 1994.
10) Brodie, A. G. : Behavior of normal and abnormal facial growth patterns. Am. J. Orthod., 27 : 633-647, 1941.
11) Reichert, H. : Plastic surgery of the nose in children. Plast. Reconstr. Surg., 31 : 51-57, 1963.
12) 増川允通：日本人外鼻形態の生体計測学的研究；特にその年齢的変化について．人類学, 人類遺伝学, 体質学論文集, 第27冊, 1958.
13) Powell, N., Humphreys, B. : Proportions of the aesthetic face, Thime, Stuttgart, 1984.
14) 古川正重：鼻の美容外科．美容形成外科学, 難波雄哉ほか編, pp.351-383, 南江堂, 東京, 1987.
15) 香月　武, 後藤昌昭, 川野芳春ほか：顔面モアレ写真の分析による外鼻の対称性の数値化．日口蓋誌, 5(2) : 145-153, 1980.
16) Converse, J. M. : The cartilaginous structures of the nose. Ann. Otol. Rhin. Laryng., 64 : 220-229, 1955.
17) Cottle, M. H. : The "Maxilla-Premaxilla" approach to extensive nasal septum surgery. A. M. A. Archs. Otolar., 68 : 301-313, 1958.
18) Gunter, J. P. : Anatomical observations of the lower lateral cartilages. Arch. Otolaryne., 89 : 599-601, 1969.
19) 西村善彦：大鼻翼軟骨の解剖．形成外科, 23 : 147-150, 1980.
20) Natvig, P., Sether, L. A., Gingrass, R. P. : Anatomy details of the osseous-cartilaginous framework of the nose. Plast. Reconstr. Surg., 48 : 528-532, 1971.
21) Lessard, M. L., Daniel, R. K. : Surgical anatomy of the septorhinoplasty. Arch. Otolaryng., 111 : 25-29, 1985.
22) Zelnik, J., Gingrass, R. P. : Anatomy of the alar cartilage. Plast. Reconstr. Surg., 64 : 650-653, 1979.
23) Straatsma, B. R., Straatsma, C. R. : The anatomical relationship of the lateral nasal cartilage to the nasal bone and the cartilaginous nasal septum. Plast. Reconstr. Surg., 8 : 433-455, 1951.
24) Galindo, S. : Anatomical and functional account on the lateral nasal cartilages. Acta. Anat., 97 : 393-399, 1977.
25) Drumheller, G. W. : Topology of the lateral nasal cartilages ; The anatomical relationship of the lateral nasal to the greater alar cartilage, lateral crus. Anat. Rec., 176 : 321-327, 1973.
26) Dion, M. C., Jafek, B. W., Tobin, C. E. : The anatomy of the nose － external support －. Arch. Otolarygol., 104 : 145-150, 1978.
27) Dingman, R. O., Natvig, P. : The infracartilagenous incision for rhinoplasty. Plast. Reconstr. Surg., 69 : 134-135, 1982.
28) Pensler, J. M., Ward, J. W., Parry, S. W. : The superficial musculoaponeurotic system in the upper lip ; An anatomical study in cadavers. Plast. Reconstr. Surg., 75 : 488-492, 1985.
29) Letourneau, A., Daniel, R. K. : The superficial musculoaponeurotic system of the nose. Plast. Reconstr. Surg., 82 : 48-55, 1988.
30) Zide, B. M. : Nasal anatomy ; The muscles and tip sensation. Aesthet. Plast. Surg., 9 : 193-196, 1985.
31) Scott, J. H. : The cartilage of the nasal septum (A contribution to the study of facial growth.) . Br. Dent. J., 95 : 37-44, 1953.
32) Scott, J. H. : Growth at facial sutures. Am. J. Orthodont., 42 : 381-387, 1956.
33) Scott, J. H. : Further studies on the growth of the human face. Proc. Roy. Soc. Med., 52 : 263-268, 1959.
34) Scott, J. H. : The analysis of the facial growth from fetal life to adulthood. Angle Orthod., 33 : 110-113, 1963.
35) Vetter, U., Pirsig, W., Heinze, E. : Growth activity in human septal cartilage ; Age-dependent incorporation of labeled sulfate in different anatomic locations. Plast. Reconstr. Surg., 71 : 167-170, 1983.
36) Vetter, U., Pirsig, W., Heize, E. : Postnatal growth of human septal cartilage. Acta Otolaryngol., 97 : 131-136, 1984.
37) Latham, R. A. : Anatomy of the facial skeleton in cleft lip and palate. Plastic Surgery, edited by McCarthy, J. G., Vol.4, pp.2581-2597, W. B. Saunders Co., Philadelphia, 1990.
38) Millard, D. R. : Cleft Craft, Little, Brown and Co., Boston, 1976.

39) Boo-chai, K., Tange, I. : The isolated cleft lip nose. Plast. Reconstr. Surg., 41 : 28-34, 1968.
40) Brown, R. F. : A reappraisal of the cleft-lip nose with the report of a case. Br. J. Plast. Surg., 17 : 168-174, 1964.
41) Jackson, I. T., Fasching, M. C. : Secondary deformities of cleft lip, nose, and cleft palate. Plastic Surgery, edited by McCarthy, J. G., Vol.4, pp.2797-2801, W. B. Saunders Co., Philadelphia, 1990.
42) Barsky, A. J., Kahn. S., Simon, B. E. : Principles and Plactice of Plastic Surgery. Cross Fire Method of Infiltrating the Nose with the Local Anesthesia, 10. Nose, p.238, McGraw-Hill Book Co., New York, 1964.
43) Berson, M. I. : Atlas of Plastic Surgery, Grune & Stratton, 1963.
44) Lang, J. I., Mundorff-Vetter : Über die Knorpel der aussennase. Gegenbaurs Morph. Jb., 132 : 861-874, 1986.

（村澤章子）

第2章 片側唇裂初回手術と鼻の形の異常

1) 乳児期（とくに初回手術時）に外鼻に対して行われてきた術式

Summary

　片側唇裂の乳児期，とくに唇裂初回手術時に行われてきた唇裂外鼻形成術について概説するとともに，唇裂鼻変形についての基本的な考え方，および乳幼児期に外鼻に対して手術的操作を加えるべきか否かについての見解を紹介した。

　唇裂鼻変形を考える際には，土台ともいえる上顎骨すなわち顎裂部分の変形について目をむける必要がある。この顎裂部分の変形に伴い，また外鼻周囲の筋の低形成や付着異常により鼻柱・鼻翼基部の偏位，裂側大鼻翼軟骨の扁平化が生じ，特徴的な唇裂鼻変形を呈する。

　乳児期に外鼻に手術操作を加えるべきか否かについては，さまざまな見解がある。手術的操作を加えない理由としては，①手術的操作による瘢痕，②鼻軟骨の成長障害，③手技が難しいこと，④後戻りや成長期における再変形，などが挙げられている。一方，外鼻形成術を行うべきであるという意見では，醜形をもったまま幼児期・青少年期を過ごすことの心理的影響による問題や，早期に鼻軟骨を修正した方が，より正常に近い鼻軟骨の成長を促すとの考えなどに基づいている。

　乳児期の外鼻形成術は，基本的には偏位・変形した大鼻翼軟骨を修正することにある。そのために，さまざまな切開・展開法，鼻軟骨の修正・移動法，修正した軟骨の固定法が報告され，それらの変法をも加えると，まさにその種類は無数にあるといえる。

　そのほか，乳児期の外鼻形成術に対する術前矯正や術後の保定法にもいろいろな考え方や工夫がなされている。唇裂鼻変形に対しては，各施設によってさまざまな治療方針がとられているのが現状であるといえる。

はじめに

　唇裂の初回唇裂形成術術式が確立しつつある現在，唇裂による外鼻変形を初回手術時にいかに修復・修正するかは，今日の治療における大きな課題の一つとなっている。本稿では，片側唇裂鼻変形に対し，乳幼児期，とくに初回手術時にどのような処置が行われてきたかを概説する。これまでに唇裂鼻変形に対しては，大別して以下の方針・方法がとられている。

　①手術操作はその後の外鼻，とくに大鼻翼軟骨の成長に影響を与え[1) 2)]，また瘢痕形成により後の修正が困難になるため[3) 4)]，あるいは乳児の外鼻は小さく，手術操作が困難であるため[5)]，乳幼児期よりも，成長後の学童期あるいは思春期に修正を行う[5)~8)]。また，乳幼児期に行ったとしても，軟骨に対する処置は必要最小限にとどめる[9) 10)]。

　②唇裂鼻変形と一概にいっても，変形の程度は個々の症例によっても異なるため，変形の度合いの強いものに対して[11)]，あるいは完全唇裂症例にのみ[12)]外鼻形成術を行う。

　③手術操作は鼻軟骨の成長には影響せず，術後の後戻りも少ないと考え，外鼻形態を整えるために積極的に大鼻翼軟骨や鼻筋，さらには外鼻全体の修正を行う[13)~22)]。

　本邦では，1987年に日本形成外科学会認定施設における全国的なアンケート調査が行われている。その結果によると，約7割の施設で唇裂初回手術時に何らかの外鼻形成術が行われているものの，その内容は施設により，また裂の程度によりさまざまであった[3)]。少なくとも現時点では，唇裂初回手術時に鼻柱の偏位と鼻翼基部の位置は最

低限，矯正しておくべきであると考えられ[4]，それ以上の外鼻形成術については各施設によっていろいろな治療方法がとられているのが現状である。

A 片側唇裂鼻変形の発生におけるメカニズム

唇裂における外鼻変形に関する因子として，唇裂部周囲組織の形成不全によるもの，および発生過程で裂が広がることによる機械的物理的な影響とが考えられている[23]。すなわち発生初期より裂が存在し，その後の胎内発育過程で上顎のmajor segmentとlessor segmentの間の距離が増大するにつれて，大鼻翼軟骨の外側脚と内側脚がそれぞれ裂側，非裂側（健）に牽引され，さらに大鼻翼軟骨はしだいに外側鼻軟骨とも離れ，大鼻翼軟骨は偏位・変形するものとされている。

また唇裂鼻変形には鼻部軟部組織の関与が大きく，口輪筋，鼻筋，上唇挙筋群等の位置異常・走向異常・部分欠損により異常な牽引力が加わり，鼻翼の偏位・変形が生じると考えられている[21)22]。McComb[16]の死産児の剖検所見からも，またStenstrom[8]の屍体鼻軟骨の所見からも，大鼻翼軟骨が唇裂鼻変形の主たる要因であることが報告されている。

B 片側唇裂鼻変形の形態と特徴

片側唇裂における外鼻変形を考える際に，まず土台ともいえる顎裂部分の変形に目を向けることが重要である。片側唇裂（完全唇顎口蓋裂）症例ではmajor segmentの裂縁部分は前方内側へ向き，かつ，やや頭側へも偏位し，これに伴い前鼻棘（ANS）も非裂側へ偏位する。その一方で裂側の梨状口縁はやや後方に位置する傾向があり，裂部分では鼻柱基部と鼻翼基部の間が大きく離れる（図2・1）。

また先に述べたように，唇裂鼻変形の主たる要因は，大鼻翼軟骨の変形・偏位であり，軟骨は顎裂の変形に伴い外側脚は外側・尾側・後方に偏位し，また内側脚はANSの偏位に伴い非裂側へと偏位し，大鼻翼軟骨は全体的に扁平化ないしは陥

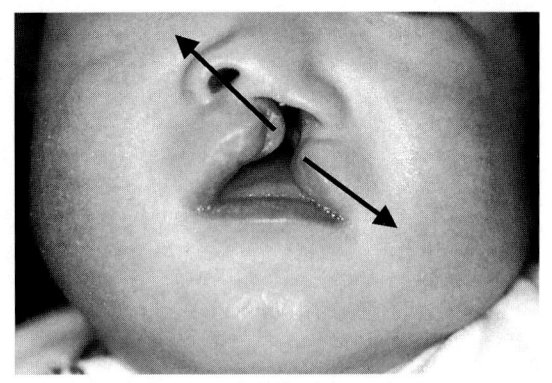

図2・1　片側唇裂鼻変形の形態
歯槽堤の偏位により裂部分では鼻柱基部と鼻翼基部の間が大きく離れる。

凹変形する。この変形に伴い，鼻腔天蓋部は低く，浅くなり，鼻尖部もまた偏位・変形する（図2・2）[1)8)12)13)15)23)24]。しかしながら唇裂鼻変形と一口にいっても，完全唇裂，不全唇裂，裂の程度，歯槽堤の突出やねじれにより，二つとして同じ変形はない[19]というのも唇裂鼻変形の大きな特徴である。

C 唇裂鼻変形の保存的治療法

乳幼児期あるいは幼少時期の唇裂外鼻形成術は，鼻孔の狭窄や瘢痕形成[4]による後の修正の困難さのため，顔面がある程度成長する時期までは待機すべきであるという意見もある[5)〜8]。しかしながら唇裂鼻変形による醜形をもったまま幼児期・青少年期を過ごすことの問題も広く認識されており[18)19)23)25]，乳幼児期にどのような治療を行うかは議論がある。

保存的な方法としては，生後早期に唇裂形成術を行い，術直後よりリテイナーを用いて軟骨に十分な可塑性があるうちに唇裂鼻変形を矯正する方法をMatsuoら[26]が報告したが，全例に満足のいく結果を得るには至っていない。

D 唇裂鼻変形の外科的治療法

唇裂初回手術時の外鼻形成術については，手術的操作は鼻軟骨の成長には影響せず，また鼻軟骨

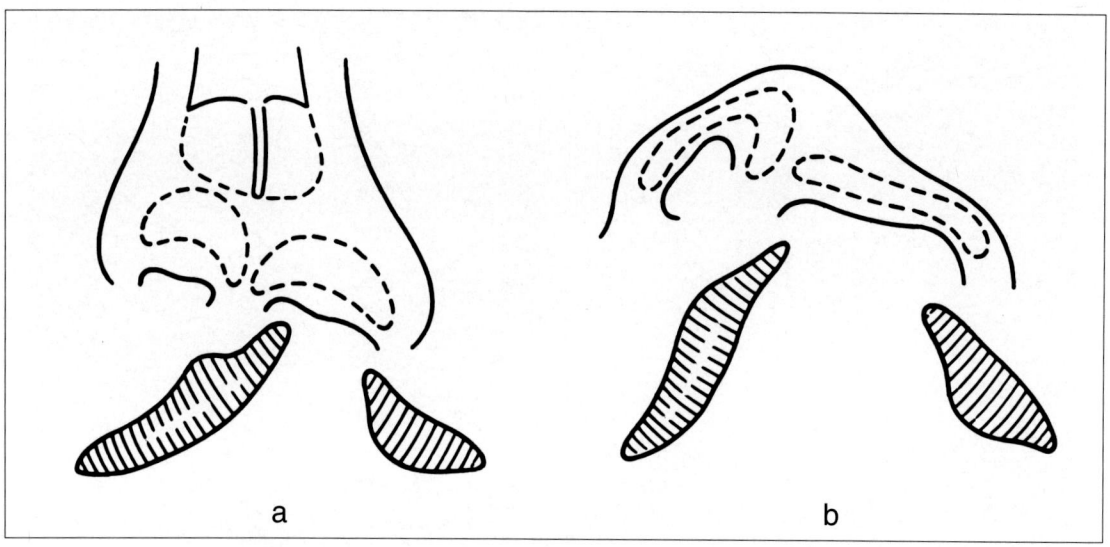

(a) 正面。　　　　　　　　　　　　　(b) 仰角。
図2・2　片側唇裂鼻変形の特徴
　大鼻翼軟骨の外側脚は外側・尾側・後方に，内側脚はANSの偏位に伴い非裂側へと偏位し，大鼻翼軟骨は全体的に扁平化する。

の修正がより正常に近い成長を促し，修正後の後戻りも少ないと報告されている。さらに外鼻変形を長期間放置することは，変形の進行・憎悪の原因となると考える報告もある[16) 17) 19) 20) 25) 27)]。

　初回唇裂手術時に同時に外鼻形成術を行っても，良好な外鼻形態を得られない場合の理由として，McCarthyは[23)]，①大鼻翼軟骨の挙上・修正が不十分であること，②鼻孔縁切開による皮膚の瘢痕拘縮により，外鼻孔の狭窄および外鼻変形が生じること，③初回手術時には目立たなかったわずかな変形が，とくに思春期における外鼻の成長により顕著になってくること，を挙げている。

　ほかにも，乳児期未発達の軟骨を修正しても，十分な鼻変形矯正はできない[4)]，顎裂などの解剖学的異常が残っているため再び変形を来す[4) 28)]といった意見がある。したがって，唇裂初回手術時に同時に唇裂鼻形成術を行う際には，①大鼻翼軟骨の十分な修正を行う，②不必要な剥離・切開は行わない，③術前，術後の適切な顎矯正を行う，といったことに注意を向けるべきである。

1. 術前矯正

　とくに変形の度合いが強い症例では，術前の矯正は非常に重要であり，また有効である[6)]。一般的に，術前の矯正は，口蓋床[19) 29)]を使用して歯槽部分を誘導することにより，変形した唇裂鼻の土台ともいえる上顎骨歯槽部の形態を整えることで，初回手術時の外鼻修正を容易にする。また，口蓋床の顎裂部分より鼻孔縁・鼻腔天蓋部に達する突起を作製し，これにより術前に鼻翼部の軟骨を直接に矯正することも試みられている[30)]（図2・3-a～d）。この鼻軟骨の矯正を行うのは軟骨の可塑性を考慮すると，Matsuoら[26)]が報告しているように，生後早期，少なくとも1～2週までには開始するべきである。

2. さまざまな手術法

　これまでに報告されてきた，乳児期（唇裂初回手術時）の唇裂鼻形成術式は多く，変法などを含めると，ほぼ無数にあるといっても過言ではない。手術方法としては，①切開，②大鼻翼軟骨の剥離と移動，③大鼻翼軟骨の固定，④生じた粘膜欠損の処置，⑤その他（筋移植など），に分類される

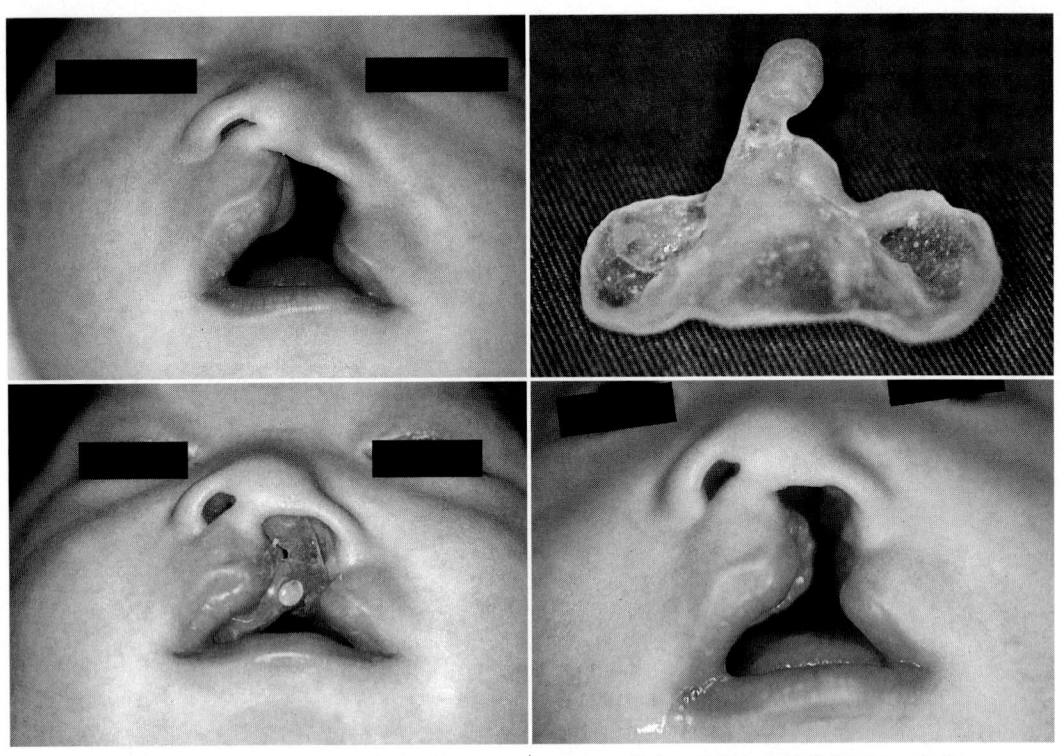

(a) 生後6日，左唇顎口蓋裂，術前矯正前。
(b) 口蓋床に作製した外鼻矯正用の突起。
(c) 装用した状態。
(d) 生後3カ月。口唇形成術直前，外鼻形態はよく矯正されている。

図2・3 術前矯正
口蓋床の顎裂部分より鼻孔縁・鼻腔天蓋部に達する突起を作製し，術前に鼻翼部の軟骨を矯正する。

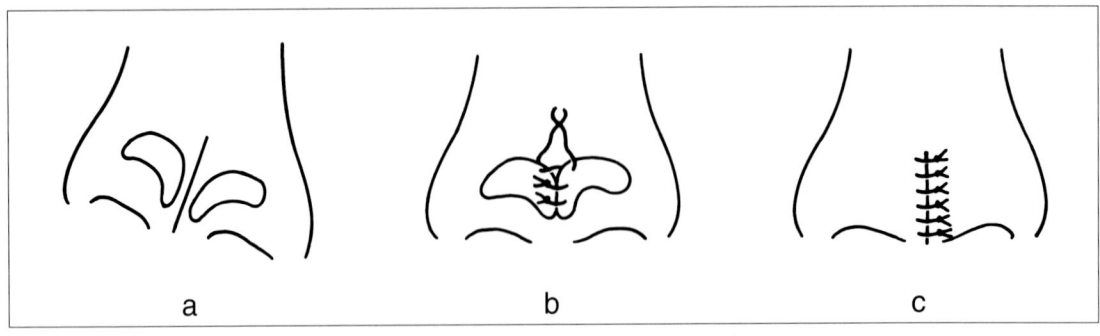

(a) 傾斜した鼻柱に合わせて切開し展開する。
(b) 鼻翼軟骨の修正と縫合固定。
(c) 縫合後。

図2・4 鼻尖部正中切開による外鼻修正
(Berkeley, W. T. : The cleft-lip nose. Plast. Reconstr. Surg., 23 : 567-575, 1959. より引用改変)

と思われるが，分類しえないものも多い。

a. 切 開

外鼻に切開を加えるものとして，鼻尖部正中切開法がBerkeley[14]によって報告されている（図2・4-a～c）。本邦でも広瀬らによってその変法が行われたが[31]，瘢痕が問題となり現在は行われ

ていない。鼻腔内切開としては軟骨間切開[15) 22)]，軟骨下切開[13) 20)]，鼻孔縁切開[18]などが報告されている[32]（図2・5）。軟骨の剥離のしやすさや，その後の軟骨の処理の仕方により，どのような切開線とするかが選択されている。Tajima[27]は，逆U字切開による方法を，松尾[33]は鼻限部Z切開による軟骨の矯正法を報告している。

唇裂初回手術時に外鼻形成を行う利点の一つとして，口唇形成に際し，すでに鼻柱基部や鼻翼基部が展開されていることが挙げられる。すなわちこの切開を利用することにより，軟骨の剥離が容易になり，またこの切開線を鼻腔側へ延長することで最小限の切開で手術を行うことができるようになる[19) 20) 22)]。

b. 大鼻翼軟骨の剥離

軟骨を完全に剥離し，直視下に処置を行うもの[11) 13) 18) 20) 22)]と，軟骨を露出せずに処置を行うもの[23) 34)]とがある。軟骨を剥離・露出する方法をとるものでは，直視下に処置を行うことで正確な軟骨の矯正が可能であり，また大鼻翼軟骨と外側鼻軟骨の間で縫合を行う場合も，正確な縫合が可能になることを挙げている。一方，軟骨を剥離・露出しないものでは，軟骨の成長に悪影響を与えない，という利点があると考えられている。

c. 大鼻翼軟骨の固定

変形した大鼻翼軟骨を移動し矯正位とした後，これをいかに固定するかについてもさまざまな方法が報告されているが，大きく3通りに分けられる。

①鼻軟骨を直接縫合する方法。非裂側の大鼻翼軟骨と修復した裂側の大鼻翼軟骨を縫合する方

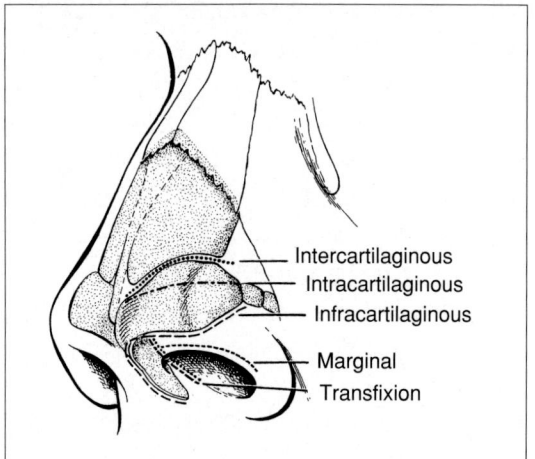

図2・5 外鼻形成術における基本的な鼻腔内切開法
(Dingman, R. O., et al. : The infracartilaginous incision for rhinoplasty. Plast. Reconstr. Surg., 69 : 134, 1982. より引用)

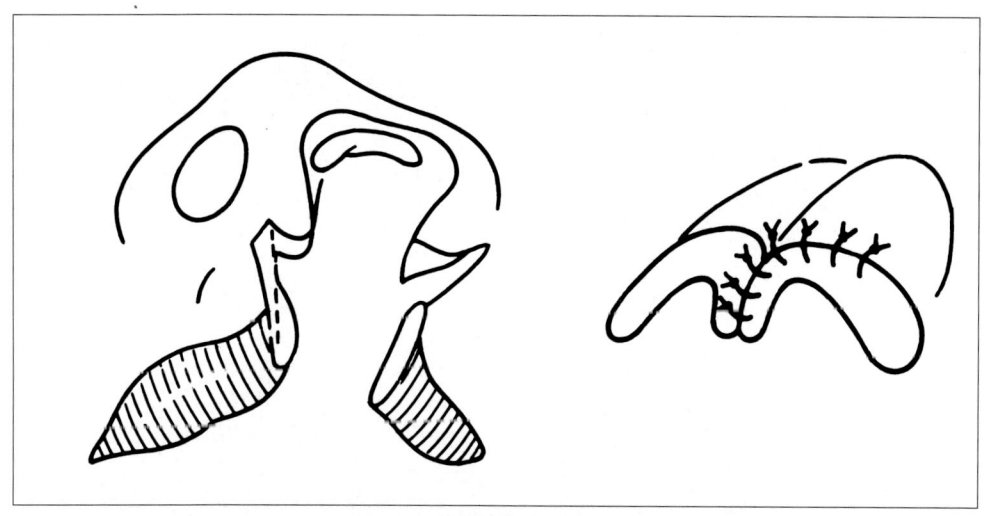

図2・6 大鼻翼軟骨の固定法1
鼻孔縁切開により軟骨を露出し，軟骨どうしを縫合固定する。
(Millard, D. R., Morovic, C. G. : Primary unilateral cleft nose correction ; A 10-year follow-up. Plast. Reconstr. Surg., 102 : 1331-1338, 1998. より引用改変)

法，あるいは修復した大鼻翼軟骨と同側の外側鼻軟骨を縫合する方法がある[11)14)15)18)20)22)]（図2・6）。また鼻軟骨を鼻骨骨膜に縫合固定する方法も報告されている[13)]（図2・7）。

②剥離した軟骨に糸をかけ，これを外鼻に通してボルスター固定として矯正する方法[16)19)]（図2・8）。この方法では，鼻軟骨をやや過矯正位とする必要がある。そしてこのボルスター固定は術後5～7日には除去される。

③鼻腔側の軟部組織，すなわちliningから剥離しないでおいた鼻軟骨を，liningとともに移動・縫合固定する方法。鼻軟骨部分を含んだ組織をずらし上げながら縫合する方法[10)12)]，鼻限部Z切開によりtransposition flapとして移動・縫合固定する方法[33)]（図2・9-a，b），鼻孔縁切開を追加し，bi-pedicle flapとして移動を行う方法[25)]，などが報告されている。

d. 生じた粘膜欠損の処理

唇裂鼻変形は軟骨の変形のみならず，軟部組織の不足も影響する。Nakajimaら[35)]は鼻腔liningの粘膜の不足により後戻りが生ずると考え，生じた粘膜欠損の処置として，裂側口唇縁の組織をsubcutaneous pedicle flapとして被覆している（図2・10）。

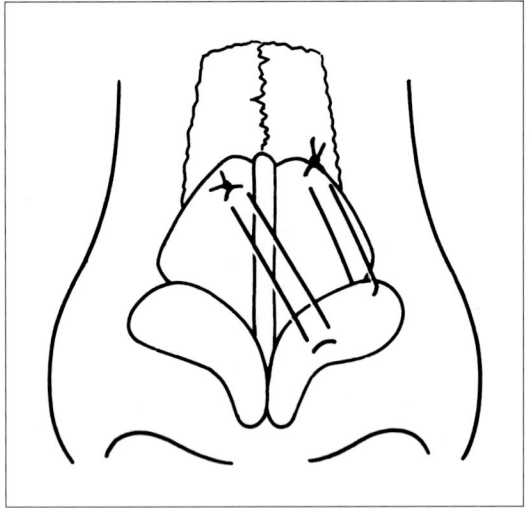

図2・7　大鼻翼軟骨の固定法2
外側鼻軟骨および大鼻翼軟骨を，鼻骨骨膜，鼻中隔に縫合固定する。
（Armstrong, G. T., Burk, R. W., Griffin, D. W., et al. : A modification of the primary nasal correction in the rotation-advancement unilateral cleft lip repair. Ann. Plast. Surg., 38 : 236-245, 1997. より引用改変）

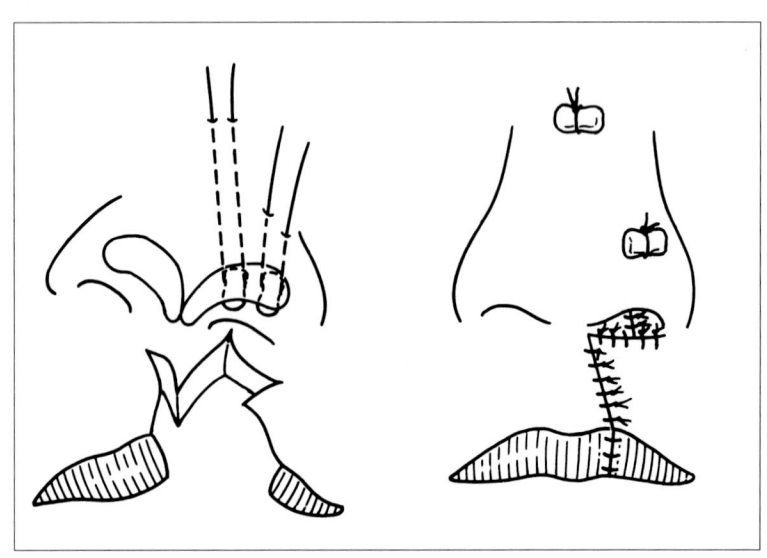

図2・8　大翼軟骨の固定法3
軟骨を完全には露出させず，ボルスター固定により吊り上げ矯正する。
（McComb, H. : Primary Correction of unilateral cleft lip nasal deformity ; A 10-year review. Plast. Reconstr. Surg., 75 : 791-797, 1985. より引用改変）

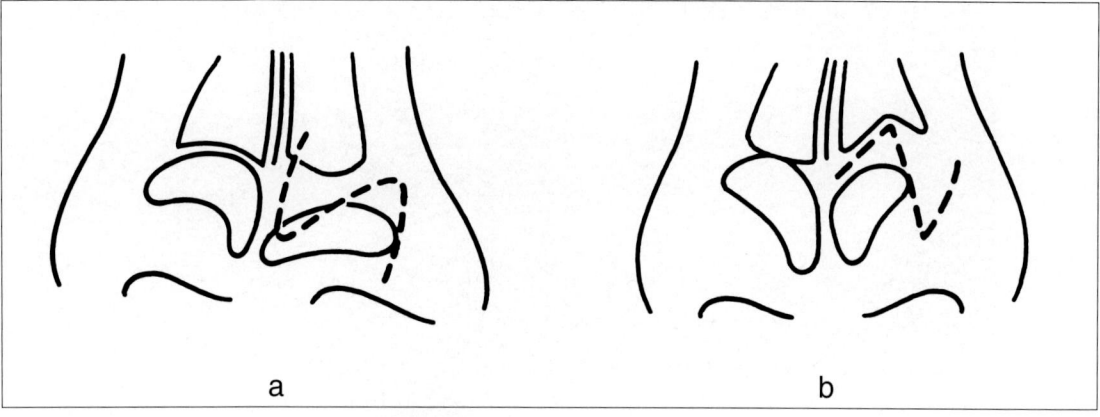

(a) 鼻翼軟骨を含んだ皮弁をデザインする。
(b) Z形成術により外鼻形成を行う。
図2・9　鼻翼軟骨外側脚と外側鼻軟骨との間でのZ形成術
(松尾　清：初回唇裂手術における外鼻の修正．口唇裂・口蓋裂の治療：最近の進歩，pp.59-68，克誠堂出版，東京，1995. より引用改変)

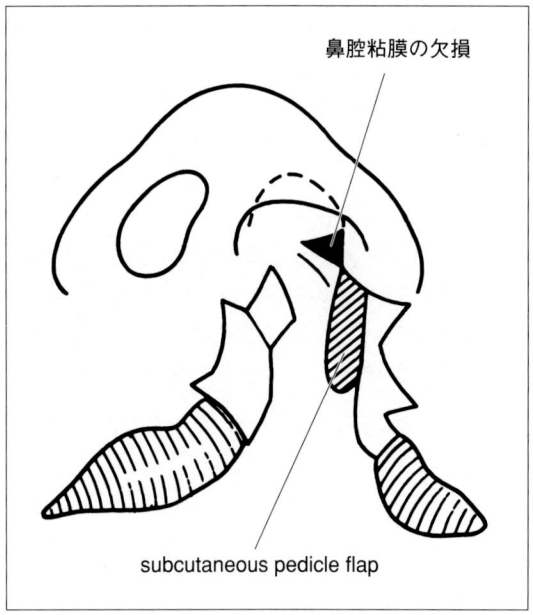

図2・10　粘膜欠損の処置
subcutaneous pedicle flapにより鼻腔粘膜の欠損を覆い、再変形を予防する。
(Nakajima, T., Yoshimura, Y., Kami, T. : Refinement of the "reverse-U" incision for the repair of cleft lip nose deformity. Br. J. Plast. Surg., 39 : 345-351, 1986. より引用改変)

e. その他

遊離筋移植や耳介軟骨移植、血腫形成術による augmentationといった方法が報告されている[28)][36)]。

3. 術後療法

通常、術後にはガーゼパッキング[11)]やリテイナー[22)][35)]を用いて、術後の拘縮や後戻りを予防する。リテイナーを用いる期間は3〜6カ月程度とする術者が多いようである。リテイナーは、高研社よりシリコン性のものが発売されているが、施設により独自のものを作製しているところもある。

筆者らの施設で作製しているリテイナーを紹介する。歯科用アルギン酸塩印象材を用いて、術後6〜7日にガーゼパッキングを除去した後、外鼻および鼻腔の印象を採得し、これをもとに石膏模型を作製する。この石膏模型をさらに削り、目的とする鼻孔縁の形態とする。さらにこの模型より、熱可塑性樹脂（マウスガード，T & S Dental & Plastics社製）を加工して鼻腔用リテイナーを作製する。リテイナーの鼻腔部分には孔を穿ち、鼻呼吸が可能なようにしたものを3カ月間装用している（図2・11-a，b）。

唇裂鼻形成術を生後何カ月頃に行うかにもよるが、術後の鼻腔リテイナーを装用できる期間は3〜6カ月間、すなわち患児が月齢で5〜6カ月までで、その後は寝返りや、患児が自分の手でリテ

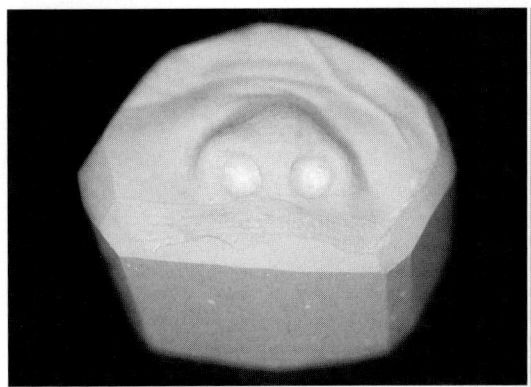
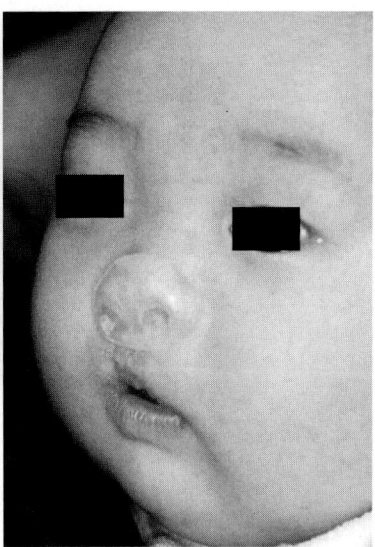

▲(a) 採得した外鼻の石膏模型。
▶(b) 作製したリテイナーを装用しているところ。

図2・11 リテイナーの作製・使用法

イナーを払いのけてしまうため，それ以上のリテイナーの装用は一般に困難である。

E 考察

乳幼児期，とくに初回形成術時における唇裂鼻形成術については，本稿に挙げた以外にもさまざまな方法が報告されている。しかしながら，唯一絶対の方法は未だなく[19]，施設により，また術者によりさまざまな治療方針がとられているのが現状であると思われる[3]。

鬼塚は31年間に19種類の唇裂鼻形成術を試み，その結果として初回形成時には鼻尖部の剥離や軟骨の手術をするよりも，症例に合わせて，簡単でしかもいくつかの方法を組合わせた方が効果的であったと述べている[28]。また鼻軟骨を過矯正とする場合に，どの程度の過矯正とするかなど，唇裂鼻形成術は多分に術者の技術と経験に頼るところも大であると考えられる[25][37]。

鼻軟骨の手術侵襲による成長障害については，影響はほとんどないとする報告が多い。また組織学的な観察からも，裂側・非裂側ともほとんど差がない[38]という報告がある一方，本邦でのアンケート調査によれば[3]，約6割の施設で鼻翼の成長障害を認めている。これが手術侵襲によるものか，もともとの低形成によるものかは判然とせず，この領域における基礎的研究が待たれるところである。

まとめ

乳児期，とくに片側唇裂初回手術時における唇裂鼻変形に対する考え方，行われてきた治療法について概説した。本領域は未だ決定的な治療方針はなく，それぞれの施設によりさまざまな方法がとられている。今後さらなる研究が望まれる領域である。

文献

1) Gubisch, W. : How to obtain symmetry in a unilaterally cleft nose. Eur. J. Plast. Surg., 13 : 241-246, 1990.
2) McIndoe, A., Rees, T. D. : Synchronous repair of secondary deformities in cleft lip and nose. Plast. Reconstr. Surg., 24 : 150-162, 1959.
3) 藤井 徹, 塚田貞夫：唇裂外鼻の治療；全国アンケート結果から. 日形会誌, 8 : 1374-1378, 1988.
4) 難波雄哉, 藤井 徹, 安部正之ほか：片側唇裂鼻変形に対するわれわれの治療方針. 形成外科, 18 : 401-409, 1975.
5) Cronin, T. D., Denkler, K. A. : Correction of the

unilateral cleft lip nose. Plast. Reconstr. Surg., 82 : 419-432, 1988.
6) Millard, D. R. : Earlier correction of the unilateral cleft lip nose. Plast. Reconstr. Surg., 70 : 64-73, 1982.
7) Ogino, Y., Ishida, H. : Secondary repair of the cleft-lip nose. Ann. Plast. Surg., 4 : 469-480, 1980.
8) Stenstrom, S. J., Öberg, T. R. H. : The nasal deformity in unilateral cleft lip. Plast. Reconstr. Surg., 28 : 295-305, 1961.
9) Standoli, L., Gasperoni, C., Cecchi, P. : Nasal correction in cleft lip and palate ; A technical refinement. Ann. Plast. Surg., 9 : 125-127, 1982.
10) 塚田貞夫：片側唇裂初回手術における外鼻変形処置．形成外科, 31 : 41-49, 1988.
11) 杉原平樹, 大浦武彦, 浜本淳二ほか：片側唇顎口蓋裂に対する外鼻一次形成術．形成外科, 33 : 1169-1178, 1990.
12) 上石 弘：乳幼児における唇裂鼻形成術．形成外科, 42 : 517-526, 1999.
13) Armstrong, G. T., Burk, R. W., Griffin, D. W., et al. : A modification of the primary nasal correction in the rotation-advancement unilateral cleft lip repair. Ann. Plast. Surg., 38 : 236-245, 1997.
14) Berkeley, W. T. : The cleft-lip nose. Plast. Reconstr. Surg., 23 : 567-575, 1959.
15) Broadbent, T. R., Wood, R. M. : Cleft lip nasal deformity. Ann. Plast. Surg., 12 : 216-234, 1984.
16) McComb, H. : Primary Correction of unilateral cleft lip nasal deformity ; A 10-year review. Plast. Reconstr. Surg., 75 : 791-797, 1985.
17) McComb, H. K., Coghlan, B. A. : Primary repair of the unilateral cleft lip nose ; Completion of a longitudinal study. Cleft. Palate. Craniofac. J., 33 : 23-30, 1985.
18) Millard, D. R., Morovic, C. G. : Primary unilateral cleft nose correction ; A 10-year follow-up. Plast. Reconstr. Surg., 102 : 1331-1338, 1998.
19) Salyer, K. E. : Primary correction of the unilateral cleft lip nose ; A 15-year experience. Plast. Reconstr. Surg., 77 : 558-566, 1986.
20) Sugihara, H., Yoshida, T., Igawa, H. H., et al. : Primary correction of the unilateral cleft lip nose. Cleft Palate-Craniofac. J., 30 : 231-236, 1993.
21) Tajima, S. : The importance of the musclus nasalis and the use of cleft margin flap in the repair of complete unilateral cleft lip. J. Maxillofac. Surg., 11 : 51-56, 1983.
22) Skoog, T. : Repair of unilateral cleft lip deformity; Maxilla, nose and lip. Scand. J. Plast. Reconstr. Surg., 3 : 109-133, 1969.
23) McCarthy, J. G. : Plastic Surgery, pp.2708-2714, W. B. Saunders Co., Philadelphia, 1990.
24) Black, P. W., Hartrampf, C. R., Beegle, P. : Cleft lip type nasal deformity definitive repair. Ann. Plast. Surg., 12 : 128-138, 1984.
25) Boo-Chai, K. : Primary repair of the unilateral cleft lip nose in the oriental ; A 20-year follow-up. Plast. Reconstr. Surg., 80 : 185-194, 1987.
26) Matsuo, K., Hirose, T., Otagiri, T., et al. : Repair of cleft lip with nonsurgical correction of nasal deformity in the early neonatal period. Plast. Reconstr. Surg., 83 : 25-31, 1989.
27) Tajima, S., Maruyama, M. : Reverse U incision for secondary repair of cleft lip nose. Plast. Reconstr. Surg., 60 : 256-261, 1977.
28) 鬼塚卓彌：唇裂初回形成術時の外鼻手術．形成外科, 42 : 489-504, 1999.
29) 井川浩晴, 杉原平樹, 松野 功ほか：当科における片側唇顎口蓋裂に対する術前顎矯正の試み．日形会誌, 17 : 306-317, 1997.
30) Bennum, R. D., Perandones, C., Sepliarsky, V. A., et al. : Nonsurgical correction of nasal deformity in unilateral complete cleft lip ; A 6-year follow-up. Plast. Reconstr. Surg., 104 : 616-630, 1999.
31) 広瀬 毅：口唇．形成再建外科学, 第1版, 塚田貞夫, 塩谷信幸, 広瀬毅ほか編, pp.242-256, 医歯薬出版, 東京, 1984.
32) Dingman, R. O., Natvig, P. : The infracartilagious incision for rhinoplasty. Plast. Reconstr. Surg., 69 : 134-135, 1982.
33) 松尾 清：初回唇裂手術における外鼻の修正．口唇裂・口蓋裂の治療：最近の進歩, pp.59-68, 克誠堂出版, 東京, 1995.
34) McComb, H. K. : Treatment of the unilateral cleft lip nose. Plast. Reconstr. Surg., 55 : 596, 1975.
35) Nakajima, T., Yoshimura, Y., Kami, T. : Refinement of the "reverse-U" incision for the repair of cleft lip nose deformity. Br. J. Plast. Surg., 39 : 345-351, 1986.
36) Onizuka, T., Itoh, Y., Nakamura, K. : Procedures for

repair of the cleft lip nose. Aesth. Plast. Surg., 10 : 179-185, 1983.
37) 丹下一郎：乳幼児の口唇裂鼻－考え方と扱い方－. 形成外科, 42 : 489-504, 1999.
38) Sadove, R., Ladaga, L., Magee, W. P. : Cartilaginous histology of the cleft lip nose ; Proving the extrinsic etiology. Plast. Reconstr. Surg., 81 : 655-660, 1988.

（江口智明，高戸　毅）

第2章 片側唇裂初回手術と鼻の形の異常

2）初回手術における外鼻修正法①

Summary

片側唇裂外鼻変形は，骨性土台である上顎骨の変形，鼻中隔外側鼻軟骨複合体の披裂側のつぶれるような変形，披裂側大鼻翼軟骨の尾背外側への偏位のため生じている。骨性土台に侵襲を加えることなく，鼻中隔外側鼻軟骨複合体の変形と大鼻翼軟骨の偏位を確実に矯正し，固定し，左右対称な可動性外鼻を獲得することを目的として，初回手術を行っている。

披裂側鼻腔内からZ形成型の切開，すなわち，軟骨間切開を挟んで，大鼻翼軟骨外側脚全体を含むような切開と，外側鼻軟骨を鼻中隔との癒合部付近で切開を加え，大鼻翼軟骨外側脚を外側鼻軟骨内に入れ込むように各皮弁を移動し固定する。鼻翼円蓋（alar dome）の形成のため両側鼻孔縁切開から大鼻翼軟骨中間脚と内側脚を剥離し，両側の鼻尖窩を高い位置で固定する。骨性土台を変えずに鼻軟骨を矯正することによって生ずる，鼻腔内側のライニングの不足ならびに鼻腔鼻孔底の再建に両側の披裂縁弁を用いる。

以上の操作により，縫合糸による鼻軟骨の吊り上げ矯正ではなく，正常な位置への組織移動が行われるため，鼻軟骨の矯正と固定が確実に行われるようになった。そのため，術後の後戻りは少なく，過矯正は必要とせず，術中に左右対称を目指して矯正を行えるようになった。鼻乳縁変形の後戻りの防止のために，鼻孔リテイナーを用いたが，現行の方法では外鼻孔三角部にときに変形の再発を認めた。鼻尖部の修正法に関しては，今後検討の余地がある。

A　はじめに

初回手術における外鼻修正に関しては，最近では肯定的な意見が多くなってきた[1)〜16)]。しかしながら，その方法は多種多様であり，変形のとらえ方や初回手術で修正すべき範囲についてもさまざまな意見がある。本稿では，筆者らが現在用いている片側唇裂初回外鼻形成手術法の詳細とその方法を用いている目的，変形のとらえ方について述べる。

術式の目的と考え方

片側唇裂外鼻変形は，骨性土台である上顎骨の変形，鼻中隔外側鼻軟骨複合体の披裂側でつぶれるような変形，披裂側大鼻翼軟骨の尾背外側への偏位のため生じている（図2・12）。手術前の片側唇裂外鼻変形は，器質的には先天性の鼻腔底の組織欠損，機能的には裂部周囲の筋肉の作用により，骨性土台の変形が起こり，その二次的なものとして出現している[1)]。上顎骨中心が非披裂側に偏位しているために鼻中隔の尾側端は非披裂側鼻腔底に偏位しており，外側鼻軟骨はそれを支える梨状口縁が披裂側で外背側に偏位しているために披裂

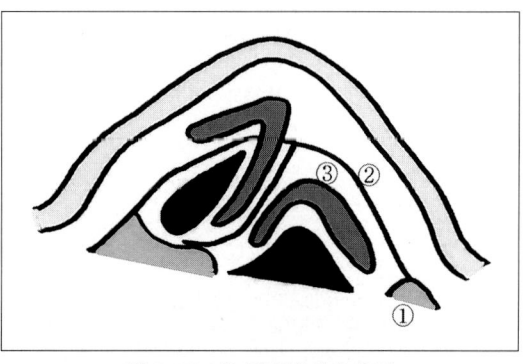

図2・12　片側唇裂外鼻変形
①上顎骨の変形，②鼻中隔外側鼻軟骨複合体の変形，③披裂側大鼻翼軟骨の偏位

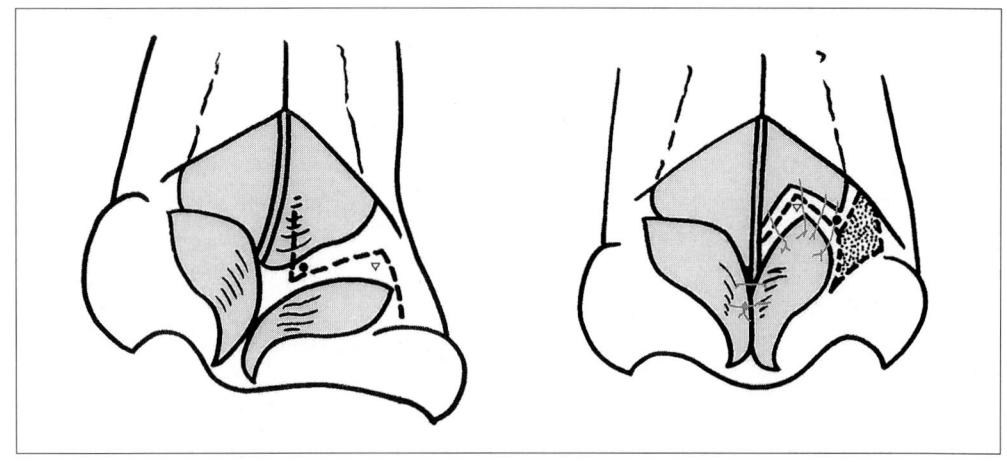

図2・13　披裂側大鼻翼軟骨外側脚の移動
縫合糸による吊り上げではなく，皮弁の入れ換えで鼻軟骨を矯正する．点描部の鼻腔側壁に鼻腔ライニングが欠損する．
（杠　俊介：当教室における唇裂初回手術時外鼻修正法．形成外科，42：527-535，1999. より引用）

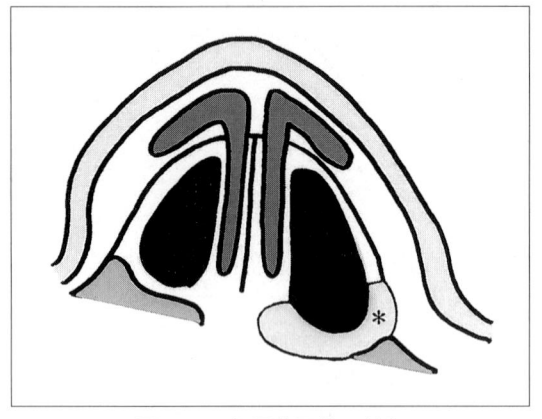

図2・14　初回修正後の外鼻
＊：鼻腔側壁と鼻腔底のライニングの補充に用いられた披裂側披裂縁弁

側でつぶれた状態となっている．大鼻翼軟骨外側脚は通常外側鼻軟骨上に乗って背側から支えられているが，披裂側大鼻翼軟骨はつぶれた外側鼻軟骨上に乗ることができず，内側脚は非披裂側に偏位した上顎骨中心に，外側脚は外背側に偏位した梨状口縁の方向に引きのばされながら沈んでいて，もっとも大きなずれを生じている．

唇裂外鼻を初回手術から修正すべきかという問題については，ここ15年ほどで初回外鼻形成に関して多くの長期結果をふまえた報告がなされ，初回外鼻形成は一般化しつつある[1)～16)]．外鼻変形を放置し続けて成長させると変形が増悪する可能性があることや，患児やその家族に与える精神的な悪影響を考慮するなら，鼻軟骨に可塑性のある早期に変形や位置異常を修正して正常な形状と位置で成長させ，鼻形態に対する患児の精神的苦痛を除去すべきと考える[2)3)]．

筆者らの初回手術の目的は，骨性土台に侵襲を加えることなく，鼻中隔外側鼻軟骨複合体の変形と大鼻翼軟骨の偏位を確実に矯正・固定し，左右対称な可動性外鼻を獲得することにある（図2・13）．変形した骨性土台の上に可動性外鼻の支えである軟骨を矯正位に維持するには，鼻腔ライニングの不足が生ずるので，ライニングを補うための組織移動が必要となる（図2・14）．

B　適応と症例の選択

片側唇裂鼻の特徴をもっている症例には，すべてに早期からの外鼻修正が望まれる．口唇の裂が不明瞭な痕跡唇裂の場合でも，外鼻変形が明らかで梨状口の変形が画像診断で認められる場合は，早期から鼻軟骨の矯正を行うべきである．逆に，口唇の裂が明らかであっても，外鼻の対称性が保たれている場合は，経過を観察する．

C 術前の準備

早期に全身麻酔による手術治療にもちこむために，まず合併疾患がないかどうか全身的な検索を早期に行う。体重4kg前後で全身麻酔がかけられる状態であれば，可能な限り早期に手術を行う。

外鼻の手術治療を鼻軟骨が可塑性に富んだ6週以内に行うことができる場合は，鼻に関して特別な処置を術前に行う必要はない[4)5)]。初回手術が6週以降になる場合には，鼻孔リテイナー（高研社製）を用いた術前矯正を行っておくと外鼻形成手術が容易になる[6)7)]。

D 手技のポイント

1. 器具と材料

手術に必要な器械としては，一般的な形成外科手術に用いるものでよいが，微細操作に適した器械を準備する（図2・15）。縫合糸は4-0, 5-0, 6-0 polydioxanone suture（PDS II, ETHICON），5-0 polyglactin 910 suture（Coated VICRYL, ETHICON）を準備する。

2. 作図上のポイント

鼻腔内への作図は困難である。切開線は図2・16に示す通りで，切開しながら手術を進める。

3. 手術のポイント

口唇部の皮膚切開に引き続いて，披裂側口唇の披裂縁および口唇の口腔前庭側粘膜より披裂縁弁[17)]を起こす。この披裂縁弁基部から切開を下鼻甲介に向けて延長し，下鼻甲介前部で切開の方向を変えて，鼻限に沿って外側鼻軟骨と大鼻翼軟骨の間を鼻限の最高部まで切開する。さらにこの鼻限最高部で方向を変え，頭側に切開を進めると，外側鼻軟骨が鼻中隔軟骨と癒合する付近で切開される。結果的に大鼻翼軟骨外側脚全体を含んだ三角弁と，外側鼻軟骨を含んだ三角弁からなるZ形

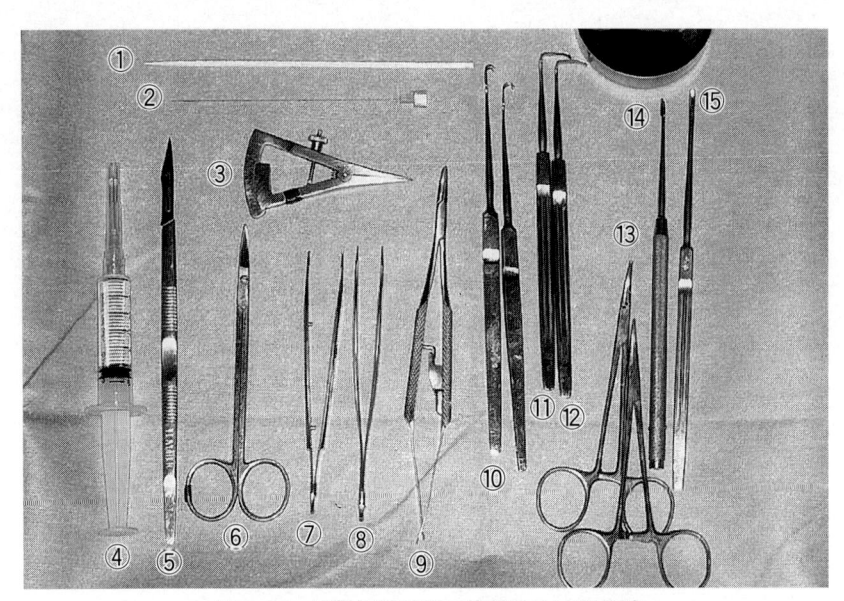

図2・15 唇裂初回手術に使用する手術器械
①デザイン用竹串，②デザイン用針（23Gルンバール針内筒），③副尺付きデリケートキャリパー，④ロック付注射器（0.5％リドカイン+20万倍稀釈アドレナリン），⑤11番尖刃メス，⑥口蓋形成反剪刀，⑦微小血管鑷子（有鉤），⑧アドソン型マイクロ鑷子（有鉤），⑨マイクロ型持針器（反），⑩形成細型単鉤，⑪小型形成二爪鉤，⑫形成扁平鉤，⑬モスキート止血鉗子，⑭ウルシュタイン型骨膜剥離子，⑮ハレ型骨膜剥離子

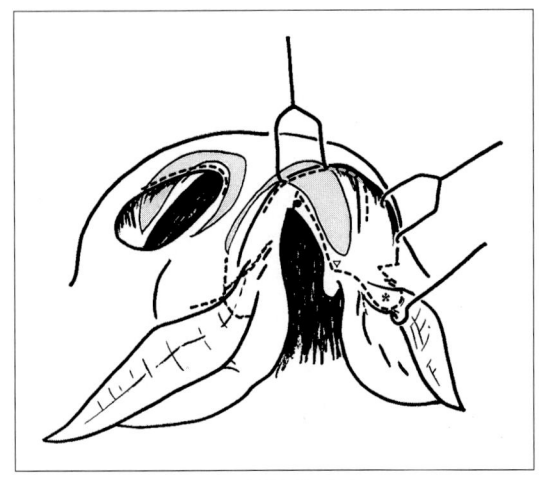

図2・16 切開線デザイン
点線:切開線,＊:披裂側披裂縁弁,▽:大鼻翼軟骨外側脚を含んだ三角弁,●:外側鼻軟骨を含んだ三角弁。
(杠 俊介:当教室における唇裂初回手術時外鼻修正法.形成外科,42:527-535,1999.より引用)

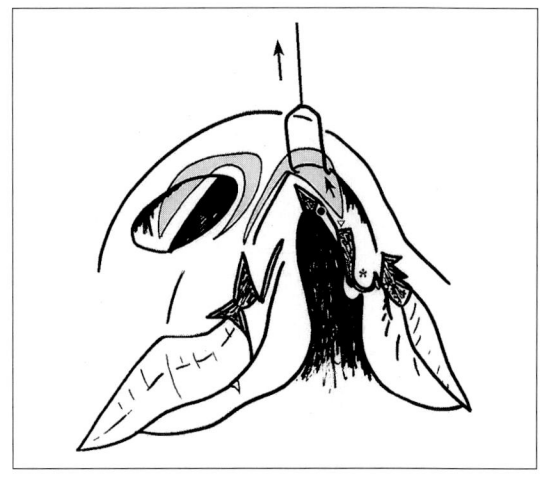

図2・17 鼻腔内切開剥離終了時
披裂側鼻翼円蓋を鼻尖方向(↑)に引くと,大鼻翼軟骨外側脚を含んだ三角弁(▽)が鼻尖方向に移動する。
(杠 俊介:当教室における唇裂初回手術時外鼻修正法.形成外科,42:527-535,1999.より引用)

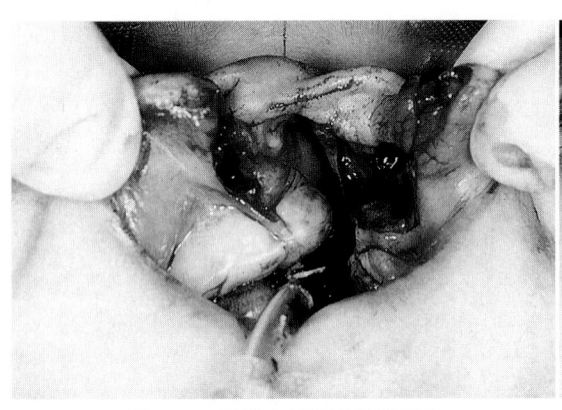

図2・18 鼻腔内切開剥離終了時

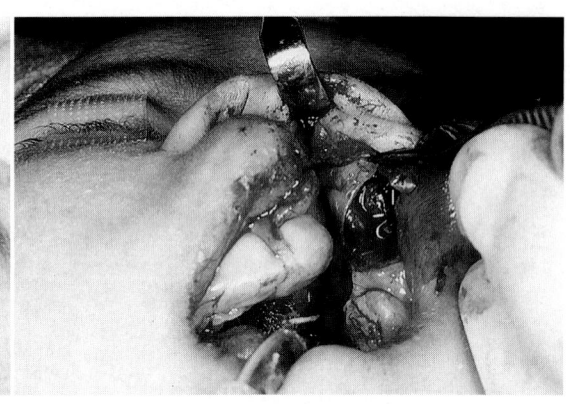

図2・19 各皮弁の移動

成型の切開線となる(図2・16,2・18)。両側鼻孔縁切開(marginal incision)[18]も行う。切開はすべて11番尖刃メスにて行う。
　これらの切開から鼻軟骨上を軟骨を直接露出させないように口蓋形成反剪刀を用いて広く剥離する。披裂側鼻翼の鼻筋ならびに披裂側鼻翼基部に停止している口輪筋,さらに尾背外側に開いた梨状口縁から,鼻翼基部ならびに大鼻翼軟骨外側脚を含んだ三角弁が完全に自由になるように剥離をしなければならない。

　剥離終了後に筋鈎により披裂側鼻翼を鼻尖方向に引くと,大鼻翼軟骨外側脚を含んだ三角弁が自然に鼻尖方向に移動し,外側鼻軟骨の切開部に収まる(図2・17,2・19)。外側鼻軟骨を含んだ三角弁の基部は梨状口縁に固定されており,この三角弁は実際には大きくは移動されないため,この移動は鼻限部のZ形成というよりは,Z型切開による大鼻翼軟骨外側脚を含んだ三角弁の頭腹内側への引き上げ移動である。
　外側鼻軟骨側の三角弁の移動が制限されている

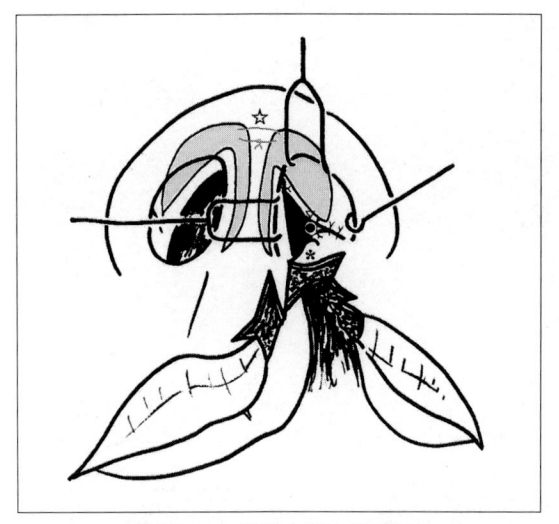

図2・20 鼻腔内縫合終了時
披裂側披裂縁弁により欠損した鼻腔側壁と鼻腔底が再建される。☆：鼻尖窩形成のための alar transfixion suture。
（杠 俊介：当教室における唇裂初回手術時外鼻修正法. 形成外科, 42：527-535, 1999. より引用）

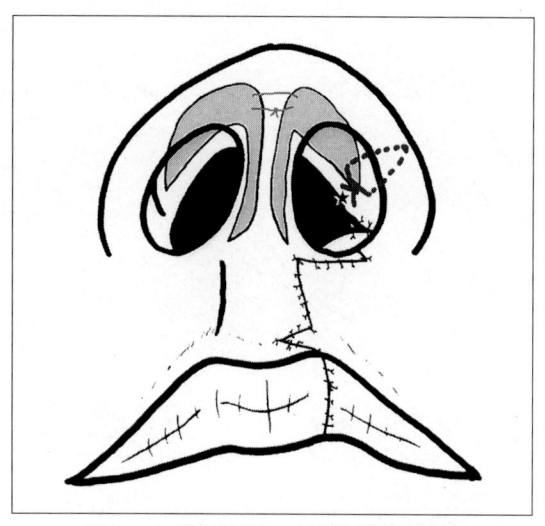

図2・21 鼻翼溝での内層外層固定縫合
★：Vestibular web を予防し，かつ鼻翼溝で内層外層を固定するための吸収糸による貫通縫合。皮膚表面の刺出点と刺入点は鼻翼溝上の同一点とする。

ことと，変形した骨性土台上に鼻腔内層を再建しなければならないことによる鼻腔内層全体の組織不足のため，鼻腔側壁に組織欠損が生ずる（図2・13）。この組織欠損と鼻腔底再建のために，披裂側の披裂縁弁が移動される（図2・14, 2・20）。この披裂側披裂縁弁の鼻孔側に非披裂側披裂縁弁，いわゆる Millard の C 皮弁[19]が移動され鼻孔底が再建される。以上の鼻腔内の縫合はすべて 5-0 polyglactin 910 suture（Coated VICRYL, ETHICON）を用いる。

鼻尖部すなわち鼻尖窩の矯正には，鼻孔縁切開から両側大鼻翼軟骨の中間脚間の水平マットレス縫合固定を alar transfixion suture[8]の形で 5-0 polydioxanone suture（PDS II, ETHICON）を用いて行う（図2・20）。披裂側大鼻翼軟骨がすでに矯正されるべき頭腹内側に移動されているので，両中間脚間の固定は容易に緊張なく行え，高い鼻尖窩（鼻翼円蓋）が形成できる。鼻孔縁切開の縫合は 6-0 polydioxanone suture（PDS II, ETHICON）を用いて行う。

鼻柱の傾斜に対して，内側脚間の剥離は積極的には行っていないが，鼻柱基部を非披裂側へ牽引している口輪筋群から鼻柱基部を外し，後の口輪筋縫合で鼻柱基部が正中化できるようにしている。鼻中隔尾側端の非披裂側鼻腔底への偏位は，鼻中隔軟骨前下縁を前鼻棘から切離して，披裂側に移動させる。

最後に，Cutting 法[9]に準じて，外側脚を含んだ三角弁が鼻腔側に浮いて vestibular web が形成されることを予防し，かつ鼻翼溝部で確実に鼻の内層と外層が固定できるように，5-0 polydioxanone suture（PDS II, ETHICON）を用いて，内層外層の固定縫合を行う。鼻前庭の vestibular web の位置から刺入し，鼻翼溝部に刺出する。さらに，外側の刺出点から刺入し鼻前庭を貫き，鼻腔内側で結紮する。この縫合に際して，ボルスターは用いない（図2・21）。

4. 手技上の注意点

大鼻翼軟骨外側脚を引き上げる程度は鼻軟骨全体の変形の程度によって異なり，外側脚が引き上げられた後に固定される位置は外側鼻軟骨の頭側への切開位置および角度によって決まるので，この切開位置は症例によって変えなければならな

(a, b) 術前。
(c, d) 6歳時。

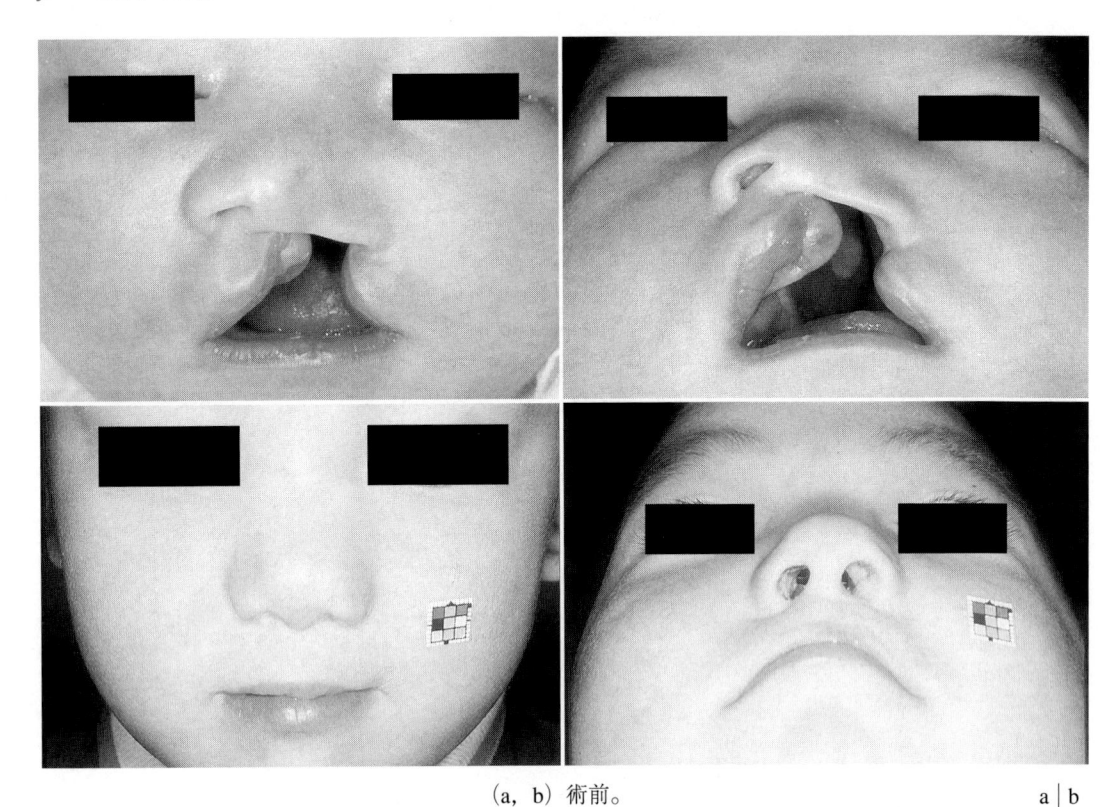

a	b
c	d

図2・22　症例1：男，左完全唇顎口蓋裂
ほぼ左右対称な外鼻が得られた症例。披裂側鼻前庭に披裂側披裂縁弁による隆起を認める。

い。実際には，外側脚を含んだ三角弁と大鼻翼軟骨上の剥離が完全に終了した時点で，筋鈎を用いて鼻翼円蓋を鼻尖方向に引き上げて外側脚を含んだ三角弁の固定されるべき位置を決定してから外側鼻軟骨に切開を加える。

E　術後管理

両側型の鼻孔リテイナー（高研社製）は，術後約10日から開始し，約6カ月間行う。

F　症　例

【症例1】男，左完全唇顎口蓋裂（図2・22-a〜d）
生後2週に，上記の方法で初回手術を行った。術後6年経過して，ほぼ左右対称な外鼻である。披裂側鼻前庭に鼻腔内のライニングを補う目的で移動した披裂側披裂縁弁がわずかに余り，隆起ができている。

【症例2】女，左完全唇顎口蓋裂（図2・23-a〜d）
生後5週に，上記の方法で初回手術を行った。術後6年経過して，大鼻翼軟骨外側脚が頭側に過矯正されているために，披裂側鼻翼基部が頭側に挙上されすぎている。披裂側鼻腔底の骨性土台を含めた組織欠損が大きく，鼻腔底鼻孔底がやや低下している。

【症例3】男，右完全唇顎口蓋裂（図2・24-a〜d）
生後3週に初回手術を行った。大鼻翼軟骨外側脚は上記の方法で矯正した。大鼻翼軟骨内側脚と中間脚の矯正は，鼻尖切開から矯正を行うBerkeley法[5)10)]を用いた。術後12年経過して，追加手術を加えることなく，良好な外鼻形態である。外鼻に成長障害は認められない。

(a, b) 術前。
(c, d) 6歳時。

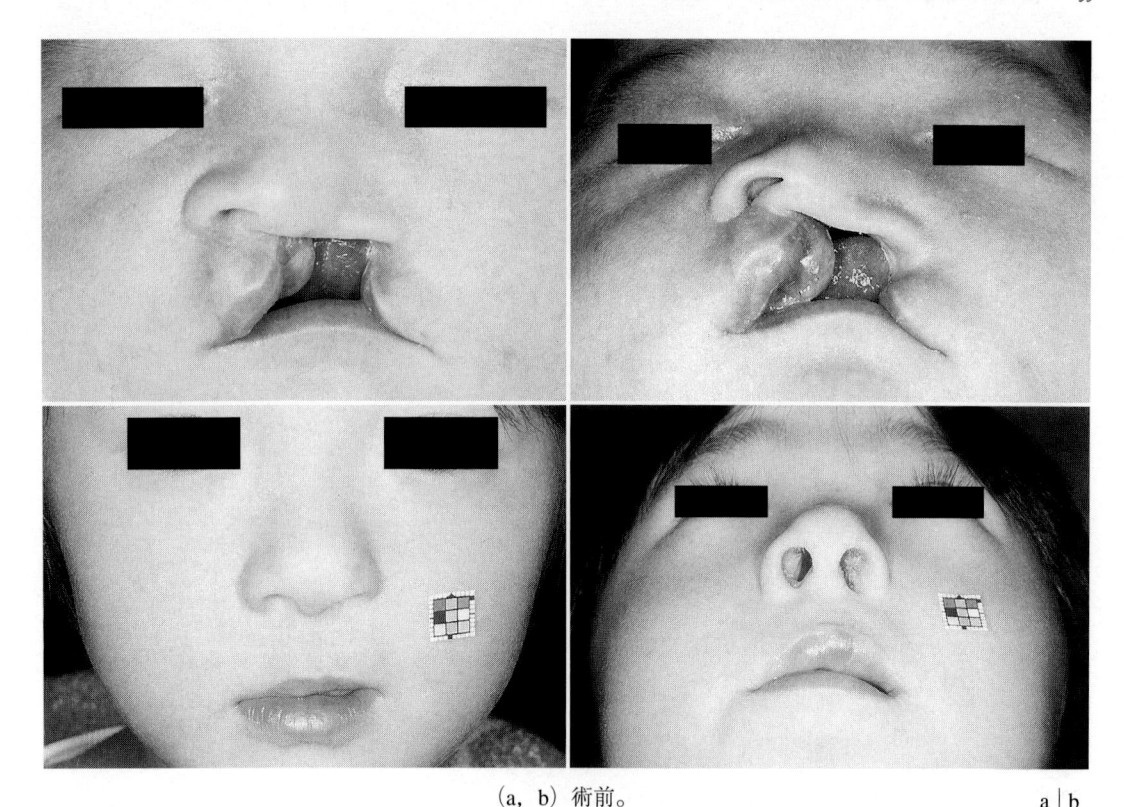

a	b
c	d

図2・23　症例2：女，左完全唇顎口蓋裂
披裂側大鼻翼軟骨外側脚を過矯正し過ぎた症例。披裂側鼻翼基部および口角が頭側に挙上されている。

G 考察

　片側唇裂初回外鼻形成の方法には，鼻軟骨を直視下に置かずに矯正する方法[11)12)]と，直視下に置いて矯正する方法[1)～6)8)～10)13)～16)]がある。鼻軟骨を直視下に置く方法におけるアプローチ法には，鼻尖部操作のためのものと大鼻翼軟骨外側脚を含めた後半部の操作のためのものとがある。鼻尖部すなわち前半部操作のために利用できるのは，鼻尖部切開[5)10)]，逆U字切開[20)]，鼻孔縁切開，軟骨下切開[3)13)]などである。後半部操作のために利用できるのは，梨状口縁切開[14)]，軟骨間切開[1)2)15)21)]，軟骨下切開[3)13)]である。いずれのアプローチを用いても，披裂側大鼻翼軟骨を変形せしめている外力から解除し，それ自体の変形を修正し，その外側脚を正常な位置というべき外側鼻軟骨上に移動でき，さらに鼻腔内ライニングが十分再建できれば良い結果が得られると考えられる。

　筆者らの用いている後半部の再建法は，軟骨間切開法から発展した方法である。その目的は，披裂側に沈んだ外側鼻軟骨鼻中隔複合体を矯正すること，および大鼻翼軟骨外側脚を確実に外側鼻軟骨上に固定することである。外側鼻軟骨鼻中隔複合体の矯正が不十分で，鼻腔内ライニングも不足した状態で，大鼻翼軟骨を矯正しても後戻りが必発する。そのため，鼻軟骨を直視下に置かない縫合糸による吊り上げ法などでは必ず過矯正が必要となる。過矯正をどの程度行うかということについては，術者の経験しだいである。鼻軟骨の矯正と固定が確実に行われた場合は，後戻りはほとんど起こらず，症例2に示したように過矯正はむしろ禁忌である。したがって，筆者らの方法を後半

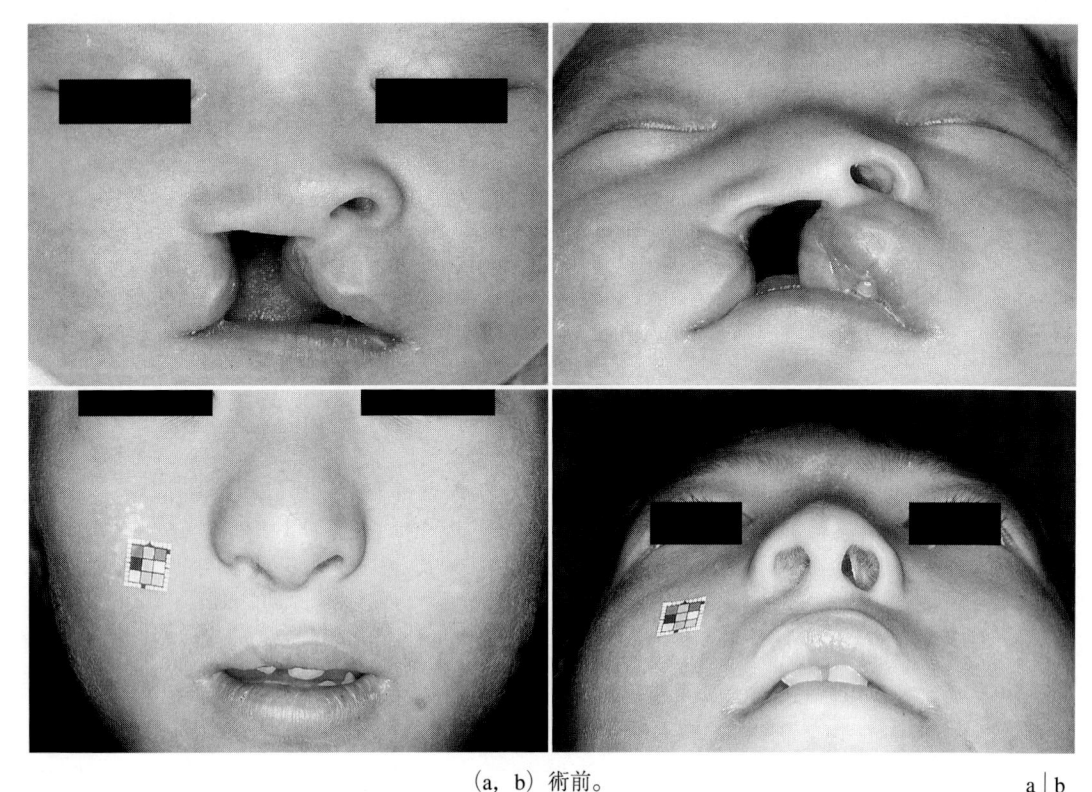

(a, b) 術前。
(c, d) 12歳時。

図2・24　症例3：男，右完全唇顎口蓋裂

筆者らの方法に鼻尖切開からの鼻尖形成を初回手術時に施行した症例。ほぼ左右対称な外鼻が得られた。

a	b
c	d

部の再建に用いた場合は，術中に左右対称を目指して手術すべきと考える。

鼻尖部である前半部の再建法に関しては一考の余地がある。鼻尖正中切開法[5)10)]は症例3のように後半部の再建が良好なときには優れた効果を現す。しかしながら，鼻の正中に傷跡を残すことは理想的とはいえない[2)]。前半部へのアプローチ法に関しては，筆者らは現在両側鼻孔縁切開を用いているが，外鼻孔三角部の後戻りをときに経験する。前半部の再建法として望ましいアプローチ法，固定法，固定材料，術後固定材料などについて検討することが今後の課題である。

文　献

1) 松尾　清：初回手術における外鼻の修正．口唇裂・口蓋裂の治療：最近の進歩, pp.59-68, 克誠堂出版, 東京, 1995.

2) 杠　俊介：当教室における唇裂初回手術時外鼻修正法．形成外科, 42：527-535, 1999.

3) 井川浩晴, 杉原平樹, 小山奈緒子：軟骨下切開を用いた唇裂外鼻形成術．形成外科, 42：p905-916, 1999.

4) 松尾　清, 広瀬　毅, 小田切徹太郎ほか：唇裂形成術における変形外鼻の処置．信州医誌 34(6)：p575-585, 1986.

5) 広瀬　毅, 松尾　清：私達の片側唇裂形成術の変遷．形成外科, 31：61-70, 1987.

6) 松尾　清, 広瀬　毅：Retainerを改良したわれわれの唇裂外鼻矯正法．形成外科, 32：763-770, 1989.

7) Matsuo, K., Hirose, T., Otagiri, T., et al.: Repair of cleft lip with nonsurgical corrction of nasal deformity in the early neonatal period. Plast. Reconstr. Surg., 83：25-31, 1989.

8) Noordhoff, M. S., Chen, Y-R, Chen, K-T, et al.: The surgical Technique for the complete unilateral cleft

lip-nasal deformity. Oper. Tech. Plast. Surg., 2 : 167-174, 1995.
9) Cutting, C. C., Grayson, B., Brecht, L., et al. : Presurgical columellar elongation and primary retrograde nasal reconstruction in one-stage bilateral cleft lip and nose repair. Plast. Reconstr. Surg., 101 : 630-639, 1998.
10) Berkeley, W. T. : The cleft lip nose. Plast. Reconstr. Surg., 23 : 567-575, 1959.
11) Salyer, K. E. : Primary correction of the unilateral cleft lip nose ; A 15-year experience. Plast. Reconstr. Surg., 77: 558-566, 1986.
12) McComb, H. : Primary correction of unilateral cleft lip nasal deformity ; A 10-year review. Plast. Reconstr. Surg., 75 : 791-797, 1985.
13) Armstrong, G. T., Burk, R. W. III, Griffin, D. W., et al. : Amodification of the primary nasal correction in the rotation-advencement unilateral cleft lip repair. Ann. Plast. Surg., 38 : p236-245, 1997.
14) Boo-Chai, K. : Primary repair of the unilateral cleft lip nose in the oriental ; A 20-year follow-up. Plast. Reconstr. Surg., 80 : 185-194, 1987.
15) Broadbent, T. R., Woolf, R. M. : Cleft lip nasal deformity. Ann. Plast. Surg., 12 : 216-234, 1984.
16) Cutting, C. : Cleft lip nasal reconstruction. Aesthetic Plastic Surgery, edited by T. Rees, G. LaTrenta, pp.497-532, W. B. Saunders Co., Philadelphia, 1994.
17) Tajima, S. : The importance of the musculus nasalis and the use of cleft margin flaps in the repair of the complete cleft lip. J. Max. Fac. Surg., 11 : 64-70, 1983.
18) Dingman, R. O., Natvig, P. : The infracartilaginous incision for rhinoplasty. Plast. Reconstr. Surg., 69(1) : 134, 1982.
19) Millard, D. R. Jr. : Cleft Craft 1, pp.165-197, Little, Brown and Co., Boston, 1976.
20) Tajima, S., Maruyama, M. : Reverse-U incision for secondary repair of cleft lip nose. Plast. Reconstr. Surg., 60(2) : 256-261, 1977
21) Millard, D. R. Jr. : Cleft Craft 1, pp.449-485, Little, Brown and Co., Boston, 1976.

（杠　俊介，松尾　清）

第2章 片側唇裂初回手術と鼻の形の異常

3) 初回手術における外鼻修正法②

Summary

　片側唇裂外鼻変形を来す原因のうち，動的因子としては口周囲の筋肉，とくに鼻筋の位置異常や形成不全が大きく関与しており，静的因子としてはこの動的因子が作用して生じた鼻翼と偏位した鼻翼周辺組織との関係が挙げられると考えている．片側唇裂初回手術時における外鼻形成としては，動的因子の修正として鼻筋起始の修正を行い，静的因子に対しては鼻中隔前下端を前鼻棘突起（ANS）から切離して正中化し，さらに梨状口縁切開より外側鼻軟骨を挙上してsepto-lateral cartilage complex（SLCC）の矯正を中心に行っている．鼻筋起始の適切な位置への修正により①小さく扁平化している鼻翼の修正，②鼻翼上部の陥凹の修正，③鼻翼基部の背腹方向での修正，の効果が期待できる．
　唇裂初回手術の際には，その後の外鼻変形と関連して，B-flapの水平切開は鼻翼基部までにとどめ，これを超えて延長させないこと，梨状口縁の縫い上げによって生じる粘膜欠損部の閉鎖に用いる披裂縁皮弁は梨状口縁の最下端に縫合すること，患側鼻孔の組織の切除量を最小限にとどめて患側鼻孔を健側よりやや大きめに作成すること，などに留意する必要があると考えている．
　初回手術時の外鼻に対する操作を行ったのちに残存する変形は，静的因子としての修正されたSLCCと外鼻皮膚とのずれた位置関係が修正されていないためであり，これは逆U字切開法を用いて修正することになる．初回手術時に逆U字切開法による外鼻形成術を行っても，適切な操作であればその後の外鼻の成長は傷害されない．しかし，①不完全唇裂で外鼻変形が著明でないもの，②完全唇裂でも口唇形成術直後に外鼻の変形が比較的良好に是正されたもの，③完全唇裂かつ外鼻の発育が不良で，外鼻下半分が極端に小さいもの，については初回手術時に逆U字切開法による外鼻形成術を行っていない．
　最近は唇裂初回手術後に著しい外鼻変形を残す症例は少なく，症例に応じて入園・就学前に逆U字切開法による外鼻形成を行うことが多い．

はじめに

　片側唇裂の外鼻変形に対する治療方針は術者によって多様であるが，筆者らは1977年に逆U字切開法による外鼻形成術について報告して以来[1]，長期的な経過および結果をふまえて多少の修正を行ってはいるが，ほぼ一貫した治療方針に則って唇裂初回手術ならびに唇裂外鼻に対する治療を行っている．片側唇裂外鼻変形の原因に対する筆者らの考えと，初回手術における治療方針および手術手技について述べる．

A 術式の目的と考え方

　唇裂初回手術は，Rotation-Advancement法＋小三角弁法を基本とし，症例に応じて小三角弁法を用いることもある．唇裂鼻変形の原因を以下のように分析し，初回手術時の鼻変形に対する治療では，鼻筋の処置を適切に行うことが重要と考えている．すなわち，唇裂外鼻変形の原因を動的因子と静的因子に二分し，それぞれの因子について適切な修正を行う[2]．

1. 動的因子

　筆者らは唇裂外鼻変形において口周囲の筋肉，とくに鼻筋の関与が大きいと考えている[3]．すな

わち，鼻筋を中心とした筋の位置異常や形成不全が唇裂鼻の諸変形を生じる動的因子と考え，その修正が重要であると考える。

唇裂では鼻筋の起始が梨状口縁下端にあり，健側に比べて尾・背・外側に偏位しているために鼻筋水平部は緊張状態にあると考えられ，外側鼻軟骨や大鼻翼軟骨外側脚を変形させ，唇裂鼻に特徴的な鼻翼の諸変形を生じていると考えられる。鼻筋起始の適正な位置への移行により，以下の効果を期待している。

①小さく扁平化して見える鼻翼の修正

鼻筋の鼻翼部は鼻孔開大筋で，その収縮は鼻孔を丸くする[4]が，鼻翼基部が背・尾側に偏位しているとその作用は発揮されがたいので，鼻翼基部の矯正によってこの作用も回復する。

②鼻翼上部の陥凹の修正

唇裂外鼻では鼻筋起始の偏位によって鼻筋水平部は緊張下にあるので，患側外側鼻軟骨を鼻内に圧迫するとともに，鼻翼の偏位を生む動的因子となっていると考える。したがって，起始を適切な位置に移行することにより，鼻翼の偏位を矯正するのに役立つと考える[5]。

③鼻翼基部の腹背方向での修正

鼻翼基部の背側偏位には歯槽のcollapseが深くかかわっており，その修正には骨移植などの処置が必要であるとの主張も多い[6]。しかし，鼻筋起始の偏位が修正されていれば歯槽のcollapseそのものは外鼻形態には直接的関連性が乏しいと考えている。

唇裂においては口輪筋，とくに挙筋群の連続性が欠如または低形成にあるが，前鼻棘（以下ANS）より切離した鼻中隔軟骨前下端および鼻柱基部の真皮を患側挙筋群に縫合して正中化を図るとともに，口輪筋の連続性が再現されれば，患側鼻翼基部はこの口輪筋群の上に乗るようになり，背側偏位は修正される[7]。

初回手術を他施設で受け，二次修正を希望して来院する症例においては，鼻翼がcollapseし，瘢痕によって背側に引き込まれた形となっていることが多い。高度にcollapseした症例では全体的に口唇の瘢痕化が強く，複数回の手術を受けていることも少なくない。このような症例でも，外鼻形成時に鼻翼基部の腹側への挙上だけを目的とした梨状口縁への骨移植を行うことは不要である。適切に縫合された口輪筋の上に鼻翼が乗る状況を作り出せば外鼻形態は良好に修正することができる[7]。

また，唇裂では基本的に鼻筋鼻翼部は種々の程度に低形成の状態にあると考えられる。すなわち，唇裂の発生[8]から考察すると，完全唇裂では非披裂側には鼻筋鼻翼部は欠如しているはずであり，不完全唇裂でも鼻筋鼻翼部の内側は低形成にあると考えられる。この低形成による変形をよく表しているのが"唇裂なき唇裂外鼻変形"の変形であると考えられる。

2. 静的因子

唇裂に種々の程度に併存する組織欠損や組織の低形成に，上述のような口周囲の筋肉の走行や形成異常による動的因子が作用して生じた変形，すなわち，鼻翼と偏位した鼻翼周辺組織との関係が静的因子であると捉えている。

したがって，初回手術時の外鼻に対しては，動的因子の修正として鼻筋の修正を行い，静的因子に対しては鼻中隔前下端を前鼻棘（ANS）から切離して正中化し，さらに梨状口縁切開より外側鼻軟骨を挙上してsepto-lateral cartilage complex（以下SLCC）を矯正することを中心に行っている。

B 適応と症例の選択

上述したように片側唇裂の初回手術として基本的にはrotation-advancement法＋小三角弁法を用いているが，組織欠損量が多い場合には，小三角弁法を用いることもある。いずれの場合にも，初回手術時における外鼻に対する修正としてはまず鼻筋に対する処置を行い，SLCCの修正を施行する。

初回手術時に逆U字切開法による外鼻形成術を行っても，適切な操作であればその後の外鼻の成長は障害されないが，以下のような場合には初回手術時に逆U字切開法による外鼻形成術を施行していない[9]。すなわち，

①不完全唇裂で外鼻変形が著明でないもの，

②完全唇裂でも口唇形成術直後に外鼻の変形が比較的良好に是正されたもの，

③完全唇裂かつ外鼻の発育が不良で，外鼻下半分が極端に小さいもの，の3つの場合である。

口唇形成術終了時に著明な外鼻変形が残っていれば，初回手術時にも逆U字切開法による外鼻形成を行うが，最近は上述したような操作が安定したためか，初回の口唇形成術終了時に著しい外鼻変形を残す症例は少ない。したがって，初回時に逆U字切開法による外鼻形成術を行うことは少なく，入園・就学前に行うことが多い。

C 術前の準備

初回手術時年齢は片側・両側唇裂のいずれの場合にも，生後3カ月である。術前顎矯正や口蓋床の装着は施行しないが，哺乳の補助を期待してテーピングを行っている。入院時よりテーピングを中止し，手術時にテープによるかぶれのない状態にしておく。

D 手技のポイント

1. 器具と材料

筆者らが唇裂初回手術時に用いている器具を示す（図2・25）。デザインには竹串とピオクタニンを用いる。鼻腔内の操作には深部照明が有効のこともある。粘膜以外の口唇の縫合は筋層，真皮縫合，表皮縫合（このうちkey sutureとなる数針）のすべての縫合糸をかけてから順次結紮していくが，この際，糸の端をモスキートで把持して，モスキートの重みで創縁を損傷することのないようにクレンメにネラトンチューブをかぶせて使用する。

2. 作図上のポイント

デザインは通常のrotation-advancement法＋小三角弁法である。初回手術の際にその後の外鼻変形と関連して以下の点について考慮する必要がある[5]）。

まず，rotation-advancement法におけるB-flapの

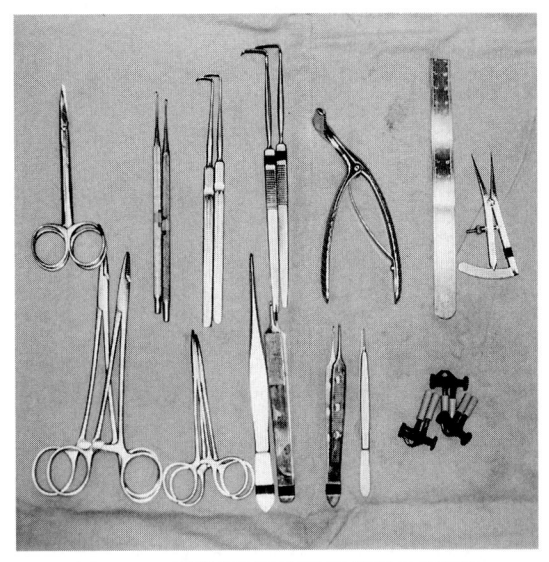

図2・25　唇裂初回手術時に使用する器具

水平切開は尾翼基部までにとどめ，それ以上延長させない。水平切開を尾翼基部を超えて延長すると外側鼻動脈を損傷し鼻翼の成長障害を招く恐れがあること，および上唇挙筋の表層に存在する線維を離断して上口唇のpoutを失う危険性があるからである。

梨状口縁の縫い上げに伴って生じる鼻前庭の粘膜欠損部は通常cleft margin flapで閉鎖しているが，この皮弁は梨状口縁の最下端に縫合する。鼻筋の起始を修正位に保持するには，flapの介在なしに梨状口縁部をたくし上げ縫合することが重要で，ここに粘膜弁を位置させると鼻翼基部を挙上位に保つことができず，後日患側尾翼基部の下垂を生じることになる。

さらに，rotation-advancement法において鼻孔底の組織の切除量が多いと，経過につれて患側鼻孔が小さくなってしまう恐れがある。将来，患側・健側鼻孔の成長に差が生じる可能性を考慮し，初回手術においては患側鼻孔を健側よりやや大きめに作成した方が無難である。

3. 手術のポイント

口唇の切開に引き続いて以下のように外鼻に対処する。

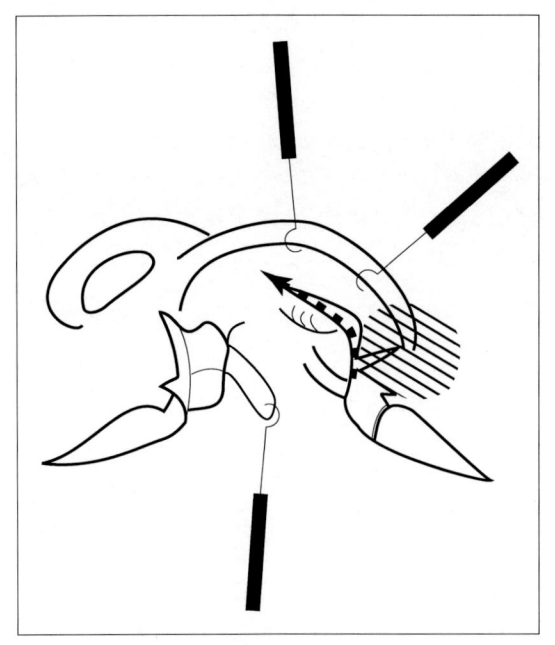

図2・26　鼻筋起始の剥離（斜線）と梨状口縁の切り上げ（点線矢印）
（図2・26～2・29：大宮由香，田嶋定夫：乳幼児期における唇裂鼻形成術．形成外科，42：505-515，1999．より引用）

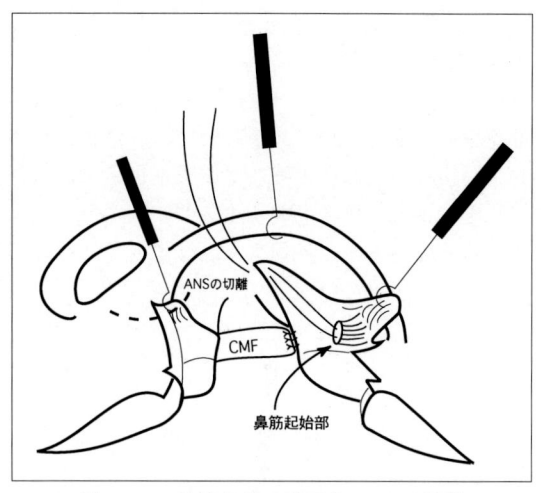

図2・27　鼻筋起始の修正とANSの切離

a．梨状口縁切開・鼻筋起始の剥離

口唇の切開に連続して，鼻前庭皮膚と鼻腔粘膜の境界よりやや前庭皮膚側で梨状口縁に沿って切開する。ここから上顎骨前面に起始する口輪筋を剥離するとともに，鼻翼基部にある鼻筋起始を一部骨膜をつけて剥離する（図2・26）。

b．鼻中隔前下端の切離

非披裂側の切開から鼻柱基部皮下を剥離し，健側口輪筋の作用を弛めるとともに，ここから鼻中隔前下端をANSから鋏で切離する。

c．梨状口縁切開部の縫合

aで遊離した鼻筋起始部を，梨状口縁切開の上端に吸収糸でマットレス縫合して適正な位置に移行する（図2・27）。

つぎに梨状口縁切開部を"ずらし上げ縫合"し，背・尾側に偏位している外側鼻軟骨と大鼻翼軟骨外側脚を矯正位に挙上する。さらに鼻翼基部の真皮に糸をかけて梨状口縁切開の背側上端に"吊り上げ縫合"し，基部を過挙上位に保持する（図2・28）。

d．鼻腔底の閉鎖

梨状口縁切開部の"ずらし縫い"によって生じたraw surfaceは健側からの披裂縁弁（以下CMF）を用いて閉鎖するが，前述したように梨状口縁切開そのものにはCMFを挿入しない。CMFは閉鎖した梨状口縁切開部の最下端に位置するように注意する（図2・27）。

e．鼻中隔軟骨前下端と鼻柱基部の正中化

ANSから切離された鼻中隔軟骨前下端は患側口輪筋上部に縫合することにより容易に正中化されるが，鼻柱基部の真皮も患側口輪筋群特に挙筋群としっかり縫合した上で全体の口輪筋を再建する。これによって，鼻翼基部が口輪筋の上に乗っている状況が作り出され，鼻翼基部の背側偏位もよく修正される（図2・28）。

f．鼻翼基部へのマットレス縫合

梨状口縁切開により鈍化した鼻唇溝上部の鼻翼溝を再現するために，梨状口縁切開部との間に埋没マットレス縫合を行う。この操作は，鼻翼基部を挙上位に保つためにも有効である（図2・29-a, b）。

以上の操作で，大半の症例では外鼻形態も大幅に改善される。著明な外鼻変形が残った場合には別項に述べる逆U字切開法による外鼻形成術を行う。

4. 手技上の注意点

外鼻に対する操作ではないが，筆者らは口唇の筋を再建するための剥離を行わない。口唇の再建には，皮下を広範に剥離して筋層を再建することが重要であるとする報告もある[10) 11)]が，筋と皮下を剥離することや粘膜下を剥離することは特徴ある上口唇の解剖学的構築を破壊すること以外の何者でもなく，有害無益である。筋は皮膚を剥離することなく連続性を再建するべきである。さらに剥離すると再建された口唇は堅く厚くなり，表情表出時にはさらに不自然な口唇となる。これを修正することはほとんど不可能となる。

E 術後管理

手術終了時に鼻腔栄養チューブを挿入し，抜糸までの間は鼻腔栄養を行う。睡眠処置下に白唇部を術後4日に抜糸し，赤唇部を術後5日に抜糸する。抜糸後はテーピングを開始し，約3カ月間続行するが，鼻汁やミルクの残渣などがテープ下に付着しやすく，テープかぶれにも注意する必要がある。初回手術時に逆U字切開法による外鼻形成を行わなければ，通常は術後にリテイナーを装着しない。

F 症例

唇裂初回手術において，上記鼻筋の修正ならびにSLCCの修正を行った症例（図2・30），二次的に逆U字切開法による外鼻形成術を行った症例（図2・31），および初回手術時に逆U字切開法による外鼻形成術を行った症例（図2・32）を示す。

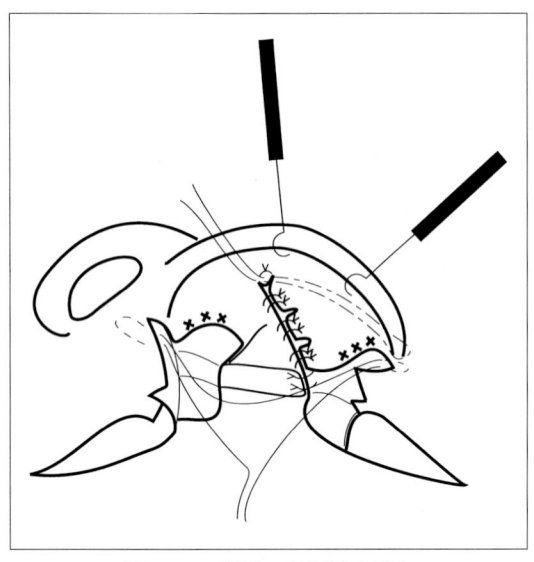

図2・28 梨状口縁切開の縫合
梨状口縁切開はずらし上げ縫合して閉鎖し，CMFは梨状孔縁切開の最下端に縫合する。ANSから切離した鼻中隔前下端と鼻中隔基部真皮は患側口輪筋上部に縫合し，鼻柱を正中化する。

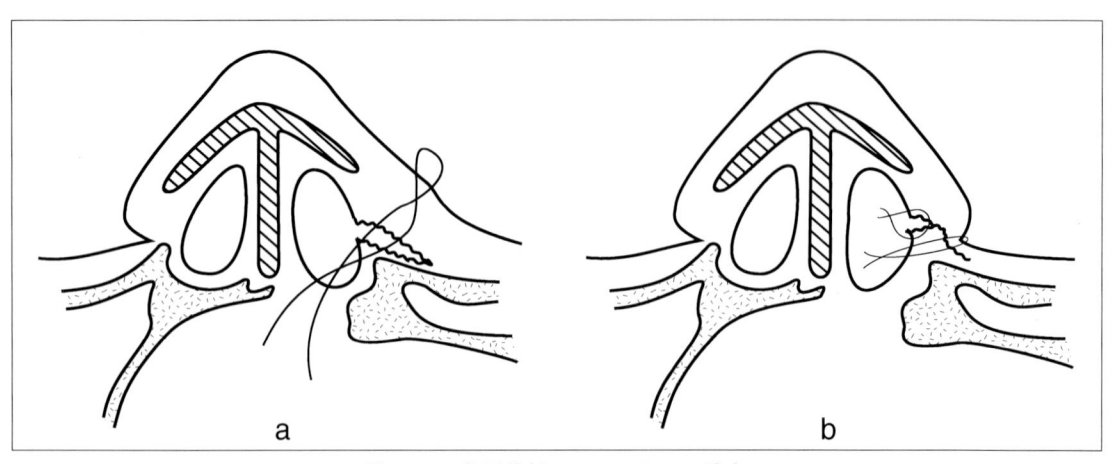

図2・29 鼻翼基部へのマットレス縫合

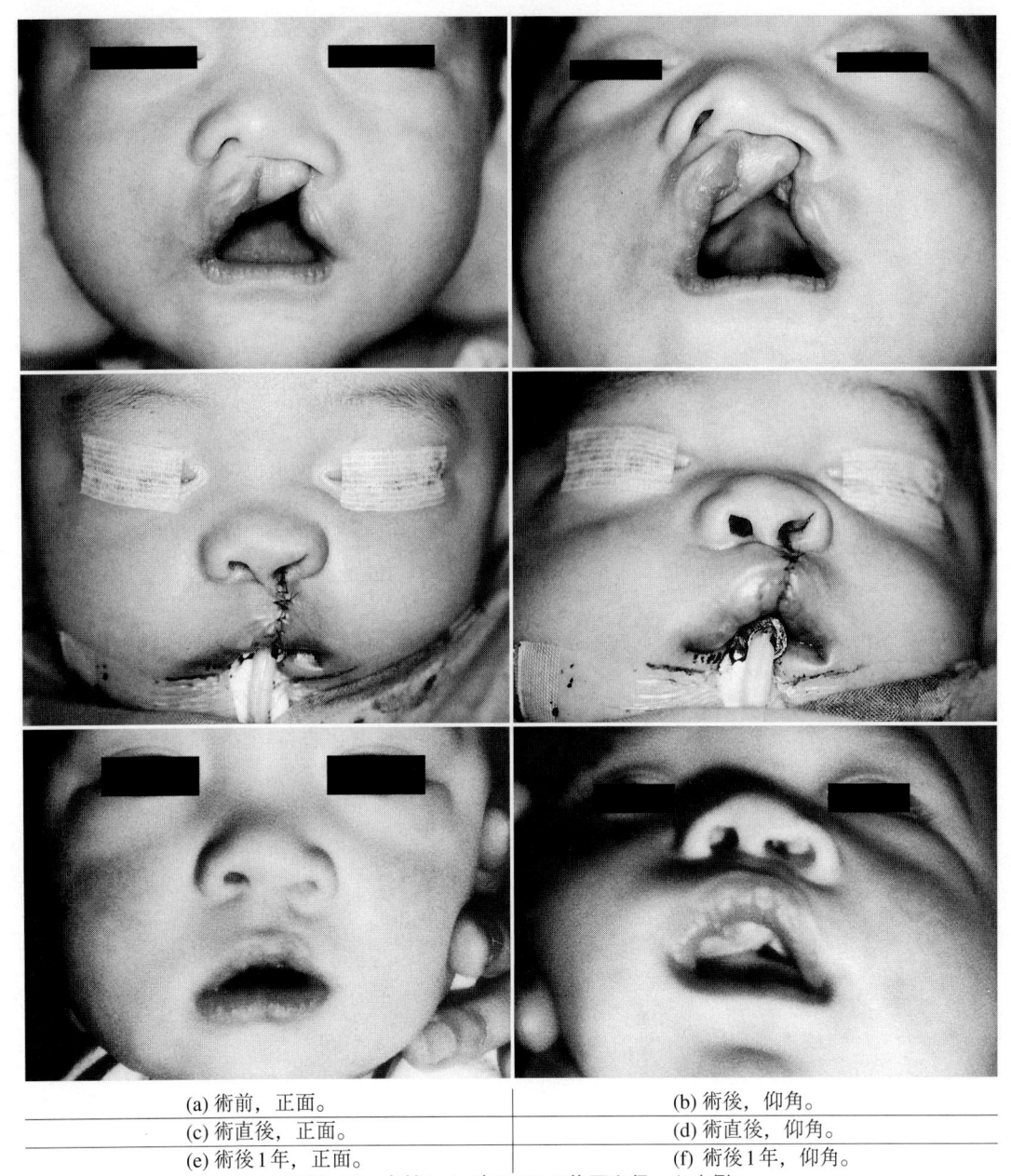

第2章　片側唇裂初回手術と鼻の形の異常　41

(a) 術前，正面。　　　　　　　　　　(b) 術後，仰角。
(c) 術直後，正面。　　　　　　　　　(d) 術直後，仰角。
(e) 術後1年，正面。　　　　　　　　(f) 術後1年，仰角。

図2・30　鼻筋およびSLCCの修正を行った症例

G 考察

唇裂における外鼻の変形の特徴は，裂型や顎裂・口蓋裂の有無，口唇や外鼻を構成している組織の低形成の有無など，さまざまな要素に左右される。なかでも鼻筋の関与が大きく，外鼻変形の修正には鼻筋の修正が重要な意義をもつものと考えている。鼻筋の修正を行わなければ，以後に行う種々の外鼻形成を行っても，変形の原因を残したままの状態であるため，満足のいく結果が得られないと考えている。初回手術時に鼻筋起始の修

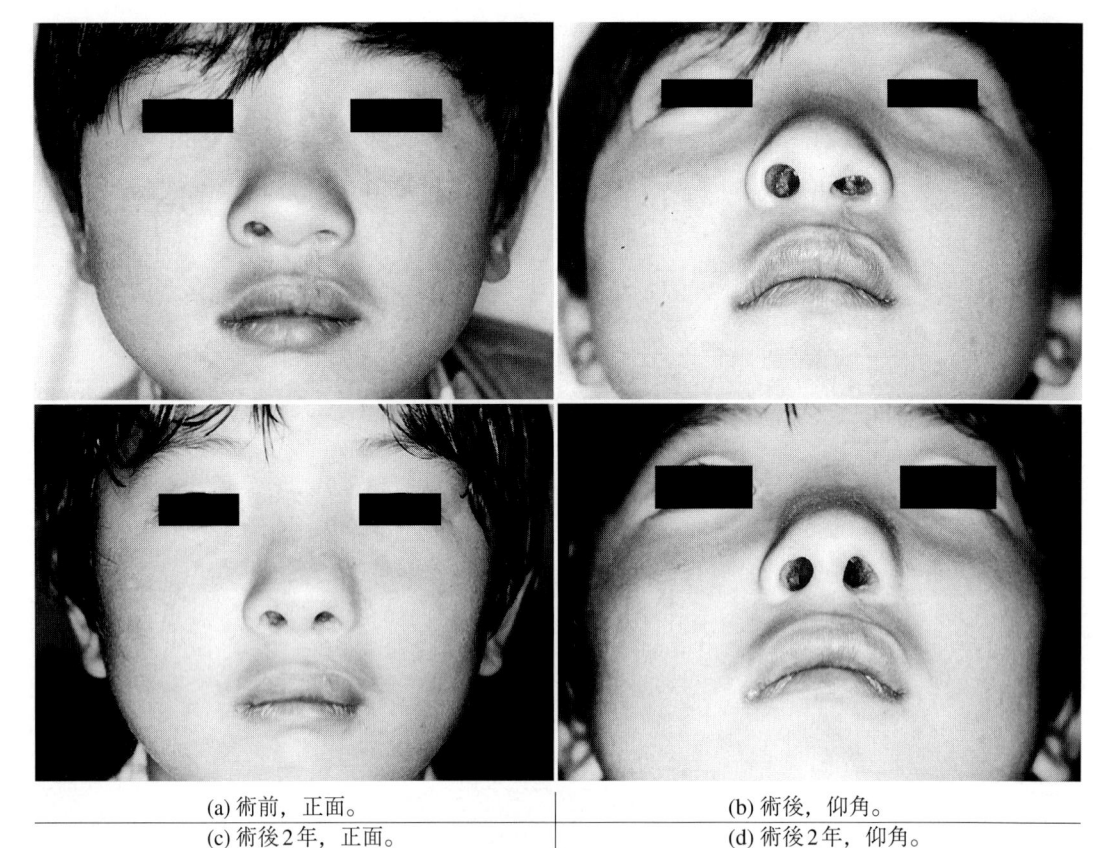

(a) 術前，正面。　　　　　　　　　　　(b) 術後，仰角。
(c) 術後2年，正面。　　　　　　　　　　(d) 術後2年，仰角。
図2・31　初回手術後5年で逆U字切開法を施行した症例

正を行い，動的因子を排除した適切な筋の状態に近い環境で外鼻を構成する組織（SLCC）が成長することになり，外観上唇裂鼻の変形が明らかになっているとしても，逆U字切開法などを用いて静的因子の一つである外鼻皮膚とSLCCの位置関係の修正を行えば，初回手術で再建されたSLCCの形態を表現することができる。

文　献

1) Tajima, S., Maruyama, M. : Reverse U incision for secondary repair of cleft lip nose. Plast. Reconstr. Surg., 60 : 256-261, 1977.
2) 田嶋定夫：片側唇裂における外鼻の二次手術．口唇裂・口蓋裂の治療：最近の進歩, pp.137-147, 克誠堂出版，東京, 1995.
3) Tajima, S. : The Importance of the musculus nasalis and the use of cleft margin flap in the repair of complete unilateral cleft lip. J. Max. Fac. Surg., 11 : 51-56, 1983.
4) 石川欣彌：日本人口筋の解剖学的研究．歯科学報, 72 : 23-45, 1972.
5) Tajima, S. : Follow up results of the unilateral primary cleft lip operation with special reference to primary nasal correction by the author's method. Fac. Plast. Surg., 7 : 97-104, 1990.
6) 高戸　毅，波利井清紀ほか．：腸骨移植を利用した唇裂鼻変形の再建．形成外科, 35 : 1439-1446, 1992.
7) 田嶋定夫，田中嘉男：われわれの行っている片側唇裂外鼻形成術．形成外科, 29 : 305～310, 1986.
8) Stark, R. B. : Development of the face. Surg. Gynec. Obstet., 137: 403, 1973.
9) 大宮由香，田嶋定夫：乳幼児期における唇裂鼻形成術．形成外科, 42 : 505-515, 1999.
10) Dado, D. V. : Anarysis of lengthning effect of the muscle repair in functionalcleft lip repair. Plast.

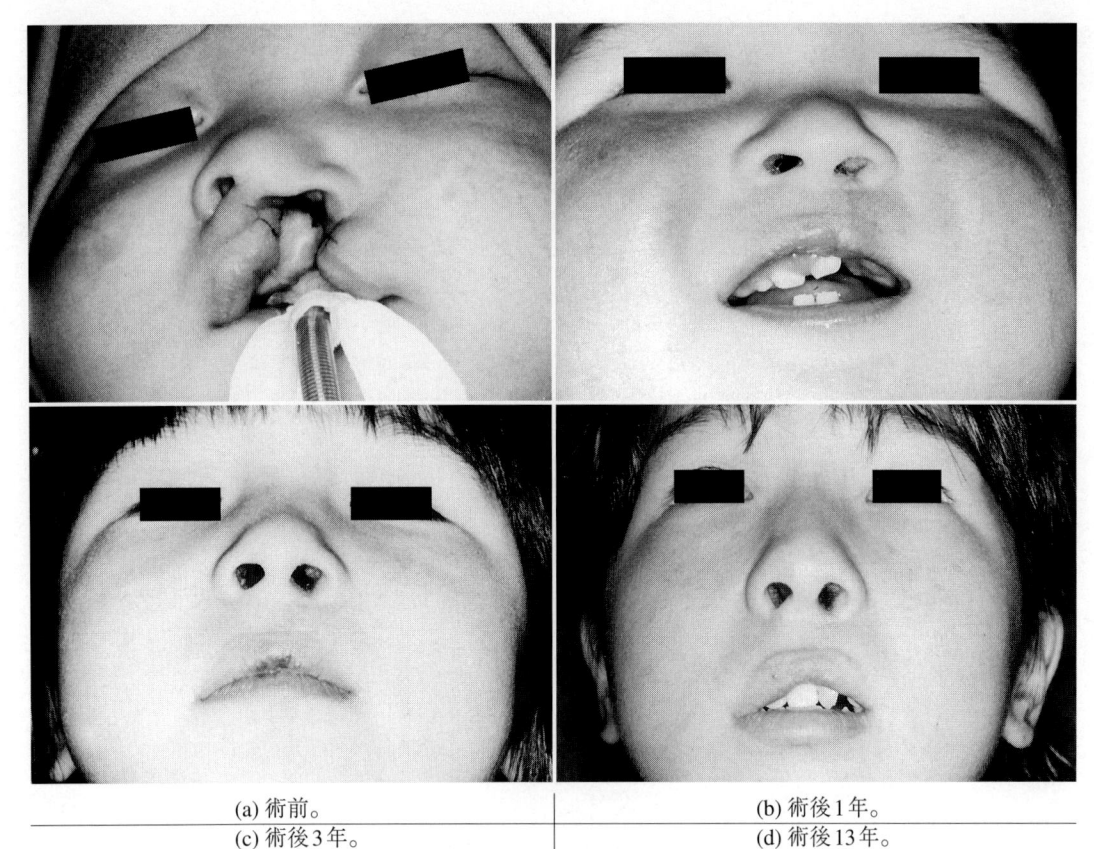

(a) 術前。　　　　　　　　　　　　　　　(b) 術後1年。
(c) 術後3年。　　　　　　　　　　　　　　(d) 術後13年。
図2・32　初回手術時に逆U字切開法を施行した症例

Reconstr. Surg., 82：594, 1988.
11）Dado, D. V. : Experience with the functional cleft lip. Plast. Reconstr. Surg., 86：872, 1990.
12）大宮由香, 田嶋定夫：逆U字切開法による唇裂鼻形成術. 形成外科, 42：917-926, 1999.

（大宮由香）

第2章 片側唇裂初回手術と鼻の形の異常

4）初回手術における外鼻修正法③

Summary

　唇裂口蓋裂に伴う外鼻変形は出生時にすでに認められる。すなわち，顎裂部分の変形に加えて外鼻周囲の筋の低形成や付着異常により，患側大鼻翼軟骨の扁平化や鼻中隔，鼻柱・鼻翼基部の変形が生じる。しかし，軟骨の成長に与える手術侵襲の影響も考慮しなくてはならず，初回口唇形成術時，外鼻変形の修復を行うかどうかは大きな問題である。

　最近，米国では軟骨に可塑性のある口唇形成術前に非観血的外鼻形成を行い，初回口唇形成術の際の外鼻形成を最小限にとどめるという方法が行われるようになった。従来，口唇・口蓋形成術までは，歯槽部の矯正あるいは哺乳改善を目的として口蓋床が使用されてきた。口蓋床単独でも，上顎骨歯槽部の誘導により外鼻の土台ともいえる歯槽部の形態が整い，初回口唇形成術時の外鼻修正が容易になる。この口蓋床に対し，さらに口蓋床の顎裂部より鼻腔に達する突起を作製し，鼻翼部の軟骨を積極的に矯正するというものである。鼻軟骨の矯正を行うのは軟骨に可塑性のある生後早期が望ましく，生後1～2週までに治療を開始し，頻回の調整を行えば効果的である。

　筆者らも，唇裂口蓋裂に対し，軟骨に可塑性のある生後より口唇形成術を行うまでの時期に，外鼻矯正装置の付随した口蓋床を利用して非観血的な外鼻矯正を行い良好な結果を得ているので，本稿で詳述した。

はじめに

　唇裂口蓋裂に伴って生じる，患側大鼻翼軟骨の扁平化や鼻中隔，鼻柱・鼻翼基部の変形は，出生時にすでに認められる[1]。そのため，初回口唇形成術時，これらの外鼻変形の修復を行うかどうかは大きな問題となる。口唇形成術の際に外鼻形成術を行うか否かについては諸家により意見の分かれるところである[2～4]。

　すなわち，外鼻変形に対しては，①手術操作がその後の大鼻翼軟骨の成長に影響を与える，あるいは乳児の外鼻は小さく手術しにくいなどの理由から，学童期以降に外鼻を修正する，②変形の程度に個人差があるので，変形が大きいものなどに外鼻形成の適応を限定する，③手術操作はその後の大鼻翼軟骨の成長に影響を与えないとして，初回口唇形成術の際に外鼻形成を積極的に行う，などの考え方があり，各施設において外鼻形成手術の実施およびその方法はさまざまであった[5]。

　新生児の軟骨はヒアルロン酸を多く含み，非常に可塑性がある。エストロゲンがその可塑性のレベルを上げているが，母体由来のエストロゲンは，出生後6週間で急速に減少するため，可塑性も低下するとされている[6]。そのため最近，米国では，軟骨に可塑性のある口唇形成術前に非観血的外鼻形成を行い，初回口唇形成術の際の外鼻形成を最小限にしようとする試みが行われるようになった[1,6]。筆者らも，口唇形成術前の唇裂口蓋裂児に対して，口蓋床を利用した非観血的な外鼻形成法を行い，良好な結果を得ている。

A 術式の目的と考え方

　口蓋床により哺乳改善を行いつつ，歯槽堤および顎の形態を整え，また，外鼻矯正装置により大鼻翼軟骨・鼻中隔軟骨に矯正力を加え，外鼻形態を整えることを目的としている。本法により初回口唇形成術の際の外鼻形成を最小限にすることができる。

B 適応と症例の選択

　筆者らは，口唇形成術前の外鼻変形を伴った両側あるいは片側の口唇口蓋裂患者には，基本的にすべてに対し，外鼻矯正装置付き口蓋床を利用した非観血的な外鼻形成法を適応している。口蓋裂のみで口唇裂を伴わず，口蓋裂隙がわずかで哺乳に支障を来さない場合は口蓋床を用いないこともある。

C 術前の準備

　生後可能な限りすみやかに外鼻矯正を行うために，出生前診断などにより口唇裂が明らかな場合は，産婦人科医，家族と事前に連絡を取り，治療の理解と同意を得ておく。

　口蓋床作製当日および調整日には，誤嚥を防いで口腔内操作を安全に行うため，治療開始前の授乳は避ける。

D 手技のポイント

1. 器具と材料

　①印象用トレー（筆者らはチェアサイドで個人用トレーを作製している），②シリコーン印象材，③石膏模型，④歯科矯正用常温重合レジン，⑤床裏装用軟性レジン，⑥歯科一般臨床用・技工用器具（エンジンバーなど），を準備する。

2. 外鼻矯正装置付きの口蓋床の作成方法

　鼻・顎の形態改善および哺乳改善は，生後できるだけ早期に行うことが効果的であるため，筆者らは初診時に装置を適応するかどうかを判断し，できるだけ早く作製するようにしている。口蓋床部分の製作については若干の変更はあるが，筆者らがすでに報告した方法に準じている[7]。

　まず，上顎の印象を歯科用印象材により採得する（図2・33）。石膏模型を作製し（図2・34），裂隙をリリーフし，歯科矯正用硬性レジンを用いて，口蓋床を作製する（図2・35）。口蓋床の適合を確

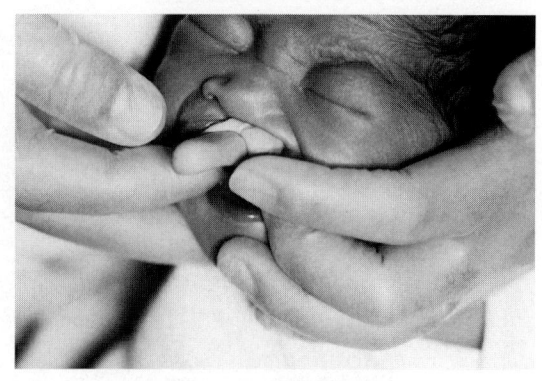

図2・33　印象の採得

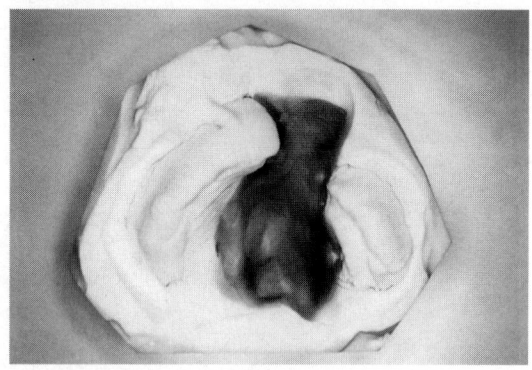

図2・34　印象採得時の顎模型（顎裂部をリリーフした模型）

認・調整し，顎裂部から患側外鼻孔に至る棒状構造を硬性レジンで作製し（図2・36），患者に装着させる（図2・37）。両側唇裂口蓋裂の場合は，中間顎の突出を矯正するため矯正帽を作製し，口蓋床と併用させている。しかし，片側唇裂口蓋裂の場合は，口蓋床の脱落を防止するため矯正帽を作製することは可能であるが，一般的には口蓋床の吸着は良好で，矯正帽を必要とすることはあまりない（図2・38）。最短で初診当日に外鼻矯正装置付き口蓋床を装着させることができる。筆者らは外鼻矯正装置により哺乳が妨げられた経験がないため，現在では口蓋床作製当日，外鼻矯正装置も同時に装着している。

　患者には家庭でも常時床を装着させ，唇裂部にテープを貼付させる（図2・39）。週に1～2回の来院時に硬性レジン部の形態を修正し，また床裏装用軟性レジンを外鼻部および顎裂部に添加し，

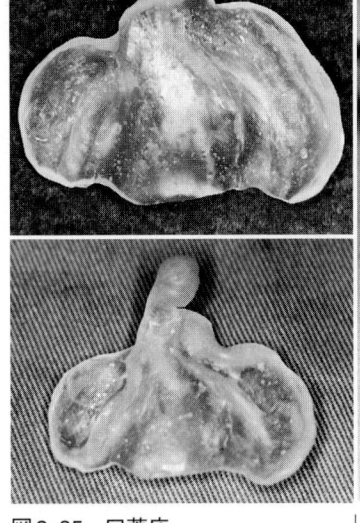

図2・35 口蓋床
図2・36 外鼻矯正装置付き口蓋床 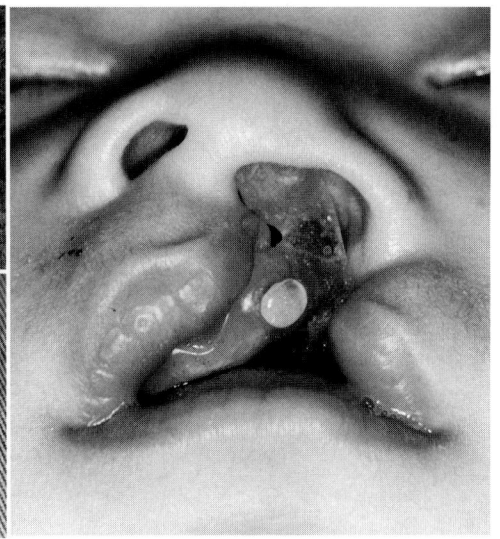
図2・37 外鼻矯正装置付き口蓋床の装着

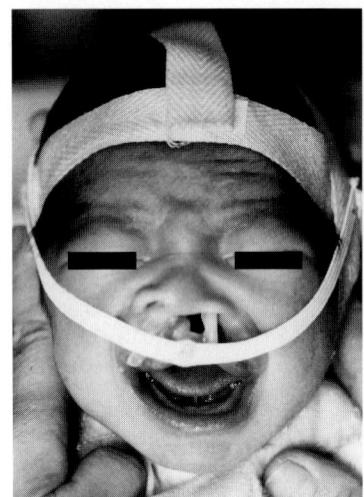

図2・38 脱落防止のために作製した矯正帽
図2・39 口唇に貼付したテープ 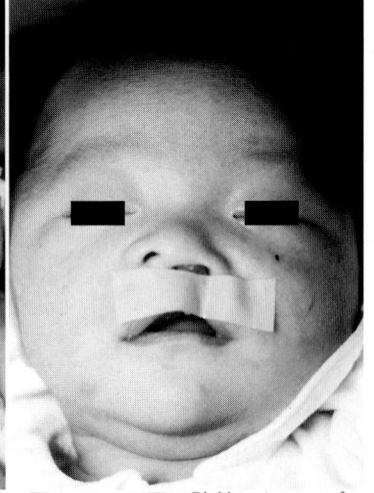

口唇形成術までの間，外鼻・顎とも望ましい形態に誘導する（図2・40，2・41）。床裏装用軟性レジンを用いるのは筆積み法による積層が容易であるからである。外鼻は非常に可塑的であり，患側鼻翼の形態改善，鼻柱の立ち上がりは急速で，可能であれば週に2回程度の来院が望ましい。また，来院ごとに体重の増加および哺乳状況について確認・指導する。

E 術後管理

外鼻矯正装置を削合し，術後に使用させてもよいが，筆者らは口唇形成術前に印象をとり，あらかじめ外鼻矯正用装置をつけない術後用口蓋床を作製しておき，術後すぐ装着させている。以後，口蓋形成術まで口蓋床を装着させる。

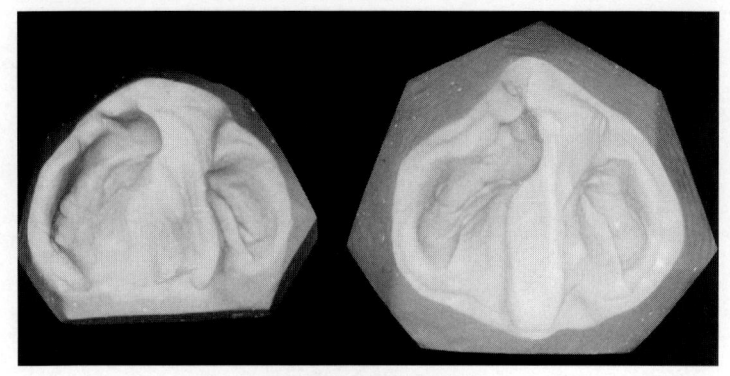

図2・40　顎形態の変化
左：初診時の顎模型，右：生後65日の顎模型

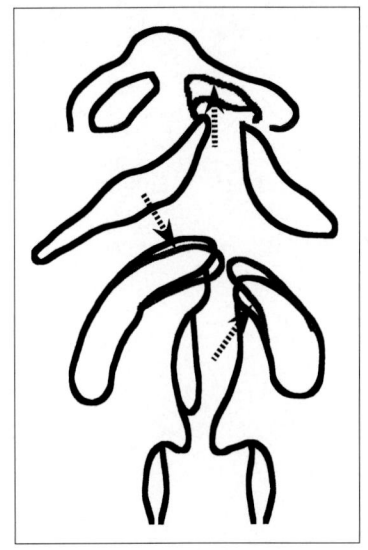

図2・41　外鼻形態，顎形態の変化
→：矯正する方向

外鼻に関しては，軟骨上の剥離など積極的な外鼻形成は行わなかった。

術後経過：あらたに作製しておいた口蓋床を手術直後より装着し，哺乳量も十分で経過が良好のため退院した。その後，良好な口唇，外鼻の形態を保っている（図2・42-d）。

G 考察

本症例で用いた外鼻矯正装置は作製が割合容易で，しかも効果が大きい。大鼻翼軟骨および外側鼻軟骨部は非常に可塑性に富み，形態が大きく変化する。可塑性が著しく大きいとされる生後6週までは，患者の負担がなければ，週に2回程度に来院回数を増加させることが望ましいと考えている。生後6週を過ぎても，軟骨部の形態は可変であり，口唇形成術までは定期的に来院した方がよいと思われる。出生直後は両親も育児不安が強く，定期的に哺乳管理を行うことは，むしろ患者側が希望することが多い。

このように本法は非観血的で，患者の負担も少なく，手術侵襲を軽減できるなどの利点から，有効な方法であると思われる。とくに東洋人においては，就学期における鼻形成術により一時的に良い鼻形態を獲得することができても，成長とともに再び二次的鼻変形が生じやすいことを筆者らは報告しており[9)10)]，生後早期に可能な限り非侵襲的な治療法で良好な形態を獲得することが重要であると思われる。

F 症例[8)]

患者：0カ月，女，左唇裂口蓋裂（図2・42-a）
外来処置：生後10日に初診。初診当日に印象を採得し，外鼻矯正用装置付口蓋床を作製し，同日装着した。哺乳が良好であることを確認し，その後，1週間に1回の割合で哺乳指導を行いつつ，外鼻および口蓋の矯正を行った（図2・42-b，c）。また，口唇形成術まで哺乳指導も行った。

口唇形成術：3カ月後，口唇形成術を行った。

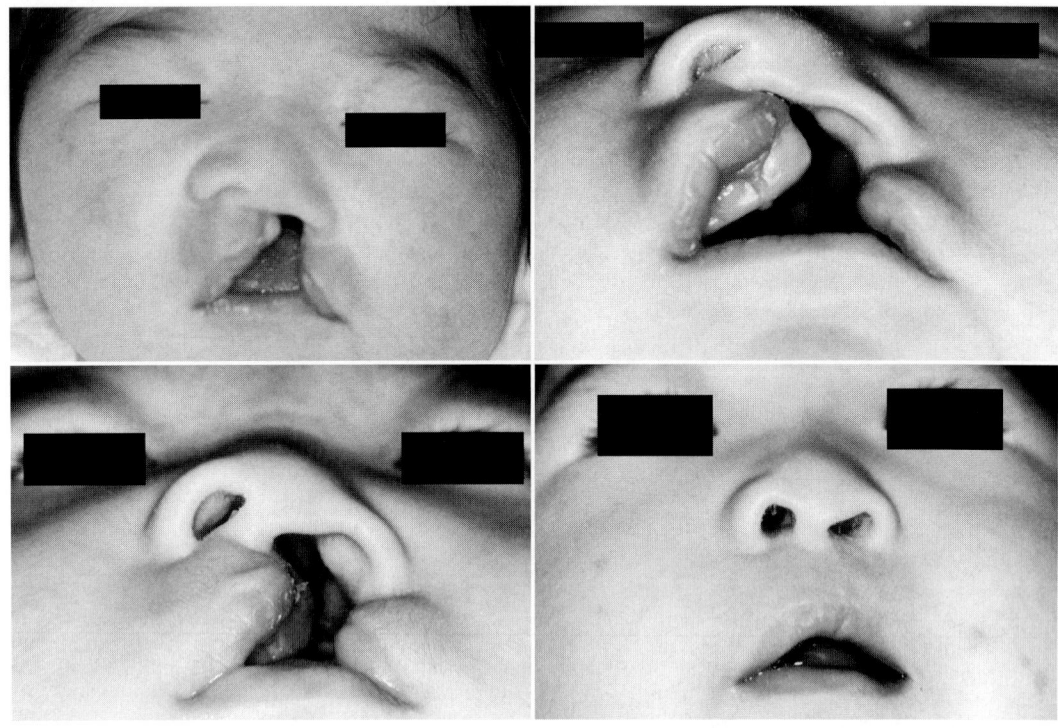

(a) 初診時の顔貌。
(c) 矯正後の外鼻形態。外鼻形態が経日的に改善している。
(b) 矯正前の外鼻形態。
(d) 術後の外鼻形態。

図2・42　症例：0カ月，女，左唇裂口蓋裂

　従来行われてきたように，口蓋床を用いて顎裂部を誘導することは外鼻形態の改善にも有効であるとされている[4]。筆者らも，口蓋床の調整により顎裂部・鼻腔底を誘導して外鼻の修正を行っている。しかし，外鼻形態の改善に対しては，鼻軟骨部の矯正もあわせて行う方が，よりいっそう効果的である。

　両側唇裂口蓋裂に対しても，外鼻矯正装置付き口蓋床の使用は有効である。大鼻翼軟骨の矯正ばかりでなく，鼻柱・鼻孔縁組織の延長効果も期待できる。しかし，片側唇裂口蓋裂に比べ変形が両側にわたるため，良好な外鼻形態を得るためには保存的な矯正治療だけでは不十分である可能性もあり，十分な検討が必要である。

文　献

1) Bennun, R. D., Perandones, C., et al. : Nonsurgical correction of nasal deformity in unilateral complete cleft lip ; A 6-year follow-up. Plast. Reconstr. Surg., 104 : 616-630, 1999.
2) Cronin, T. D., Denker, K. A., et al. : Correction of the unilateral cleft lip nose. Plast. Reconstr. Surg., 82 : 419-432, 1988.
3) 杉原平樹，大浦武彦ほか：片側唇顎口蓋裂に対する外鼻一次形成術．形成外科，33：1169-1178, 1990.
4) Salyer, K. E. : Primary correction of the unilateral cleft lip nose ; A 15-year experiences. Plast. Reconstr. Surg., 77 : 558-566, 1986.
5) 藤井　徹，塚田貞夫：唇裂外鼻の治療－全国アンケート結果から－．日形会誌，8：1374-1378, 1988.
6) Grayson, B. H., Satiago, P. E. : Grabb and Smith's Plastic Surgery, 5th ed., pp.237-244, Lippincott-Raven Publishers, Philadelphia, 1997.
7) 引地尚子，高戸　毅ほか：超軟性シリコン系裏装材を用いたHotz型口蓋床の経験．形成外科，40：503-506, 1997.

8) 引地尚子, 高戸 毅ほか：口蓋床を利用した口唇形成術前の非観血的外鼻形成法. 日口外会誌, 47：203-205, 2001.
9) Takato, T., Yonehara, Y., et al. : Early correction of the nose In unilateral cleft lip patients using an open methods ; A 10-year review. J. Oral Masillofac. Surg., 53：28-33, 1995.
10) 高戸 毅, 米原啓之ほか：就学期前におけるOpen Methodを用いた片側唇裂鼻形成術の長期Follow-up. 日形会誌, 14：427-434, 1994.

（引地尚子，高戸　毅）

第2章 片側唇裂初回手術と鼻の形の異常

5) 初回手術における外鼻修正法④

Summary

初回唇裂形成時に外鼻形成術を行うことには賛否両論があるが，最近では肯定する立場が多くなっているようである．唇裂における外鼻の変形は上顎硬組織の変形と外鼻そのものの変形および組織欠損によっている．したがって，鼻形成の完成時にはそれらすべてが解決されていなければならない．しかし，初回手術における上顎硬組織再建は問題が多いとされているため，軟部組織中心の手術になるが，外鼻軟部組織に対する初回手術での外科的侵襲は将来の外鼻および上顎の成長に多大な抑制を来さないとの考えのもとに，鼻形成の段階的修正を基本概念としている．すなわち，

①初回唇裂鼻形成：外鼻組織を上顎の骨性土台から剥離挙上するとともに大鼻翼軟骨，外側鼻軟骨，外鼻皮膚粘膜の位置異常を修正する．

②幼少時期鼻形成：上顎の骨性土台を顎裂部骨移植術により完成させるとともに，鼻尖・鼻翼に変形があればその修正を行う．

③成人期鼻形成：鼻中隔の位置異常を修正し，組織不足には骨・軟骨移植により最終の形態を獲得する．

以上のような段階を患児の成長にあわせて施行していくことが必要であると考える．この考え方に基づいて，初回唇裂形成時における鼻形成術につき述べた．

はじめに

初回手術において外鼻に外科的侵襲を与えることには賛否両論がある．しかし，顎裂を伴う口唇裂においては外鼻の骨性土台である上顎の欠損および変形，また外鼻組織そのものの不足から，外科的な侵襲なくしては正常に近い外鼻の形態獲得は困難であると考え，このような初回唇裂形成術時に鼻形成を行うことにしている．これはあくまで最終的結果を得るためのものではなく，成長抑制を最小限にしながら，その後の修正手術をふまえた術式との考えを採っている．

A 術式の目的と考え方

初回手術における外鼻形成は鼻軟骨とそれを囲む皮膚粘膜の複合体の成長を損なうことなく，あるいは最小限にとどめながら解剖学的に正しい位置に移動することにある．唇裂外鼻の形態的特徴は骨格的異常として①前鼻棘の非裂側への偏位，②非裂側歯槽突起前方部の外腹側偏位，③裂部上顎骨の欠損，④裂側歯槽突起から梨状口周辺部の背側偏位であり，それに伴い⑤鼻中隔軟骨の非裂側への偏位と弯曲，⑥裂側大鼻翼軟骨の前下方への偏位，扁平化および低成長とつながり，その結果として現れる異常として，⑦鼻柱基部の非裂側偏位，⑧鼻尖の裂側偏位，⑨鼻翼基部の下背側偏位と鼻翼の矮小などの典型的な状態を呈する．

手術の目的はこれらを最小限の手術侵襲でできる限り生理的位置に移動固定することである．また，この時期の手術では上顎・歯槽骨の位置異常と組織欠損は同時には解決できないこと，外鼻の軟骨・皮膚・粘膜複合体も組織欠損が残存していることを考慮し，将来修復すべきことを常に意識しながら手術操作を行うべきである．つまり，軟骨の一部を含む軟部組織の形態的な修復は行うが，多くの形態的機能的問題は残している．しかし，初回手術においてはこのすべてにわたる手術は不要であり，かえってマイナスの結果をもたら

すと考える。以下，片側唇裂について述べる。

B 適応と症例の選択

不全唇裂などで口唇を形成した際に生ずる外鼻孔の軽度の非対称については修正しないことにしている。このような軽度な非対称は成長に従って目立たなくなることもある。完全唇裂においては外鼻の軟骨・皮膚・粘膜複合体の位置異常があるので，多くの場合外鼻形成の必要がある。術前に鼻孔縁上方にスキンフックをかけ前方に牽引すると裂側の落ち込みの程度が把握できる（図2・43）。不全唇裂では梨状口周辺の落ち込みが鼻腔底の前方部に限定される。したがって，口唇形成の操作だけで改善するため外鼻形成を付加しないことになる。唇顎口蓋裂や顎裂の大きい唇裂ではこの落ち込みが後方まで続いているため，鼻翼基部だけを挙上すると，鼻限より後方にある外鼻の内側壁はそのままの位置でとどまる。そのため鼻孔縁は相対的に下行し，鼻孔形態の不整が強調される。この位置異常を修正し，外鼻全体の挙上を行うことになる。このような症例が初回鼻形成術の適応となる。

C 術前の準備

顎裂の幅，メイジャーセグメントとマイナーセグメントの前後的な差を計測する。前後的な開きが大きいほど外鼻に大きな処置，すなわち上顎骨からの剥離と，外鼻組織内での切開を加えることになる。デザインはピオクタニンを用い初回口唇形成術のための皮膚切開線を描くが，そのほかの目印として，非裂側人中稜，鼻柱基部，鼻翼基部，鼻翼溝を描き，対応する裂側の線を描いておく（図2・44-a，b）。

つぎに10万倍エピネフリン加生理食塩水を注射する。まず鼻尖から針を刺し，人中部に注入しながら徐々に針を抜き鼻柱から鼻尖にかけて注射する。さらに裂側，非裂側の鼻翼部に注射する。最後に両側の鼻翼溝から上口唇外側部に注入するようにすると対称的に膨化させることができる。

D 手技のポイント

1）口唇形成は回転伸展弁法に小三角弁を加えた鬼塚法を用いている。口唇の切開法については成書[19])を参考にされたい。外鼻の切開は裂側口唇の切開に続いて裂側の小三角弁から赤唇縁に沿って鼻翼内側に進め（図2・45），鼻限のやや皮膚側で直角に曲げ，鼻孔縁に向かってさらに進める。3mmほど切開したところでもう一度直角に鼻限を横切るように進める。この切開によって梨状口から鼻孔縁に至る鼻腔内側壁の延長が可能となる。

2）2本のスキンフックを両側の鼻孔縁上方にかけると裂側鼻孔縁は非裂側に比べて低い位置までしか挙上されない。これが骨性土台の高さの違いである。スキンフックで引きながら鼻限を横切した切開を進める。さらに剥離剪刀を用いて皮下

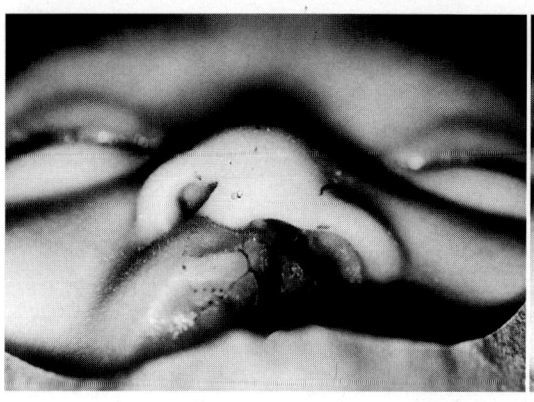

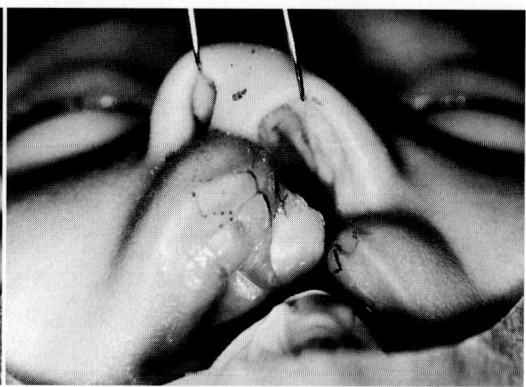

図2・43　唇裂鼻の特徴
鼻孔縁上方にスキンフックをかけ，梨状口に付着していることによる鼻翼組織の落ち込みを把握する。

52 唇裂鼻の治療

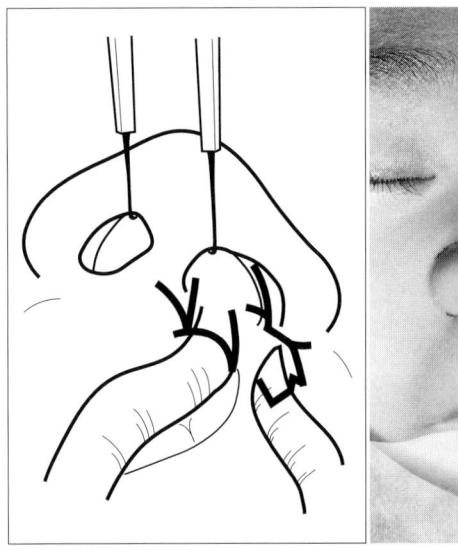

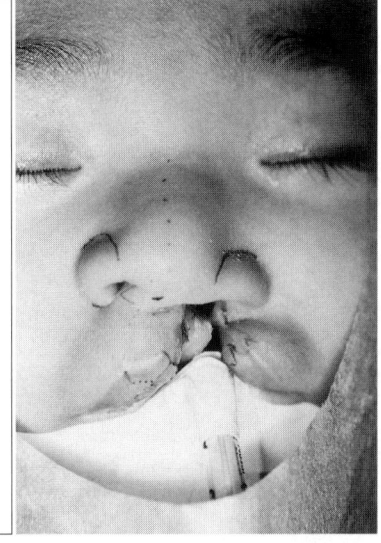

(a) シェーマ。

(b) 人中陵，鼻柱基部，鼻翼溝などを描いておく。

図2・44　口唇および鼻前庭付近の切開線と補助線

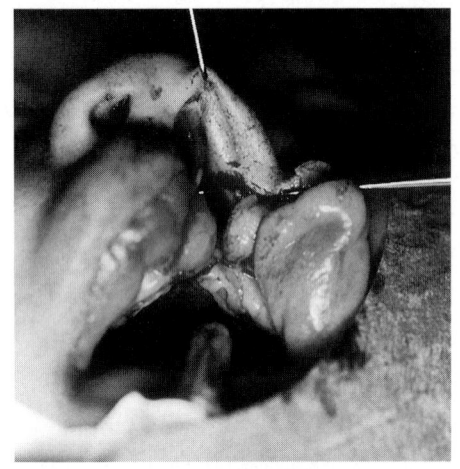

図2・45　外鼻の切開
口唇の切開が終わった時点でもう一度スキンフックをかけ，鼻翼の落ち込みの程度を把握する。

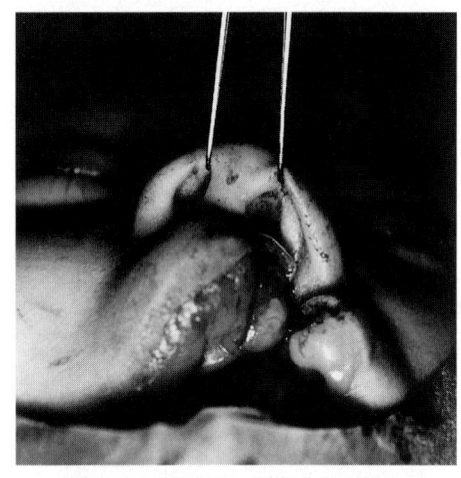

図2・46　鼻翼および鼻孔縁の挙上
鼻限を横切る切開と平行な切開により挙上する。

組織の緊張をはずしていきフックが同じ高さになるようにする（図2・46）。この操作で生じた上皮の欠損には非裂側赤唇弁が挿入される（図2・47-a，b）。鼻限に平行な切開はさらに鼻孔縁付近まで進め，皮膚性の鼻腔内側壁に可動性を与える。これで鼻腔外側壁の鼻孔縁周辺の延長がさらに行われる（図2・48-a，b）。

3）鼻翼基部に加える横方向の切開は裂側口唇が鼻柱基部に伸展できる程度の最小限にとどめるが，皮下ではさらに外側に進め，口輪筋，鼻筋を越えて，鼻唇溝皮下の口輪筋組織の付近まで切離し，外鼻組織を口唇組織から十分に分離しておく。同様に，非裂側の口輪筋も前鼻棘を越えて皮下剥

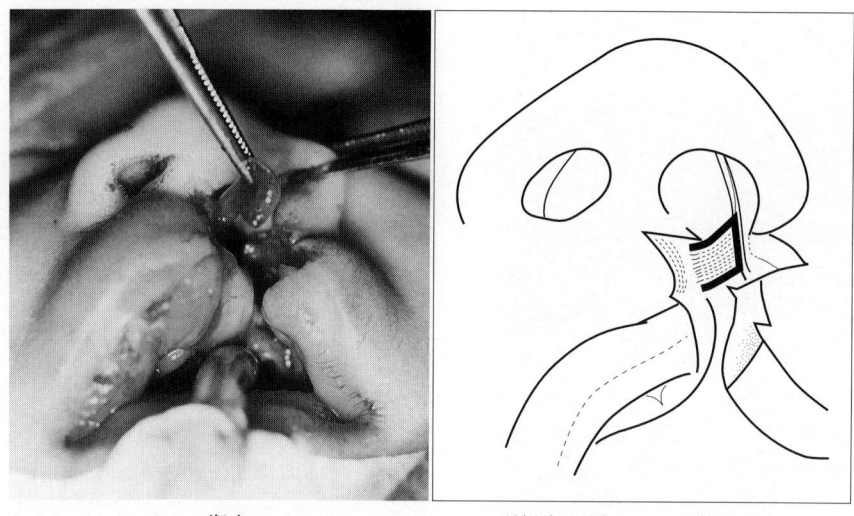

第2章　片側唇裂初回手術と鼻の形の異常

(a) 術中。　　　　　　　(b) 裂縁弁が挿入される位置を示す。
図2・47　鼻限に生じた上皮欠損部に挿入される裂縁弁（鬼塚のJ弁）

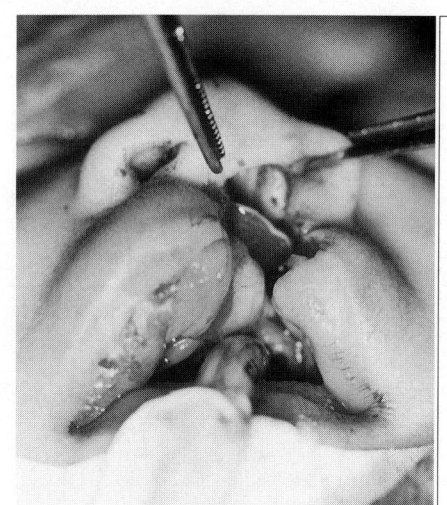

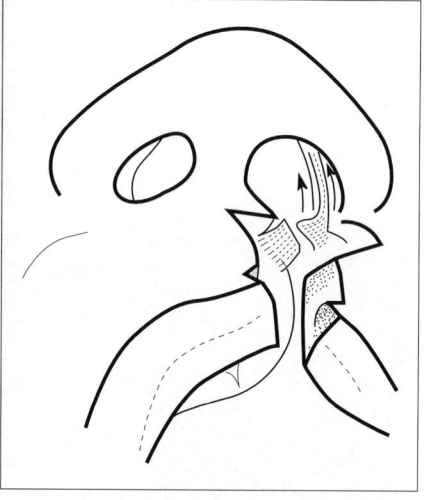

(a) 術中。　　　　　　　(b) 鼻限を横切る切開と平行な切開により伸展される鼻限の内側と，より伸展される外側および上皮欠損部に挿入される裂縁弁を示す。
図2・48　裂縁弁の挿入

離することで裂縁に十分伸展できるようにする。この操作は外鼻形成において，鼻孔底を再建する際に偏位している鼻柱基部を正中化しやすくすることが目的である。

4）ここで裂側鼻翼基部を再建される位置までスキンフックで牽引し，外鼻孔がほぼ正常な形態になるかどうかを確認する。鑷子の先などで鼻孔の上縁を軽く押して形態が保たれれば可とする。もしもここで鼻孔形態がきれいにできないようなら大鼻翼軟骨とその上の皮膚を剥離する。内側は鼻柱基部の下面から神経剥離などに用いる先の細い剪刀で内側脚間および外側脚の一部を（図2・49），外側は鼻限に平行においた切開線より先の強く彎曲した剪刀で外側脚の上方を剥離する（図

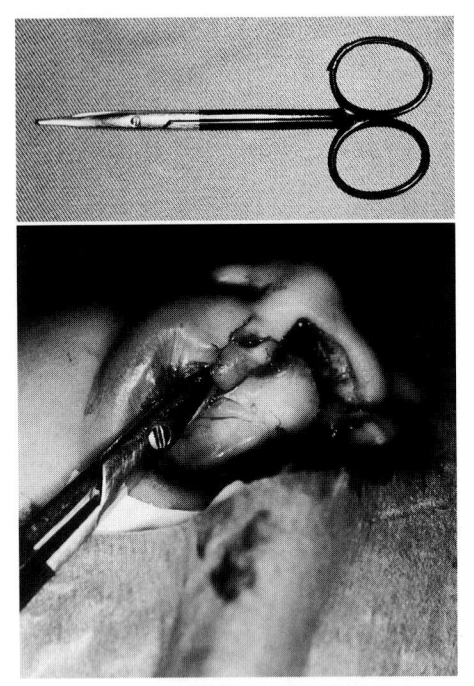

図2・49　大鼻翼軟骨内側脚部の剥離
先細の剪刀（上）と剥離操作（下）。

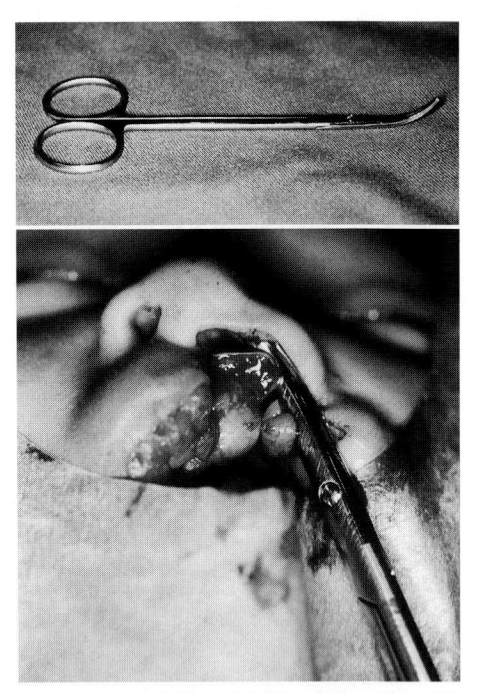

図2・50　大鼻翼軟骨外側脚と皮膚の間の剥離
弯曲した剪刀（上）と剥離操作（下）。

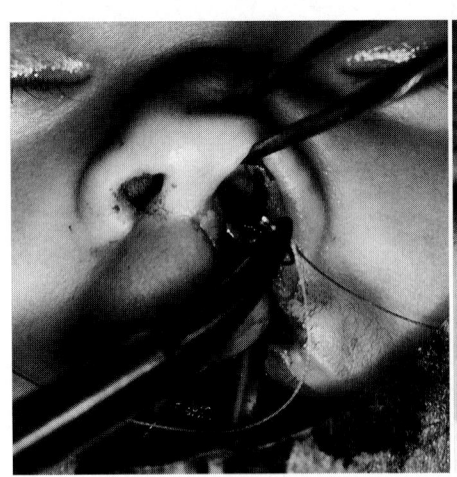

図2・51　鼻腔底の縫合

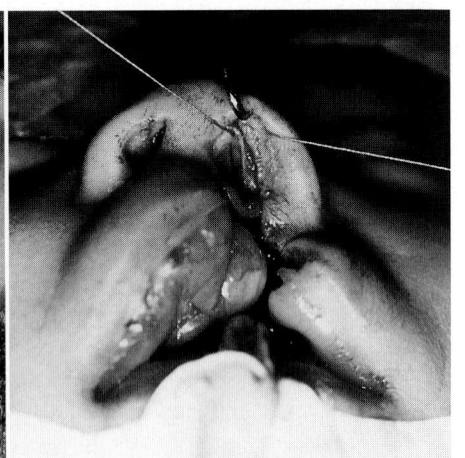

図2・52　鼻孔縁に向かって延長した切開の縫合
鼻限に平行な切開線をずらして縫合することにより，外鼻孔がより伸展される。

2・50）。この操作はできる限り鼻孔縁近くまで行うようにすると，きれいな外鼻孔形態を得ることができる。

5）縫合は鼻腔底の最後方から行う。吸収性縫合糸（4-0バイクリル）を用いて，鼻限に生じた三角形の粘膜欠損部に非裂側赤唇縁弁を挿入し，前方に向かって縫合していく（図2・51）。また，鼻孔縁に向かって延長した切開は，鼻孔上縁を上

前方に牽引しつつ皮膚側を上方にずらしながら縫合する（図2・52）。最後に鼻翼基部内側の切開と赤唇縁弁の前方部を鼻孔の形態を見ながらあわせ，鼻孔内側面の縫合を終了する。

6）鼻中隔軟骨は偏位したままなので，鼻柱基部が正中へ移動するとその皮下と赤唇縁弁の茎付近には死腔を生ずる。ここには裂側口輪筋の上方部を充填し，鼻孔および鼻柱の形態を見ながら非裂側鼻孔底付近の真皮と縫合する。さらに裂側口輪筋を非裂側に非吸収性縫合糸（4-0ナイロン）で縫合するが，裂側鼻翼がやや内側になるように若干過矯正気味にして，術後に外側偏位することを予防する。さらに，裂側鼻翼基部と鼻柱の間で皮膚縫合を行うか，前鼻棘付近の鼻中隔軟骨に牽引固定することで補強する。

7）ここまでの処理で鼻孔縁はほぼ対称になっているはずであるが，とくに大鼻翼軟骨上を剥離した場合には吸収性縫合糸（5-0 PDS）で埋没縫合による固定を3カ所行う（図2・53）。第一に裂側大鼻翼軟骨内側脚の下腹側への偏位を矯正するため，非裂側の外側脚中1/3やや後方の鼻腔から針を通し，鼻尖を回って裂側外側脚内側1/3の前方を通過し鼻孔縁付近に出す。さらにそれをもう一度同じように非裂側鼻腔に出し結紮すると大鼻翼軟骨が背側に回転矯正されながら鼻孔縁を過矯正位にもってくることができる。

8）第二に外側脚を同様に裂側鼻腔→大鼻翼軟骨→非裂側外側軟骨と通し，やはり逆戻りして鼻腔内で結紮する。第三に裂側鼻腔の鼻孔縁近く→大鼻翼軟骨→裂側鼻翼溝に置く。以上の操作により大鼻翼軟骨・皮膚・粘膜複合体の矯正が終了する（図2・54）。剥離操作をしなかった場合にはソフラチュールガーゼによる裂側鼻孔へのパッキングで十分であるが，剥離操作を行った場合には皮下血腫予防と術後の補強矯正をかねて，ガーゼを巻いたボルスターを裂側鼻腔と非裂側鼻翼および必要に応じて裂側鼻翼に置く。さらに皮膚側はステリストリップによるテーピングを行いすべての操作を終了する（図2・55）。

E 術後管理

術後管理でもっとも大切なことは創の安静と感染の予防であるが，初回唇裂鼻形成では血腫形成をできる限り少なくし，瘢痕形成を予防することにある。外鼻皮下に瘢痕を生ずると鼻軟骨の成長抑制を招くとともに，外鼻皮膚が厚く鼻尖の鈍ないわゆる"団子鼻"となりやすいからである。

裂側の外鼻皮膚を内外から圧迫することが必要であるが，ソフラチュールガーゼによるパッキン

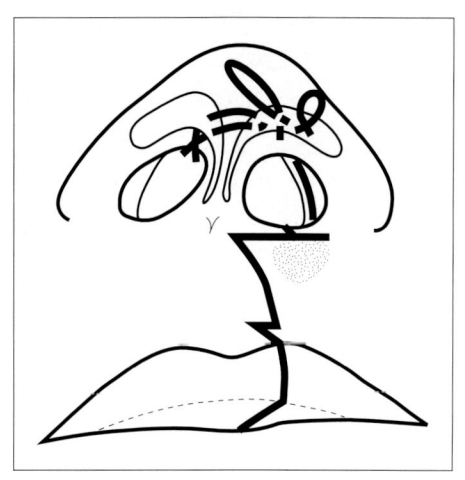

図2・53 埋没縫合の位置
外側脚どうしの縫合がもっとも大切である。挙上された鼻腔底の下には裂側口輪筋の上部が充填される。この段階で軟骨性の鼻柱は傾斜が残っている。

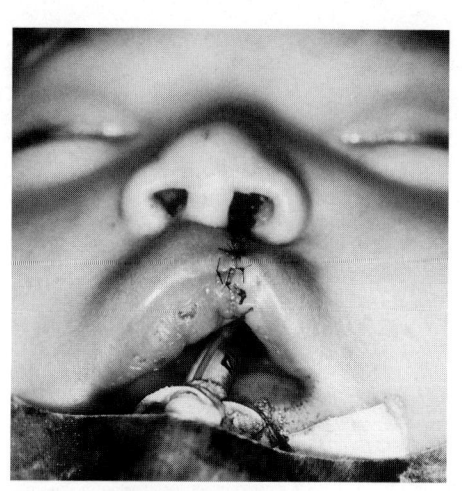

図2・54 口唇および外鼻の縫合と，埋没縫合の終了時

(a) ガーゼによるボルスター固定。　　(b) ステリストリップによるテーピング。
図2・55　患部の固定

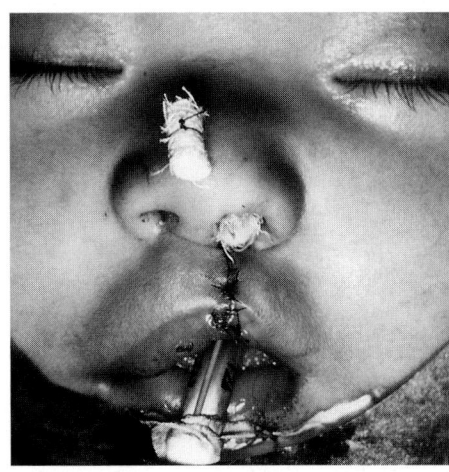

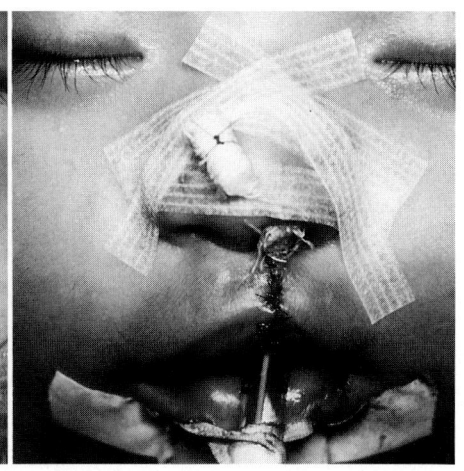

グは術後3日で除去する。これ以上の長期に渡る鼻腔の閉塞は感染を招くので得策ではない。ボルスターの場合はとくに鼻尖部においたボルスターの下に加圧迫による皮膚壊死が起こらないように注意する。ボルスターは術後7日で除去し，その後はシリコン性のリテイナーに換え，できれば3カ月間使用する。

F　症例

【症例1】 3カ月，男，左唇顎口蓋裂（図2・56）
鼻翼挙上と鼻柱皮下からの大鼻翼軟骨の剥離挙上を行い，ボルスターによる補強を行った。ボルスターは1週間で除去し，リテイナーは術後1カ月間施行した。7歳時の所見では鼻柱はほぼ直立しているが，鼻孔縁の軽度非対称が認められる。

【症例2】 3カ月，女，左唇顎口蓋裂（図2・57）
鼻翼の挙上のみを行い，大鼻翼軟骨の剥離はしなかった。リテイナーは術後3カ月間使用した。4歳時では鼻孔縁の下垂，鼻翼の外方偏位が認められる。なお，この症例は修正手術を施行した。筆者による幼少時期の鼻形成と同じ症例である。

G　考察

1）初回手術における外鼻形成は鼻軟骨とそれを囲む皮膚粘膜の複合体の成長を損なうことなく，あるいは最小限にしながら解剖学的に正しい位置に復元することにある。唇裂外鼻の形態的特徴は前述のごとく骨格的異常として①前鼻棘の非裂側への偏位，②非裂側歯槽突起前方部の外腹側偏位，③裂部歯槽の欠損，④裂側歯槽突起から梨状口周辺部の背側偏位であり，それに伴い⑤鼻中隔軟骨の非裂側への偏位と弯曲，⑥裂側大鼻翼軟骨の前下方への偏位，扁平化および低成長も加わる。これらは理想的な初回唇裂鼻形成が行われたとしても術後まで継続し，⑦鼻柱基部の非裂側偏位，⑧鼻尖の裂側偏位，⑨鼻翼基部の下背側方偏位と鼻翼の矮小などの典型的な状態を呈する。

2）かつては初回外鼻形成はその後の成長に大きく影響するためすべきでないという意見もあったが，抑制を来さないという報告は多く[1,2]，むしろ早期に行った症例が機能的にも優位な結果であったという報告[3]も見られる。本邦においてもこれらを支持し[4,5]，初回手術において外鼻形成が行われる傾向にある。患児の早期の社会適応の必要性からも初回鼻形成は不可欠であると考えるが，比較的変形の軽度な症例に関してはあえて

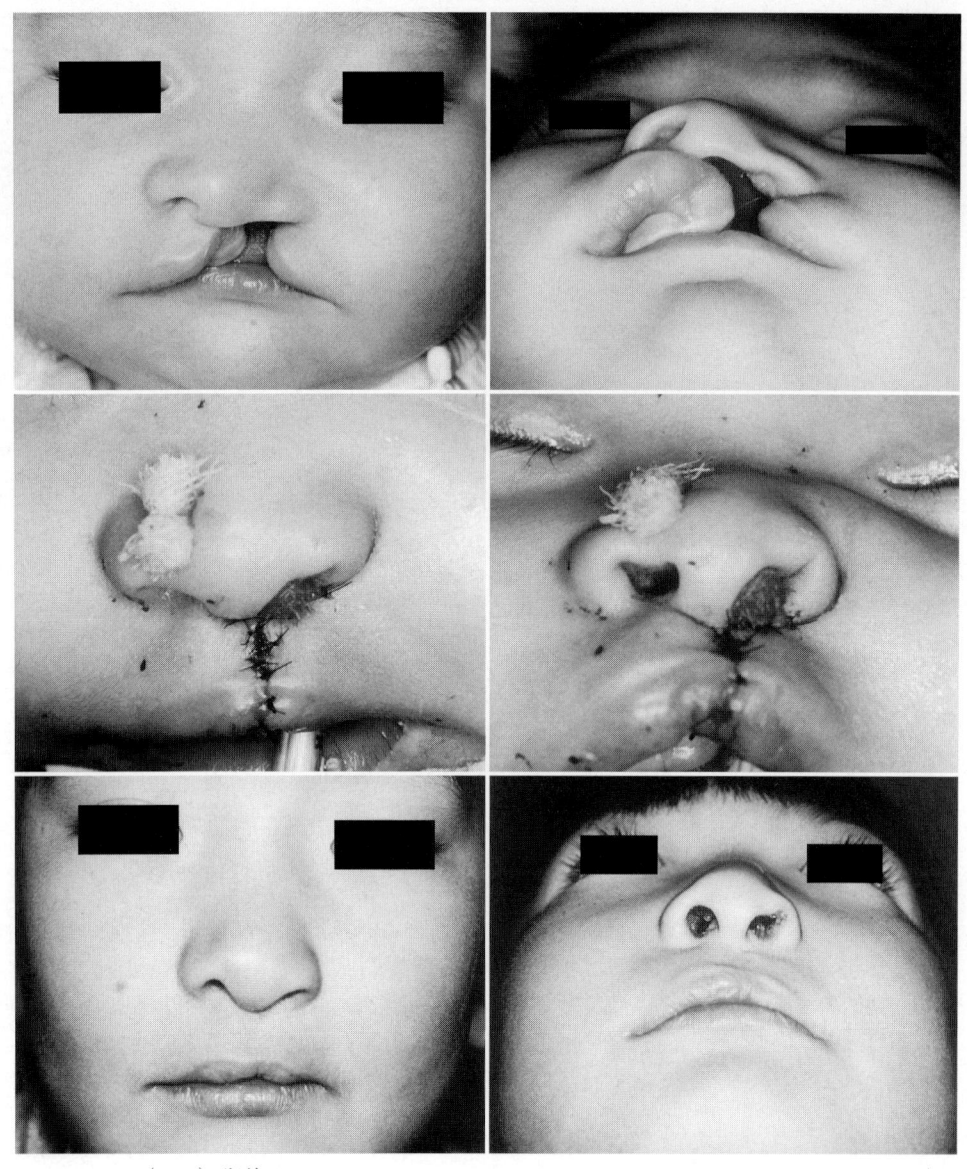

第2章　片側唇裂初回手術と鼻の形の異常　57

(a, b) 術前。
(c, d) 術直後。
(e, f) 7歳時。鼻翼の位置は良好だが，鼻孔の不整が軽度認められる。

a	b
c	d
e	f

図2・56　症例1：3カ月，男，左唇顎口蓋裂

行わず，経過観察を行う場合も少なくない。

3) では，初回唇裂鼻形成を効果的にしかも永続性をもって施行するためには何をすべきであろうか。まず第一に術前の非観血的矯正が考えられる。松尾[6)7)]は早期新生児期に用いることにより外鼻形成を回避できるとしている。また，これにより初回手術における外鼻形成術の必要頻度を少なくできること[8)]，さらに顎裂部に及ぶ術前矯正にまで広げること[9)10)]により，その効果が小児期まで継続するという。

筆者も経験数は少ないが，術前顎矯正によって外鼻に与える手術侵襲を軽減できることは認めて

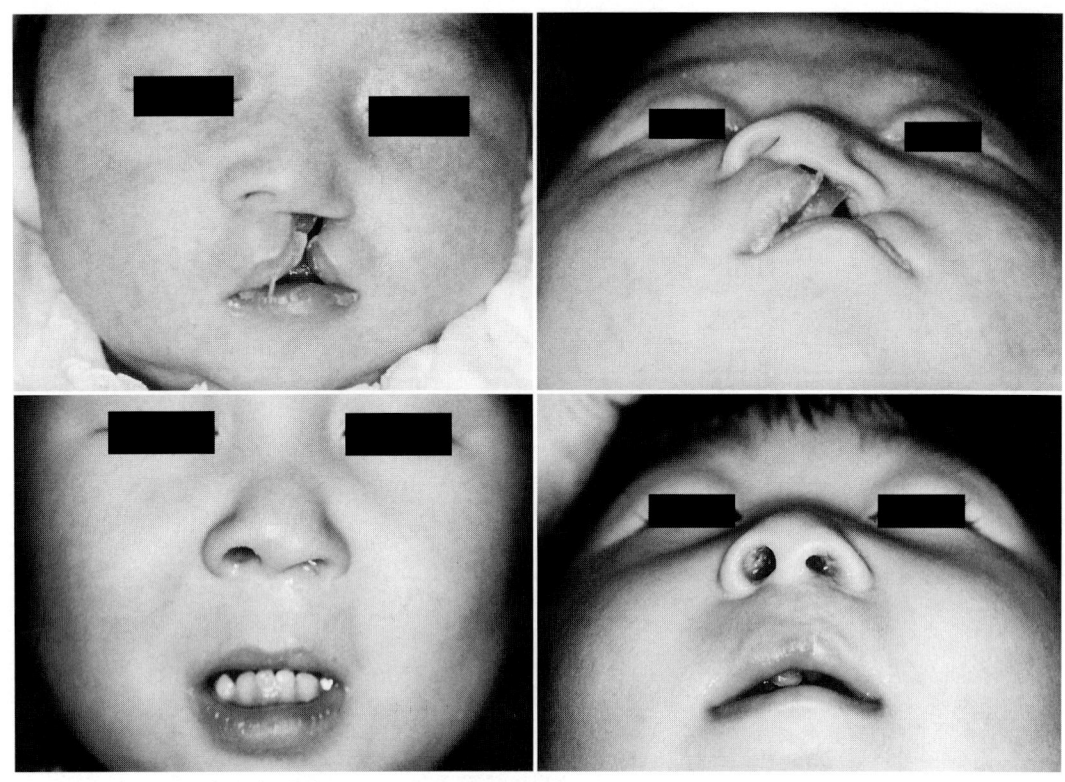

(a, b) 術前。
(c, d) 4歳時。鼻孔縁の下垂を認める。(幼少時期の鼻形成を参照)

a	b
c	d

図2・57　症例2：2カ月，女，左唇顎口蓋裂

いる。しかし，本手技によっては外鼻組織の周囲組織すなわち，皮膚粘膜にはその可塑性による矯正はできても，外鼻変形の本態である組織不足を補うものでない以上，成長に伴う追加修正は必要であろうと考えている。Lip-adhesionも同じような目的で行われ，さまざまな工夫がされている[11]が，これも非観血的矯正法と同様に骨性土台を形成する目的は認めるものの，手術回数が1回増えることと，やはり絶対的組織量の不足は解決されず，多くの症例で二次手術が必要[12]なことは想像に難くない。

4）手術の実際の手技において問題とされるのは，切開線，剥離範囲，縫合および固定である。唇裂外鼻は各構成要素の位置異常と組織不足によるものであり，その程度も各部分によって少しずつ異なっている。つまり外鼻を一つの単位として剥離し，再建しても望ましい形態にはならないし，どのように分けても理想的な形態にすることは不可能である。また，この位置異常は腹側すなわち鼻翼基部ほど大きく鼻腔底の奥にいくほど小さくなる。口唇裂における口唇組織の不足が裂の中央にいくに従って大きくなるのと同じである。

そのため，外鼻の内壁にあたる皮膚粘膜複合体を鼻限から内側はこれを横切る切開で延長し，さらに外側の鼻孔縁周辺にあたる皮膚は鼻限に沿ってさらに上方に伸ばした切開線を利用してずらしながら縫合し，より多く伸展するようにしている。また，鼻限を切開することで生じた欠損には非裂側の裂縁弁（鬼塚のJ弁[13][14]）を移行することで閉鎖する。

この操作で生じる皮下組織欠損の大部分は本来顎裂および梨状口周囲の硬組織欠損にあたり，外鼻再建に不可欠な正常な骨性土台を作る[11][12]ためには，これを骨組織で充填すべきである。しかし，現状では顎裂部骨移植は乳歯列完成期から混合歯列期後期に行っているため，それに至るまで

の仮の再建となる．以前は鋤骨粘膜骨膜弁による硬口蓋前方部の閉鎖を同時に行い，口輪筋の牽引固定[13]を行っていたが，顎裂部を開放したままでおくようになった最近では55頁で述べたように，厳密な軟部組織の充填は必要ないようである．しかし，鼻孔底の縫合瘢痕の拡大から鼻翼の外側偏位が起きるため，鼻翼部真皮を正中に固定することは重要である．

5) また鼻孔底部の再建に関しては鼻筋起始部の偏位が修正されれば外鼻形態は改善され[15]，歯槽骨の組織不足あるいは偏位に影響されにくいという考え[16]もある．しかし，唇裂手術の目的は機能獲得の目的なしでは語れないため，この部位の骨および歯による正常な骨性土台の獲得[17]と切り離すことはできない．

6) つぎに大切なポイントは大鼻翼軟骨の位置修正である．大鼻翼軟骨は外側脚が外下方に広がり，さらに全体的に腹側に回転して偏位している．これは，内側脚間同士の剥離と，裂側外側脚上方の皮膚との剥離により可動性を得，埋没縫合により固定される．大鼻翼軟骨外側脚の受動には外側鼻軟骨との付着を切開する方法[18][19]があり，有用であると考える．最後に外鼻孔三角に皮膚のゆがみによる突出が残ることがある．筆者は同部位に皮切を加えるのを初回手術ではできる限り避けているが，埋没縫合で修正するだけでは再変形する症例もあり，二次修正が必要となることも多い．これを避けるためには切除する[20]，W形成術を行う[5]，逆U字切開を加える[21]などが有効な方法と考える．しかし，筆者は侵襲を小さくするため，初回手術では行っていない．

7) ポイントの最後は鼻中隔軟骨の位置異常である．Millardら[11]はLip-adhesionとその後の矯正処置により良好な外鼻形態を獲得できると報告している．本法は術後短期の経過では良好な手段であると考える．また，観血的に鼻中隔軟骨の前方部を移動しても成長障害を来さず良好な外鼻形態が獲得できたとする報告[22]や，鼻中隔弯曲を修正しないとそれは長く存続する上，初回修正は成人まで保たれるという報告[23]もある．しかし，健常者における鼻中隔弯曲の発生率が高い東洋人においては，永続的に効果をもたらすものとは考えにくい．

8) 手術成績を左右するもう一つの要因として術後の形態保持がある．筆者は抜糸まではガーゼによるボルスター固定を，その後の3カ月間はリテイナーの装着を行っている．装着は抜糸直後から行う．はじめの1カ月は終日使用し，その後3カ月までは就寝時などに装着してもらうが，患児が極度にいやがる場合や，鼻孔縁にびらんを生ずる場合には綿球を堅く丸めて代用とすることもある．鼻孔底部の瘢痕が肥厚性でなく硬結が落ち着いてくる頃までを装着の目安とする．

このようにして獲得された外鼻形態がどのくらい継続するかは，次回の修正手術を考える上でも大切である．計画された比較検討では9～10歳までは形態が保たれる[25]，あるいは初回唇裂鼻形成術を行わない症例より良い[26]とされているが，二次修正はやはり必要である[1][12]と考えるべきであろう．唇裂鼻の病態は各構造の位置異常だけでなくそれぞれの低形成が混在するため，位置の復元のみでは最終の目的は得られない．したがって，初回唇裂鼻形成においては理想的な術式が施行されたとしても，それが最終の結果を得るための手術ではないことを念頭に置かなければならない．以下の2点がその主たるものである．

①骨性土台である上顎および歯槽には位置異常と外鼻形態保持には不可欠の梨状口外側から鼻腔底の組織欠損がある．

②軟骨およびそれを囲む皮膚粘膜にも位置異常と組織不足が残る．

これらを念頭に置きつつ，成長に応じたタッチアップを行っていく段階的な手術[1][27]や，絶対的組織不足にする自家組織移植，最終的により良い結果を得るためには外鼻の対称性や瘢痕といった問題だけでなく，隆鼻術や重瞼術といった美容外科手術[28]を視野に入れた治療計画を考慮し，最小限の外科的侵襲による初回外鼻形成術を行うことが望まれる．

文　献

1) Millard, D. R. Jr., Morovic, C. G. : Primary unilateral cleft nose correction ; A 10-year follow-up. Plast. Reconstr. Surg., 102 : 1331-1338, 1998.

2) Salyer, K. E. : Primary correction of the unilateral cleft lip nose ; A 15-year experience. Plast. Reconstr. Surg., 77 : 558-568, 1986.
3) Anastassov, G. E., Joos, U., Zollner, B. : Evaluation of the results of delayed rhinoplasty in cleft lip and palate patients. Functional and aesthetic implications and factors that affect successful nasal repair. Br. J. Oral Maxillofac. Surg., 36 : 416-424, 1998.
4) 松尾　清：初回手術における外鼻の修正．口唇裂・口蓋裂の治療：最近の進歩，pp.59-68，克誠堂出版，東京，1995.
5) 鬼塚卓彌：唇裂初回形成術時の外鼻手術．形成外科, 42 : 489-504, 1999.
6) 松尾　清：初回手術における外鼻の修正：唇裂形成術における変形外鼻の処置－われわれの遍歴と最近行っている早期新生児期の非観血的矯正術について－．信州医誌，34：575-585, 1986.
7) Matsuo. K., Hirose, T. : Preoperative non-surgical over-correction of cleft lip nasal deformity. Br. J. Plast. Surg., 44 : 5-11, 1991.
8) Bennun, R. D., Perandones, C., Sepliarsky, V. A., et al. : Nonsurgical correction of nasal deformity in unilateral complete cleft lip ; A 6-year follow-up. Plast. Reconstr. Surg., 104 : 616-630, 1999.
9) Grayson, B. H., Santiago, P. E., Brecht, L. E., et al. : Presurgical nasoalveolar molding in infants with cleft lip and palate. Cleft Palate Craniofac. J., 36(6) : 486-498, 1999.
10) Maull, D. J., Grayson, B. H., Cutting, C. B., et al. : Long-term effects of nasoalveolar molding on three-dimensional nasal shape in unilateral clefts. Cleft Palate Craniofac. J., 36 : 391-397, 1999.
11) Millard, D. R., Latham, R., Huifen, X., et al. : Cleft lip and palate treated by presurgical orthopedics, gingivoperiosteoplasty, and lip adhesion (POPLA) compared with previous lip adhesion method ; A preliminary study of serial dental casts. Plast. Reconstr. Surg., 103 : 1630-1644, 1999.
12) Mulliken, J. B., Martinez-Perez, D. : The principle of rotation advancement for repair of unilateral complete cleft lip and nasal deformity ; Technical variations and analysis of results. Plast. Reconstr. Surg., 104 : 1247-1260, 1999.
13) Onizuka, T. : A new method for the primary repair of unilateral cleft lip. Ann. Plast. Surg., 4 : 516-524, 1980.
14) 鬼塚卓彌：形成外科手術書，南江堂，東京，1996.
15) Tajima, S. : The importance of the muscles masalis ad the use of cleft margin flap in the repair of complete unilateral cleft lip. J. Max-fac. Surg., 11 : 51-56, 1983.
16) 大宮由香, 田嶋定夫：乳幼児期における唇裂鼻形成術．形成外科, 42：505-515, 1999.
17) Semb, G., Ramstad, T. : The influence of alveolar bone grafting on the orthodontic and prosthodontic treatment of patients with cleft lip and palate. Dent. Update, 26 : 60-64, 1999.
18) 上石　弘：口唇形成術の進歩．口唇裂・口蓋裂の治療：最近の進歩，pp.3-13，克誠堂出版，東京，1995.
19) Sugihara, T., Yoshida, T., Igawa, H. H., et al. : Primary correction of the unilateral cleft lip nose. Cleft Palate Craniofac. J., 30 : 231-236, 1993.
20) 高戸　毅, 波利井清紀ほか：腸骨移植を利用した唇裂鼻変形の再建．形成外科, 35：1439-1446, 1992.
21) Tajima, S., Maruyama, M. : Reverse-U incision for secondary repair of cleft lip nose. Plast. Reconstr. Surg., 60 : 256-261, 1977.
22) Smahel, Z., Mullerova, Z., Nejedly, A. : Effect of primary repositioning of the nasal septum on facial growth in unilateral cleft lip and palate. Cleft Palate Craniofac. J., 36 : 310-313, 1999.
23) McComb, H. : Primary correction of unilateral cleft lip nasal deformity ; A 10-year review. Plast. Reconstr. Surg., 75 : 791-799, 1986.
24) Yeow, V. K., Chen, P. K., Chen, Y. R., et al. : The use of nasal splints in the primary management of unilateral cleft nasal deformity. Plast. Reconstr. Surg., 103 : 1347-1354, 1999.
25) Brusse, C. A., Van der Werff, J. F., Stevens, H. P., et al. : Symmetry and morbidity assessment of unilateral complete cleft lip nose corrected with or without primary nasal correction. Cleft Palate Craniofac. J., 36(4) : 361-366, 1999.
26) Cussons, P. D., Murison, M. S., Fernandez, A. E., et al. : A panel based assessment of early versus no nasal correction of the cleft lip nose. Br. J. Plast. Surg., 46(1) : 7-12 ,1993.
27) Salyer, K. E. : Early and late treatment of unilateral

cleft nasal deformity. Cleft Palate Craniofac. J., 29 : 556-569, 1992.
28) Onizuka, T., Sumiya, N., Aoyama, R., et al. : Cleft lip-nose repair technique ; Sequential repair. Aesthe. Plast. Surg., 14 : 207-213, 1990.
29) Berkeley, W. T. : The cleft lip nose. Plast. Reconstr. Surg., 23 : 567-575, 1959.
30) McComb, H. K., Coghlan, B. A. : Primary repair of the unilateral cleft lip nose ; Completion of a longitudinal study. Cleft Palate Craniofac. J., 33 : 23-30, 1996.
31) 丹下一郎：乳幼児の口唇裂鼻. 形成外科, 42 : 475-487, 1999.

（大久保文雄）

第3章 両側唇裂初回手術と鼻の形の異常

1) 乳児期（とくに初回手術時）に外鼻に対して行われてきた術式①

Summary

両側唇裂鼻変形の特徴および乳児期に行われてきた治療法について概説した。

両側唇裂例における外鼻変形では，鼻軟骨および鼻中隔の変形・偏位のみならず，鼻柱の短縮が問題となる。この短縮した鼻柱のため，鼻尖部は平坦となり，中央唇と鼻尖部が連続しているかのような変形となる。この両側例における唇裂鼻の特徴的な変形は，なんらかの修正を行わなければそのまま残ると考えられている。

乳児期における鼻柱の延長法には，大別して，口唇組織を移行して鼻柱を延長するものと，外鼻の組織により延長するものとがある。また鼻柱延長の時期として，初回手術前に鼻柱延長を行っておくもの，初回手術時に一期的に鼻柱延長を行うもの，初回手術時に皮弁を banking しておき，後日鼻柱延長を行うもの，などの報告がある。また出生後早期より装具を用いた鼻柱・鼻孔縁の組織延長および鼻軟骨の矯正を行う工夫もされている。

乳児期に適切な処置を行い鼻柱を十分に延長することで，鼻軟骨を含めた外鼻の成長および形態は良好に保たれるという考え方もあるが，両側唇裂例の外鼻形成術は容易ではなく，初回手術時に外鼻形成術を行っても，多くの症例は二次的な鼻柱の延長が必要になるとも考えられている。とくに中央唇や鼻柱部分が著しく小さく低形成な症例では，良好な外鼻形態を得ることは非常に困難であり，今後の両側唇裂鼻治療における大きな課題の一つである。

はじめに

両側唇裂例における外鼻変形では，片側唇裂例に見られる鼻軟骨の変形・偏位のみならず，症例によってはほとんど消失しているかに見えるような，短縮した鼻柱が問題となる。この短縮した鼻柱のため，鼻尖部は平坦となり，中央唇と鼻尖部が連続しているかのような変形となる。この両側例における唇裂鼻の特徴的な変形は，なんらかの修正を行わなければそのまま残ると考えられている[1]。

乳児期の鼻柱の延長法には，初回手術前に鼻柱延長を行っておくもの[1)~4)]，初回手術時に同時に鼻柱延長を行うもの[5)~8)]，初回手術時に皮弁をbankingしておき，後日鼻柱延長を行うもの[9)10)]，などの報告がある。また，乳児期には鼻軟骨の修正を行い，幼児期になってから鼻柱の延長を行う方法も報告されている[11)]。幼児期以降の両側唇裂鼻変形に対する二次的修正法については非常に多くの方法が報告されているが，幼児期以降の二次修正については本稿では割愛する。

乳児期に適切な処置を行い，鼻柱を十分に延長することで，鼻軟骨を含めた外鼻の成長および形態は良好に保たれる[4)10)]という考え方もある。しかしながら両側唇裂例の外鼻形成術が容易でないとする報告は多く[4)8)11)12)]，初回手術時に外鼻形成を行っても，多くの症例は二次的な鼻柱の延長が必要になると考えられている[7)]。とくに中央唇や鼻柱部分が小さく低形成な症例では，良好な外鼻形態を得ることは非常に困難で[11)]，今後の両側唇裂治療における大きな課題の一つである。

A 両側唇裂鼻変形の発生のメカニズム

片側唇裂鼻変形と同様，両側唇裂においても外鼻変形に関する因子としては，唇裂部周囲組織の

形成不全，および発生過程で裂が広がることによる機械的物理的な影響とが考えられている[2]。両側唇裂口蓋裂において，左右の大鼻翼軟骨は基本的には片側唇裂鼻と同様の変形と考えられる。すなわち外側脚が外側に牽引され，大鼻翼軟骨はしだいに外側鼻軟骨とも離れ，大鼻翼軟骨は偏位・変形する。また左右大鼻翼軟骨がそれぞれ外側に牽引されることに伴い，大鼻翼軟骨の内側脚は左右が離れる。

B 両側唇裂鼻変形の形態と特徴

両側唇裂鼻変形の特徴として，中間顎の突出および両側歯槽部分の前後方向への短縮が挙げられる。この突出した中間顎は必ずしも正中にあるとは限らない。片側にシモナート帯が存在したり，片側が不全唇裂の場合には，片側唇顎口蓋裂同様，鼻中隔の偏位・変形が起こり，中間顎の偏位，ねじれもさまざまな形態をとる（図3・1）。

また唇裂鼻変形の主たる要因である大鼻翼軟骨の変形・偏位は，片側唇顎口蓋裂とほぼ同様であるというが，これが両側で見られ，かつ両側の内側脚の間が広がり，ここに余分な軟部組織が存在すると考えられている[13]。このため外鼻形態としては鼻柱が短縮あるいはほぼ消失し，鼻尖部は平坦となり，また鼻孔縁も平坦化する（図3・2）。中央唇と中間顎は癒合し，多くの症例では中間顎部分で歯肉唇溝が非常に浅い。

C 唇裂鼻変形の外科的治療法

乳児期（唇裂初回手術時）における唇裂鼻形成術では，大鼻翼軟骨の処置は基本的に片側例と同様な方法が報告されている[4) 6) 11) 13) 14)]。しかし鼻柱の延長を行うことなく大鼻翼軟骨の矯正だけで良好な外鼻形態を得ることは困難であり，また鼻軟骨の矯正を先に行い，後に鼻柱の延長を行っても，やはり良好な外鼻形態を得ることは難しく[4)]，両側唇裂例ではいかに短縮した鼻柱を延長するかが問題となる。

再建・延長する鼻柱の長さをどの程度とするかについて，白人のデータではあるが，正常では18カ月頃までは男女差なく，5.0〜5.5mmという報告があり[4)]，一応の目安と考えられる。

1. 術前矯正

両側口唇口蓋裂における術前の矯正は，非常に重要かつ有効であり[2)]，生後なるべく早期に行われるべきである[3) 4) 12) 15)]。術前矯正としては，突出した中間顎を押し戻し，正中に誘導し，そして可能な限り，中間顎のねじれも矯正しておきたい。矯正は，口蓋床やヘッドキャップを用いたバンドが使用されている（図3・3）。これらの術前矯正により，口唇形成術が容易になることのみな

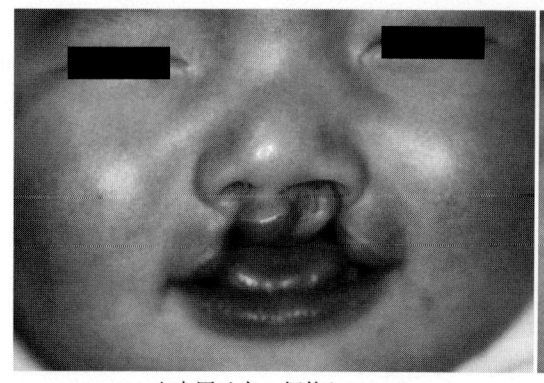

(a) 中央唇は右へ偏位している。　(b) 鼻柱の長さは比較的よく保たれている。鼻翼基部は右側に比べ，左側で尾側および後方への偏位が強い。

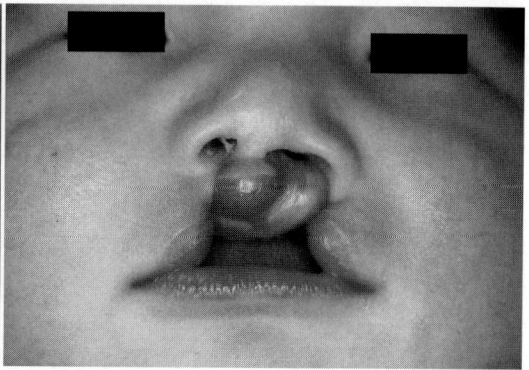

図3・1　右側が不全唇裂，左側が完全唇裂の両側唇裂口蓋裂症例

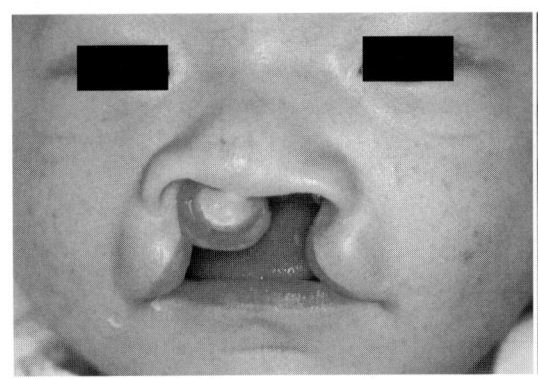

(a) 中央唇・中間顎は右側へ偏位している。鼻柱は著しく短縮し、鼻尖部は広く、鼻孔縁は平坦化している。

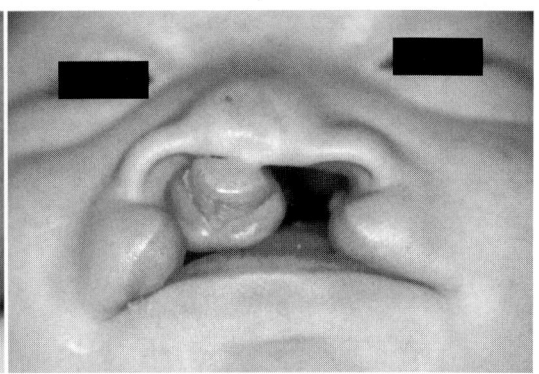

(b) 鼻柱はほぼ消失し、鼻尖部がそのまま中央唇に連続しているかに見える。

図3・2　両側完全唇裂口蓋裂症例

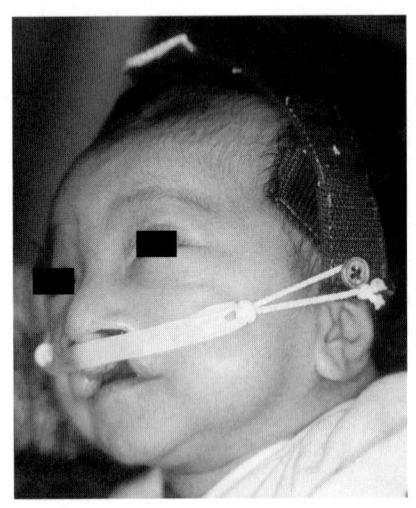

図3・3　ヘッドキャップとビニールテープを用いた中間顎の術前矯正

らず, 初回手術時の外鼻修正も容易となる。また, Nakajimaら[12]は, 鼻腔部分を長くした鼻用リテイナーを早期より使用し, 術前の外鼻の矯正を行っている。

両側唇裂鼻変形に対しても, 口蓋床の顎裂部分より鼻孔縁・鼻腔天蓋部に達する突起を作成し, これにより術前に鼻翼部の軟骨を矯正することが試みられている[16]。この方法では鼻軟骨の矯正のみならず, 鼻柱・鼻孔縁組織の延長効果も期待されると考えられている[17]（図3・4）。しかし, 外鼻に手術的操作を加えて外鼻の修正を行わなければ, この矯正効果は数週間で失われるという[17]。両側唇裂例に関する限り, 良好な外鼻形態を得るためには保存的な矯正治療だけでは不十分である。

2. 手　技

両側唇裂口蓋裂の乳児期における唇裂鼻形成術では, 大鼻翼軟骨の処置は基本的に片側例と同様な方法が報告されているが, 両側例ではいかに短縮した鼻柱を延長するかが問題となる。

a. 鼻柱延長法

二期的な口唇形成術における鼻柱の延長法として, 中央唇に作成した三角弁による鼻柱の延長[5)10]（図3・5）や, 上部白唇に作成した三角弁での鼻柱延長（Z形成術, 図3・6)[7]を, 片側ずつ行う方法が報告されている。Millardは, 一期的な口唇形成術に際し, 中央唇に作成したforked flapによる鼻柱の延長（図3・7）を報告した。しかしこの方法は, 中間顎の突出が軽度で, 中央唇に十分な組織量がある症例に対し適応となると述べている[8]。また後にbanking forked flap法による二次的な鼻柱延長（図3・8）を報告している[9]。この方法は, 唇裂初回手術時に中央唇の皮弁を鼻腔底に移行しておき, 1〜数カ月後にこれをforked flapとして鼻柱の延長を行うものである。

またKobus[10]の二期的な唇裂形成術における鼻柱の延長法は, 基本的には1回目に鼻腔底形成

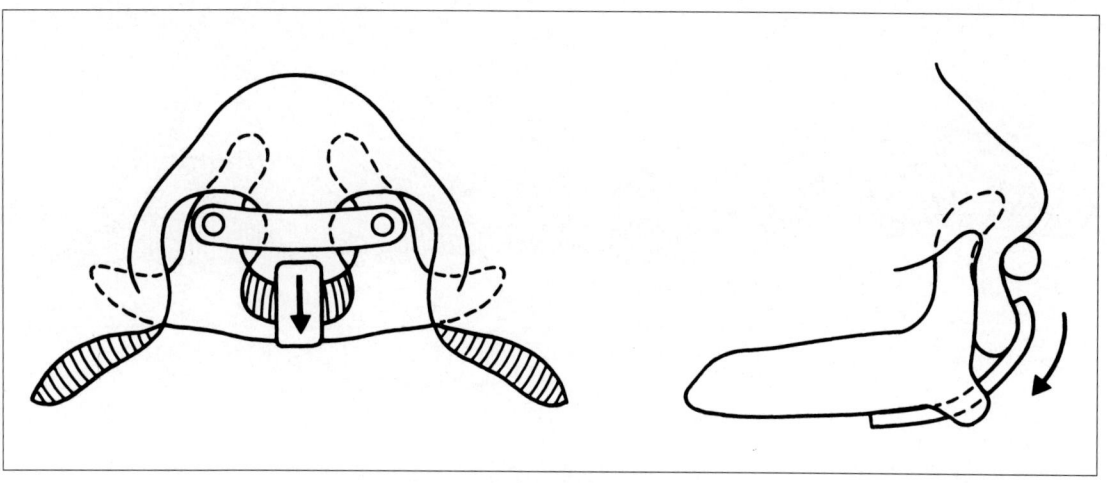

図3・4 術前の鼻翼軟骨の矯正
口蓋床に鼻孔縁・鼻腔天蓋部に達する突起を作成する。
(Grayson, B. H., Cutting, C., Wood, R. : Preoperative columella lengthening in bilateral cleft lip and palate (Letter). Plast. Reconstr. Surg., 92 : 1422, 1993. より引用改変)

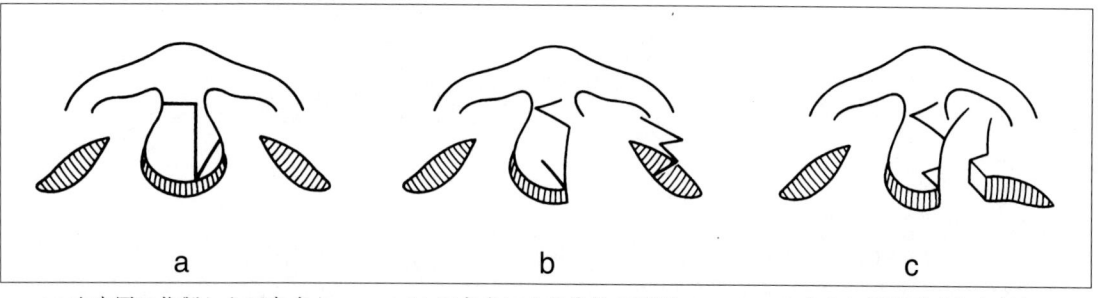

(a) 中央唇に作製した三角弁。　(b) 三角弁による鼻柱の延長。　(c) さらに唇裂形成術を行う。
図3・5　中央唇に作成した三角弁による鼻柱の延長
(Skoog, T. : The management of the bilateral cleft of the primary palate (lip and alveolus). Plast. Reconstr. Surg., 35 : 34-44, 1965. より引用改変)

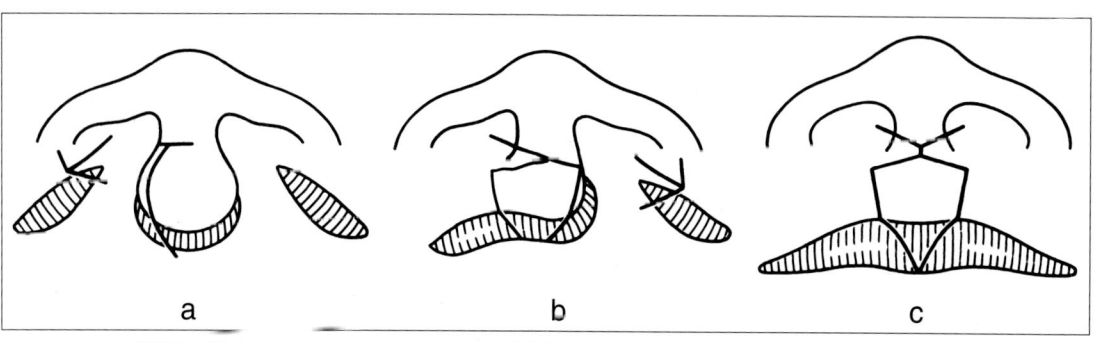

(a) 1回目デザイン。　(b) 2回目デザイン。　(c) 2回目縫合後の状態。
図3・6　上部白唇に作成した三角弁（Z形成術）による鼻柱の延長
(Trauner, R., Trauner, M. : Results of cleft lip operations. Plast. Reconstr. Surg., 40 : 209-219, 1967. より引用改変)

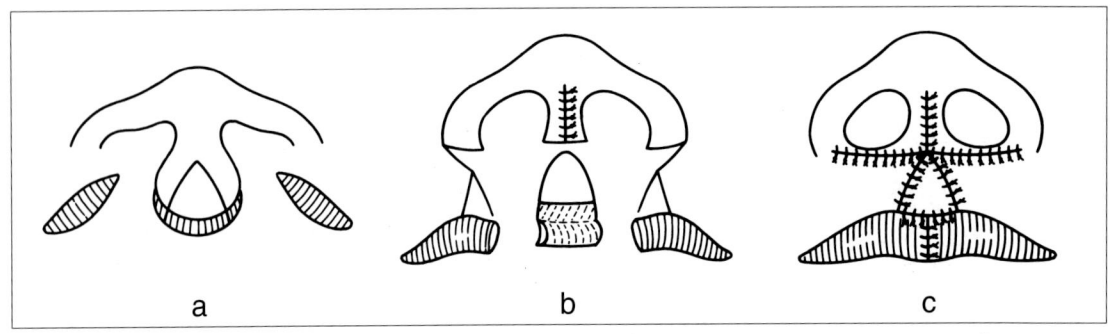

(a) Forked flap のデザイン。　　　(b) Forked flap による鼻柱の延長。　　　(c) 縫合した状態。

図3・7　Forked flap による一期的な鼻柱の延長

(Millard, D. R. : Bilateral cleft lip and a primary forked flap ; A preliminary report. Plast. Reconstr. Surg., 39 : 59-65, 1967. より引用改変)

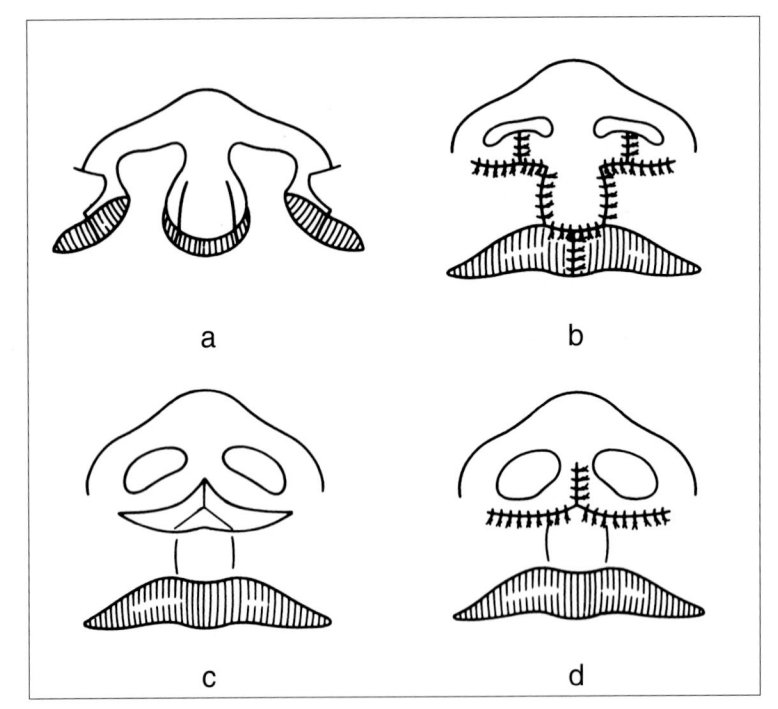

(a) 中央唇に banking する皮弁をデザインする。
(b) 唇裂形成術後，皮弁は鼻腔底部分に banking してある。
(c) 1〜数カ月後，水平方向の皮切により banking した皮弁で鼻柱の延長を行う。
(d) 縫合後の状態。

図3・8　Banking forked flap 法による二次的な鼻柱の延長

(Millard, D. R. : Closure of bilateral cleft lip and elongation of columella by two operations in infancy. Plast. Reconstr. Surg., 47 : 324-331, 1971. より引用改変)

に用いられた皮弁をbanking flapとし，2回目反対側の唇裂形成術時に，反対側の中央唇からの皮弁と合わせて，forked flapとして鼻柱の延長を行うものである（図3・9）．

Cutting[6]は，初回唇裂手術時に中央唇に"unwinding flap"を作成し，さらにこれを鼻尖部まで延長，展開し，鼻軟骨の修正と鼻柱の延長を行った（図3・10）．しかし，この術式も中央唇に十分な組織量がない症例では適応とはならない．

McCombは，外鼻孔上縁の横方向のflying bird型切開により，左右の鼻孔縁皮膚どうしを縫合して鼻柱を形成する方法（鼻尖部におけるVY形成）を報告した[19)20)]（図3・11）．

初回形成術に先立ち，鼻柱の延長を行う方法も報告されている．これは中央唇に作成した皮弁により鼻柱の延長を行い，約6週間後に口唇形成術を行うものである．口唇形成術の際には，同時に両側の大鼻翼軟骨に対して，ボルスター固定による吊り上げが行われている[2)3)]（図3・12）．

b. 鼻軟骨の処置

Noordhoffは初回手術時に，外鼻に対して鼻軟骨の挙上を行い，1〜6歳時，すなわち幼児期になってから鼻柱の延長を行う方法を報告している[11)]．またNakajimaらは，鼻柱基部の小皮弁により鼻柱を延長するとともに，埋没縫合による鼻軟骨・外鼻の修正を行っている[12)15)]（図3・13）．しかしながら，両側唇裂例では，片側例と同様に鼻軟骨の処理を行っても，広がった左右の大鼻翼軟骨内側脚の間に軟部組織が介在するためか，あまり効果的ではないとも考えられている[13)17)]．このため，外鼻正中に縦切開を加え，直視下にこの軟部組織の切除と大鼻翼軟骨内側脚の縫合を行う方法[13)20)]も試みられている（図3・14）．

また，McCombは，外鼻鼻孔上縁の横切開により大鼻翼軟骨内側脚を直接縫合し，左右の鼻孔縁皮膚どうしを縫合して鼻柱を形成する方法を報告した[18)19)]（図3・11）．しかしこれら外鼻に切開を加える方法は，20頁でも述べたごとく外鼻の切開では瘢痕が問題となると考えられ，適用は慎重になされるべきである[21)]．また，唇裂初回手術時の外鼻形成術のopen methodとして，鼻孔縁切開をそのまま延長し，鼻柱，中央唇を一体として挙上，大鼻翼軟骨を直接縫合し修正する方法も報告されている[14)]（図3・15）．

3. 術後療法

通常，術後にはガーゼパッキングやリテイナーを用いて，術後の拘縮や後戻りを予防することは片側唇裂症例と同様である．しかし，両側唇裂症例では，リテイナーに孔を穿ち，鼻呼吸が可能な形状のものを使用する必要がある．

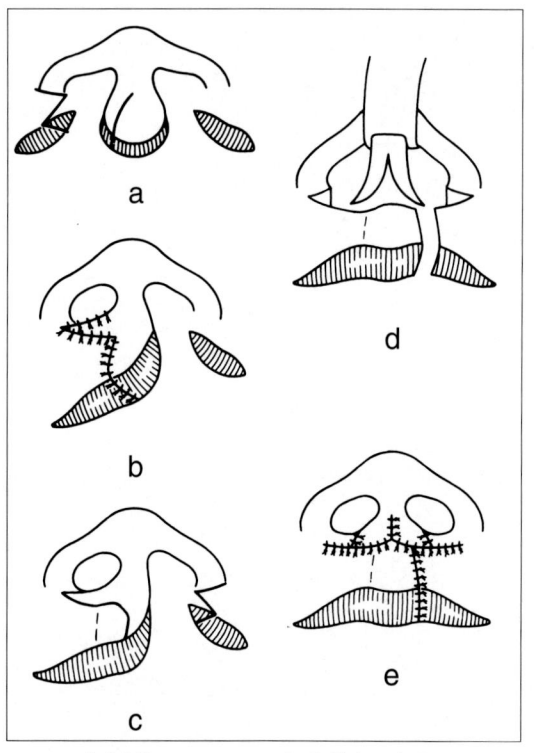

(a) 中央唇にbanking flapをデザインする．
(b) 1回目縫合終了後．
(c) 2回目デザイン．
(d) forked flapとして皮弁を挙上，鼻柱の延長を行う．
(e) 2回目縫合後の状態．

図3・9 Kobusの二期的な唇裂形成術における鼻柱の延長

1回目に鼻腔底形成に用いられた皮弁をbanking flapとし，反対側の唇裂形成術時に，反対側の中央唇からの皮弁と合わせて，forked flapとして鼻柱の延長を行う．
(Kobus, K. : Early columella elongation. Ann. Plast. Surg., 18 : 470-479, 1987. より引用改変)

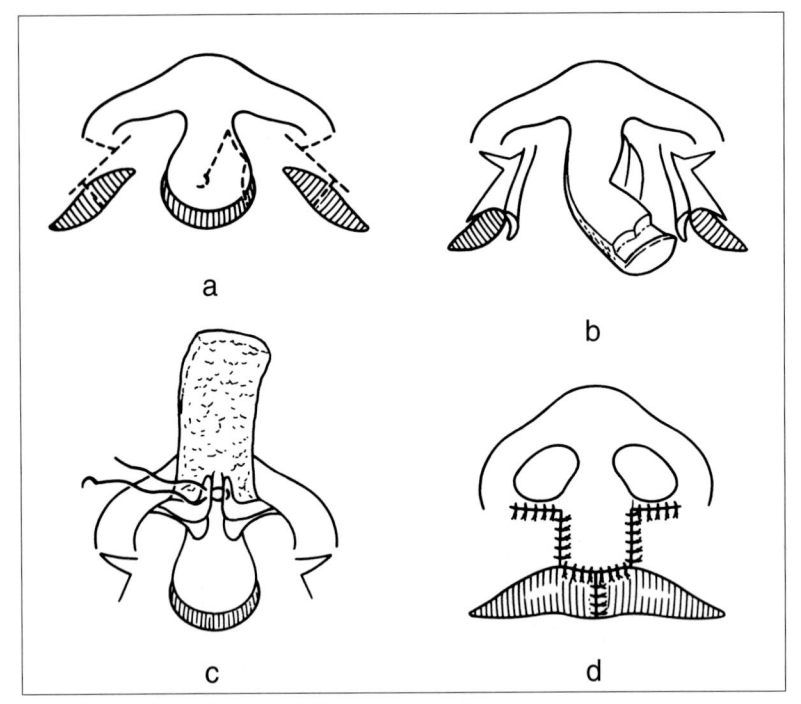

(a) 中央唇にデザインした "unwinding flap"。
(b) "unwinding flap" を展開したところ。
(c) さらに鼻孔縁切開を行い,鼻翼軟骨を直視下に修正,縫合固定する。
(d) 縫合後の状態。

図3・10　中央唇に作成した "unwinding flap" による鼻柱・中央唇の再建
(Cutting, C., Grayson, B. : The prolabial unwinding flap method for one-stage repair of bilateral cleft lip, nose, and alveolus. Plast. Reconstr. Surg., 91 : 37-47, 1993. より引用改変)

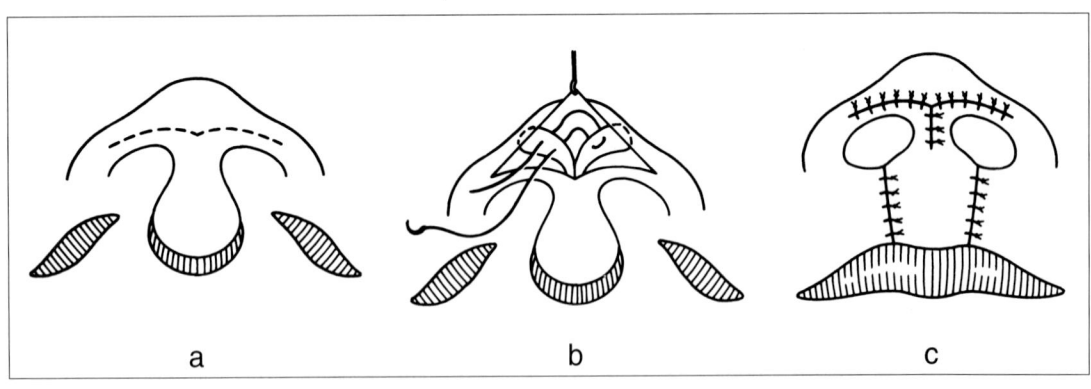

(a) 切開線のデザイン。
(b) 鼻軟骨の展開と,修正・縫合固定。
(c) 縫合後の状態。鼻柱はVY形成術により延長されている。

図3・11　Flying bird型切開による展開と,鼻翼軟骨の修正・縫合固定,VY形成による鼻柱の延長
(McComb, H. : Primary repair of the bilateral cleft lip nose ; A 15-year review and a new treatment plan. Plast. Reconstr. Surg., 86 : 882-889, 1990. より引用改変)

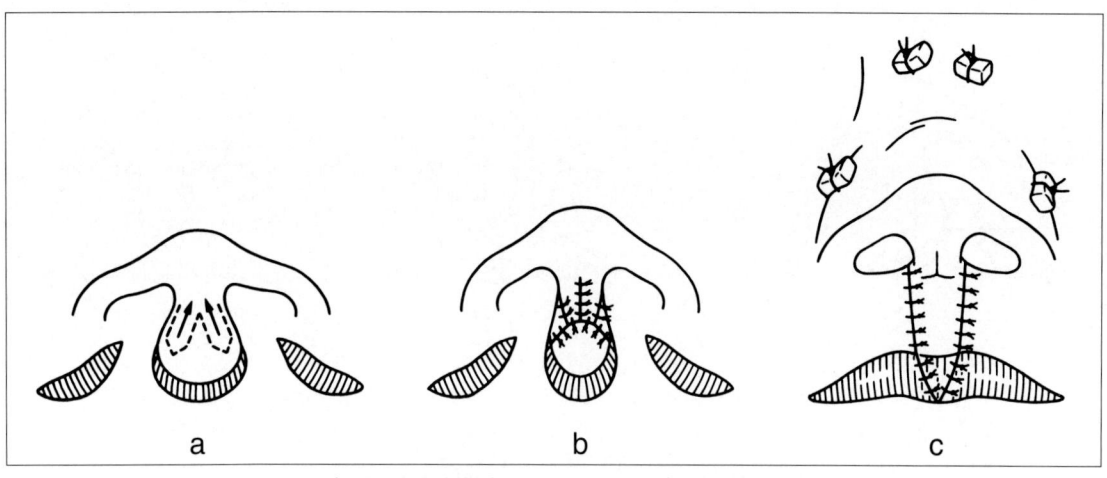

(a) 中央唇に皮弁を作成し，あらかじめ鼻柱の延長を行う。
(b) 鼻柱延長後の状態。
(c) 4〜6週後に口唇形成術を行う。
図3・12　初回形成術に先立ち，鼻柱の延長を行う方法
〔McCarthy, J. G. : Plastic Surgery, pp.2714-2718, W. B. Saunders Co., Philadelphia, 1990. より引用改変〕

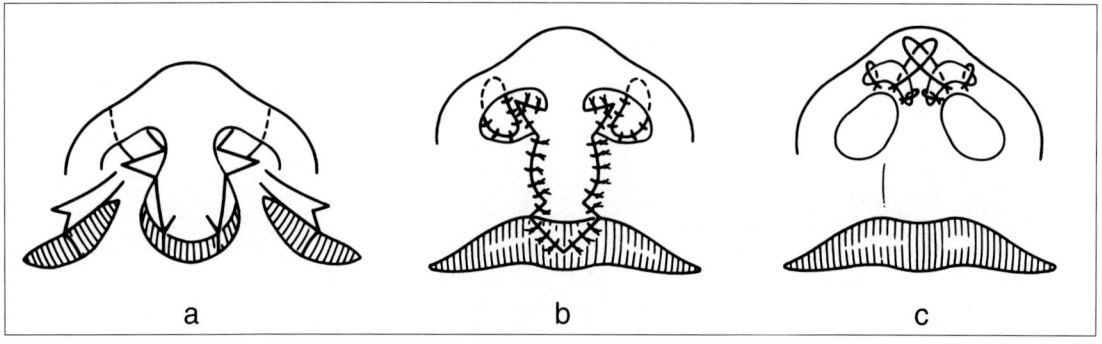

(a) 皮切のデザイン。
(b) 縫合後の状態。
(c) 鼻軟骨は埋没縫合により修正される。
図3・13　鼻柱基部の小皮弁による鼻柱の延長と，埋没縫合による鼻軟骨の修正
〔Nakajima, T., Yoshimura, Y., Nakanishi, Y., et al. : Comprehensive treatment of bilateral cleft lip by multidisciplinary team approach. Br. J. Plast. Surg., 44 : 486-494, 1991. より引用改変〕

D　考察

両側唇裂鼻変形に関しては，多くの手術法が報告されている。とくに短縮した鼻柱の延長は困難であり，さまざまな鼻柱の延長法が工夫されている。

鼻柱の延長を含めた，両側唇裂症例における外鼻形成術を行う時期としては，初回唇裂手術前，初回唇裂手術時，そして幼児期以降に二期的に行う，といった方針が考えられる。もちろん初回手術時に一期的に良好な外鼻形態が得られることが最良であるが，両側唇裂例ではもともと鼻柱の組織が少なく，初回手術時より良好な外鼻形態を得ることは困難なことも多い。したがって，初回手術時には外鼻形成は行わず，幼児期以降に外鼻形

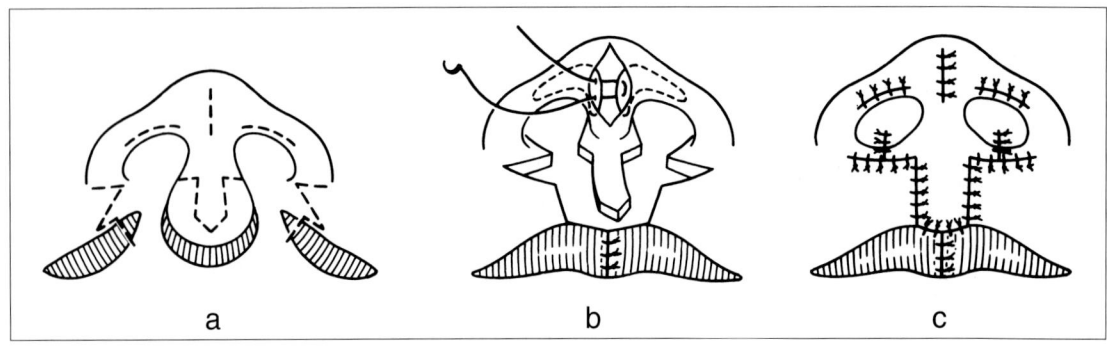

(a) 皮切のデザイン，鼻尖中央部に縦切開を加える。
(b) 直視下に左右大鼻翼軟骨内側脚の間の軟部組織の切除と，大鼻翼軟骨内側脚の縫合を行う。
(c) 縫合後の状態。

図3・14　Mullikenの方法

(Mulliken, J. B.: Bilateral complete cleft lip and nasal deformity ; An anthropometric analysis of staged to synchronous repair. Plast. Reconstr. Surg., 96 : 9-23, 1995. より引用改変)

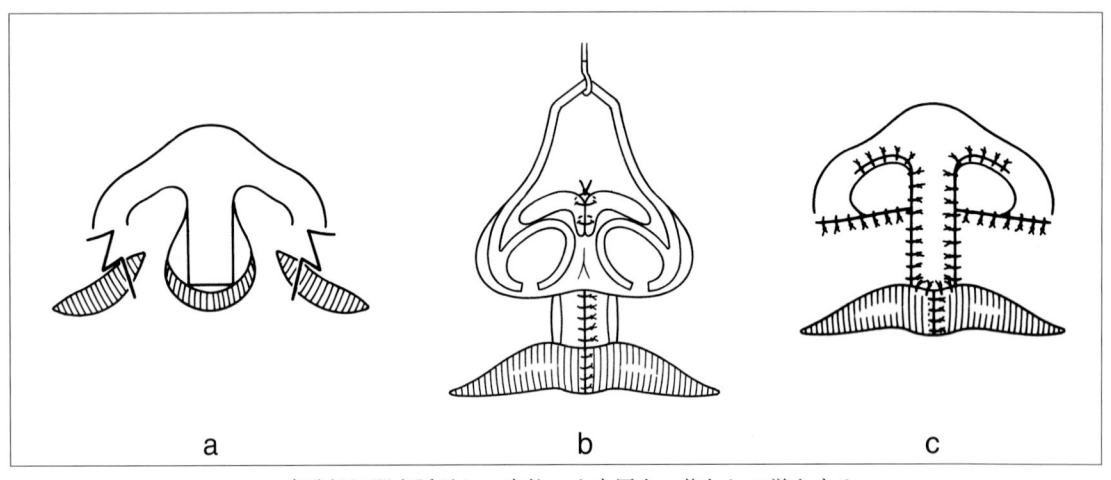

(a) 鼻孔縁切開を延長し，鼻柱・中央唇を一体として挙上する。
(b) 鼻翼軟骨を直視下に修正，縫合固定する。
(c) 縫合後の状態。

図3・15　Trottの方法

(Trott, J. A., Mohan, N. : A preliminary report on one stage tip rhinoplasty at the time of lip repair in bilateral cleft lip and palate ; The alor setar experience. Br. J. Plast. Surg., 46 : 215-222, 1993. より引用改変)

成を行うという報告も多い[22)23)]。

　鼻柱延長に用いられる組織は，口唇組織と外鼻組織とに大別される。口唇組織としては，forked flap[8)]やunwinding flap[6)]などの中央唇を用いるものと，Trauner[7)]の報告したような側方唇を用いる方法がある。しかしながら，この口唇組織を用いて鼻柱を延長した方法での長期経過観察によると，10歳までは外鼻は良好な形態を保っていたものの[4)]，15歳では鼻柱が長く成長したために鼻孔が大きくなり，また大鼻翼軟骨内側脚が分離したままであるためか，鼻尖部が広く平坦になってしまう。また鼻柱基部が人中にずれこむようになり，良好な鼻柱基部の形態が得られない[18)23)]。これは中央唇はあくまで口唇組織であるため，発

生学的には外鼻とは異なった組織であり、成長の程度も異なるためと考えられている[18]。このため、鼻柱は外鼻の一部であるのだから、あくまで外鼻組織で再建されるべきであると考える報告もある[20]。

外鼻組織を用いて鼻柱の延長を行う方法として、鼻尖部などの外鼻に切開を加え、外鼻組織の移動により鼻柱を延長する方法があるが[18]、外鼻に皮切を加えることによる術後の瘢痕を考慮すると、適応は慎重にすべきであると思われる。

術前に口蓋床の顎裂部分より鼻孔縁・鼻腔天蓋部に達する突起を作成し、鼻軟骨の矯正および鼻柱・鼻孔縁組織の組織延長を行う方法も報告されている[17]（図3・4）。しかし、手術的操作を加えて外鼻の修正を行わなければ、この矯正効果は数週間で失われる[17]。両側唇裂例に関する限り、良好な外鼻形態を得るためには保存的な矯正治療だけでは不十分であると考えられる。

一方、アジア人種であれば、術前に鼻柱の延長を行わなくても、手術的操作のみで十分な鼻柱延長と良好な外鼻形態が得られるとの意見もある[24]。たしかに本邦でも、ある程度鼻柱組織のある症例では、乳児期の初回手術だけで、良好な外鼻形態を獲得できる症例もある。しかし両側唇裂例の"極端に鼻柱の短い、あるいは消失したかに見える"症例で、良好な外鼻形態を獲得することは困難であり、今後の両側唇裂鼻治療の大きな課題である。

まとめ

乳児期、とくに両側唇裂初回手術時における唇裂鼻変形に対する考え方、行われてきた治療法について概説した。両側唇裂例では、鼻軟骨の処置のみでは良好な外鼻形態を得ることは困難であり、短縮した鼻柱の延長も必要である。両側唇裂例では鼻柱が非常に短い症例もあり、こういった症例で、短い鼻柱をいかに延長し、良好な外鼻形態を獲得するかが、両側唇裂鼻治療の大きな課題である。

文献

1) Tolhurst, D. E. : Primary columella lengthening and lip adhesion. Br. J. Plast. Surg., 38 : 89-92, 1985.
2) McCarthy, J. G. : Plastic Surgery, pp.2714-2718, W. B. Saunders Co., Philadelphia, 1990.
3) McComb, H. : Primary repair of the bilateral cleft lip nose. Br. J. Plast. Surg., 28 : 262-267, 1975.
4) McComb, H. : Primary repair of the bilateral cleft lip nose ; A 10-year review. Plast. Reconstr. Surg., 77 : 701-716, 1986.
5) Skoog, T. : The management of the bilateral cleft of the primary palate (lip and alveolus). Plast. Reconstr. Surg., 35 : 34-44, 1965.
6) Cutting, C., Grayson, B. : The prolabial unwinding flap method for one-stage repair of bilateral cleft lip, nose, and alveolus. Plast. Reconstr. Surg., 91 : 37-47, 1993.
7) Trauner, R., Trauner, M. : Results of cleft lip operations. Plast. Reconstr. Surg., 40 : 209-219, 1967.
8) Millard, D. R. : Bilateral cleft lip and a primary forked flap ; A preliminary report. Plast. Reconstr. Surg., 39 : 59-65, 1967.
9) Millard, D. R. : Closure of bilateral cleft lip and elongation of columella by two operations in infancy. Plast. Reconstr. Surg., 47 : 324-331, 1971.
10) Kobus, K. : Early columella elongation. Ann. Plast. Surg., 18 : 470-479, 1987.
11) Noordhoff, M. S. : Bilateral cleft lip reconstruction. Plast. Reconstr. Surg., 78 : 45-54, 1986.
12) Nakajima, T., Yoshimura, Y., Nakanishi, Y., et al. : Comprehensive treatment of bilateral cleft lip by multidisciplinary team approach. Br. J. Plast. Surg., 44 : 486-494, 1991.
13) Broadbent, T. R., Woolf, R. M. : Cleft lip nasal deformity. Ann. Plast. Surg., 12 : 216-234, 1984.
14) Trott, J. A., Mohan, N. : A preliminary report on one stage tip rhinoplasty at the time of lip repair in bilateral cleft lip and palate ; The alor setar experience. Br. J. Plast. Surg., 46 : 215-222, 1993.
15) Nakajima, T. : Early and one stage repair of bilateral cleft lip and nose. Keio J. Med., 47 : 212-218, 1998.
16) Grayson, B. H., Cutting, C., Wood, R. : Preoperative columella lengthening in bilateral cleft lip and palate (Letter). Plast. Reconstr. Surg., 92 : 1422, 1993.
17) Cutting, C., Grayson, B., Brecht, L., et al. : Presurgical

columellar elongation and primary retrograde nasal reconstruction in one-stage bilateral cleft lip and nose repair. Plast. Reconstr. Surg., 101 : 630-639, 1998.

18) McComb, H. : Primary repair of the bilateral cleft lip nose ; A 15-year review and a new treatment plan. Plast. Reconstr. Surg., 86 : 882-889, 1990.

19) McComb, H. : Primary repair of the bilateral cleft lip nose ; A 4-year review. Plast. Reconstr. Surg., 94 : 37-50, 1994.

20) Mulliken, J. B. : Bilateral complete cleft lip and nasal deformity ; An anthropometric analysis of staged to synchronous repair. Plast. Reconstr. Surg., 96 : 9-23, 1995.

21) 広瀬　毅：口唇．形成再建外科学，第1版，塚田貞夫, 塩谷信幸, 広瀬毅ほか編, pp.242-256, 医歯薬出版, 東京, 1984.

22) 浜本淳二, 杉原平樹, 皆川英彦ほか：われわれの両側唇裂手術の遠隔成績．形成外科, 33 : 937-945, 1990.

23) 前田華郎, 佐々木恵一：両側唇裂手術後の遠隔成績からみた問題点．形成外科, 33 : 969-978, 1990.

24) Cutting, C. : Columellar elongation in bilateral cleft lip. Plast. Reconstr. Surg., 102 : 1761-1763, 1998.

（江口智明，高戸　毅）

第3章 両側唇裂初回手術と鼻の形の異常

2) 乳児期（とくに初回手術時）に外鼻に対して行われてきた術式②

Summary

両側唇裂外鼻形成は，乳児期における軟骨の可塑性，変形の経年的増悪傾向などを考慮すれば，口唇初回形成術時に一次的に行うのが望ましい。筆者らの方法は，術前顎矯正を併用し，口輪筋再建を含むManchester法に準じた筆者らの一期的口唇形成と同時に，両側唇裂に伴う高度な外鼻変形に対して，軟骨下縁切開を用いて大鼻翼軟骨を直視下に確実に矯正位に縫合固定し，primary forked flapによる鼻柱延長を行うものである。この術式でもっとも懸念されるのは中央唇の壊死であり，これを回避すべく，鼻柱・鼻尖・鼻背を皮下剥離し，大鼻翼軟骨を縫合固定する際には，前篩骨動静脈の終末枝を温存すべくルーペ下に慎重に行っている。最長11歳，最短7歳，平均9.2歳（n＝12）の時点での評価で，外鼻形態は良好に維持され，外鼻の明らかな発育抑制は認められない。

はじめに

片側，両側を問わず，唇裂外鼻変形の治療時期や手術方法は術者によって多種多様であり，未だ一定の見解に達するには至っていない。筆者らは両側唇裂に対して外鼻一次形成術を行い，良好な結果を得ているので，筆者らの術式の詳細を紹介する。

A 術式の目的と考え方

両側唇裂外鼻変形は，外鼻の骨組みを成す大鼻翼軟骨の変形・偏位にその主因を求めることができる。加えて，上顎における骨性土台の変形（とくに中間顎の前突・偏位），鼻腔liningの不足により修飾される。したがって，唇裂外鼻形成術の基本は，大鼻翼軟骨を正常な位置へ矯正することにある。

ただし，大鼻翼軟骨の矯正にあたっては，大鼻翼軟骨の変形・偏位を完全に解除し，緊張のかからない状態で矯正位に直接縫合固定することが，後戻りを防ぎ，良好な外鼻形態を長期に維持する上で重要である[1]。

唇裂初回手術時に行う外鼻一次形成術では，鼻腔内の術野がより広く得られるため，大鼻翼軟骨の確実な矯正位への縫合固定が可能となる[2]。しかも，乳児期の軟骨は十分な可塑性があり，乳児期の方が矯正は比較的容易で，矯正位固定後の大鼻翼軟骨の維持も確実であり，したがって，術後の後戻りも少ないと推察される。しかしながら，患児の成長とともに軟骨の可塑性は消失していき，矯正位に固定した大鼻翼軟骨でも，術後の後戻りの程度は大きくなると考えられる。

また，外鼻変形が患児の成長とともに増悪傾向を示すのは，われわれが臨床上よく経験するところであり，成長期以後まで放置された外鼻変形では，修正に苦慮することもしばしばである。したがって，乳児期における外鼻変形の早期修正は，その後の外鼻の適正な発育の促進を期待できる。

以上より，両側唇裂における外鼻変形は基本的に乳児期の修正が好ましいと考える。しかしながら，乳児期には外鼻の軟骨は未だ脆弱で，いたずらな手術侵襲はかえってその後の発育抑制を惹起するために，手術に際しては十分に愛護的な操作が必要とされるのはいうまでもない。

筆者らは両側唇裂初回手術時，中央唇両外側の皮膚をprimary forked flap[3]として鼻柱延長に利用するが，これは同時に，矯正位に縫合固定した大鼻翼軟骨に対する皮膚側からの過圧迫を和らげる役目を果たしている。

筆者らはまた軟骨下縁切開[2]を好んで用いて

いる。鼻孔縁切開[2]や逆U字切開[4]では，縫合線が鼻孔縁に重なるため，鼻孔縁が不整な凹凸を示すのを少なからず経験している。また，軟骨間切開[2]では鼻孔の小さい東洋人の乳児では術野が狭く，手術操作が盲目的になり，大鼻翼軟骨の縫合固定も不確実となる。一方，軟骨下縁切開では，直視下に大鼻翼軟骨を確認しながら，剥離，縫合固定の操作を確実に行うことが可能であり，しかも縫合線が鼻腔内に隠れるため，滑らかな円弧状の鼻孔縁を形成することができる。

さらに，両側唇裂外鼻一次形成術を行う場合には，外鼻の良好な形態を長期に維持し，適正な発育を促すためにも，外鼻の土台である上顎，とくに前突・偏位した中間顎の術前矯正と，両側唇裂初回手術時の口輪筋再建[5]による上顎の安定化が必須である。

B 適応と症例の選択

両側唇裂初回手術時，一次的に外鼻形成を行う症例は，外鼻変形が高度な症例である。したがって，両側唇裂に顎裂あるいは顎口蓋裂を合併している症例がよい適応となる。

顎裂あるいは顎口蓋裂を合併していない場合は，一般的に外鼻変形が軽度ないし中等度のことが多く，就学前に行う二次的な外鼻形成で十分に満足のいく結果を得ることができる。

C 術前の準備 －術前顎矯正－

1. 顎矯正の目的

両側唇裂手術において良好な術後成績を得ることが難しい理由の一つに，前方に突出した中間顎のために，とくに両側一期手術が行いにくいことが挙げられる（図3・16-a，3・17-左）。したがって，術前顎矯正により中間顎を効果的に後退させ，術前に良好な上顎歯列弓を得ることができれば，両側唇裂初回手術を一期的に行うことができ，かつバランスの良い上口唇と外鼻を形成することが可能となる（図3・16-b，3・17-右）。

2. 顎矯正の適応，方法，開始時期，期間

術前顎矯正は，唇顎裂あるいは唇顎口蓋裂で，中間顎の突出が中等度から高度なものに対して行う。

唇顎裂では矯正帽（head cap，図3・18）のみにより，唇顎口蓋裂では矯正帽と顎矯正装置（orthodontic appliance）により顎矯正を行う。顎矯正装置は，初診時上顎歯列弓の狭窄がある場合は筆者ら独自の矯正口蓋床（図3・19，3・20）を，上顎歯列弓の狭窄のない場合は保定口蓋床（図3・21）を用いる。

術前顎矯正は開始時期が早いほど効果的であるが，手術時期とのかねあいもあり，通常生後1カ

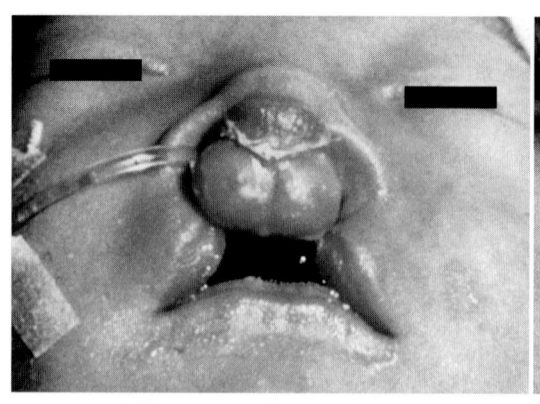

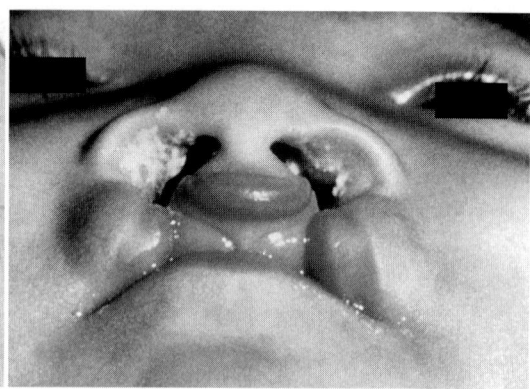

(a) 生後1カ月。術前顎矯正開始前。 (b) 生後3カ月。術前顎矯正終了後。

図3・16 両側唇顎口蓋裂患児

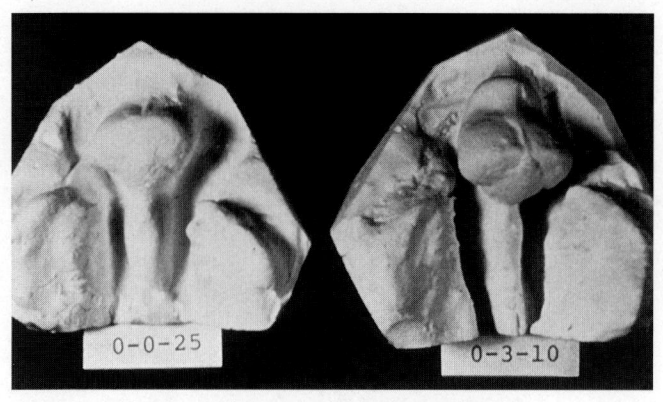

第3章　両側唇裂初回手術と鼻の形の異常　75

(左) 生後1カ月。術前顎矯正開始前。
(右) 生後3カ月。術前顎矯正終了後。
図3・17　図3・16の患児の上顎石膏模型

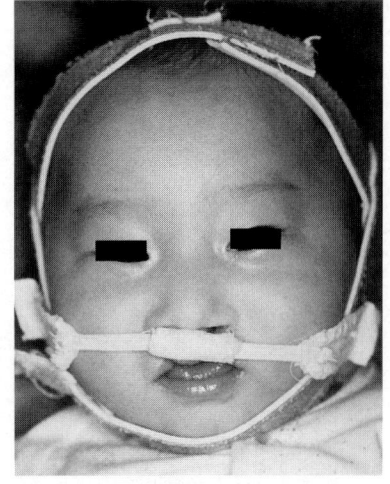

図3・18　両側唇顎口蓋裂患児に対する矯正帽による術前顎矯正の実際

月～1カ月半頃より開始することが多い。顎矯正に要する期間は通常4～6週である。

3. 矯正帽の作製

通常患児の母親自身に矯正帽を作ってもらうが，初診の時点で，患児の母親に矯正帽のサンプルを見せながら，その目的と必要性を十分に理解してもらった上で作製を指導する。

矯正帽は綿テープを用いて作製させ，中間顎の圧迫に用いるゴムバンドは矯正帽に縫着せず，その両端につけた両面テープにより着脱自在にし，中間顎の後退や位置の変化に対応してゴムバンドの圧迫力や方向を変えられるようにする。

矯正帽は入浴時以外24時間装着させることを原則とする。ゴムバンドの中央唇にあたる部位にはやや厚目にガーゼを巻きつけ，ゴムバンドには縫いつけずにおくと，授乳などで汚れた際に交換しやすい。また，中間顎を望ましい方向に後退させるべく，そのつどガーゼを左右に移動できる(図3・18)。

4. 顎矯正装置の作製

唇顎口蓋裂の患児では，まず口腔内上顎印象を採得して石膏模型を作り，これを元に顎矯正装置を作製する。

初診時，上顎歯列弓がすでに狭窄し，矯正帽のみでは中間顎が左右の上顎歯列弓に騎乗するような唇顎口蓋裂では，筆者らの矯正口蓋床により上顎歯列弓前方部を側方へ拡大し，中間顎が十分に後退しうるスペースを確保する(図3・19, 3・20)。上顎歯列弓の狭窄がなく，あるいは軽度で，後退した中間顎が入るスペースのある唇顎口蓋裂では，保定口蓋床を装着させ，披裂部を被覆する(図3・21)。

顎矯正装置は，披裂部への舌の陥入や哺乳時の吸啜力による上顎歯列弓の偏位・狭窄を防止し，また，患児の哺乳を容易にし，順調な体重増加と身体発育を促す効果がある。

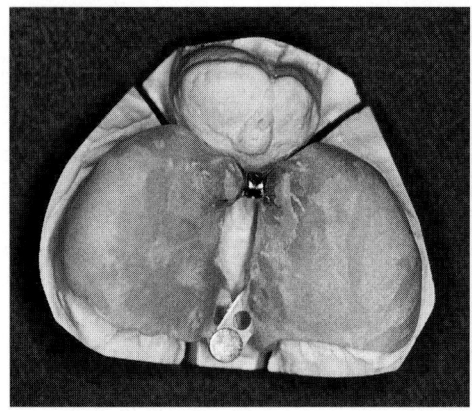

(a) 矯正前。上顎歯列弓に狭窄があり，中間顎の収まる十分なスペースがない。

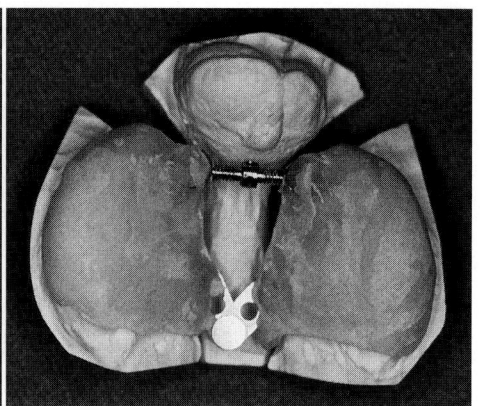

(b) 矯正後。矯正口蓋床による上顎歯列弓の側方拡大により，中間顎の収まるスペースができた。

図3・19 両側唇顎口蓋裂患児に対する矯正口蓋床による術前顎矯正の効果

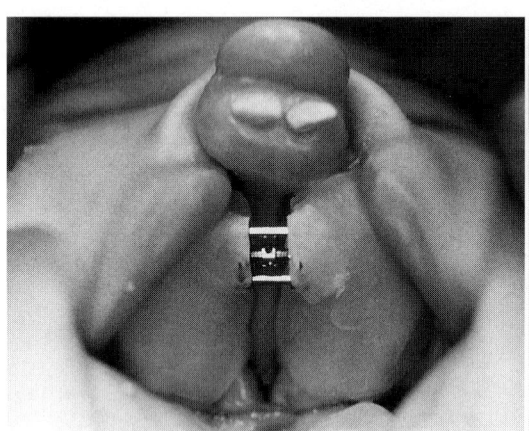

図3・20 矯正口蓋床を装着した両側唇顎口蓋裂患児

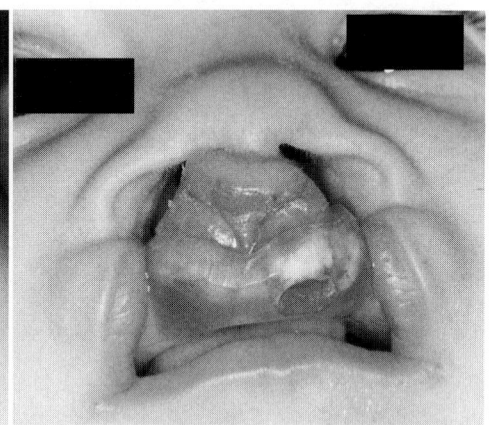

図3・21 保定口蓋床を装着した両側唇顎口蓋裂患児

5. 顎矯正の実際

1～2週ごとに外来に通院してもらい，矯正帽と顎矯正装置の適合の具合をチェックする。とくに矯正帽では，ゴムバンドが中間顎を圧迫する力と方向が適切であることが矯正のポイントとなる。ゴムバンドの過圧迫を避け，圧迫の方向に注意を払うように，患児の母親に十分説明する。

顎矯正は基本的には24時間行う。授乳は矯正帽，顎矯正装置を装着したまま行う。ゴムバンドや顎矯正装置をはずして授乳させると，授乳時の舌の圧迫や吸啜力により，中間顎の前突や上顎歯列弓の偏位が増悪するからである。

D 手技のポイント

1. 器具と材料

唇裂手術に使用する器具・材料に加えて，外鼻形成術に必要なものとして，切開には15番メスが，創縁の把持にはAdson摂子よりもひと回り小さい，有鉤および無鉤摂子が有用である。皮下・軟骨上の剥離には，唇裂手術時に使用する剥離剪刀を用いる。大鼻翼軟骨の矯正位への縫合固定にあたっては，剥離した外鼻の皮弁を挙上し，広い術野を確保するためには，手の外科に用いる長い

指鉤が便利である。スキンフックや鋭二爪鉤は鼻孔縁には使用しない。これらを鼻孔縁に用いると，局所に与える鋭的外傷のために，鼻孔縁にnotchとして残存することが懸念されるからである。

大鼻翼軟骨の縫合固定とボルスターによる外固定には5-0ナイロンを，閉創には6-0バイクリルを使用する。

2. 作図上のポイント

Manchester法に準じた筆者らの一期的直線法による口唇形成のための作図を行う[5]。キューピット弓の幅は6〜8mmとし，人中形成に使用しない中央唇両外側の皮膚は，forked flap[3]として鼻柱延長に利用する。また，forked flapの作図に連続して両鼻腔内に入り，軟骨下縁切開[2]を加える。この軟骨下縁切開は鼻限を通り，両側方唇の鼻腔内への切開線と連続させる（図3・22-a，3・23-a）。

3. 手術のポイント

Manchester法に準じた筆者らの一期的直線法による口唇形成に必要な切開を行った後[5]，頭部をやや懸垂位とする。鼻腔底再建および口腔前庭部の形成をすませた後[5]，外鼻形成に移る。

20万倍ボスミン注射後，両側軟骨下縁切開を鼻腔ほぼ全周に加える。剥離剪刀を用いて丁寧に剥離を進め，大鼻翼軟骨を確認した後，剥離範囲を広げる。Forked flapの挙上に続き，鼻柱・鼻尖・鼻背を広く皮下剥離し，これらを一つの皮弁として挙上する。剥離は頭側では両外側鼻軟骨が確認できるまで，両外側は大鼻翼軟骨外側脚基部と外側鼻軟骨が十分確認できるまで広く行う。

以上の剥離にあたっては，鼻背・鼻尖・鼻柱より中央唇に向かう前篩骨動静脈の終末枝[6) 7)]（図3・24）を温存すべく，ルーペ下に慎重に行う（図3・23-b）。

止血を行った後，両大鼻翼軟骨が無理なく正中頭側方向に移動しうるのを確認した後，直視下に両大鼻翼軟骨を矯正位に縫合固定する（図3・23-c）。すなわち，開離した両大鼻翼軟骨の内側脚から外側脚への移行部頭側を，2〜3カ所でひろい縫合固定することにより，両大鼻翼軟骨は正中頭側に向けて矯正される。さらに鼻尖を越えて両内側脚を2〜3カ所で縫合固定することで，鼻尖の高まりを形成し，軟骨間に介在する線維性脂肪組織を鼻尖へと移動できる。大鼻翼軟骨の縫合固定にあたっては，最終的な外鼻の形態を常にイメージしながら，左右の非対称性，過度の変形・偏位を来さないように留意する。

ついでforked flapによる鼻柱延長を行いなが

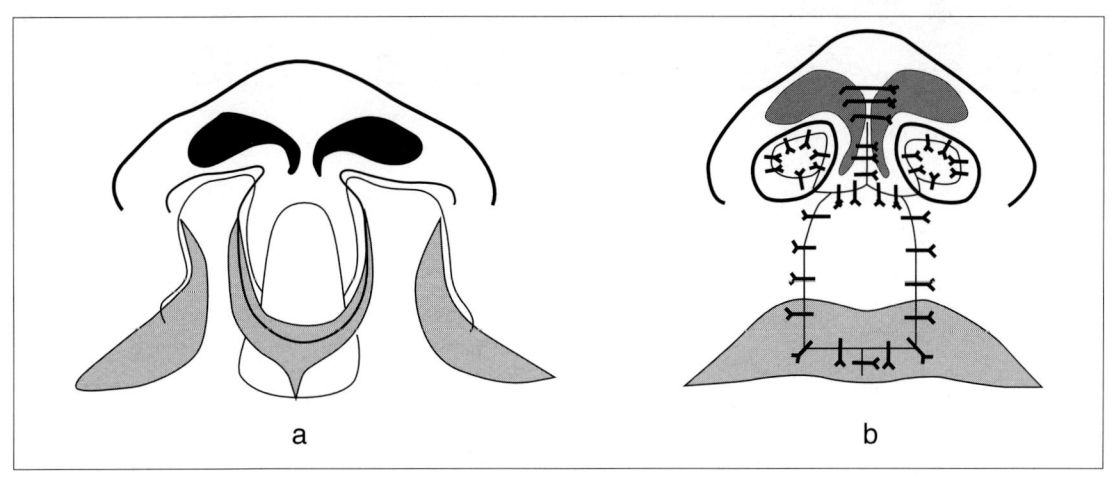

図3・22 筆者らの両側唇裂外鼻一次形成術
(a) Manchester変法，primary forked flap，軟骨下縁切開を作図する。
(b) 口輪筋再建を含む一期的口唇形成，鼻柱延長，両側大鼻翼軟骨の矯正位への縫合固定を一次的に終了した。

78 唇裂鼻の治療

(a) 作図。
(b) ルーペ下に前篩骨動静脈終末枝を同定・温存する。
(c) 両側大鼻翼軟骨を直視下で矯正位に直接縫合・固定する。
(d) 縫合終了時。
(e) ボルスターによる外固定。

図3・23 両側唇顎口蓋裂患児に対する筆者らの外鼻一次形成術の実際

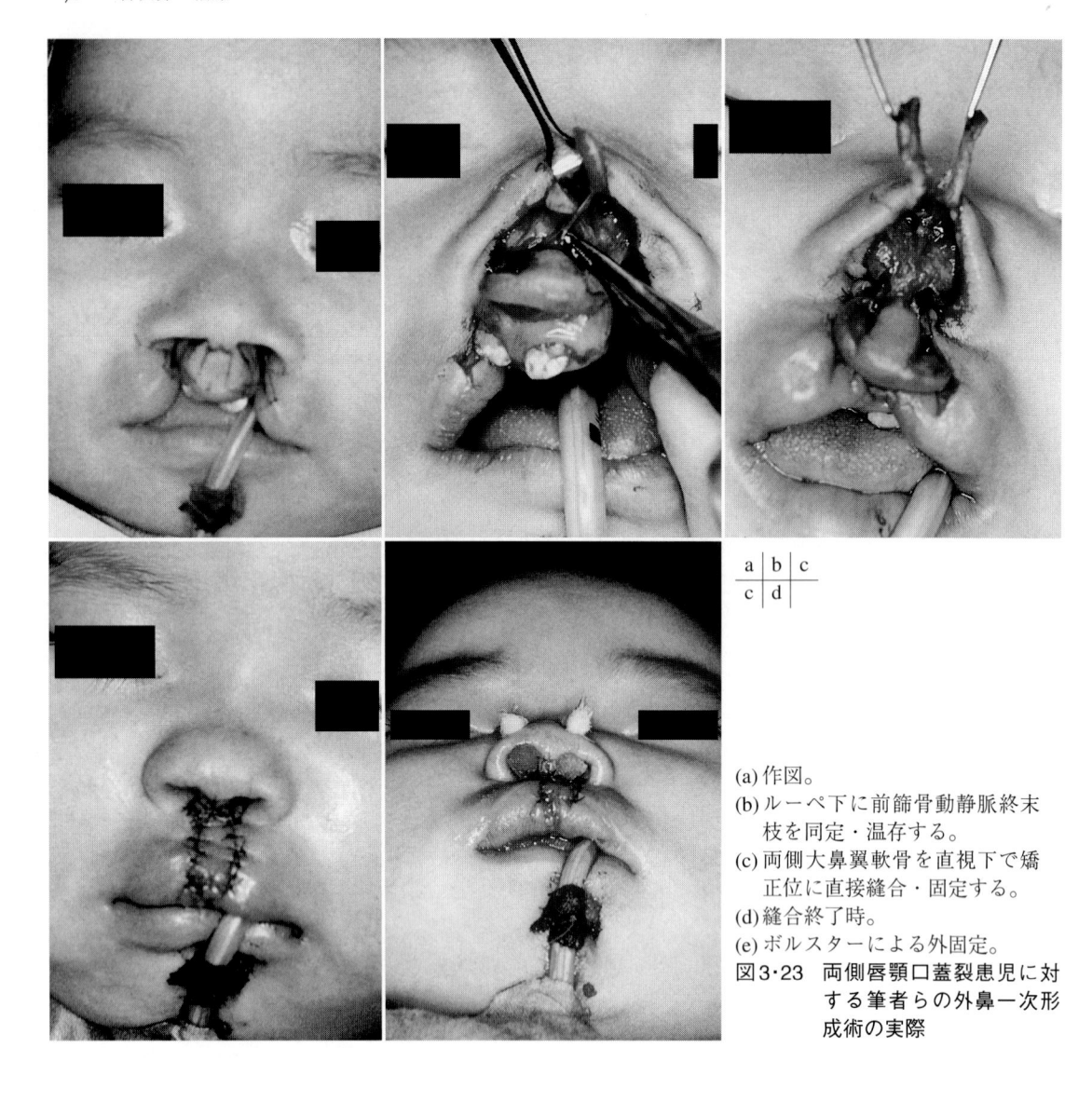

ら，両軟骨下縁切開を縫合閉鎖する。矯正位に縫合固定した大鼻翼軟骨外側脚に緊張をかけないように，大鼻翼軟骨外側脚付きの鼻腔liningをやや正中に引き寄せて閉創する。

外鼻形成を終了した後，中間顎上で口輪筋の縫合再建を行い，上口唇皮膚および粘膜を縫合する（図3・23-d，3・22-b）。両大鼻翼軟骨を矯正位に保持し，かつ死腔を残さないようにするため，ボルスター縫合による補助固定を左右1本ずつ追加する（図3・23-e）。

4. 手技上の注意点

Forked flapを鼻柱基部から鼻尖・鼻背に向かって皮下剥離する際，前篩骨動静脈の終末枝[6)7)]を絶対に損傷してはならない（図3・23-b）。中間顎上で剥離した中央唇の血行は，前篩骨動静脈の終末枝にもっぱら依存しており（図3・24），前篩骨動静脈の終末枝の損傷は，中央唇の部分あるいは完全壊死に帰結する[6)7)]。

また，両鼻翼軟骨外側脚および内側脚を矯正位に縫合固定する際にも，5-0ナイロンで前篩骨動

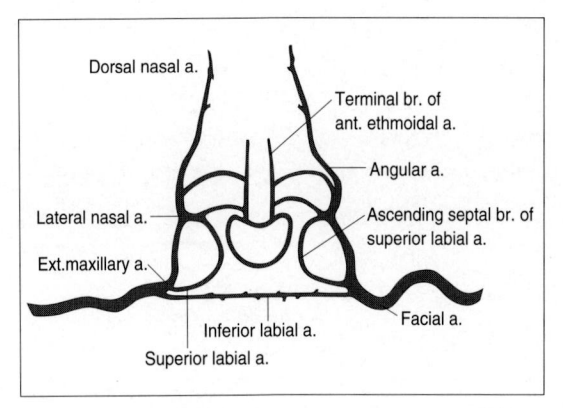

図3・24 両側唇裂における中央唇への血行[6)7)]
中央唇は前篩骨動静脈終末枝により栄養される。

静脈の終末枝[6)7)]を絶対に損傷することがあってはならない（図3・23-c）。

5-0ナイロンを大鼻翼軟骨のどの部位にかけるのがもっとも適切かを知るには，経験を積まなくてはならない。軟骨下縁切開を縫合閉鎖する際に，鼻孔および鼻尖の形態に著しい変形を来すようであれば，矯正位に固定した大鼻翼軟骨の5-0ナイロンをはずし，再度縫合固定しなおす労力を惜しんではならない。大鼻翼軟骨を縫合固定する前に，摂子で大鼻翼軟骨を正中頭側に向けて移動させ，外鼻形態がもっとも自然となる矯正位を覚えておくとよい。また，大鼻翼軟骨を縫合固定する前に，5-0ナイロンを仮締めして，その良否をチェックする。また，forked flapによる過度の鼻柱延長は，術後鼻尖および鼻孔が上方を向く傾向にあるため慎むべきである。

E 術後管理

1. 全身管理

a. 体位
仰臥位とし，両上肢に抑制帯を巻き，肘関節の屈曲を防止することにより，創部，点滴ルートなどを保護する。

b. バイタル・サインのチェック
とくに呼吸状態に留意する。創部を刺激しないように口腔内の分泌物を吸引除去し，気道閉塞を回避する。

心・大血管奇形などの重篤な合併症を有する患児は，最低術翌朝まではICU管理とすることが望ましい。

c. 点滴
点滴ルートは抜去されないようにシーネ固定する。乳児は水分摂取量の不足，嘔吐，下痢などにより容易に脱水症状を来し，発熱する。原則として維持量（100ml/kg/day）を輸液し，水分の経口摂取後，嘔吐，下痢，発熱など異常のないことを確認の上，術翌朝点滴を抜去する。

d. 発熱
手術侵襲による一過性の発熱をみることが多いが，通常術後1～2日で平熱に復する。ただし，発熱が続く場合は，続発する脱水症状を予防すべく点滴を持続する。さらに，適宜坐薬を使用する。

e. 抗生物質の投与
創部感染予防として，抗生物質の投与を全抜糸がすむ術後4～5日まで，点滴ルートが確保されている間は経静脈的に，点滴ルート抜去後は経口的に行う。

2. 創部管理

a. 術直後の処置
縫合終了後，生食ガーゼで十分に清拭し，凝血をぬぐい落とし，抗生物質含有軟膏を塗布しておく。

b. 消毒
創部の消毒に際しては，介助者に患児の頭部を保持させる。鼻腔内の鼻汁や分泌物を完全にふきとった後，0.05％ヒビテングルコネート液をしみこませた小綿球を用い，愛護的に創部を清拭する。縫合糸にわずかの凝血塊が残っても，無理して除去する必要はない。消毒後はガーゼで消毒液をふきとり，抗生物質含有軟膏を塗布しておく。

消毒時，ボルスター固定のために5-0ナイロン糸を刺入・刺出した部位のチェックを欠かさない。

c. 抜糸
抜糸に際しては，患児の四肢，体幹をタオルで巻くか，介助者に両肘で患児の腰部を抑制させ，

患児の両肘で患児の両頰を軽く抑え，創部に緊張がかからないようにする。通常，上口唇では半抜糸は4日，全抜糸は5～7日に行うが，鼻腔内の縫合には吸収糸を使用するため抜糸の必要はない。

d．ボルスター固定の除去とリテイナーの装着

ボルスター固定は術後10日前後には除去する。鼻孔にリテイナーを挿入するにあたって抵抗のある場合には，リテイナーの該当部位をトリミングする。リテイナーのサイズは，矯正位に固定された大鼻翼軟骨を保持する意味から，やや大きめが望ましい。リテイナー装着は，入浴時を除き1日24時間を原則とし，抑制帯除去までとする。

3．栄　養

帰室後完全に覚醒し，腸管の運動を確認すれば，少量の糖水から始め，嘔吐がなければ，口蓋裂用の乳首でミルクの経口摂取を試みてよい。

4．退院後の管理

術後6週間は上肢を抑制帯で固定し，哺乳も口蓋裂用の乳首を用い，創部の安定を図る。サージカルテープによる両頰にわたる創部固定は術後6～8週間行う。

F　症　例

【症例1】両側唇顎口蓋裂，女（図3・25-a，b）

初診時，上顎歯列弓の狭窄がなく，前突した中間顎の収まるスペースが十分にあったため，矯正帽と保定口蓋床を用いた約4週間の術前顎矯正の後，生後4カ月，Manchester法に準じた筆者らの一期的直線法による口唇形成を行った。同時に，高度な外鼻変形に対して本稿で詳述した筆者らの方法による外鼻一次形成術を行った。

生後10カ月，大鼻翼軟骨の矯正，鼻柱の延長はともに十分である（図3・25-c，d）。8歳時，上口唇・外鼻の形態は良好であり，外鼻の発育抑制は認められない（図3・25-e，f）。

【症例2】右側唇顎裂および左側唇顎口蓋裂，男（図3・26-a，b）

顎口蓋裂の合併は片側のみであり，術前顎矯正の必要はなかった。生後3カ月，Manchester法に準じた一期的直線法による口唇形成を行うと同時に，強い外鼻変形に対して本稿で詳述した筆者らの方法による外鼻一次形成術を行った。

2歳時，大鼻翼軟骨はよく矯正され，鼻柱は十分に長い（図3・26-c，d）。10歳時，上口唇・外鼻の形態はよく維持されており，外鼻の発育抑制は認められない（図3・26-e，f）。

G　考　察

1．外鼻一次形成術の術式

1）両側唇裂外鼻一次形成術においてもっとも重要な基本原則は，両側大鼻翼軟骨の矯正にある。この点から，両側唇裂外鼻一次形成術は，外鼻皮下を剥離し，大鼻翼軟骨を矯正位に直接縫合する内固定法[8)～10)]と，外鼻皮下を剥離した後，ボルスターやリテイナーなどを用いて大鼻翼軟骨をpull through sutureする外固定法[11)～13)]の二つに大別することができる。

2）外固定法では，外鼻の皮下剥離のアプローチや剥離範囲など手技の詳細は多少異にするものの，総じて手術操作が盲目的であり，大鼻翼軟骨の過矯正が必要となる。両側唇裂の裂型は多様であり，これに伴う外鼻変形の程度もまた一様でなく，過矯正の程度も症例により異なり，筆者らの経験も含めて，一定の結果を得るにはかなりの熟練を要し，かつ経験と勘に頼らざるを得ない点が多いと感じている。

その理由の一つとして，外鼻の組織学的構築における人種差，たとえば外鼻皮下脂肪の多寡などが関与しているものと推察される。すなわち，東洋人においてはそれぞれの外鼻軟骨間に脂肪組織などが介在しやすいため，固定に確実性を欠き，外固定では過矯正を行っても後戻りしやすいと思われる。したがって，東洋人における外鼻一次形成術では，大鼻翼軟骨を正確に矯正位に縫合固定しうる内固定法がより適していると考えている。しかも，筆者らの内固定法では過矯正の必要はなく，ボルスターによる補助固定の目的は，大鼻翼軟骨の矯正位固定の強化よりはむしろ，鼻限の再

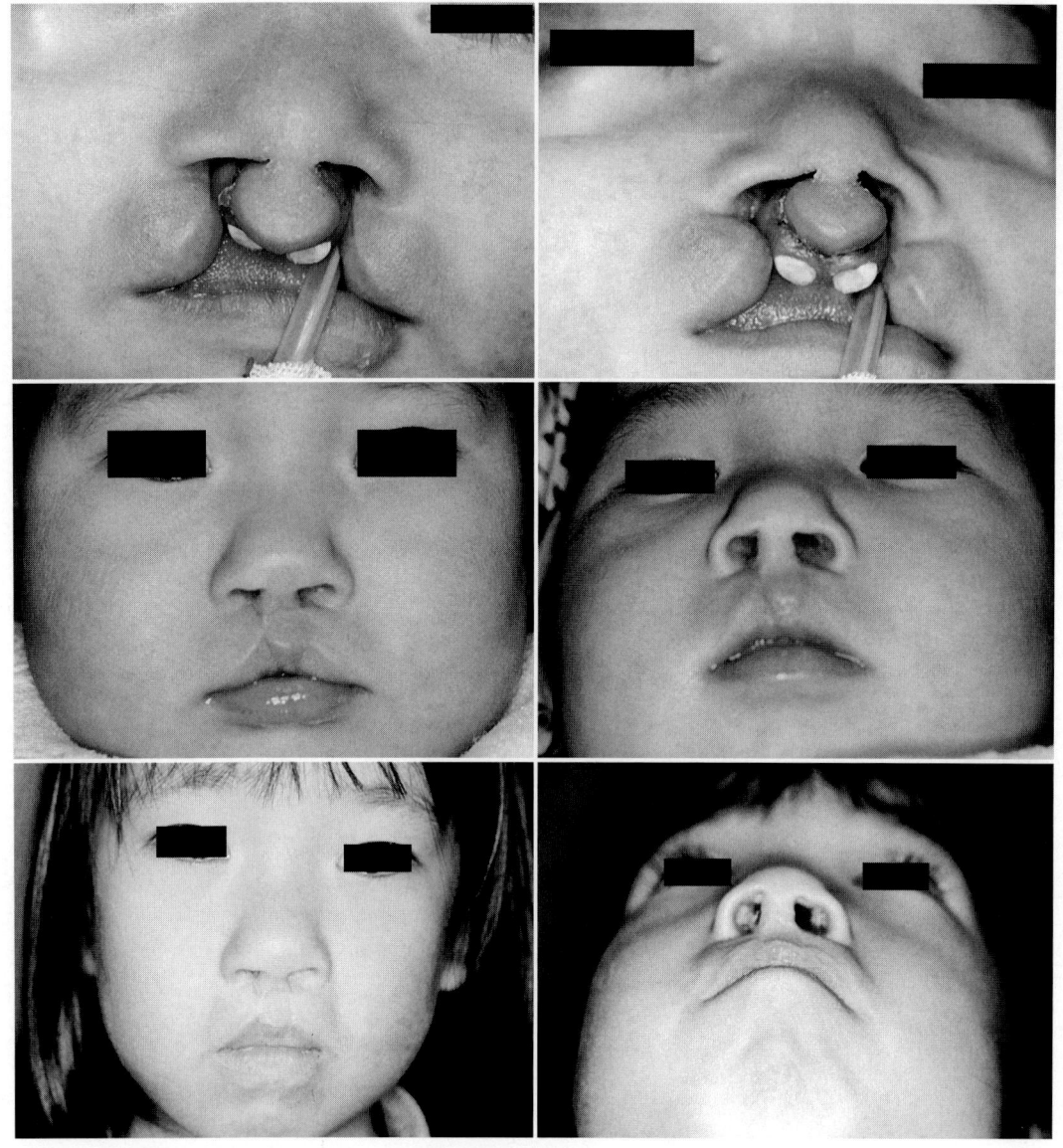

第3章　両側唇裂初回手術と鼻の形の異常　81

(a, b) 上顎歯列弓に狭窄はなく，矯正帽と保定口蓋床による術前顎矯正の後，生後4カ月，筆者らの方法により上口唇・外鼻一次形成術を行った。
(c, d) 生後6カ月。大鼻翼軟骨の矯正，鼻柱の延長はともに十分である。
(e, f) 8歳時。上口唇・外鼻の形態は良好で，外鼻の発育抑制は認められない。

a	b
c	d
e	f

図3・25　両側唇顎口蓋裂，女

拘縮による鼻腔の狭小化の予防と，止血および死腔に対する処置としての意味合いが強い。

開離した両側大鼻翼軟骨が正中頭側に矯正されるに伴い，鼻尖皮膚で鼻柱が二次的に延長されるため，軽度から中等度の外鼻変形ではforked flapなどの口唇皮膚を用いた鼻柱延長は必要としないことが多い。ただし，重度の外鼻変形では，大鼻翼軟骨矯正後に鼻柱皮膚の不足が目立ち，鼻柱再建には口唇皮膚を利用せざるを得ない。

3) 両側唇裂初回手術時の口輪筋再建は必須であり，術前顎矯正により全例に可能となる[5]。しかしながら，口輪筋再建にあたっては中央唇を中

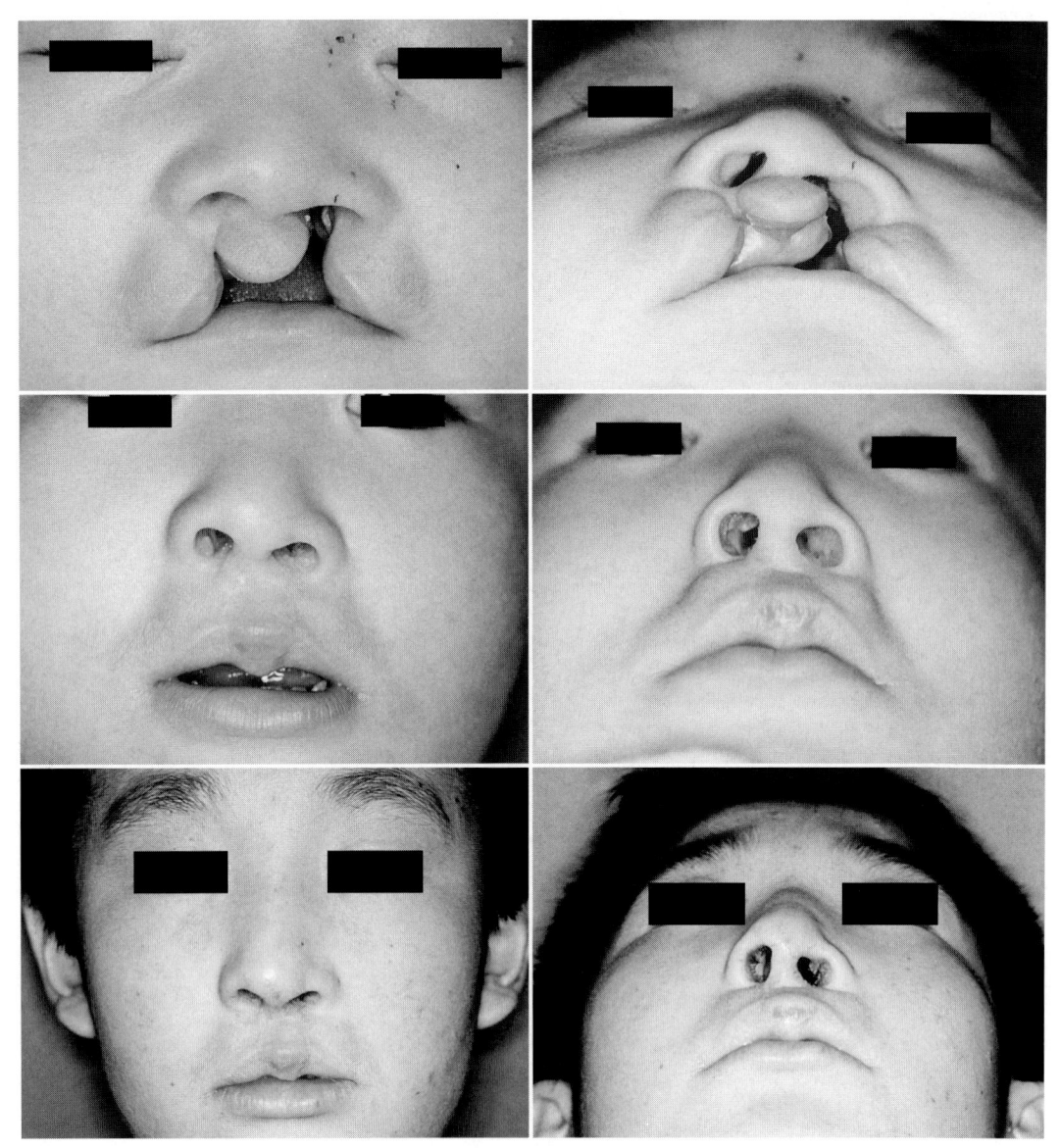

(a, b) 術前顎矯正の必要はなく，生後3カ月，筆者らの方法により上口唇・外鼻一次形成術を行った。
(c, d) 2歳時。大鼻翼軟骨はよく矯正され，鼻柱は十分に長い。
(e, f) 10歳時。上口唇・外鼻の形態はよく維持されており，外鼻の発育抑制は認められない。

a	b
c	d
e	f

図3・26　右側唇顎裂および左側唇顎口蓋裂，男

間顎から完全に挙上する必要があり，鼻背・鼻尖から鼻柱を経由して中央唇を栄養する前篩骨動静脈の温存が，中央唇の生着を図るためには不可欠となる[6)7)]。内固定法による大鼻翼軟骨矯正とforked flapなどによる口唇皮膚を用いた鼻柱延長を同時に行う場合，中央唇両外側・鼻柱・鼻尖・鼻背の皮膚を一つの皮弁として挙上しなければならず，とくに鼻柱における皮下剥離に際して前篩骨動静脈を損傷する危険が増大する。

4) McComb[11)]は，外鼻形成を二期に分け，生

後6週でprimary forked flapによる鼻中延長を，生後3カ月で口輪筋再建を含むManchester変法による一期的口唇形成と，外固定法による大鼻翼軟骨の矯正を行っている。Noordhoff[8]，Cutting[10]は，口輪筋再建を含む一期的口唇形成と，内固定法を用いた大鼻翼軟骨の矯正とを同時に行っているが，中央唇への血行温存を考慮して鼻柱における皮下剥離は行わず，大鼻翼軟骨矯正に付随して鼻尖皮膚により鼻柱が延長されるに留めている。Noordhoff[8]は鼻柱延長を二次的に追加しており，Cutting[10]は満足のいく結果が得られたのは8例中4例であったと報告している。

　Trott[9]は，口輪筋再建を含むMillard変法による一期的口唇形成と，内固定法による大鼻翼軟骨の矯正を行っている。中央唇・鼻柱・鼻尖を一つの皮弁として挙上し，直視下に大鼻翼軟骨内側脚および外側脚を広く剥離した後，矯正位に縫合固定するのは筆者らの方法と同様であるが，forked flapなどの口唇皮膚を利用した鼻柱延長は積極的に行っていない。

　筆者らの方法は，口輪筋再建を含むManchester法に準じた筆者らの一期的口唇形成と，内固定法による大鼻翼軟骨の矯正およびforked flapによる鼻柱延長を同時に行うものであり，術式としてはもっとも侵襲的で徹底しており，両側唇裂の高度外鼻変形に適応を絞っている。筆者らは中央唇の壊死を回避すべく，とくに鼻柱皮下を剥離するにあたっては細心の注意を払い，ルーペ下に前篩骨動静脈の温存を図っており，中央唇の壊死を来した症例は皆無であった。また，primary forked flapを用いた鼻柱延長は，矯正位に縫合固定された大鼻翼軟骨への皮膚側の過圧迫を解除する役目も果たしている。加えて，術前顎矯正と口輪筋の再建が，外鼻の土台である上顎の安定化を図る上できわめて重要であることを強調したい。

2. 外鼻一次形成術の是非

　片側，両側を問わず，唇裂初回手術時に一次的に外鼻形成術を行うことについては，必ずしも現在広く一般的に行われているわけではなく，就学前の二次修正として行われることが多い[14]。乳児期の不用意な手術侵襲による外鼻の発育障害や，上顎劣成長に伴う外鼻変形の再発などの懸念が容易に払拭しきれないからである。

　しかしながら，外鼻変形の早期修正がその後の経年的な増悪傾向を断ち，適正な成長を促すのを期待しうるという観点から，外鼻一次手術は理論的に肯定しうる方法であると考える。しかも，鼻腔内切開のみで広い手術野が得られるのは，唇裂初回手術の時のみであるといっても過言ではない。Green[15]は胎児の外鼻発育所見より，唇顎口蓋裂に伴う外鼻変形を長期間放置することは外鼻の発育抑制を助長するとして，口輪筋，鼻筋群の正しい位置への縫合を加味した外鼻一次手術を推奨している。

　近年，両側唇裂外鼻一次形成術の長期経過観察例の報告が散見されるようになった。McCombは術後10年[16]および15年の調査[17]で，鼻孔，鼻翼基部に微小な変形は残存してはいるものの，外鼻形態に変化は見られず，外鼻の発育障害も認められなかったと報告している。

　筆者らの両側唇裂外鼻一次形成術においても，最長11歳，最短7歳，平均9.2歳（n=12）の時点での評価で，外鼻の形態はよく保持され，外鼻の明らかな発育抑制は認められていない。しかしながら，左右の裂型の違う症例では，外鼻形態の保持という点でやや成績が劣る印象を抱いている。これには裂型の左右差や顎口蓋裂の有無などが関与していると推察される。筆者らの外鼻一次形成術は，成長期以後までの長期経過観察を必要とするものの，両側唇裂外鼻一次形成術の術後成績向上を図る上で有用な術式の一つであると考える。

まとめ

　両側唇裂に対する筆者らの外鼻一次形成術の手技の詳細を紹介した。術前顎矯正を併用し，口輪筋再建を含むManchester法に準じた筆者らの一期的口唇形成と同時に，軟骨下縁切開を用いて大鼻翼軟骨を直視下に矯正位に縫合固定し，primary forked flapによる鼻柱延長を行うことで，両側唇裂に伴う高度外鼻変形に対して良好な術後結果を得ることができる。

文 献

1) Sugihara, T., Yoshida, T., Igawa, H. H., et al. : Primary correction of the unilateral cleft lip nose. Cleft Palate-Craniofac. J., 30 : 231-236, 1993.
2) 井川浩晴, 杉原平樹 : 軟骨下縁切開を用いた唇裂外鼻形成術. 形成外科, 42 : 905-916, 1999.
3) Millard, D. R. : Bilateral cleft lip and a primary forked flap ; A preliminary report. Plast. Reconstr. Surg., 39 : 59-65, 1967.
4) Tajima, S., Maruyama, M. : Reverse U incision for secondary repair of cleft lip nose. Plast. Reconstr. Surg., 60 : 256-261, 1977.
5) 杉原平樹, 井川浩晴 : 両側唇裂の初回手術. 口唇裂・口蓋裂の治療 : 最近の進歩, 上石弘編, pp.70-77, 克誠堂出版, 東京, 1995.
6) Slaughter, W. B., Henry, J. W., Berger, J. C. : Changes in blood vessel patterns in bilateral cleft lip. Plast. Reconstr. Surg., 26 : 166-179, 1960.
7) Fara, M. : Anatomy and arteriography of cleft lips instillborn children. Plast. Reconstr. Surg., 42 : 29-36, 1968.
8) Noordhoff, M. S. : Bilateral cleft lip reconstruction. Plast. Reconstr. Surg., 78 : 45-54, 1986.
9) Trott, J. A., Mohan, N. : A preliminary report on one stage open tip rhinoplasty at the time of lip repair in bilateral cleft lip and palate ; The Alor Setar experience. Br. J. Plast. Surg., 46 : 215-222, 1993.
10) Cutting, C., Grayson, B. : The prolabial unwinding flap method for one-stage repair of bilateral cleft lip, nose, and alveolus. Plast. Reconstr. Surg., 91 : 37-47, 1993.
11) McComb, H. : Primary repair of the bilateral cleft lip nose. Br. J. Plast. Surg., 28 : 262-267, 1975.
12) Nakajima, T., Yoshimura, Y., Nakanishi, M., et al. : Comprehensive treatment of bilateral cleft lip by multidisciplinary team approach. Br. J. Plast. Surg., 44 : 486-494, 1991.
13) LaRossa, D., Donath, G. : Primary nasoplasty in unilateral and bilateral cleft nasal deformity. Clin. Plast. Surg., 20 : 781-791, 1993.
14) 藤井 徹, 塚田貞夫 : 唇裂外鼻の治療 ; 全国アンケート結果から. 日形会誌, 17 : 1374-1378, 1988.
15) Green, M. F. : The embryonal developmental and functional importance in the repair of the nasal musculature to reduce the deformity of the cleft lip nose. Scand. J. Plast. Reconstr. Surg., 21 : 1-5, 1987.
16) McComb, H. : Primary repair of the bilateral cleft lip nose ; A 10-year review. Plast. Reconstr. Surg., 77 : 701-716, 1986.
17) McComb, H. : Primary repair of the bilateral cleft lip nose ; A fifteen year review and a new treatment plan. Plast. Reconstr. Surg., 86 : 882-889, 1990.

(井川浩晴, 杉原平樹)

第3章 両側唇裂初回手術と鼻の形の異常

3）乳児期（とくに初回手術時）に外鼻に対して行われてきた術式③

Summary

両側唇裂外鼻変形は，前方に突出した中間顎と後退した上顎骨からなる骨性土台の変形，外側鼻軟骨のつぶれるような変形，大鼻翼軟骨の尾背外側への偏位が両側で起きているために生じている。初回手術時に外鼻の操作を行わず，しかも鼻腔底に組織を加えずに口唇の裂を閉鎖すると，内層と外層の間に歪みを生じて，外鼻変形は増悪する。

筆者らは初回手術時に骨性土台には手を加えずに，成長前，しかも軟骨の可塑性のあるうちに鼻軟骨の位置を正常化し，外層と内層の間に歪みを生じないように両層間を広く剥離し，不足している鼻腔ライニングを補充しながら口唇を閉鎖している。両側鼻腔内からZ形成型の切開，すなわち，軟骨間切開を挟んで，大鼻翼軟骨外側脚全体を含むような切開と，外側鼻軟骨を鼻中隔との癒合部付近で切開を加え，大鼻翼軟骨外側脚を外側鼻軟骨内に入れ込むように各皮弁を移動し固定する。鼻翼円蓋（alar dome）の形成のため両側鼻孔縁切開から大鼻翼軟骨中間脚と内側脚を剥離し，広がった両側の鼻尖窩を高い位置で固定する。骨性土台を変えずに鼻軟骨を矯正することによって生ずる，鼻腔内側のライニングの不足ならびに鼻腔鼻孔底の再建に両側の披裂縁弁を用いる。

以上の操作により，縫合糸による鼻軟骨の吊り上げ矯正ではなく，正常な位置への組織移動で，鼻軟骨の矯正と固定が確実に行われるようになった。本術式により，中間顎が著しく突出している場合でも，ある程度の鼻柱延長と鼻尖形態の改善は図れたが，二次修正はほぼ全症例で必要であった。しかしながら，鼻軟骨変形や皮膚との歪みを残したまま成長するのを待機するよりは，軟骨変形や皮膚との関係を改善した上で成長させる方が，二次修正が単純化されるのみならず，外鼻全体の成長にとっても，患者の精神的な観点からも望ましいものと考えている。

A はじめに

両側唇裂の治療に関しては，外鼻変形のみならず，口唇変形や顎変形などいまだ多くの問題が残されており，完全には程遠い。そのため，さまざまな考え方や治療法が存在し，今後も多くの議論が行われるべき分野である。本稿では，筆者らが現在用いている両側唇裂初回外鼻形成手術法の詳細と，その方法を用いている目的，考え方について述べる。

術式の目的と考え方

両側唇裂外鼻の特徴は，短い鼻柱，平坦な鼻尖，外側に広がった鼻翼円蓋，横広がりの鼻孔，外側に広がった鼻翼基部などである。これらの変形は，前方に突出した中間顎と後退した上顎骨からなる骨性土台の変形，外側鼻軟骨のつぶれたような変形，大鼻翼軟骨の尾背外側への偏位が両側で起きているために生じている（図3·27）。片側の場合と同様に，手術前の外鼻変形は，器質的には先天性の鼻腔底の組織欠損，機能的には裂部周囲の筋肉の作用により，骨性土台の変形が起こり，その二次的なものとして出現している。

前方に著しく突出した中間顎鋤骨上の鼻中隔に比べ，外背側に偏位した上顎骨の梨状口縁に支えられる外側鼻軟骨は広げられてつぶれている。大鼻翼軟骨外側脚はそのつぶれた外側鼻軟骨に支えられることもなく逸脱して尾背外側にある梨状口縁に引き伸ばされ沈んでいる。結果として，鼻翼円蓋にあたる内側脚と外側脚の移行部は鈍角とな

って両側に広がり，両側の内側脚間同士も広がっている。鼻の内層であるこれら変形した鼻軟骨の上に外層である皮膚が乗っている。

初回手術時に外鼻の操作を行わず，しかも鼻腔底に組織を加えずに口唇の裂を閉鎖すると，内層と外層の間に歪みを生じて外鼻変形は増悪する（図3・28，3・29）。

筆者らの両側唇裂初回手術の目的は，骨性土台には手を加えず，成長前，しかも軟骨の可塑性のあるうちに鼻軟骨の位置を正常化し，外層と内層の間に歪みを生じないように両層間を広く剝離し，不足している鼻腔ライニングを補充しながら口唇を閉鎖することである（図3・30，3・31）。

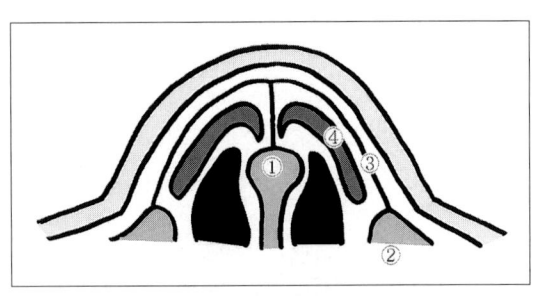

図3・27 両側唇裂外鼻変形
①突出した中間顎，②後退した上顎骨の梨状孔縁，③鼻中隔外側鼻軟骨複合体の変形，④大鼻翼軟骨の偏位

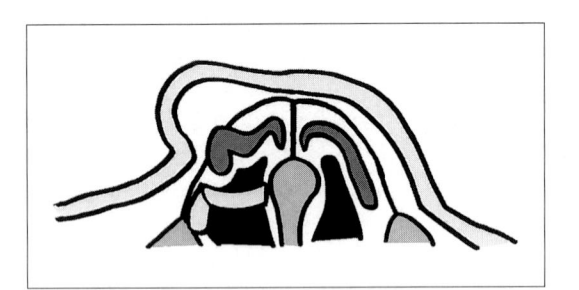

図3・28 鼻形成を行わずに口唇を閉鎖した場合
鼻腔内組織が不足しているところを強引に口唇を閉鎖すると，鼻軟骨変形が悪化し，皮膚との間に歪みを生ずる。

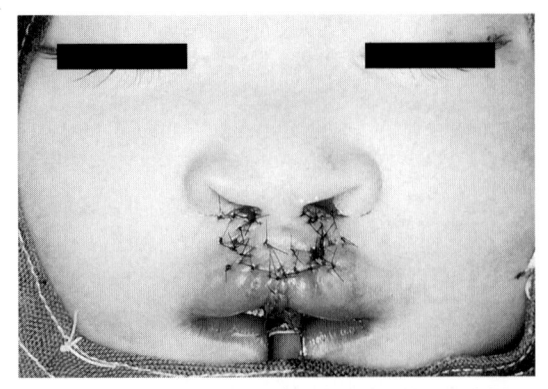

図3・29 鼻形成を行わずに口唇を閉鎖した症例

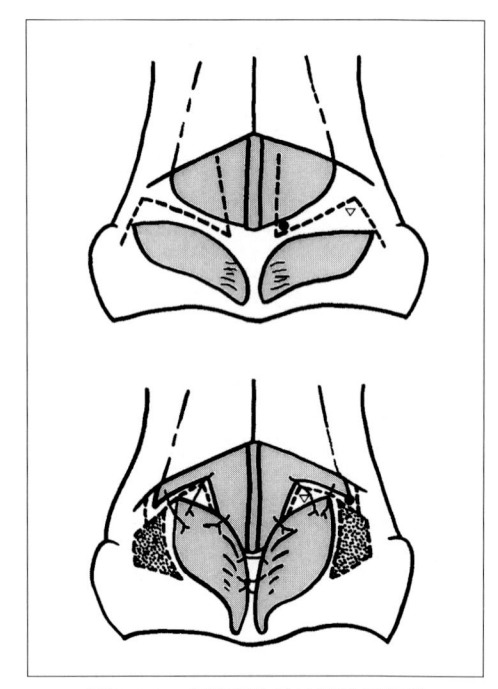

図3・30 大鼻翼軟骨外側脚の移動
縫合糸による吊り上げではなく，皮弁の入れ換えで鼻軟骨を矯正する。点描部の鼻腔側壁に鼻腔ライニングが欠損する。

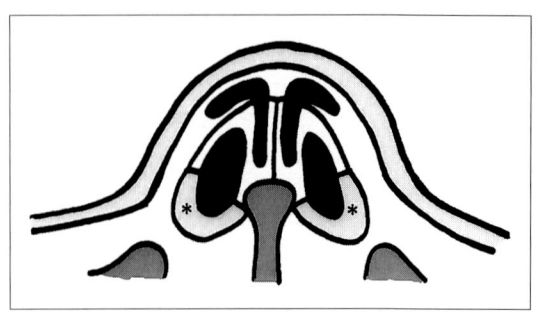

図3・31 初回修正後の外鼻
＊：鼻腔側壁と鼻腔底のライニングの補充に用いられた外側披裂縁弁

第3章 両側唇裂初回手術と鼻の形の異常

B 適応と症例の選択

鼻柱が短く，鼻翼と鼻孔が外側に広がった両側唇裂外鼻の特徴をもった症例が手術適応である。片側唇裂外鼻型の両側唇裂症例では，左右で鼻軟骨処理の範囲を変えるのか，あるいは片側唇裂と同じ処理を行うのか，変形が軽度な側の外鼻が両側唇裂外鼻の特徴を有しているか否かで判断する。鼻柱の長さが適切で，鼻孔鼻腔底に十分な組織の存在する不全両側唇裂の場合は経過を観察する。

C 術前の準備

術前の全身検索ならびに術前鼻孔矯正に関しては，片側唇裂の場合と同様である（片側唇裂外鼻初回手術の項を参照）。突出した中間顎を含めた術前の顎矯正に関しては，手術までの期間や患者の居住環境などにより施行できる余裕があれば行うが，生後2カ月以内に手術が施行されることが多く積極的には行っていない。顎矯正が周到に行われれば当然手術操作は容易になるが，顎矯正のために手術時期を変更することはない。

D 手技のポイント

1. 器具と材料

手術器具および材料は片側唇裂手術時に使用するものと同じである（片側唇裂外鼻初回手術の項を参照）。

2. 作図上のポイント

鼻腔内への作図は困難である。切開線を図3・32に示した。切開しながら手術を進める。

3. 手術のポイント

口唇部の皮膚切開に引き続いて，外側口唇の披裂縁および口唇の口腔前庭側粘膜より披裂縁弁を起こす。この披裂縁弁基部から切開を下鼻甲介に向け延長し，下鼻甲介前部で切開の方向を変えて，鼻限に沿って外側鼻軟骨と大鼻翼軟骨の間を鼻限の最高部まで切開する。さらにこの鼻限最高部で方向を変え，頭側に切開を進めると，外側鼻軟骨が鼻中隔軟骨と癒合する付近で切開される。結果的に大鼻翼軟骨外側脚全体を含んだ三角弁と，外側鼻軟骨を含んだ三角弁からなるZ形成型の切開線となる（図3・32，3・33）。両側鼻孔縁切開 marginal incision1）も行う。切開はすべて11番尖刃メスにて行う。

これらの切開から鼻軟骨上で軟骨を直接露出させないように口蓋形成反剪刀を用いて広く剥離する。両側鼻翼の鼻筋ならびに鼻翼基部に停止している口輪筋，さらに尾背外側に開いた梨状口縁から，鼻翼基部ならびに大鼻翼軟骨外側脚を含んだ三角弁が完全に自由になるように剥離を行わなけ

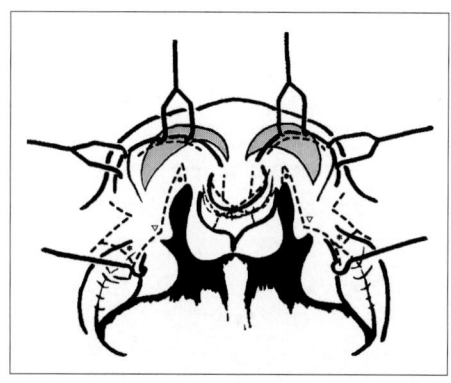

図3・32 切開線のデザイン
点線：切開線，＊：外側披裂縁弁，
▽：大鼻翼軟骨外側脚を含んだ三角弁，
●：外側鼻軟骨を含んだ三角弁

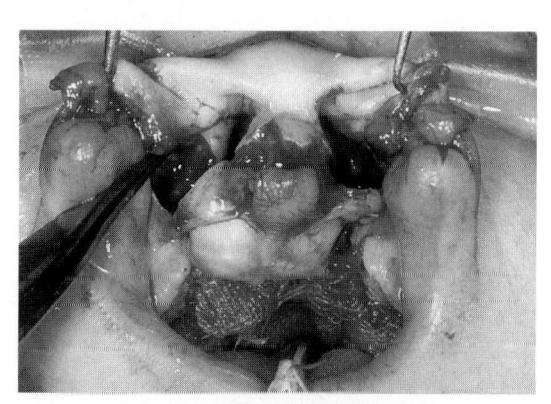

図3・33 鼻腔内切開剥離終了時

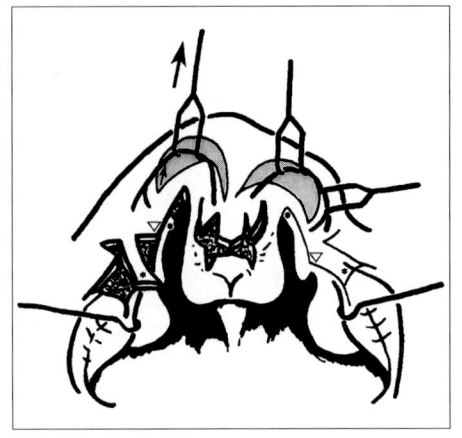

図3・34 鼻腔内切開剥離終了時
披裂側鼻翼円蓋を鼻尖方向（↑）に引くと，大鼻翼軟骨外側脚を含んだ三角弁（▽）が鼻尖方向に移動する。

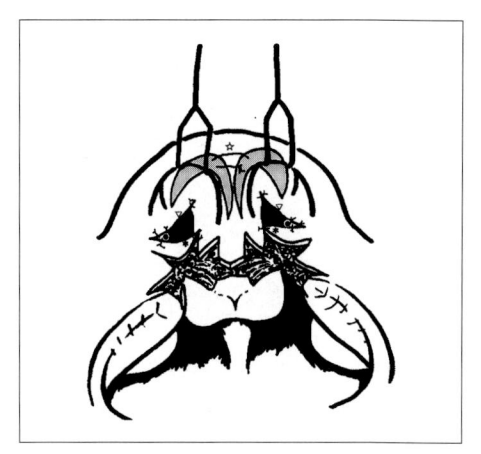

図3・35 鼻腔内縫合終了時
外側披裂縁弁により欠損した鼻腔側壁と鼻腔底が再建される。☆：鼻尖窩形成のためのalar transfixion suture

ればならない。剥離終了後に筋鈎により本来鼻翼円蓋となるべき位置で鼻翼を鼻尖方向に引くと，大鼻翼軟骨外側脚を含んだ三角弁が自然に鼻尖方向に移動し，外側鼻軟骨の切開部に収まる（図3・34）。外側鼻軟骨を含んだ三角弁の基部は梨状口縁に固定されており，この三角弁は実際には大きくは移動されないため，この移動は鼻限部のZ形成というよりは，Z型切開による大鼻翼軟骨外側脚を含んだ三角弁の頭腹内側への引き上げ移動である。

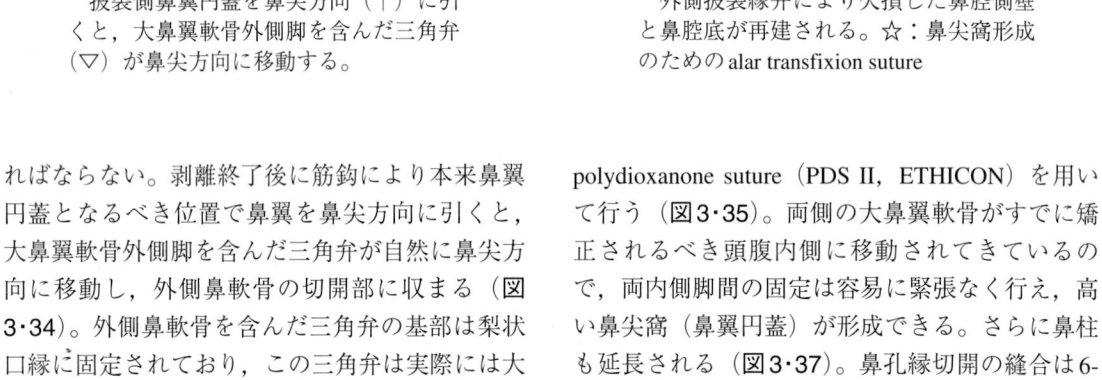

外側鼻軟骨側の三角弁の移動が制限されていることと，変形した骨性土台上に鼻腔内層を再建しなければならないことによる鼻腔内層全体の組織不足のため，鼻腔側壁に組織欠損が生ずる（図3・30）。この組織欠損と鼻腔底再建のために，外側唇の披裂縁弁が移動される（図3・35）。この披裂縁弁の鼻孔側に中央唇の披裂縁弁が移動され鼻腔底が再建される。以上の操作が終了すると，鼻翼基部は頭腹内側へ移動され，鼻翼円蓋も挙上され横広がりの鼻孔が改善される（図3・36）。鼻腔内の縫合はすべて5-0 polyglactin 910 suture（Coated VICRYL, ETHICON）を用いる。

鼻尖部すなわち鼻尖窩の矯正には，鼻孔縁切開から両側大鼻翼軟骨の内側脚間の水平マットレス縫合固定をalar transfixion suture [2]の形で5-0 polydioxanone suture（PDS II, ETHICON）を用いて行う（図3・35）。両側の大鼻翼軟骨がすでに矯正されるべき頭腹内側に移動されてきているので，両内側脚間の固定は容易に緊張なく行え，高い鼻尖窩（鼻翼円蓋）が形成できる。さらに鼻柱も延長される（図3・37）。鼻孔縁切開の縫合は6-0 polydioxanone suture（PDS II, ETHICON）を用いて行う。

片側が不全裂で鼻柱が傾斜している症例においては，片側裂の場合に準じて鼻柱基部を非披裂側へ牽引している口輪筋群から鼻柱基部を外す。鼻中隔尾側端も偏位している場合は，これも前鼻棘から切離して反対側に移動する。

最後に，Cutting法[3]に準じて，外側脚を含んだ三角弁が鼻腔側に浮いてvestibular webが形成されることを予防し，かつ鼻翼溝部で確実に鼻の内層と外層が固定できるように，5-0 polydioxanone suture（PDS II, ETHICON）を用いて，内層外層の固定縫合を行う。鼻前庭のvestibular webの位置から刺入し，鼻翼溝部に刺出する。さらに，外側の刺出点から刺入し鼻前庭に貫き，鼻腔内側で結紮する。この縫合に際して，ボルスターは用いない。

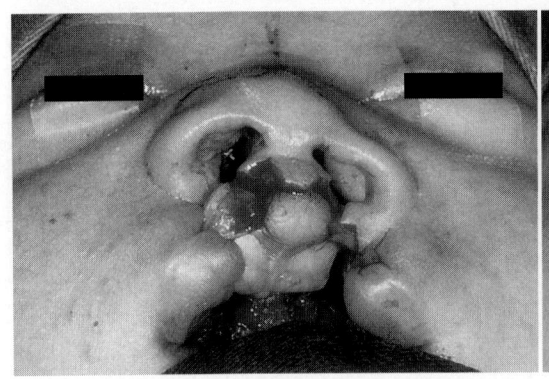

図3・36 右側のみ鼻形成を終了した状態
右側の鼻翼基部は頭腹内側へ移動，鼻限は挙上され，鼻翼円蓋にも組織の余裕ができる。

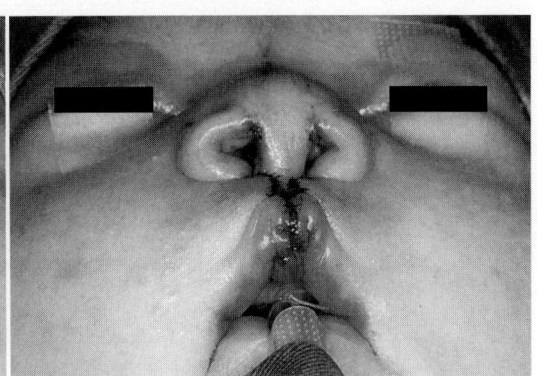

図3・37 縫合終了時
鼻柱が形成される。

4. 手技上の注意点

大鼻翼軟骨外側脚が引き上げられる程度は，外側鼻軟骨の頭側への切開位置および角度によって決まる。左右対称な外鼻変形の場合には左右対称にこの切開を行うが，非対称な場合には，左右で外側鼻軟骨の切開位置と角度を変えなければならない。外側脚の引き上げを控えたい場合は，この切開を低い位置で行う。

両側鼻孔縁切開と両側内側脚間の縫合固定に際して，中央唇の血流には常に注意を払わなければならない。この処置により実際に中央唇が血流障害に陥り壊死した症例の経験はないが，中央唇の皮膚色が悪化した場合は，これらの処置は中止すべきである。

E 術後管理

両側型の鼻孔リテイナー（高研社製）は術後10日前後から開始し，約6カ月間行う。

F 症例

【症例1】両側完全唇顎口蓋裂，女（図3・38）
生後4週目に上記の方法で初回手術を行った。術後5年経過して，丸い鼻尖と短めの鼻柱という両側唇裂鼻の特徴を残していたため，内層内側回転法[4]により二次修正手術を行った。7歳の時点で丸い鼻尖の傾向は若干残っているが，ほぼ正常な鼻形態となった。

【症例2】両側完全唇顎裂，女（図3・39）
生後2週目に上記の方法で初回手術を行った。術後6年経過して，外鼻形態は比較的良好であったが，丸い鼻尖と短い鼻柱を改善する目的で内層内側回転法[4]にて二次的外鼻修正術を追加した。9歳の時点でほぼ正常な鼻形態である。

G 考察

従来，両側唇裂外鼻に対する治療はおもに鼻柱の延長法について主眼が置かれてきた。その代表的なものが，中央唇の組織を鼻柱として移動するMillardのforked flap法[5]と鼻腔底の組織を鼻柱側に移動するCronin法[6]である。筆者らは，これらの方法では両側唇裂鼻に存在する大鼻翼軟骨の広がりが悪化してしまうと考えている[7]。本来の位置へ矯正する目的からすれば，大鼻翼軟骨を内側に回してその広がった内側脚を寄せて鼻柱を形成した方が外鼻変形全体を修正する上で適していると考える。これらの方法は，鼻柱延長の方法というよりは，鼻柱基部近くの内脚隆起を含めたいわゆるpsedocolumellaを形成する方法と考えるべきであろう。

初回手術時あるいはその前後に二段階で行われてきた鼻柱延長法も，forked flap法[8～10]，Cronin法[11]と大鼻翼軟骨を内側に回転させる方法[7,9,12]

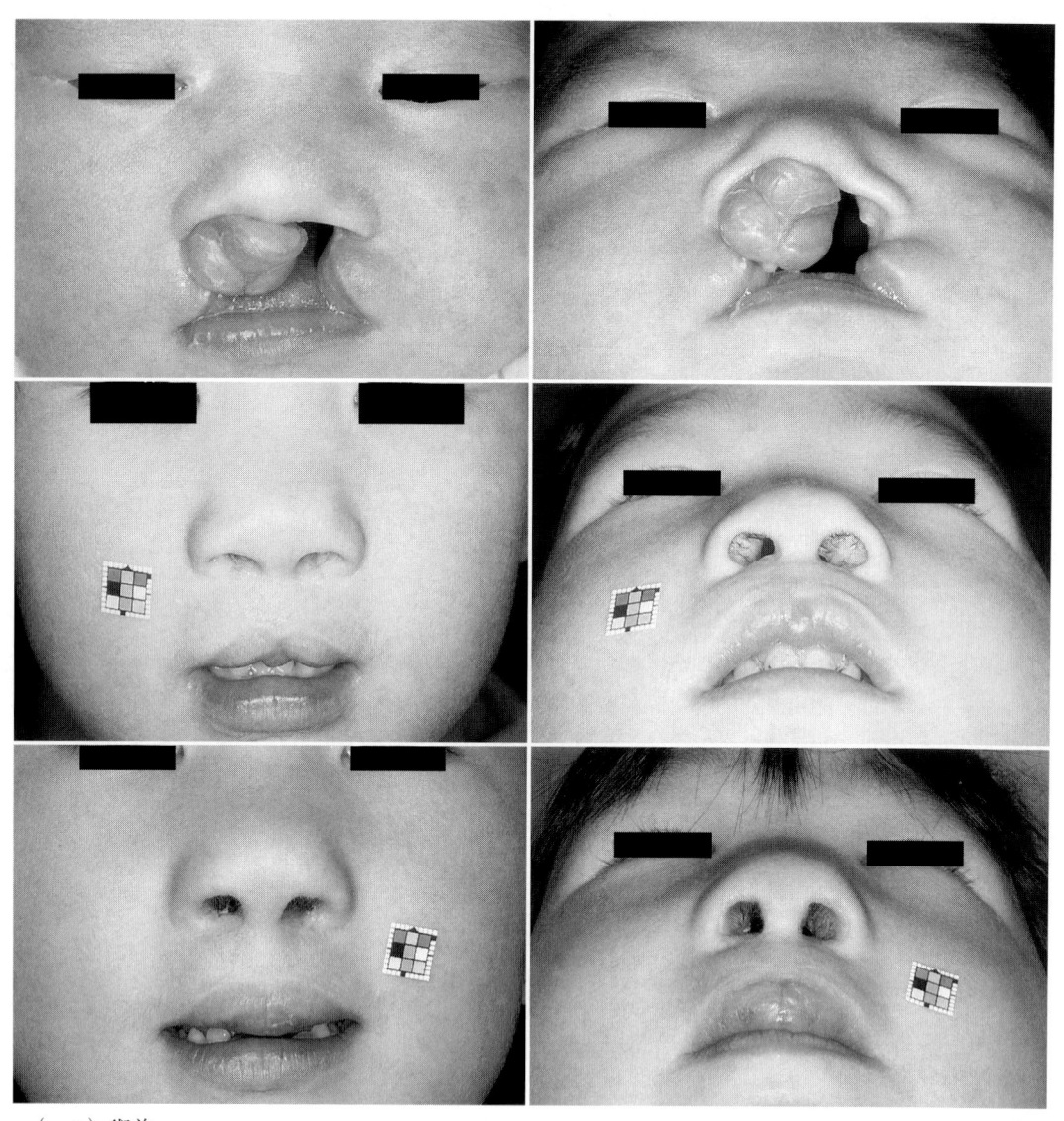

(a, b) 術前。
(c, d) 5歳時。鼻柱はできているが短く、鼻尖が広い。内層内側回転法により二次修正を行った。
(e, f) 7歳時。

a	b
c	d
e	f

図3・38　症例1：両側唇顎口蓋裂，女

〜15)がある。口唇や鼻腔底の組織を乳児期において鼻柱に利用する方法は，その後の鼻柱の変形や鼻尖変形あるいは目立つ瘢痕などの理由により，最近では見直されつつある9) 10) 13)。

初回手術時に用いられる鼻尖，大鼻翼軟骨へのアプローチ法には，鼻尖正中切開10) 14) 16)，鼻孔縁切開10) 14)，flying bird型切開7) 9) 12)，中央唇ごと鼻尖鼻翼皮膚を皮弁として挙上する方法3) 15)

がある。広がった大鼻翼軟骨を直視下において確実に矯正することは有効ではあるが，目立つ部位へ瘢痕を形成するような切開は控えるべきである。

筆者らの両側唇裂における初回外鼻形成は，片側唇裂で行っている方法を両側に行ったものである。結果として，提示した症例のように中間顎が著しく突出している場合でも，ある程度の鼻柱延

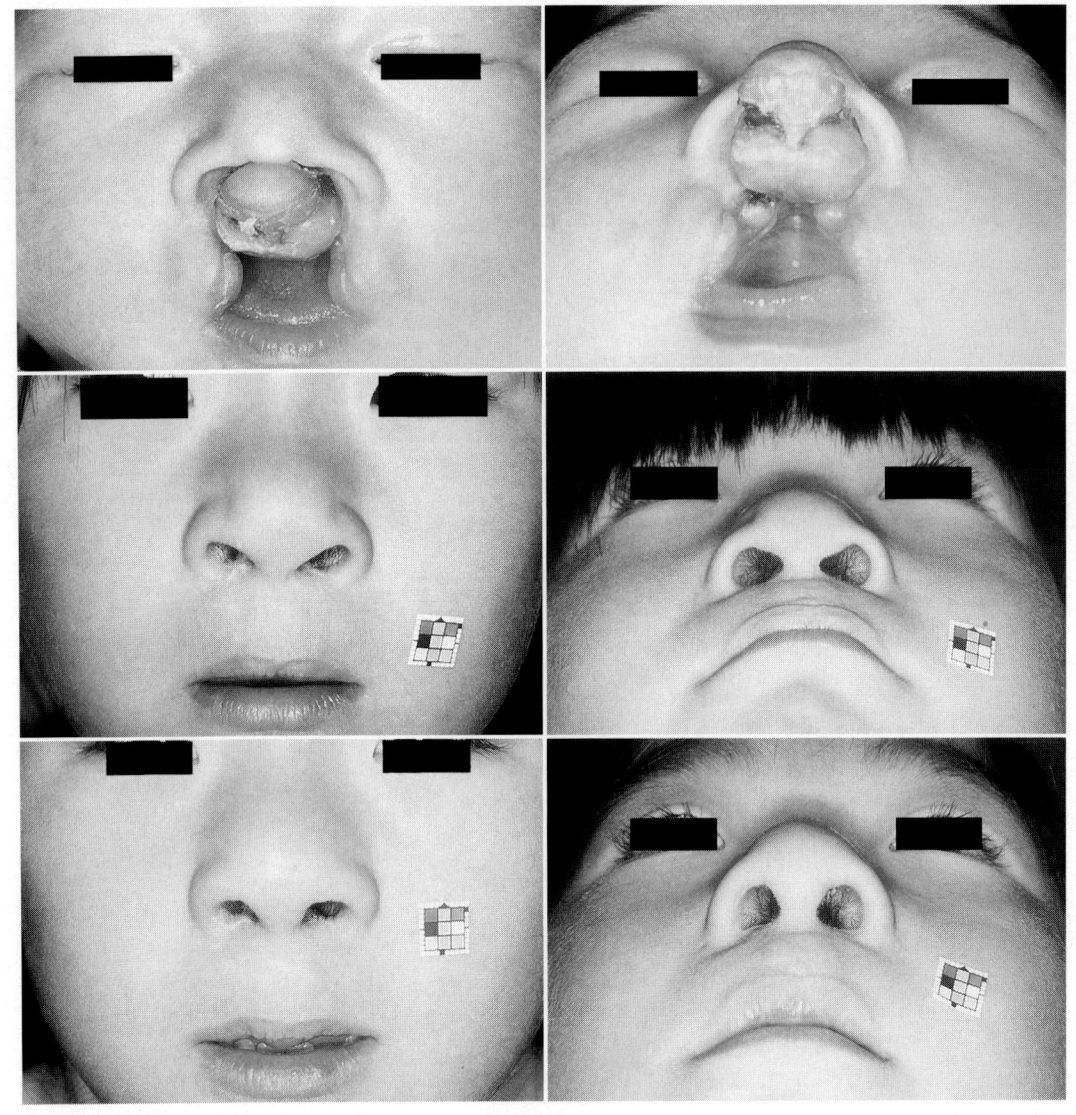

第3章　両側唇裂初回手術と鼻の形の異常　91

(a, b) 術前。
(c, d) 6歳時。鼻柱はできているが短く，鼻尖が丸い。内層内側回転法により二次修正を行った。
(e, f) 9歳時。

a	b
c	d
e	f

図3・39　症例2：両側唇顎裂，女

長と鼻尖形態の改善は図れるが，二次修正はほぼ全症例で必要なのが現状である。しかしながら，鼻軟骨変形や皮膚との歪みを残したまま成長するのを待機するよりは，軟骨変形や皮膚との関係を改善した上で成長させる方が，二次修正が単純化されるのみならず，外鼻全体の成長にとっても患者の精神的な観点からも望ましいものと考えている。

文　献

1) Dingman, R. O., Natvig, P. : The infracartilaginous incision for rhinoplasty. Plast. Reconstr. Surg., 69(1) : 134, 1982.
2) Noordhoff, M. S., Chen, Y-R, Chen, K-T, et al. : The surgical technique for the complete unilateral cleft lip-nasal deformity. Oper. Tech. Plast. Surg., 2 : 167-174, 1995.

3) Cutting, C. C., Grayson, B., Brecht, L., et al. : Presurgical columellar elongation and primary retrograde nasal reconstruction in one-stage bilateral cleft lip and nose repair. Plast. Reconstr. Surg., 101 : 630-639, 1998.
4) Matsuo, K., Hirose, T. : A rotational method of bilateral cleft lip nose repair. Plast. Reconstr. Surg., 87 : 1034-1040, 1991.
5) Millard, D. R. : Columella lengthening by a forked flap. Plast. Reconstr. Surg., 22 : 454-457, 1958.
6) Cronin, T. D. : Lengthening columella by use of skin from nasal floor and alae. Plast. Reconstr. Surg., 21 : 417-426, 1958.
7) 松尾　清, 広瀬　毅：両側唇裂外鼻変形に対する非観血的矯正と観血的再建の工夫. 形成外科, 31 : 734-743, 1988.
8) McComb, H. : Primary repair of the bilateral cleft lip nose ; A 10-year review. Plast. Reconstr. Surg., 77 : 701-713, 1986.
9) McComb, H. : Primary repair of the bilateral cleft lip nose ; A 15-year review and a new treatment plan. Plast. Reconstr. Surg., 86 : 882-889, 1990.
10) Mulliken, J. B. : Principles and techniques of bilateral complete cleft lip repair. Plast. Reconstr. Surg., 75 : 477-486, 1985.
11) Salyer, K. E. : Discussion : Primary repair of the bilateral cleft lip nose ; A 10-year review. Plast. Reconstr. Surg., 77 : 714-716, 1986.
12) McComb, H. : Primary repair of the bilateral cleft lip nose ; A 4-year review. Plast. Reconstr. Surg., 94 : 37-50, 1994.
13) Mulliken, J. B. : Correction of the bilateral cleft lip nasal deformity ; Evolution of a surgical concept. Cleft Palate-cran. J., 29 : 540-545, 1992.
14) Mulliken, J. B. : Bilateral complete cleft lip and nasal deformity ; An anthropometric analysis of staged to synchronous repair. Plast. Reconstr. Surg., 96 : 9-22, 1995.
15) Trott, J. A., Mohan, N. : A preliminary report on one stage open tip rhinoplasty at the time of lip repair in bilateral cleft lip and palate ; The Alor Setar experience. Br. J. Plast. Surg., 46 : 215-222, 1993.
16) Berkeley, W. T. : The cleft lip nose. Plast. Reconstr. Surg., 23 : 567-575, 1959.

（杠　俊介, 松尾　清）

第4章 幼少時期における唇裂鼻形成術

1）私たちの行ってきた手術法とその意義①

Summary

　唇裂鼻の形成手術は，唇裂の治療において口唇部分の治療と並んで重要である．幼少期に鼻変形が認められる場合では，就学期前に変形の修正が行われる症例も多い．

　筆者らは幼少児期の鼻形成手術では瘢痕などが将来の手術に影響しないよう，また将来，修正手術が行われる可能性あることなどを考慮して手術を行っている．このため，幼少時期の唇裂鼻形成手術においては，鼻軟骨や周囲の軟部組織に可能な限り侵襲を加えないように手術を行っている．

　鼻翼基部の外側下方への変位が認められる症例では，Millard法に小三角弁を加えた術式により修正を行っている．患側に形成した皮弁を確実に鼻柱基部に引き込むことにより，鼻翼基部の位置を修正し鼻形態を整える．

　鼻孔上方の軟骨および皮膚の落ち込みが強い症例では，軟骨に可能な限り損傷を加えないようにした上で，鼻腔粘膜に逆U字切開を行い変形を矯正する．また，症例によっては変形が強度であり，粘膜の処理のみでは軟骨の変形の矯正が困難場合もあり，このような場合には耳介軟骨を移植して変形の矯正を行う．

　口唇から鼻腔底部分の瘢痕が幅広く鼻腔底の再形成が必要な症例に対しては，瘢痕組織を切除した後，変形した口唇および鼻腔底部分を再度形成し，幅広く変形した口唇から鼻腔底部分を締め上げるようにして変形を矯正する．この操作により鼻翼基部の位置が正常な位置へと修正され鼻変形も修正される．

　鼻柱の短縮が著明に認められ，また鼻尖部の扁平化が認められる症例では，肋軟骨を鼻柱に移植し鼻柱の延長を行うとともに，鼻尖部分の大鼻翼軟骨の形態を整えるようにすることにより，鼻尖部分の形態を整えている．

はじめに

　唇裂の初回手術においては，可能な限り鼻変形を生じないように口唇形成が行われ，鼻孔の形成も同時に施行される場合もある．また，生直後よりリテイナーなどを用いて鼻孔形態を整える工夫もされている．

　筆者らの施設において初回手術ではMillard法に小三角弁法を加えた術式により口唇形成術を行っている．この方法では三角弁法に比べ，左右対称の鼻孔を形成しやすい．しかしながら，術後の瘢痕や上顎骨の欠損，筋肉の作用により，術直後対称であった鼻孔に成長とともに変形を生じることはまれではない．

　唇顎裂においては，幼少期に鼻形成を必要とすることは少ないが，唇裂口蓋裂症例においては，程度の差はあれ変形が生じてくる．筆者らは変形が軽度で本人，両親の希望がない場合には，成長終了時までは鼻形成を行わない．また，症例によっては顎裂閉鎖時に同時に鼻形成を施行する．変形が著明な症例には，就学期前の5~6歳で変形成を施行しているが，この場合，できる限り鼻軟骨に侵襲が加わらないように留意し，大鼻翼軟骨への操作は最小限度にとどめている．

　口唇裂口蓋裂における鼻変形は症例ごとに異なり，個々の症例に応じた最小限度の手術を行うことが重要である．

A　術式の目的と考え方

　片側唇裂鼻変形において，鼻腔底および鼻翼の

下方あるいは側方への偏位が変形の主体である場合，Millard法に準じた鼻腔底形成を再度施行する．すなわち鼻腔底にZ形成術を施行するとともに，筋肉輪の形成を再度施行する．この場合，鼻翼基部の高さを合せることが大切である．症例によっては，鼻孔縁に逆U字切開[1)2)]を行い鼻孔の形成を行う場合もある．口唇のバランスが悪い場合には，Millard法に小三角弁法を加えた術式により，バランスを整える．全体のバランスは整っているが，下方へ変位している症例の場合には，顎裂部への骨移植により変形が修正される．

鼻孔縁のくびれが変形の主体である場合は，逆U字切開を施行して形成するが，変形が高度な場合，逆に剥離範囲を広くせずに，耳介軟骨を鼻翼部分に移植して，補強することにより修正が可能である．

両側唇裂においては，筆者らは初回手術ではManchester法に準じた直線法を施行し，就学期前の5～6歳時に両側をMillard法に小三角弁法を加えた術式により形成を行っている．偽の正中裂軽度症例や中間顎・中間唇の発育が著しく低形成で，鼻柱の著しい低形成を呈する場合には，鼻柱に軟骨移植を施行して鼻柱延長術を行っている．

いずれにしても成長終了後の最終手術が必要であることを念頭に置き，最小限度の手術を行い，二次的変形を生じないような方法を選択する．

B 適応と症例の選択

幼少期においては，唇裂鼻変形の主体である軟骨の変形あるいは骨欠損などの修復はできないことから，成長終了後にこれらに対する形成術が必要となる．したがって，幼少期においては修正の主体は軟部組織となる．片側唇裂鼻変形においては，「A．術式の目的と考え方」に述べたように，変形の目立つ場合に限り変形の種類に応じた術式を選択する．両側唇裂鼻変形においては，幼少期の鼻形成は必須と考えている．

実際の適応においては，変形の程度と本人および両親の希望の2点から判断されることになる．

C 術前の準備

矯正歯科治療の行われる以前の段階であるが，顎裂の広さ，矯正時期などについて矯正歯科医に相談し，鼻形成を就学期前に行うか顎裂閉鎖時に行うかを判断する．また，鼻腔内の状態や耳疾患に対して耳鼻咽喉科医の診察を受けておくようにする．

患者の両親などに対して，この手術が唇裂治療一連の過程の一段階であり，将来的には再度の修正が必要となる場合があることを説明し，了解してもらうようにすることが大切である．幼少期の手術以降に，成長に伴う鼻部の変化や手術瘢痕の影響により変形が再度認められるようになることは数多く経験されることであり，この点について患者両親などが十分に理解できるように説明を術前に行っておく必要がある．

D 手技のポイント

1. 鼻翼基部の外側下方への変位が認められる症例（症例1，2参照）

患側鼻翼基部が外側下方へ偏位している症例は比較的多く認められる変形である．この変形は顎裂部分の骨欠損が大きい場合などでは軟部組織の形成だけではこの修正が困難な場合も多い．一方，顎裂部分に骨移植が行われ，骨欠損部分が修復されると鼻翼基部の位置異常も修正され鼻形態も良好となる症例がある．このため，幼少時期においては鼻形態の修正が顎裂の修復なしに可能な症例であるかどうかを検討した上で手術適応を決める必要がある．

a．作図上のポイント

この変形が認められる症例では，Millard法に小三角弁法を加えた術式により修正を行う．患側に形成した皮弁を確実に鼻柱基部に引き込むことにより，鼻翼基部の位置を修正し鼻形態を整える．この時，鼻孔上方の皮膚および軟骨に変形が生じている場合には，逆U切開[1)2)]により変形を矯正する．

患側の鼻腔底が引き締めにより狭くなりすぎないようにデザインすることが大切であり，鼻腔底の幅は健側の幅を基準にする。幼少時期に行う場合には，鼻腔底の幅は健側より若干広く取るようにする。鼻柱基部に作成する皮弁の底部は鼻柱の外側になるようにする（図4・1）。

b. 手術のポイント

筋層の縫合を行う場合には，確実に鼻翼基部を引き込むように縫合を行う。このためには筋層の鼻翼基部に近い部分に縫合糸が掛かるようにすることが重要である。

粘膜部分の縫合は，通常余裕をもって行えることが多い。縫合部分がくびれるような場合には，粘膜部分にZ形成術を行う。

鼻孔変形の程度により，変形修正の必要があれば患側鼻腔に逆U字切開を行う。

2. 鼻孔上方の軟骨および皮膚の落ち込みが強い症例（症例3，4参照）

口唇部分の変形はないが，大鼻翼軟骨の変形により鼻孔の変形が生じている症例では，この部分の軟骨に可能な限り損傷を加えないようにした上で変形の矯正を行う。

また，症例によっては変形が強度であり，皮膚と粘膜の処理のみでは軟骨の変形の矯正が困難な場合もあり，このような場合には耳介軟骨を移植して変形の矯正を行う[3]。

a. 作図上のポイント

変形した大鼻翼軟骨を矯正し，さらに鼻腔粘膜の落ち込みも矯正するために，逆U字切開を行うデザインをする。このとき切開部分が鼻孔外側の皮膚にまで達するデザインとなるが，過度に外側にまで達するデザインを行うと，鼻孔外側の瘢痕が目立つため，矯正した後の鼻孔の位置を確認した上でデザインを行う。逆U字切開の外側切開部基部において，Z形成術を行い，この部分の粘膜の拘縮を解除するようにする（図4・2）。

鼻翼軟骨上に耳介軟骨の移植を行う場合には，鼻孔縁切開をデザインするか，または皮膚および粘膜の状態により逆U字切開をデザインする（図4・3）。

b. 手術のポイント

鼻腔内面の粘膜に逆U字切開を行った場合には，粘膜を軟骨膜より剥離挙上する。粘膜弁の外側基部においてはZ状の切開を行い，同部の粘膜の拘縮を解除する。

軟骨移植を行わず変形の矯正を行う場合には，剥離挙上した鼻腔内の逆U字状の皮弁を内上方へ固定する。まず粘膜の皮下組織に糸を通した後，大鼻翼軟骨を貫くように鼻背部に直針を通す。鼻背部に小切開を皮下組織にまで行い直針を鼻腔方向に反転させ再度軟骨を貫いて，挙上した粘膜弁にまで達したら同部で縫合固定する。この操作においては，とくに外側鼻軟骨にまで縫合糸を通す必要はない。

軟骨移植を行う場合には，鼻孔上方の軟骨膜上で軟骨膜と皮下組織の間を剥離して，軟骨の移植を行う空間を作成し軟骨移植を行う。

3. 口唇から鼻腔底部分の瘢痕が幅広く鼻腔底の再形成が必要な症例（症例5参照）

両側唇裂においては中間唇や初回唇裂形成術後

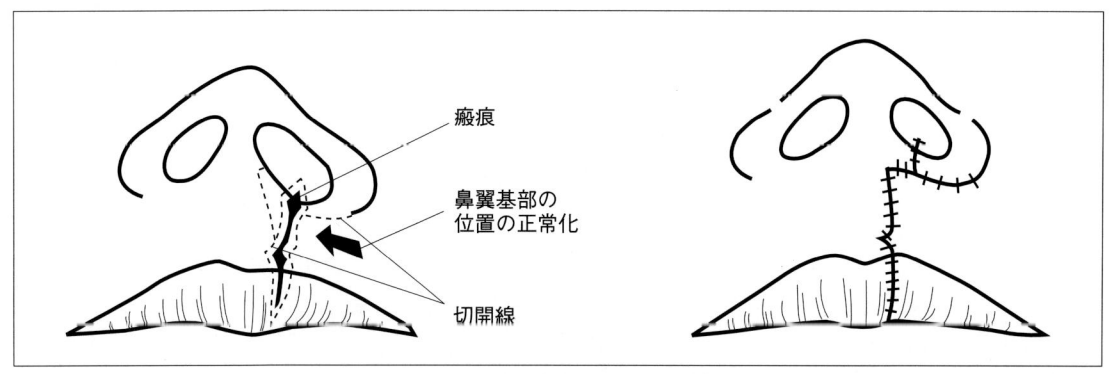

図4・1　片側唇裂鼻腔底形成術

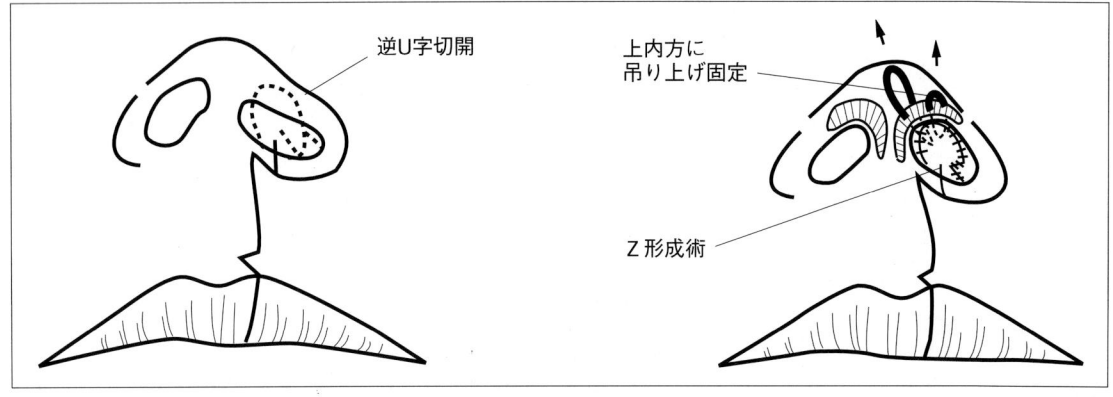

図4・2　逆U字切開

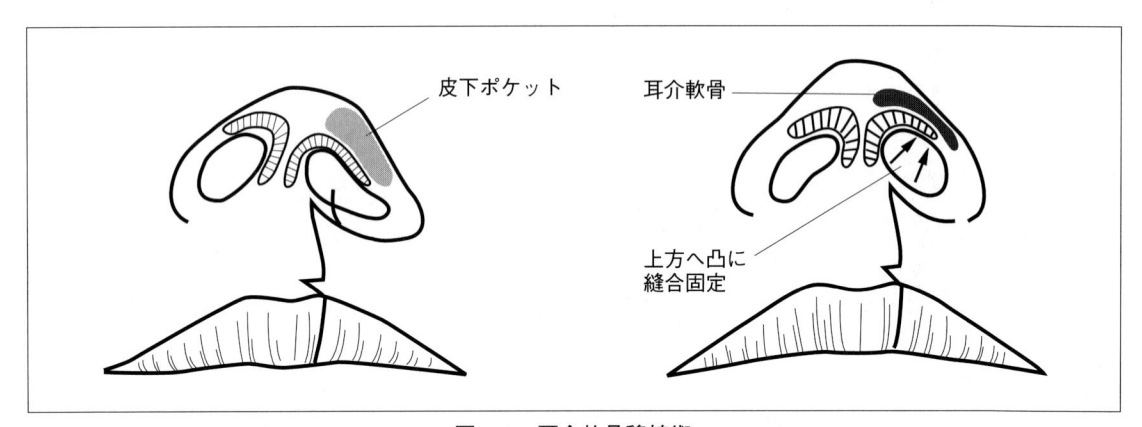

図4・3　耳介軟骨移植術

の瘢痕組織が成長とともに幅が広くなり，鼻腔底の拡大を認め，口唇部分のキューピッド弓などの変形も高度なことが多い．鼻翼基部の位置は外側へと変位しており，全体として鼻形態は幅広く変形している．

手術においては，幅広く変形した口唇から鼻腔底部分を締め上げるようにして変形を矯正する．この術式においては，口唇および鼻の形態を全体としてバランスのとれたものとして修正することが重要である．

a. 作図上のポイント

幅広く変形した瘢痕組織が完全に切除されるように，口唇部分から鼻腔底に至る部分にMillard法に小三角弁を加えた切開線を作図する．鼻柱基部内側に切開線がこないように，鼻柱基部を底部とする皮弁は鼻腔底部分に作成するようにする．中間唇となる部分を幅広くデザインしすぎると口唇正中部分が不自然な状態となるため，鼻柱下方の皮膚はなるべく幅狭くするようにする（図4・4）．

b. 手術のポイント

口唇から鼻腔底部分まで瘢痕組織を切除しながら全層の切開を行う．このとき筋層や粘膜部分に瘢痕組織が認められる場合には，確実にこれらも切除する．

筋層の縫合が確実に行えれば，鼻翼基部の位置が内側に移動し偏位が矯正される．筋層を縫合する縫合糸を筋層の鼻翼基部近くにかけることが重要である．

口腔粘膜部分の瘢痕などにより粘膜の伸展性が十分出ない場合には，粘膜の切開を歯肉頬粘膜移行部において横方向に追加して，粘膜の伸展性が十分得られるようにする．

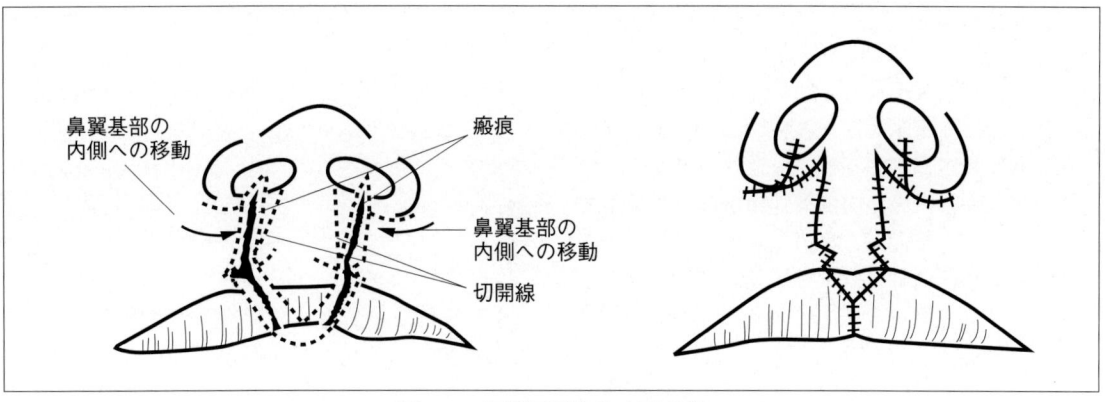

図4・4 両側唇裂鼻腔底形成術

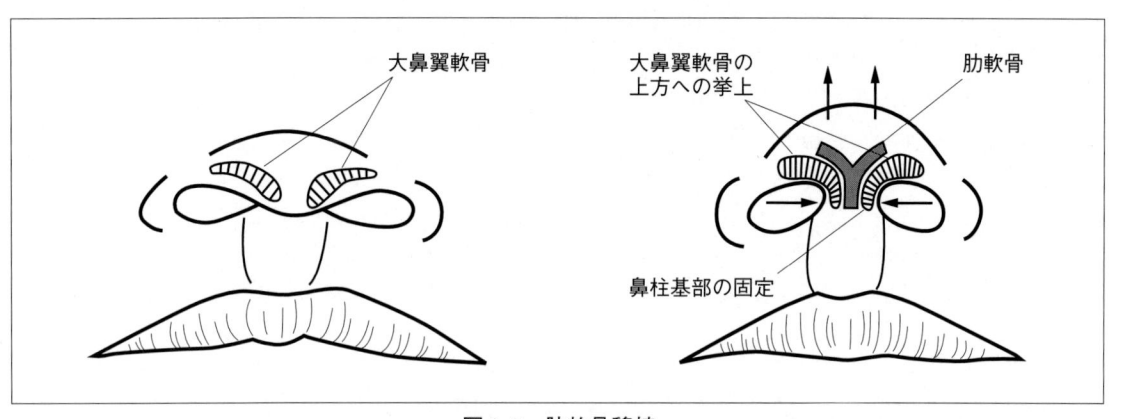

図4・5 肋軟骨移植

鼻腔底の縫合時には，左右の鼻翼基部の高さが正しく保たれるようにその位置に注意する。両側に形成した皮弁の先端部分を鼻柱基部に縫合し適正な鼻腔底を形成する。

4. 鼻柱の短縮が著明な症例（症例6参照）

両側唇裂において鼻柱の短縮が著明で，また鼻尖部の扁平化が認められる症例に対しては，肋軟骨を鼻柱に移植し鼻柱の延長を行うとともに，鼻尖部分の形態を整える。軟骨を広く剥離し露出して軟骨の位置異常を修正する方法では，将来剥離部分の皮下の瘢痕形成が著明となることが多い。このため筆者らは幼少時期に変形の修正を行う場合には，軟骨の剥離範囲を最小限にとどめ軟骨や皮下組織への損傷を軽減するようにしている。

a. 作図上のポイント

鼻柱の延長および鼻尖部変形の矯正を行うためには，鼻柱基部から鼻尖部に至る鼻孔縁切開のデザインを行う。この時切開線が鼻腔内にとどまるようにして，鼻孔縁より外側の皮膚にかからないように注意する。

肋軟骨は約2cm程度の大きさのものが採取されるようにする。通常は第7または8肋軟骨部分より採取されることが多い。

b. 手術のポイント

両側の鼻孔縁切開を行い，鼻柱部分および鼻尖部分の軟骨を露出する。軟骨とその上方の皮膚の間を剥離して，肋軟骨を移植するための空間を作成する。鼻尖部分で両側の軟骨が左右に低く広がっているようであれば，この左右の軟骨どうしを正中部分で引き寄せるように縫合しておく。

肋軟骨を胸部より採取し，鼻尖部に移植される部分を縦方向に約1/3ほど切開して，Y字状の形態とする。採取後形成した肋軟骨を鼻柱から鼻尖部に作製した皮下ポケットに移植して，鼻柱部分では鼻翼軟骨内側脚に移植した軟骨が挟み込まれるようにする。一方の内側脚外側からこの内側脚を貫くように糸を通し，移植した軟骨を貫き，さらに反対側の内側脚外側まで軟骨を貫くように糸を通し，その後針を反転して反対側より同様に3枚の軟骨を貫くように糸を通し，縫合固定する。鼻尖部においては，両側の鼻翼軟骨とY字状の肋軟骨の両端をそれぞれの軟骨を貫くよう糸を通し，固定する（図4・5）。

5．器具と材料

1～4のいずれの鼻形成手術を行う場合でも，通常の形成外科において使用される器具および材料により手術可能である。特別な器具は必要ない。

6．手技上の注意点

切開を行う場合には瘢痕組織が完全に切除されるようにする。瘢痕組織の切除が不十分であると創縁の縫合がきれいに行えないことがある。また，筋層内や粘膜部分の瘢痕組織も完全に切除するようにする。

大鼻翼軟骨の周囲を剥離する場合には，軟骨に損傷を加えないように注意する。また，剥離範囲は，術後の瘢痕形成を少なくするために，最小範囲にとどめる。

E 術後管理

今回紹介した1～4のいずれの手術の場合においても，鼻孔縁の抜糸は通常術後7～10日に行う。また，抜糸が困難と考えられる鼻腔内の縫合は吸収糸を用いるのがよい。

手術終了時に，ソフラチュールガーゼを俵状に巻き込んだものを鼻孔に挿入しておく。抜糸後は通常のガーゼを俵状に巻き込んだものを鼻孔に約3カ月間挿入しておく。日常生活で挿入が困難な場合には，夜間のみ挿入を行うように指導する。ガーゼの代わりに市販されているリテイナーを使用してもよい。

口唇部分の創部は，通常術後5～7日で抜糸を行い，抜糸後はskin toneテープを約3カ月間貼付するように指導する。

F 症 例

【症例1】 5歳，男，鼻翼基部の外側下方への偏位が認められる症例（図4・6-a～d）

口唇瘢痕と鼻翼基部の外側への変位による鼻変形に対し口唇の瘢痕形成と鼻翼基部の位置の修正を行った。口唇形成と鼻翼基部の位置修正はMillard法に小三角弁を加えた方法により行った。Millard法により外側へ偏位していた鼻翼基部の位置は正中方向へ修正された。鼻孔縁の内下方への変形に対し，逆U字切開による変形の修正も同時に施行している。

【症例2】 10歳，男，顎裂部骨移植による鼻変形の修正症例（図4・7-a～c）

この症例では鼻翼基部の外側への変位と落ち込みが認められていた。鼻変形に対してとくに特別な治療は行わずに経過を観察し，犬歯萌出期に顎裂部への腸骨よりの海綿骨移植を施行した。顎裂部への骨移植により鼻翼基部の位置の変位が修正され，鼻形態も良好となった。上顎骨の骨欠損が著明に認められ，それによる鼻変形が生じたと考えられる。このような症例においては，鼻変形の修正ではなく，上顎骨の修復が効果的な場合もある。

【症例3】 10歳，女，鼻孔上方の軟骨および皮膚の落ち込みが強い症例（図4・8-a，b）

この症例では，大鼻翼軟骨の位置や軟骨の変形は軽度であったが鼻孔内上方の軟骨および皮膚の変形が認められた。逆U字切開を行い，軟骨および皮膚の変形部分を上方凸の形態となるように鼻腔の内方へと落とし込むよう再縫合し，変形を修正した。

【症例4】 8歳，男，鼻孔上方の軟骨および皮膚の落ち込みが強い症例（図4・9-a～c）

鼻翼基部の位置はほぼ対象に保たれていたが，大鼻翼軟骨の変形が認められた症例である。

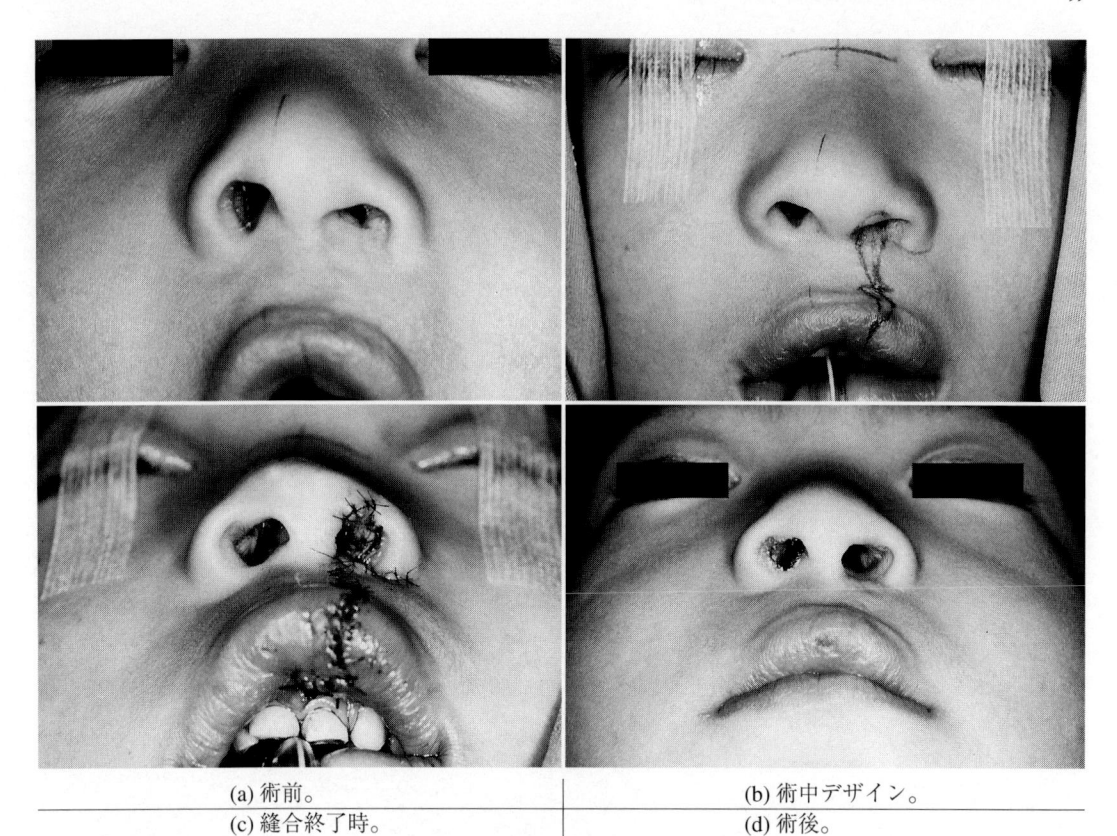

第4章　幼少時期における唇裂鼻形成術　99

(a) 術前。　　　　　　　　(b) 術中デザイン。
(c) 縫合終了時。　　　　　(d) 術後。
図4·6　症例1

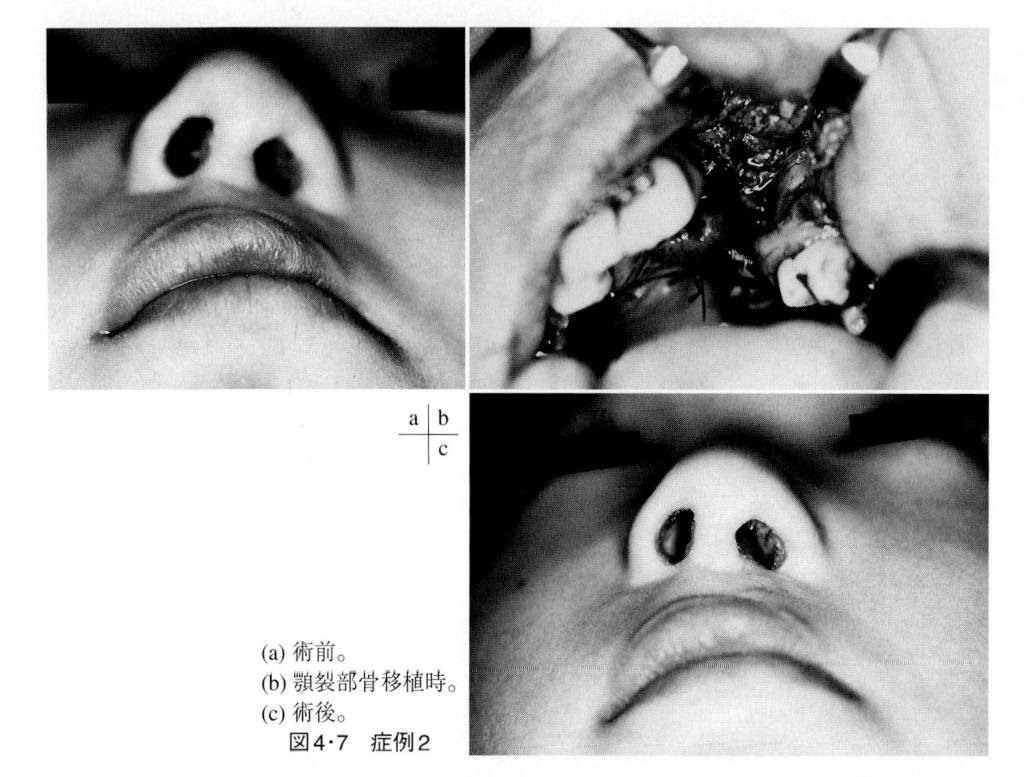

(a) 術前。
(b) 顎裂部骨移植時。
(c) 術後。
図4·7　症例2

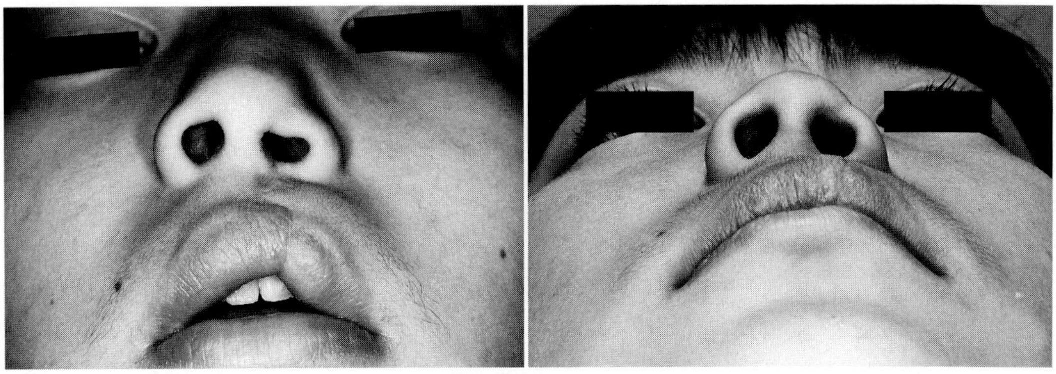

(a) 術前。　　　　　　　　　　　　(b) 術後。
図4・8　症例3

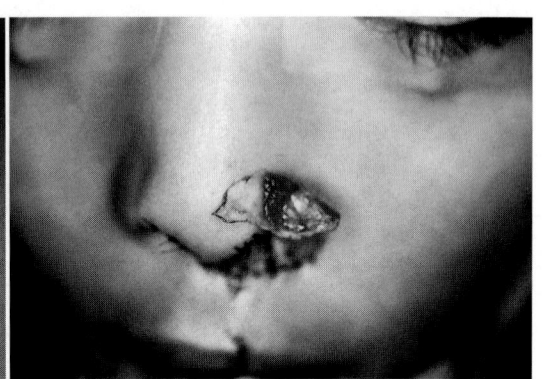

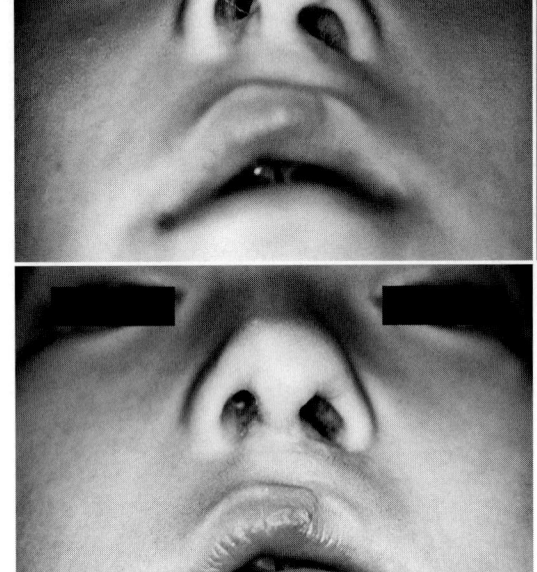

(a) 術前。
(b) 耳介軟骨移植時。
(c) 術後。
図4・9　症例4

　逆U字切開を行い，患側の大鼻翼軟骨上を剥離して移植する軟骨に大きさをあわせて皮下ポケットを作成し，その部分に耳介軟骨の移植を行い，鼻形態の修正を行った。
　【症例5】5歳，男，口唇から鼻腔底部分の瘢痕が幅広く鼻腔底の再形成が必要な症例（図4・10-a～f）
　両側唇裂症例で，成長に伴い口唇部分の瘢痕と中央唇の拡大，鼻翼基部の外側への変位により鼻変形が認められた。口唇瘢痕形成および鼻翼基部変位の矯正手術を施行した。手術法はMillard法に小三角弁を加えた方法を両側に行った。
　【症例6】4歳，男，鼻柱の短縮が著明な症例（図4・11-a～e）
　両側唇裂初回手術後に，著明な鼻柱の短縮および鼻尖部の扁平化を認めた症例である。鼻柱から

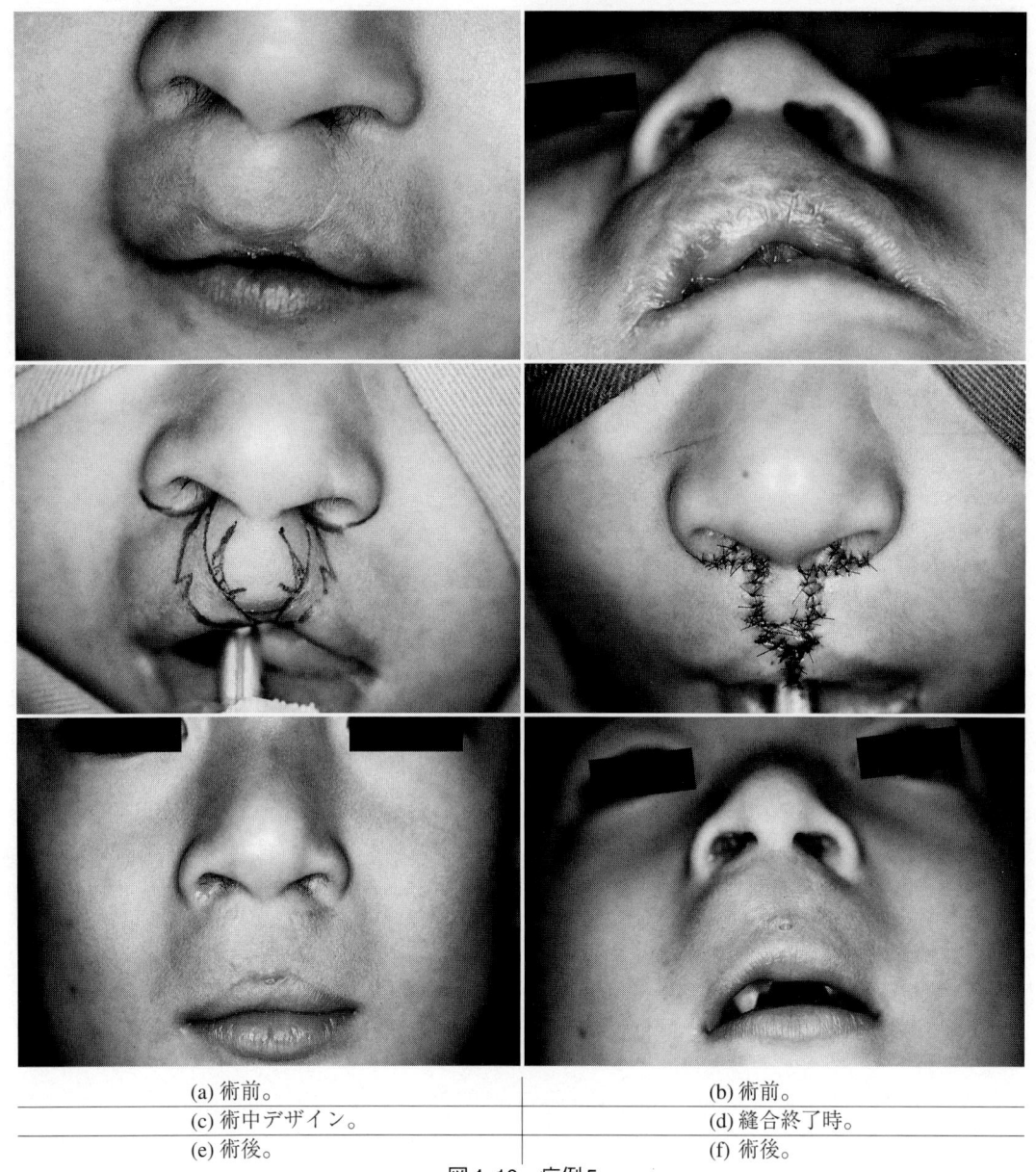

(a) 術前。	(b) 術前。
(c) 術中デザイン。	(d) 縫合終了時。
(e) 術後。	(f) 術後。

図4・10　症例5

鼻尖の部分にY字状に形成した肋軟骨を移植して変形を矯正した。肋軟骨の移植により，鼻柱延長および鼻尖部形態の改善が認められる。

考察

幼少時期における唇裂鼻の形成手術においては，患者ごとにどの時期にどのような治療が行わ れるか長期的展望に立った上で十分に検討する必要がある。唇裂の治療は乳児期から成人になるまでの期間にわたり行われる可能性のある治療であるため，一時的な修正がその後の治療に悪影響を及ぼすことがないようにすることが大切である。

幼少時期はその後の就学などを考慮して，唇裂鼻の修正が行われる機会が多い時期である。しかし，この時期には軟骨などの発育が終了していな

a	b
c	d
e	

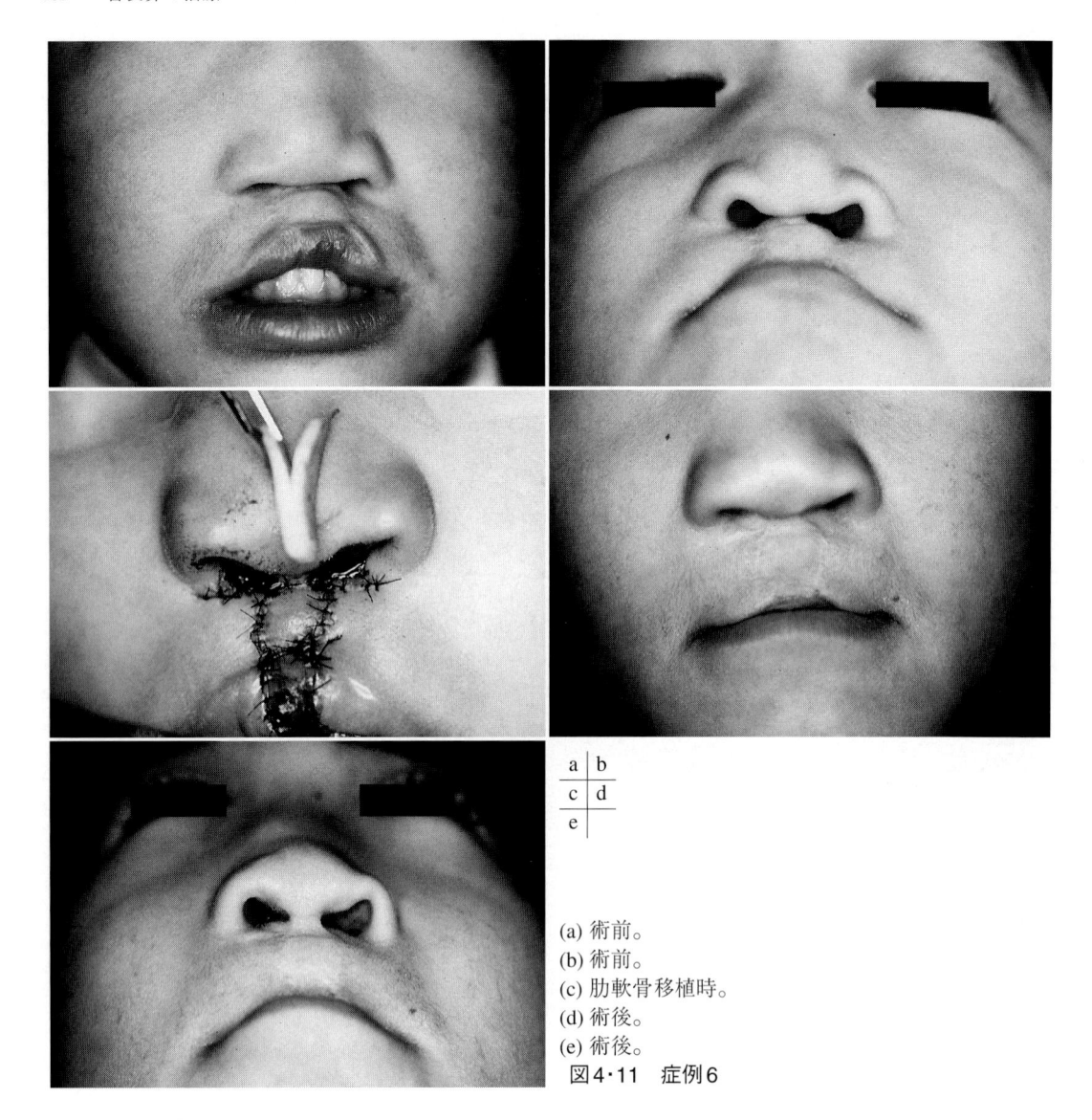

(a) 術前。
(b) 術前。
(c) 肋軟骨移植時。
(d) 術後。
(e) 術後。

図4・11 症例6

いため鼻形態はまだ完成された状態ではなく，また手術後に成長により変形が再度出現する可能性もあり，将来修正がさらに必要となる症例も多い。筆者らは幼少時期の修正術においては将来への影響をなるべく少なくするようにしている。

口唇の瘢痕修正が必要であり，これに伴い鼻形態の修正も行える症例は，幼少時期に修正を行う良い適応と考えられる。口唇の瘢痕形成に伴い鼻腔底を再度形成しなおし，また鼻翼基部の位置を左右対称にすることにより形態の改善が見込まれる。

鼻尖部から鼻翼にかけて軟骨の変形を伴う変形が認められる症例に対する治療法には，さまざまな手術法が報告されている。これらの治療法においては，大きく分けるとopen method [4)~10)] による方法とclosed method [1) 2) 11)~17)] に区別される。しかし，どちらの方法においても変形した軟骨部分を十分に剥離して，軟骨の変形を矯正し固定する点においては，共通していると考えられる。変形の矯正のためには，十分な剥離が必要であることは明らかであるが，この剥離により皮下組織の瘢痕形成による肥厚が起こり軟骨の形態は改善

されても，新たな鼻変形が生じると筆者らは考えている。

筆者らが過去に検討した結果で，就学期前にopen methodにより鼻形成を行った症例では，鼻の対称性は良好に維持されているが鼻尖部を中心とした部分に，軟骨の低形成および瘢痕組織の形成によると思われる軟部組織の肥厚を認め，いわゆる団子鼻を認める症例が多く観察された[18)19)]。この変形は術直後ではなく，手術後5～10年経過して認められるものが多かった。筆者らが検討した症例はopen methodによる手術症例であったが，closed methodであっても広範な皮下剥離が行われた症例ではこの変形が生じると考えられる。このため幼少時期における鼻形成では，皮下剥離の操作を最小限にとどめるような術式を選択している。

鼻翼部の変形の治療法としては，鼻腔内の切開から変形の修正が軟部組織のみの切開で可能なものに対しては逆U字切開により変形の矯正を行い，変形が強度なものに対しては，逆U字切開または鼻翼部の最小限の切開により大鼻翼軟骨上に皮下ポケットを作成し，同部に耳介軟骨を移植している。これらの方法では鼻尖部から鼻翼にかけて広範な剥離を行わずに手術が可能であり，瘢痕形成による団子鼻様の変形を少なくすることができる。

両側唇裂において鼻柱や鼻尖の変形が高度な症例では，将来的にAbbe皮弁などを用いた鼻柱延長術などが必要となる症例が多い。このため，幼少時期における鼻柱部分の手術においては将来の手術を考慮して，なるべく影響を少なくする手術を行うようにしている。鼻柱の短い症例などでは，筆者らは鼻柱基部には横切開を行わないようにして，鼻尖部を挙上するように軟骨移植を行い，鼻柱の延長と鼻尖部の修正を行っている。

変形の再発などを考慮すると，筆者らの行っている方法では十分な変形の矯正が永続的に得られない症例もあると考えられるが，将来的に変形が生じた場合にその修正を行うことも可能である。また成長期の場合には必ずしも修正した形態が永続することも確実ではないため，侵襲の少ない方法を選択するのがこの時期においては有効と考えている。

思春期以降に鼻変形が残存している症例に対しては，大鼻翼軟骨の位置や変形の修正を再度行っている。また，変形の強度な症例では鼻背部への骨移植を行い鼻変形を矯正している[20)～23)]。筆者らは必要に応じて，幼少期に軟骨移植を行っているが，思春期以降のこれらの手術において，幼少期に移植した軟骨が，手術の妨げになっていた症例はなく，軟骨の摘出などが必要となることは，今まで経験していない。幼少時期の鼻変形の治療においては，再度の鼻変形の修正治療が将来的に行われる可能性があることを考慮した上で手術術式を選択している。

文　献

1) Tajima, S., Maruyama, M. : Revers-U incision for secondary repair of cleft lip nose. Plast. Reconstr. Surg., 60 : 256-261, 1977.
2) Nakajima, T., Yoshimura, Y., Kami, T. : Refinement of the "reverse-U" incision for the repair of cleft lip nose deformity. Br. J. Plast. Surg., 39 : 345-351, 1986.
3) 高戸　毅, 赤川徹弥, 古森孝英ほか：耳介軟骨を用いた就学期の唇裂鼻修正術の経験. 日口外誌, 40 : 525-527, 1994.
4) Cronin, T. D., Denkler, K. A. : Correction of the unilateral cleft lip nose. Plast. Reconstr. Surg., 82 : 419-432, 1988.
5) Dibbell, D. G. : Cleft lip nasal reconstruction ; Correcting the classic unilateral defect. Plast. Reconstr. Surg., 69 : 264-270, 1982.
6) 杉原平樹, 大浦武彦, 石川隆夫ほか：片側口唇裂の外鼻変形に対する手術治療；とくに成長期における二次手術について. 形成外科, 29 : 293-304, 1986.
7) Friedman, G. D., Gruber, R. P. : A fresh look at the open rhinoplasty technique. Plast. Reconstr. Surg., 82 : 973-980, 1988.
8) Nishimura, Y., Ogino, Y. : Autogenous septal graft in the correction of cleft lip nasal deformity. Br. J. Plast. Surg., 31 : 222-226, 1978.
9) Nishimura, Y., Kumoi, T. : External septorhinoplasty in the cleft lip nose. Ann. Plast. Surg., 26 : 526-540, 1991.

10) Stubbs, R. H. : External septorhinoplasty : exposure for the difficult nose. Ann. Plast. Surg., 22 : 283-292, 1989.
11) Broadbent, T. R. : Cleft lip nasal deformity. Ann. Plast. Surg., 12 : 216-234, 1984.
12) McComb, H. : Primary correction of unilateral cleft lip nasal deformity ; A 10-year review. Plast. Reconstr. Surg., 75 : 791-797, 1985.
13) Millard, D. R. Jr. : How to rotate and advance in a complete cleft. Cleft Craft, edited by Millard, D. R. Jr., Vol.l, pp.449-485, Little, Brown and Co., Boston, 1976.
14) Salyer, K. E. : Primary correction of the unilateral cleft lip nose ; A15-year experience. Plast. Reconstr. Surg., 77 : 558-566, 1986.
15) Skoog, T. : Repair of unilateral cleft lip deformity ; Maxilla, nose and lip. Scand. J. Plast. Reconstr. Surg., 3 : 109-133, 1969.
16) Sugihara, T., Yoshida. T., Igawa, H., et al. : Primary correction of the unilateral cleft lip nose. Cleft Palate-Craniofac. J., 30 : 231-236, 1993.
17) 井川浩晴, 杉原平樹, 小山奈緒子：軟骨下縁切開を用いた唇裂外鼻形成術. 形成外科, 42：905-916, 1999.
18) 高戸　毅, 米原啓之, 森　良之ほか：就学期前におけるopen methodを用いた片側唇裂鼻形成術の長期follow-up. 日形会誌, 14：427-434, 1994.
19) Takato, T., Yonehara, Y., Susami, T. : Early correction of the nose in unilateral cleft lip patients using an open method ; A 10-year review. J. Oral Maxillofac. Surg., 53 : 28-33, 1995.
20) 高戸　毅, 波利井清紀, 小室裕造ほか：腸骨移植を利用した唇裂鼻変形の再建. 形成外科, 35：1439-1446, 1992.
21) 高戸　毅, 赤川徹弥, 古森孝英ほか：Open methodを利用した唇裂鼻形成術の経験. 日口外誌, 40：299-301, 1994.
22) Takato, T., Harii, K., Yonehara, Y., et al. : Correction of the cleft nasal deformity with an L-shaped iliac bone graft. Ann. Plast. Surg., 33 : 486-493, 1994.
23) Takato, T., Yonehara, Y., Mori, Y., et al. : Use of cantilever iliac bone grafts for reconstruction of cleft lip-associated nasal deformities. J. Oral Maxillofac. Surg., 53 : 757-762, 1995.

（米原啓之）

第4章 幼少時期における唇裂鼻形成術

2）私たちの行ってきた手術法とその意義②

Summary

　幼少時期に鼻修正を施行する目的は，初回手術の章で述べたように段階的外鼻形成における骨性土台である上顎および鼻腔底の形成と鼻中隔を除いた外鼻軟部組織の形成にある．成人期に至るまでに完成すべき一過程として，成長抑制を来さないように過剰な外科侵襲を避けつつ，効果的な形態獲得を目指す．ここでは，顎裂部骨移植を施行する前段階としての外鼻形成を行うこととする．

　まず，鼻腔底の再建が初回手術で不十分の場合はこれをやり直す．場合によっては口唇部の口輪筋の再構成から行い，軟部組織による骨性土台の支持を得るようにする．つぎに鼻腔底から鼻柱基部，鼻翼基部を正しい位置に再建していくが，症例に応じて切開線を工夫し，必要なら瘢痕組織なども利用する．正しく再建された鼻腔底の下には死腔が生ずるが，ここには顎裂部骨移植までの間，口輪筋の上部を充填することにより仮の支持組織としておく．

　初回鼻形成において鼻腔底が形成されていれば，これまでの過程は省略できる．さらに，鼻孔縁切開から大鼻翼軟骨を剥離し，非裂側の大鼻翼軟骨，外側鼻軟骨，裂側の外側鼻軟骨に固定して完成する．本手技による外鼻形成術では組織不足は残存するが，あえてこれ以上の外科侵襲は避け，最終的な機能・形態を獲得するまで待機することを忘れない．

A　術式の目的と考え方

　幼少時期における外鼻は鼻軟骨の発達はまだ未熟で，丸く低い．適切に施行された外鼻形成術はその後の発育に影響は少ないというが，やはり最小限の外科的侵襲によって，形態の確保をしなければならない．この時期における鼻形成術は骨性土台を再建し，その上に載る外鼻のドームを形成することである．この骨性土台になる部分は，初回手術の際には軟部組織で再建されていることが多く，またまったく不十分であることもある．これは骨組織で再建できるかどうかで大きく手術の性質が異なってくる．

　顎裂部骨移植が乳歯列期に施行できる場合，上顎骨梨状口周辺は骨性土台として完成し，その上に外鼻を構築すればよい．外鼻形成を行う時期が顎裂部骨移植に先行する場合は，初回手術に準じて骨性土台を軟組織で仮に充填し，その上に外鼻を形成することになる．ただし，この操作は顎裂周辺に瘢痕組織を新たに作成するため，後に行われるべき骨移植の成績に少なからず影響することを考慮し，初回手術にも増して愛護的な手術にしなければならない．したがって，外鼻形態だけでなく，顎形態，歯列の状態をよく観察し，できれば矯正歯科医と相談の上，手術適応および手術法の選択を考えるべきである．

　この時期においても鼻中隔に対する外科的処置は行うべきでない．鼻中隔軟骨は外鼻を支える最大の支柱であり，これに成長障害を来した場合，最終的な鼻形態の獲得に悪影響を与えるからである．また，初回手術がどのように行われているかで，手術手技がかなり変わってくるのも特徴の一つとなる．手術対象をよく観察し，どのような変形があるかを理解する（図4・12）．この時期で行うべき鼻修正の要点は以下のようになる．

　①陥凹している鼻腔底の挙上と骨性土台の再構築．

　②逸脱した位置にある大鼻翼軟骨の挙上とそれを囲む皮膚粘膜の歪みの修正．

　③鼻柱基部の位置修正（軟骨は含まない）．

　初回手術において鼻腔底が再建されている場合

は鼻翼の下背側への偏位も少なく，比較的小さな手術侵襲での鼻修正が可能であるが，そうでない場合，口唇から梨状口周囲への広範囲な操作が必要となる場合もある。対象症例の外鼻の変形をよく観察し，正しく把握することが要求される。

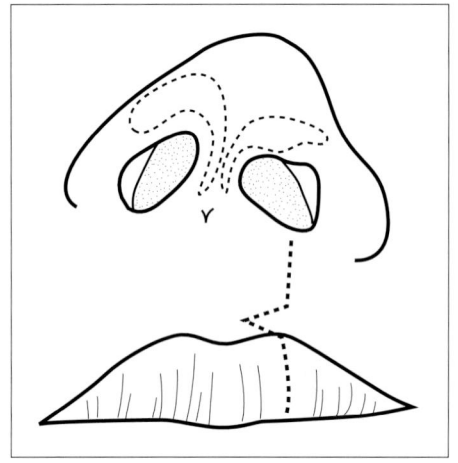

図4·12　唇裂鼻の特徴
骨性土台が不完全なことにより鼻腔底，鼻孔底隆起，鼻翼基部が落ち込み，大鼻翼軟骨，鼻中隔軟骨の偏位により鼻孔縁が下垂し，鼻柱が傾き，鼻尖は平坦となる。

B　適応と症例の選択

　幼少時期の鼻形成術では初回手術によって何が不足だったのかをよく観察し，変形の原因を把握する（図4·13）。鼻翼の下垂が口唇組織の不足によるものか，あるいは梨状口周辺からの伸展不足なのか。鼻孔縁の下垂，鼻孔の不正，鼻前庭の張り出しの程度はどうか。大鼻翼軟骨の位置異常，発育不足はどうか。鼻中隔弯曲の程度，前鼻棘の偏位について観察し，どの構造をどう直すべきかを理解しておく。また，この時期においても，最終的な外鼻形態の獲得を目指すのでなく，成長を考えに入れた，段階的手術の一通過点であることを常に念頭に置いておくべきである。
　鼻腔底および鼻翼が非裂側と同じ高さであり，鼻尖から鼻孔縁の下垂が認められる場合は，外鼻の上半分への手術侵襲で修正が可能である。あるいは，手術をしないで思春期以降へ順送りにするのも思慮ある選択である。
　鼻腔底および鼻翼が下垂している場合，同時に外鼻の上半分も変形が存在するため，初回手術に準じて鼻腔底の再建をやり直す必要がある。口輪筋が正しい位置に再建されていない場合も外鼻に変形を生ずるため，口唇修正をかねた外鼻形成術が必要となる。このような症例が幼少時期の外鼻

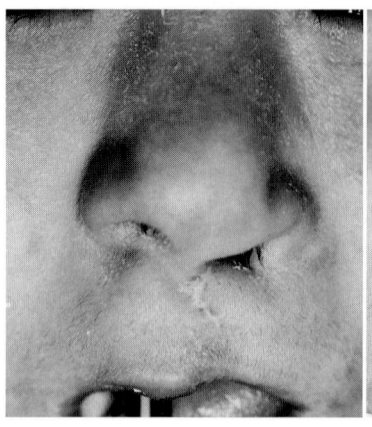

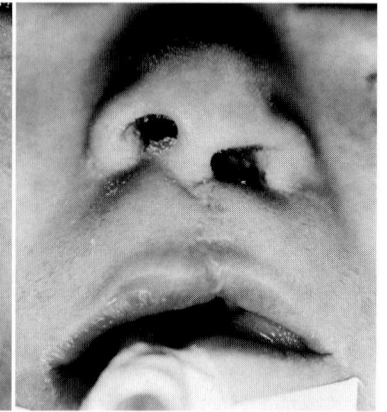

図4·13
鼻腔底の再建が不十分なため鼻腔底，鼻孔底隆起，鼻翼の落ち込みがあり，鼻柱の傾斜，鼻孔縁の下垂，鼻尖の扁平化など典型的な唇裂鼻を呈している。

形成術の良い適応であろう。本稿では顎裂部骨移植に先行して鼻形成を行うこととする。

C 術前の準備

術野の消毒はヒビテングルコネートあるいはオスバンを使用する。小さな綿球を用いて鼻腔をていねいに消毒すると鼻腔の粘膜，皮膚，軟骨の位置関係が把握される。デザインはピオクタニンを用い，必要であれば口唇二次修正のための皮膚切開線を描くが，そのほかの目印として，非裂側人中稜，鼻柱基部，鼻翼基部，鼻翼溝を描き，対応する裂側の線を描いておく（図4·14）。つぎに10万倍エピネフリン加生理食塩水を注射する。まず，鼻尖から針を刺し，人中部に注入しながら徐々に針を抜き鼻柱から鼻尖にかけて注射する。さらに裂側，非裂側の鼻翼部に注入する。最後に両側の鼻翼溝から上唇外側部に注入し，対称的に膨化させる。

D 手技のポイント

初めに外鼻の土台となる底部を形成する。まず第一に外下方に落ち込んだ鼻翼組織を挙上することから始める。口唇形成術を同時に行う場合は口唇部切開を鼻腔底に延長し，そこから鼻腔底，鼻翼皮下組織などの梨状口周辺の軟部組織を骨性土台から剥離挙上する。切開線を鼻限のやや手前で鼻限に平行に進め，鼻孔縁の上方をスキンフックで牽引しながら鼻腔底から鼻限，鼻前庭を梨状口周辺の硬組織から剥離し（図4·15），軽い牽引操作で非裂側と同じ高さになるようにする（図4·16）。

この状態を保ちつつ鼻腔底，鼻孔底隆起，鼻翼基部を順に左右対称になるように縫合していく。この操作は症例によりさまざまであり一定の手技をもたないが，大切なことは初めの切開線を鼻腔底の正中部あるいは初めから存在する瘢痕部において，鼻腔後方から非裂側鼻孔の形態を見ながら適宜縫合していくことである。縫合糸は4-0バイクリルなどの吸収性縫合糸を用いる。鼻孔底部には5-0 PDSなどで真皮縫合を行う。これは，術後に鼻翼の位置が外側に後戻りしないための補助となる。

これまでの操作で梨状口部硬組織と鼻孔底部軟組織の間に死腔を生ずる。この部分は本来硬組織で充填されるべきものであるが，ここでは骨移植前を想定し，軟組織での仮の再建を行う。裂側の口輪筋はとくに鼻翼に終わる線維を含めて外鼻組織から分離しておく。必要であれば，鼻翼基部を

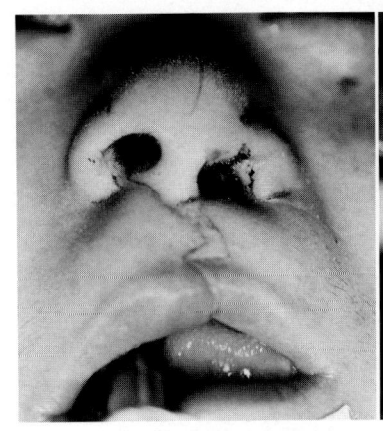

図4·14 切開線と補助線
口唇の切開線を鼻腔に延長し，さらに鼻前後のやや前方で鼻前庭に平行に切開線を進める。ほかに人中陵，鼻柱基底，鼻翼溝などを描いておく。

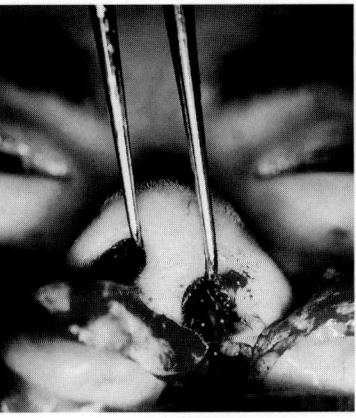

図4·15 口唇切開終了時
もう一度スキンフックをかけ，鼻翼の落ち込みの程度を把握する。

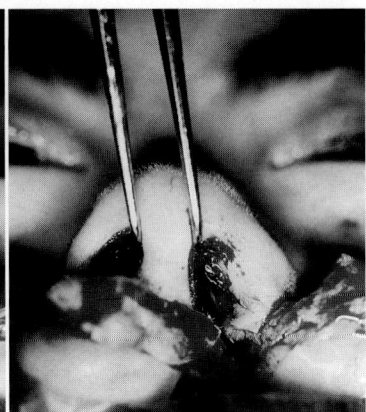

図4·16 切開と剥離操作
鼻翼および鼻孔縁が挙上されている。

越えて鼻唇溝部に剥離を進める。口輪筋を縫着する部位は口唇の形態，鼻翼基部の高さを見比べながら非裂側の鼻柱基部および口輪筋に4-0ナイロンなどの非吸収性縫合糸で行う（図4・17）。もしも以上の操作で鼻孔底部に死腔が残りそうなら，人中部の口輪筋や口唇部の瘢痕などを利用することもある。

つぎに鼻孔の上部を形成する。切開線は非裂側鼻孔縁に合わせ，鼻柱の内側隆起上方から鼻孔縁，外鼻孔三角部を通り鼻限に向かうように弧状に作成する（図4・18）。鑷子の先などで外鼻孔三角部を上方に押し上げ新たな鼻孔縁に相当する部分を切開線とするが，同部位の皮膚がゆがんで切除する必要がある場合，あるいは外鼻孔が小さくなりそうな場合はW字型にすることもある。これは，瘢痕による再建鼻孔縁の垂れ下がりを防ぎ，VY形成術により鼻孔縁を拡張する作用をもつからである。

切開は浅く皮膚のみに行い，剪刀で大鼻翼軟骨外側脚前縁に進める（図4・19）。この際，大鼻翼軟骨に傷をつけないように注意することが必要である。それより先はモスキートペアンを用いて鈍的に行うと（図4・20），軟骨膜の上に薄い軟部組織がついたまま剥離が行われる。剥離は裂側の鼻翼溝を越えて外側鼻軟骨から鼻尖，非裂側大鼻翼軟骨にわたり広く行う（図4・21）。また，大鼻翼軟骨の内側脚間を剥離し（図4・22），外側だけでなく前下方への偏位を矯正できるようにする。剥離が十分に行われるとそれだけで外鼻の形態はある程度改善される。

固定は吸収性縫合糸（5-0 PDS）を用いて埋没縫合による固定を3カ所行う。第一には裂側大鼻翼軟骨内側脚の前下方への偏位を矯正するため，非裂側の外側脚中1/3やや後方の鼻腔から針を通し（図4・23-a），鼻尖を回って裂側外側脚内側1/3の前方を通過し鼻孔縁付近に出す（図4・23-b）。さらにそれをもう一度同じように非裂側鼻腔に出し結紮すると，大鼻翼軟骨が上方に回転矯正されながら鼻孔縁を過矯正位にもってくることができる。

第二には外側脚を同様に裂側鼻腔→大鼻翼軟骨→非裂側外側鼻軟骨と通し，やはり逆戻りして鼻腔内で結紮する。第三には裂側鼻腔の鼻孔縁近く→大鼻翼軟骨→裂側鼻翼溝に置く（図4・23-c）。以上の操作により大鼻翼軟骨・皮膚・粘膜複合体の矯正が終了する。最後に鼻孔縁を縫合する（図4・24）が，その前に止血を確認する。もしも剥離腔からの出血が見られた場合には用手的に外鼻皮膚を数分圧迫すると止血され，特別な装作はいらない。

W字型切開を加えた場合は鼻孔縁の形を見ながら適度に皮膚をトリミングする。これは鼻孔の

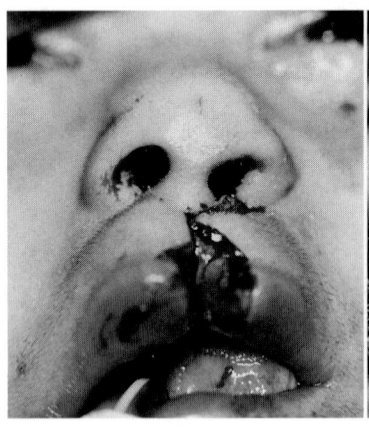

図4・17
鼻腔底，鼻翼を縫合し，梨状口との間には口輪筋上部を挿入し，支持されたところ。

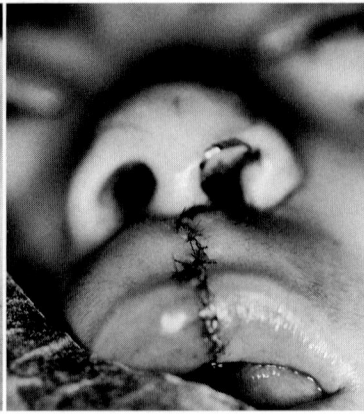

図4・18
鼻翼が形成された後に鼻孔縁に弧状に切開線を作成する。

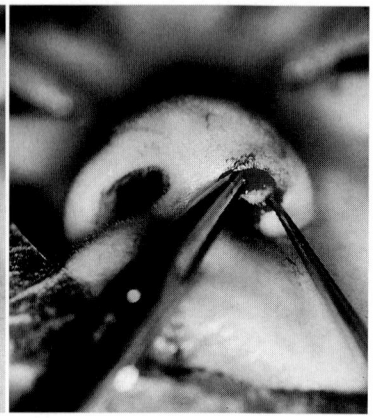

図4・19
スキンフックで牽引しつつ大鼻翼軟骨前縁までを剪刀で剥離する。

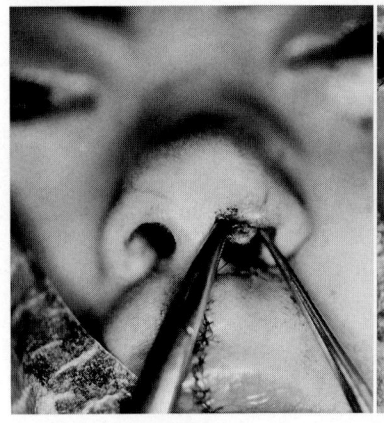

第4章　幼少時期における唇裂鼻形成術

図4・20
大鼻翼軟骨に至った後はモスキートペアンを用いて鈍的に剥離する。

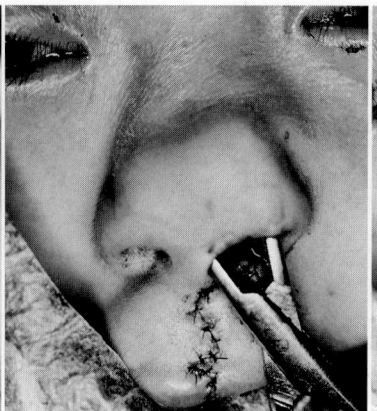

図4・21
大鼻翼軟骨を越えて外側鼻軟骨上部を剥離する。

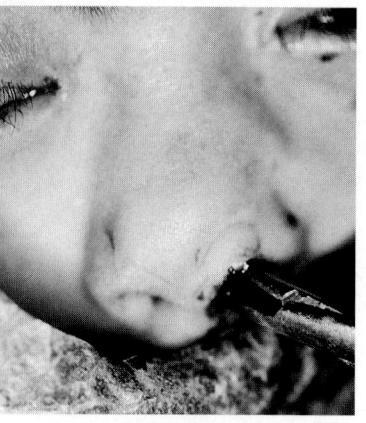

図4・22
大鼻翼軟骨の内側脚間を剥離し，後方への回転移動を可能にする。

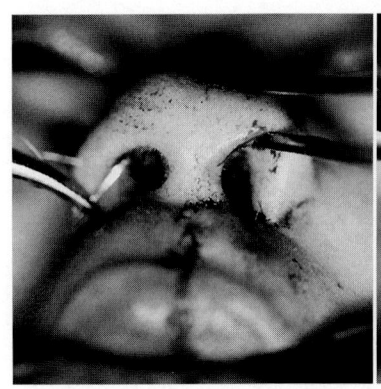

(a) 非裂側の外側脚中1/3やや後方の鼻腔から針を通す。

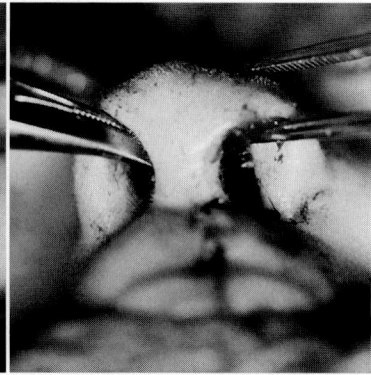

(b) 非裂側から入れた針は鼻尖を回って裂側外側脚内側1/3の前方を通過し，鼻腔縁付近に出す。

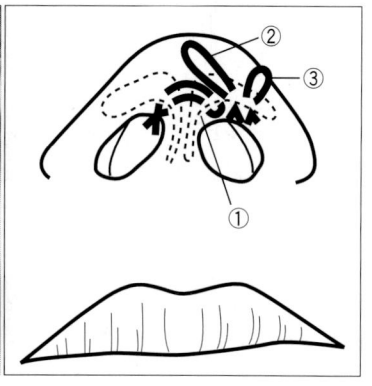

(c) シェーマ
①内側脚どうし，②外側脚と非裂側外側鼻軟骨，③外側脚と裂側鼻翼溝

図4・23　大鼻翼軟骨固定のための埋没縫合

ある程度の拡大に有効であるが，皮膚の切除が多いと外鼻孔三角部の構造が壊れるので注意する。皮下血腫予防のために裂側の外鼻皮膚を内外から圧迫することが必要であるが，内側はソフラチュールガーゼを充填する。外側はステリストリップを貼布し（図4・25），必要に応じて鼻骨骨折用のアルミスプリントを使用しても効果的である。術後の血腫を予防し，鼻翼溝の強調をかねて，裂側鼻腔と非裂側鼻翼および必要に応じて裂側鼻翼にガーゼを巻いたボルスターを置くこともある。

E 術後管理

術後管理でも大切なことは創の安静と感染の予防である。初回唇裂で鼻形成が施行されている場合には，とくに血腫形成を予防しなければならない。血腫形成は瘢痕形成を助長し，鼻軟骨の成長抑制を招くとともに，外鼻皮膚の厚く，鼻尖の鈍ないわゆる"団子鼻"となりやすい[1]からである。ガーゼボルスターを置いた場合にはとくに鼻

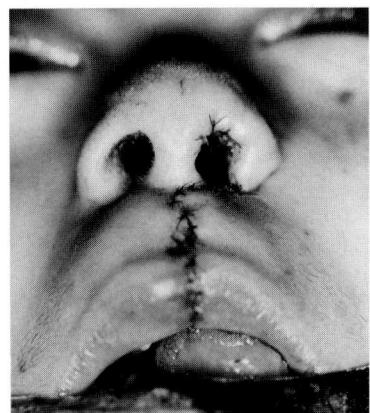

図4・24 縫合終了時

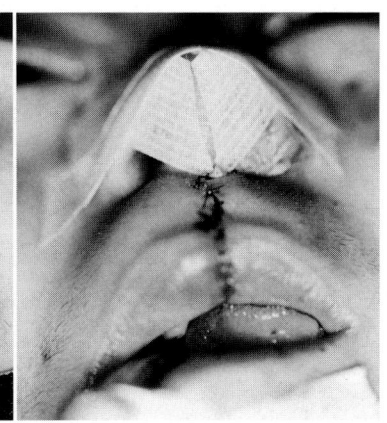

図4・25 皮下血腫予防のため，裂側鼻腔内にソフラチュールガーゼを充填し，ステリストリップによるテーピングを行う。

尖部皮膚の圧迫による潰瘍形成に注意する。ソフラチュールガーゼは術後3日で除去し，術後7日で抜糸とボルスターの除去を行いシリコン性のリテイナーを装着する。リテイナーは術後1カ月は終日，それ以降は就寝時に装着させ，3カ月継続する。

F 症例

【症例1】4歳，女，左完全唇顎口蓋裂（図4・26）

鼻翼基部の外側偏位，鼻孔縁の下行，やや扁平な鼻孔を認めた。この症例は「初回手術における外鼻修正法（50頁）」で提示した症例2と同じ患児である。口唇のバランスは良好なため，裂側鼻孔底部に加えた横方向の切開から入り，鼻翼基部の真皮を正中に牽引，4-0ナイロン糸にて縫合し，鼻翼を寄せた後に，鼻孔縁のW字型切開より入り，大鼻翼軟骨外側脚を外側鼻軟骨に5-0 PDSで縫合固定した。また若干の鼻孔縁皮膚を切除した。術後2年6カ月，鼻孔縁の不整が少し認められるが，これはW字型切開線の瘢痕拘縮によると思われる。

【症例2】3歳，女，左完全唇顎口蓋裂（図4・27）

大鼻翼軟骨および鼻孔縁の下垂による外鼻孔の扁平化を認めた。症例1と同様に大鼻翼軟骨の挙上を行った。術後5年，鼻尖の軽度扁平化を認めるが，下から見たところではほぼ対称的な鼻孔が得られている。

G 考察

初回外鼻形成はその後の成長抑制を来さないという報告[2)~5)]は多く，初回手術において外鼻形成が行われる傾向にある。また，機能的にも早い時期の鼻形成が望まれる[6)]といわれるが，計画された比較検討調査[7)8)]は少なく，経過観察も10年以内のものが多い。初回口唇形成術時の鼻形成を否定的に扱う意見は多くないが，経験の豊富な先達に意見を求めるとまったく行わないということも少なくない。

また，初回手術に肯定的であっても，かなりの場合に二次手術が必要[9)10)]であることになる。では，いつ二次修正をするべきであろうか。これにも早くから行ってよいとする意見[11)]から，顔面の成長が終わってから行うべきである[12)]という意見まで幅広い。筆者も愛護的な手術操作は外鼻の成長への影響は少ないことと，患児の早期の社会適応の目的で3歳以降に行うことが多かっ

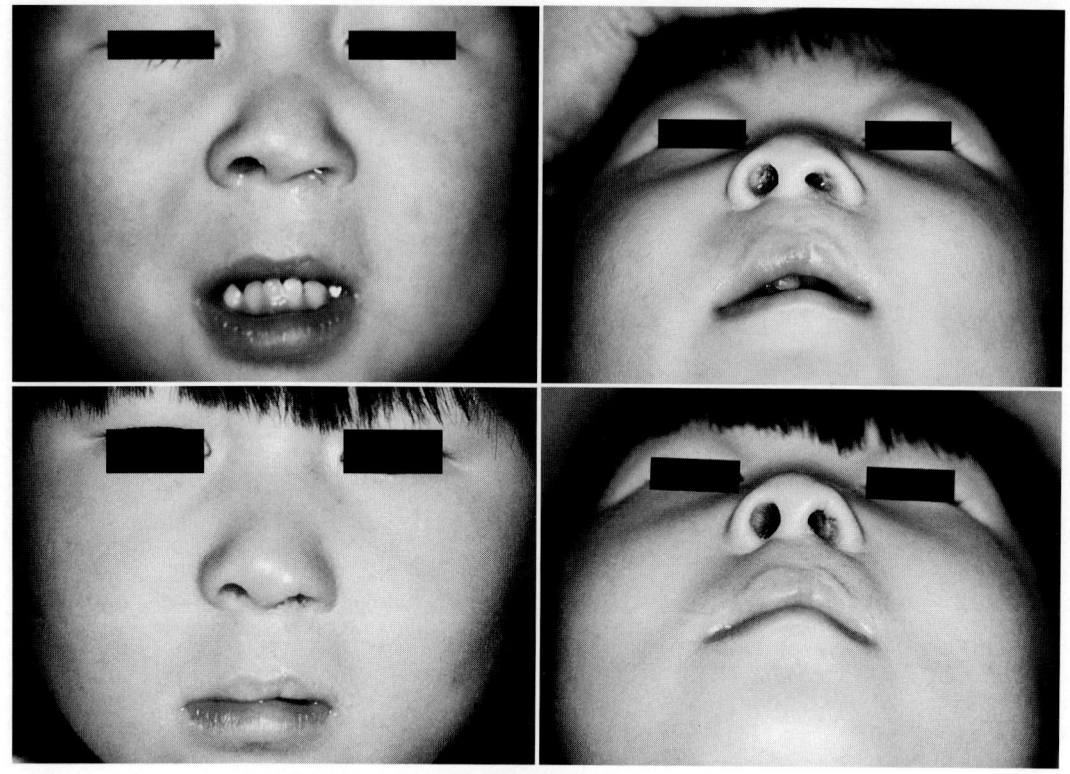

(a，b）3歳時。鼻孔縁の下垂，鼻孔狭小を認める。
(c，d）5歳6カ月時。W字型切開から外鼻の上1/2の形成術のみを行った。

図4・26　症例1：4歳，女，左完全唇顎口蓋裂

a	b
c	d

た。しかし，最近では機能的再建の目的で顎裂部骨移植が混合歯列期に多く行われるようになってきたことや，これが外鼻の形態支持のために必要な硬組織による骨性土台を形成できる[13)14)]ことから，顎裂を含む前部口蓋の完成という関係から，少なくとも骨移植とその後の側方歯の誘導が完了した後に行う方がよいと考える[15)]。

したがって，幼少時期の手術適応に関しては，①口唇瘢痕や非対称が中等度以上あるいはこれを訴える症例，②正面視で鼻孔縁や鼻翼基部の落ち込みが見られる症例のうちで，③就学前には顎裂骨移植が計画されていないことが予想される症例に対して適応するようにしている。

皮切に関しても報告は多い。通常は鼻孔縁切開[16)]やそれを発展させた逆U字切開[17)]が多く用いられている。また大鼻翼軟骨を広く展開するためには，逆U字切開を鼻柱で連続させる[18)] flying-bird切開[12)]も用いられる。筆者は通常，鼻孔縁切開を用いるが，鼻孔を拡大したい時にはW字型切開[19)]を用いて鼻孔縁皮膚をトリミングするようにする。これは軽度の鼻孔拡大や外鼻孔三角部の下垂の修正に有用であるが，皮膚の切除量が多いと外鼻孔三角部の乱れや鼻毛の外反を来すことがあるので注意が必要である。鼻柱を横切るような切開は将来的には必要なこともあるが，この時期では用いないようにしている。また，基底部の切開に関しての報告は少ないが，症例によっては鼻腔底部への上皮成分の移植[15)]なども考慮しなければならない。

「初回手術における外鼻修正法（50頁）」でも記載したが，ここで述べた手術手技だけでは外鼻組織の各構成要素を正しい位置に置換することはできても，口唇裂に存在する絶対的組織量の不足

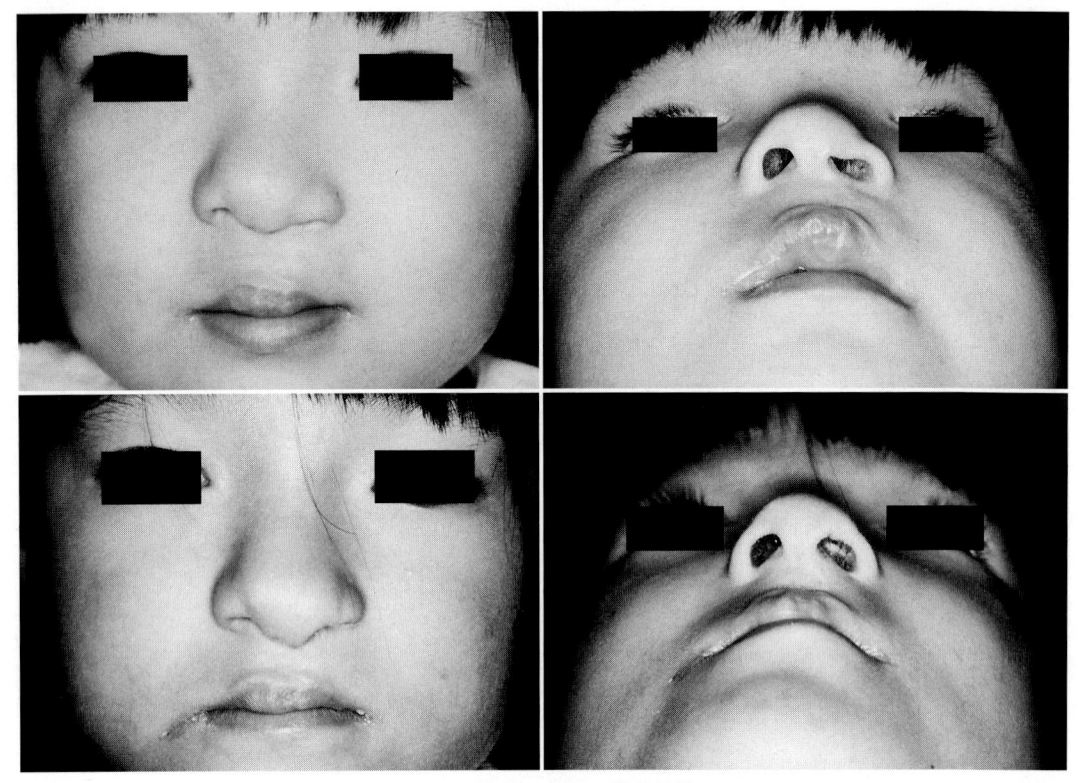

(a, b) 術前。鼻孔縁の下垂，鼻翼の外側偏位が認められる。
(c, d) 8歳時。

図4・27　症例2：3歳，女左完全唇顎口蓋裂

は解決されていない。すなわち，①骨性土台である上顎および歯槽には位置異常と外鼻形態保持には不可欠の梨状口外側から鼻腔底の組織欠損があること，②軟骨およびそれを囲む皮膚粘膜にも位置異常と組織不足が残ること，の2点がその主たるものである。

①に関しては最終的には上顎骨および歯牙の再建が必要であり，顎裂部骨移植によって解決[14]される。しかし，外鼻の形態維持は必ずしも硬組織だけで行われるものではなく，仮に軟組織で支持しておくことは可能であり必要である。

②に関しても外鼻の機能的形態的完成を得るには鼻中隔を含めた再建[20) 21)]が必要であることも多い。しかし，外鼻の前方への成長は鼻の機能的形態的発達に多く影響をもたらすものであり，また健常児においてもとくに東洋人は顔面骨と鼻中隔の発達の不均衡によって鼻中隔弯曲を生ずると考えられているため，とくに鼻中隔の基底に大きな変形をもつ口唇裂児の場合，顔面の形態外鼻の成長がある程度完成するまで待機すべきであろう。

また，組織不足に対して耳介軟骨[22)]，鼻中隔軟骨[23)]，その他の軟組織[24)]を用いることが報告されている。また，鼻尖部はとくに両側裂で見られるように組織不足が生じやすく，鼻中隔矯正を含めた軟骨の再構築[20)]や骨移植[25)]なども必要になることが多い。また，鼻翼の組織不足には対側鼻翼の切除[26)]も有効な方法である。しかし，これらも幼少時期には用いない方がよく，これらを常に念頭に置いておくべきである。

以上述べてきたように，大切なことはこの時期の手術は筆者が重要と考える段階的な外鼻の形成術[5) 27)]の一つの通過点であり，成長に合わせて適当な時期に組織不足を補うために付加手術を行っていくことが必要ということである。

文 献

1) Takato, T., Yonehara, Y., Susami, T. : Early correction of the nose in unilateral cleft lip patients using an open method ; A 10-year review. J. Oral Maxillofac. Surg., 53 : 28-33, 1995.
2) 松尾　清：初回手術における外鼻の修正．口唇裂・口蓋裂の治療：最近の進歩, pp.59-68, 克誠堂出版, 東京, 1995.
3) McComb, H. : Primary correction of unilateral cleft lip nasal deformity ; A 10-year review. Plast. Reconstr. Surg., 75 : 791-799, 1986.
4) 鬼塚卓彌：唇裂初回形成術時の外鼻手術．形成外科, 42 : 489-504, 1999.
5) Salyer, K. E. : Primary correction of the unilateral cleft lip nose ; A 15-year experience. Plast. Reconstr. Surg., 77 : 558-568, 1986.
6) Anastassov, G. E., Joos, U., Zollner, B. : Evaluation of the results of delayed rhinoplasty in cleft lip and palate patients. Functional and aesthetic implications and factors that affect successful nasal repair. Br. J. Oral Maxillofac. Surg., 36 : 416-424, 1998.
7) Brusse, C. A., Van der Werff, J. F., Stevens, H. P., et al. : Symmetry and morbidity assessment of unilateral complete cleft lip nose corrected with or without primary nasal correction. Cleft Palate Craniofac. J., 36 : 361-366, 1999.
8) Cussons, P. D., Murison, M. S., Fernandez, A. E., et al. : A panel based assessment of early versus no nasal correction of the cleft lip nose. Br. J. Plast. Surg., 46 : 7-12, 1993.
9) Mulliken, J. B., Martinez-Perez, D. :The principle of rotation advancement for repair of unilateral complete cleft lip and nasal deformity ; Technical variations and analysis of results. Plast. Reconstr. Surg., 104 : 1247-1260, 1999.
10) Sugihara, T., Yoshida, T., Igawa, H. H., et al. : Primary correction of the unilateral cleft lip nose. Cleft Palate Craniofac. J., 30 : 231-236, 1993.
11) 鬼塚卓彌：形成外科手術書, 南江堂, 東京, 1996.
12) Cronin, T. D., Denkler, K. A. : Correction of the unilateral cleft lip nose. Plast. Reconstr. Surg., 82 : 419-432, 1988.
13) Salyer, K. E. : Early and late treatment of unilateral cleft nasal deformity. Cleft Palate Craniofac. J., 29 : 556-569, 1992.
14) Semb, G., Ramstad, T. : The influence of alveolar bone grafting on the orthodontic and prosthodontic treatment of patients with cleft lip and palate. Dent. Update, 26 : 60-64, 1999.
15) 大久保文雄：口蓋裂二次手術と顎発育－瘻孔閉鎖が顎発育に及ぼす影響－．日口蓋誌, 18 : 28-34, 1993.
16) Isshiki, N., Sawada, M., Tamura, N. : Correction of alar deformity in cleft lip by marginal incision. Ann. Plast. Surg., 5 : 58-66, 1980.
17) Tajima, S., Maruyama, M. : Reverse-U incision for secondary repair of cleft lip nose. Plast. Reconstr. Surg., 60 : 256-261, 1977.
18) Harashina, T. : Open reverse-U incision technique for secondary correction of unilateral cleft lip nose deformity. Br. J. Plast. Surg., 43 : 557-564, 1990.
19) 中村　潔, 伊藤芳憲, 吉本信也ほか：W形成術による外鼻孔の修正法．日美外報, 5 : 42-48, 1985.
20) Nishimura, Y., Kumoi, T. : External septorhinoplasty in the cleft lip nose. Ann. Plast. Surg., 26 : 526-540, 1991.
21) Ogino, Y., Ishida, H. : Secondary repair of the cleft-lip nose. Ann. Plast. Surg., 4 : 469-480, 1980.
22) Matsuo, K., Hirose, T. : Secondary correction of the unilateral cleft lip nose using a conchal composite graft. Plast. Reconstr. Surg., 86 : 991-995, 1990.
23) Nishimura, Y., Ogino, Y. : Autogenous septal cartilage graft in the correction of cleft lip nasal deformity. Br. J. Plast. Surg., 31 : 222-226, 1978.
24) 鬼塚卓彌：組織移植による唇裂鼻翼変形の修正術．形成外科, 10 : 292-296, 1967.
25) Takato, T., Harii, K., Yonehara, Y., et al. : Correction of the cleft nasal deformity with an L-shaped iliac bone graft. Ann. Plast. Surg., 33 : 486-493, 1994.
26) 鬼塚卓彌：われわれの行っている片側唇裂外鼻の形成術．形成外科, 29 : 281-292,,1986.
27) Onizuka, T., Sumiya, N., Aoyama, R., et al. : Cleft lip-nose repair technique ; Sequential repair. Aesthet. Plast. Surg., 14 : 207-213, 1990.
28) 大久保文雄, 鬼塚卓彌, 佐藤兼重ほか：瘢痕皮弁による鼻腔底再建について．形成外科, 34 : 121-126, 1991.

（大久保文雄）

第4章 幼少時期における唇裂鼻形成術

3）私たちの行ってきた手術法とその意義③

Summary

　片側唇裂において逆U字切開法を行った際に経験されるように，逆U字切開法には鼻柱延長効果が認められ，筆者らは両側唇裂の外鼻変形に対しても本法での修正を行っている。しかし，両側不全唇裂の場合と違い両側完全唇裂の鼻柱を十分に延長し，鼻翼軟骨を適切な位置にまで修正するには，逆U字切開からの鼻背皮下の剥離のみでは不十分である。このため逆U字切開法に加え，鼻柱基部にforked flapやCronin法などのいわゆる鼻柱延長切開を併用して鼻中隔膜様部の下端を挙上してrelaxationを得るとともに，大鼻翼軟骨の外側脚を遊離することで，十分な鼻柱延長効果を得るとともに確実な大鼻翼軟骨の位置の修正が可能となる。

　この鼻柱延長切開は，鼻柱延長のために用いるのではなく，鼻柱基部のrelaxationを行うために用いるのであり，逆U字切開と連続させれば再建された鼻柱は上口唇や鼻孔底で再建されることになる。上口唇や鼻孔底で再建された鼻柱は，長期的には成長に伴う鼻柱の過成長や過大な鼻孔底，鼻唇角の増大などの原因となると報告されている。したがって，逆U字切開と鼻柱基部の切開は，それぞれ単独の切開とし，連続した切開とすべきではないと考えている。

　逆U字切開法で得られた鼻柱の中央部は元のままの鼻柱が保たれており，成長に伴う変形を生じることなく自然な鼻柱を獲得することができる。また，鼻柱基部のrelaxationによって再建された部分は鼻柱の下端部に限局されており，もしこの部分に成長に伴う変形が生じても容易に修正することができる。

　唇裂の外鼻変形の修正において，外鼻表面に瘢痕を残す術式は望ましくないと考えており，この点からも，修正後切開線が鼻孔前庭に移動して表面からは見えなくなる本法は望ましいと思われる。

はじめに

　両側唇裂の外鼻形成では，大鼻翼軟骨の偏位修正に加え，何らかの鼻柱の延長術が必要である。多くの鼻柱延長法が報告されている[1〜7]が，口唇組織を利用する鼻柱延長法では，長期的にみていくつかの問題点も指摘されている[4,7]。

　筆者らは片側唇裂鼻に対する修正と同様に両側唇裂鼻の修正に対しても逆U字切開法を用い，これに鼻柱基部のrelaxationを目的とした切開を併用しているが，長期経過においても，鼻柱の延長量および幅の点で満足のいく結果を得ており，逆U字切開法が両側唇裂鼻の修正に対しても有用であると考えている。

A　術式の目的と考え方

　両側唇裂鼻の変形の中で，もっとも大きな特徴が鼻柱の短縮，鼻翼基部の外側偏位，幅広い鼻尖である。加齢・成長に伴って鼻柱は多少延長するが，このような外鼻変形は根本的には不変である。鼻柱の短縮と鼻翼の変形に対する修正方法は数限りなく報告され[1〜7]，それぞれの長・短所についても議論されている。両側唇裂鼻変形に対する基本的な修正方法は，両側大鼻翼軟骨の内側回転による位置の修正であり，何らかの方法で大鼻翼軟骨の外側脚を梨状口縁から挙上することも重要な手技の一つであると考えている。また，鼻柱延長を目的とした多くの術式の中で[1,8]，forked flapのように口唇の組織で鼻柱を延長する術式では，その長期経過において，再建された鼻柱が成

長につれて長すぎたり幅広くなったりすることも報告されている[4) 7)]。

唇裂鼻形成術の中で，鼻外に切開を加える方法は勧められないと考えており[7) 9) 10)]，この点，縫合後鼻腔前庭部に切開線が隠れてしまう逆U字切開法は有用である．筆者らは逆U字切開法を用いるとともに，forked flapやCronin法などの鼻柱延長の切開を鼻柱延長としてではなく鼻柱基部の減張切開として利用し，さらに大鼻翼軟骨の位置異常を修正するとともに，逆U字切開法による鼻柱延長効果により自然な鼻柱の再建を得ている．（図4・28）[11)]。

この鼻柱基部の減張と大鼻翼軟骨の遊離を行わなければ，鼻翼の修正は縫合による強制力によってのみ行われることとなり，いずれ後戻り変形が起こってくると考える．Trottらが述べているように[6)]，大鼻翼軟骨の内側脚間を剥離し外側脚を遊離すれば，大鼻翼軟骨はより自然な位置へと立ち返ってくることは，逆U字切開より同様の剥離を行った際に常に経験するところである．

Forked flapやCronin法などの鼻中延長切開を減張として使用する目的は，この切開操作により膜性鼻中隔を鼻柱中央の高さにまで挙上するためである．その意味での「鼻柱延長」ではなくて「relaxation」である．したがって，両側逆U字切開はこの切開とは連続させず，これとは別個に鼻柱の外側縁より始める．仮に鼻柱延長切開と鼻翼修正のための逆U字切開が連続してしまえば，術後の鼻柱は口唇や鼻孔底の組織で再建されることになる．そして，forked flapを用いた場合には，皮弁の血行の確保のためにともすれば幅広いぼってりとした鼻柱となりやすく，追加修正が必要と

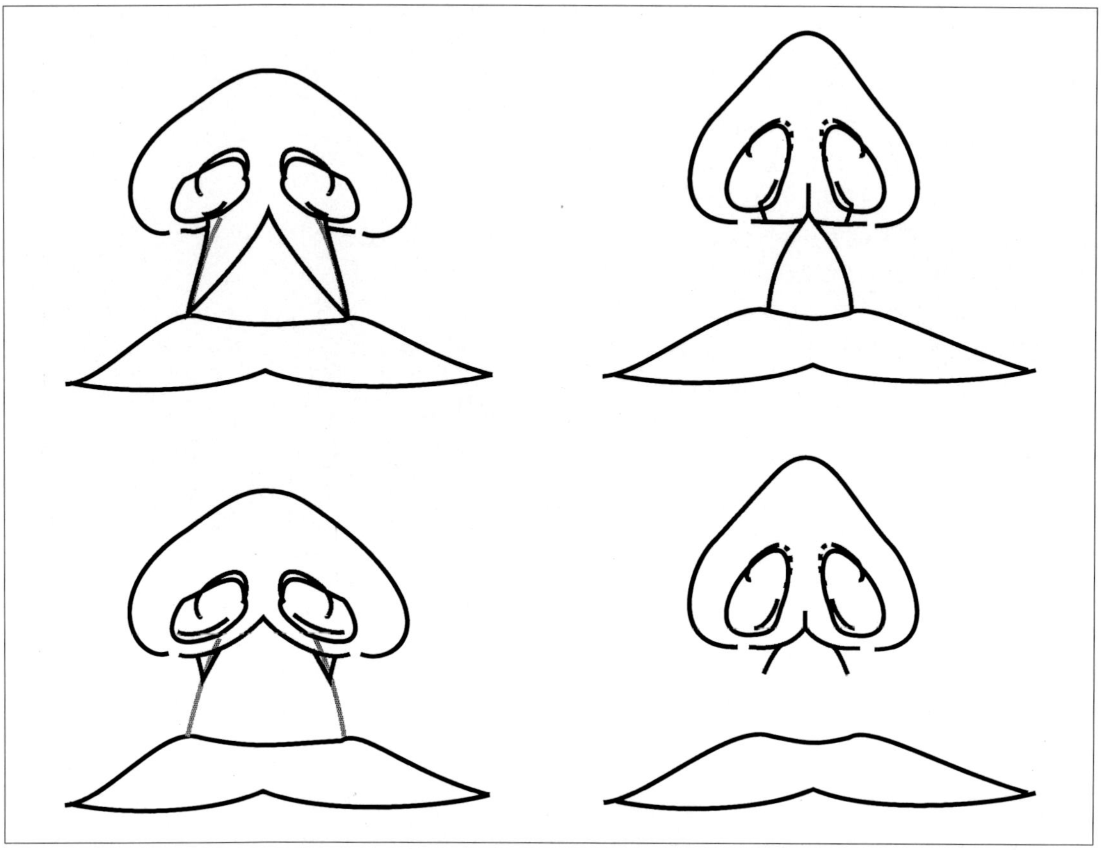

図4・28 逆U字切開法と鼻柱延長切開を利用した外鼻形成術
(Tajima, S., et al. : Bilateral reverse U incisions and separately placed columella relaxation incision for correction of bilateral cleft lip nose deformity. Eur. J. Plast, Surg., 20 : 19-23, 1997 より引用)

なる。筆者らの方法では，再建された鼻柱の中央部分は元の鼻柱のままの幅や厚みが保たれており，長期経過においても満足のいく結果が得られている。

B 適応と症例の選択

基本的には片側・両側唇裂外鼻変形のうち大鼻翼軟骨の位置の修正を必要とするすべての症例に逆U字切開法による外鼻修正術の適応があると考えている。両側唇裂では，初回手術時に外鼻形成を行うことはほとんどなく，多くは幼少児期に行っているが，他医で初回手術や修正術が行われた症例などの思春期以降の症例についても，鼻柱の延長と大鼻翼軟骨の位置の修正による外鼻形成が必要である場合には，逆U字切開法による外鼻修正術を施行している。

C 術前の準備

手術時期は初回手術時以降，年齢に制限を設けていないが，入園前や入学前などの集団生活に入る前を選択することが多い。思春期以降まで外鼻形成を待機する必要はまったくないと考えている。両側唇裂鼻では一見短縮した鼻柱により鼻尖が口唇へつなぎ止められており，これを解放し，nasal remodellingを早期に行うことにより，鼻の成長を阻害することなく，かえって正常な方向への発育を促進するとする考えもある[12]。術中に鼻柱基部を減張することにより鼻中隔膜様部は自動的に挙上されるが，鼻尖が鼻柱によって持続的な牽引力を受けていると想像される。したがって，外鼻の成長のスパートの起こる前に適切な修正を行うことは有用であろうと考える。

D 手技のポイント

1. 器具と材料

基本的な唇裂外鼻形成術に使用する器械でよい。特殊な器械はないが，先の細い持針器（図4・29-a）と8mmの5-0針付きナイロン糸を用い

ると逆U字切開からの視野で直視下に十分な操作を行うことができる。とくに両側唇裂では片側唇裂と異なり大鼻翼軟骨の上方（頭側）へのplicationを行わず，内側脚間のみのplicationを行うので，トンネル状の視野でなく直視下にすべての縫合操作を行うことができる。この際，視野の妨げにならない細身の深部照明が有用である。

また，逆U字切開から大鼻翼軟骨内脚間を剥離するには，強弯の剪刀を用いている（図4・29-b）。

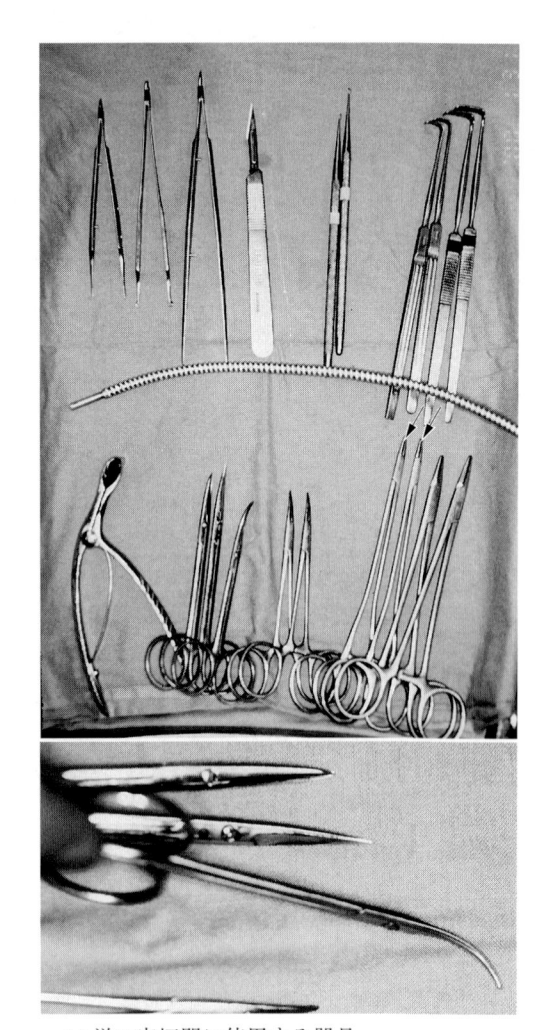

(a) 逆U字切開に使用する器具。
　矢印：plicationに用いる先の細い持針器。
(b) 鼻翼軟骨内脚間を剥離する強弯の剪刀。
図4・29　逆U字切開に使用する器具

2. 作図上のポイント

Relaxationに用いる鼻柱延長切開は，症例に応じて術者が選択することになるが，われわれはforked flapの切開を利用することが多い。

Forked flapは通常のデザインに従って初回手術時の瘢痕切除をかねてデザインする（図4・30-a）。鼻柱延長を目的としないので，必ずしも上口唇の白唇全長にわたる必要はなく，人中の幅があまり広くなければ皮弁採取部の縫合部のdog earの処理に必要な長さをデザインすればよい。皮弁の尖端部分は，最終的には切除する。したがって，皮弁の血行にはとくに配慮する必要はない。

逆U字皮弁のデザインは鼻柱基部のrelaxationを行ってから行う。片側唇裂の場合と同様に鼻を斜め45度下方から見て，修正後の外鼻孔の形態を想定した逆U字型をデザインする。逆U字は，鼻中隔膜様部から鼻孔縁を横切って鼻背に出て，再び鼻孔縁を横切って鼻前庭の鼻前庭襞に近づいて終わる。

鼻背部分の大きさは鼻翼縁の垂れ下がりの程度によって調節するが，垂れ下がりが少なく，短鼻あるいは鞍鼻傾向にある入園・入学前の小児例などでは，逆U字皮弁の鼻背部分を大きく鼻背に張り出すようにデザインすると鼻尖形態が不良となるため，比較的小さめにデザインすることが重要

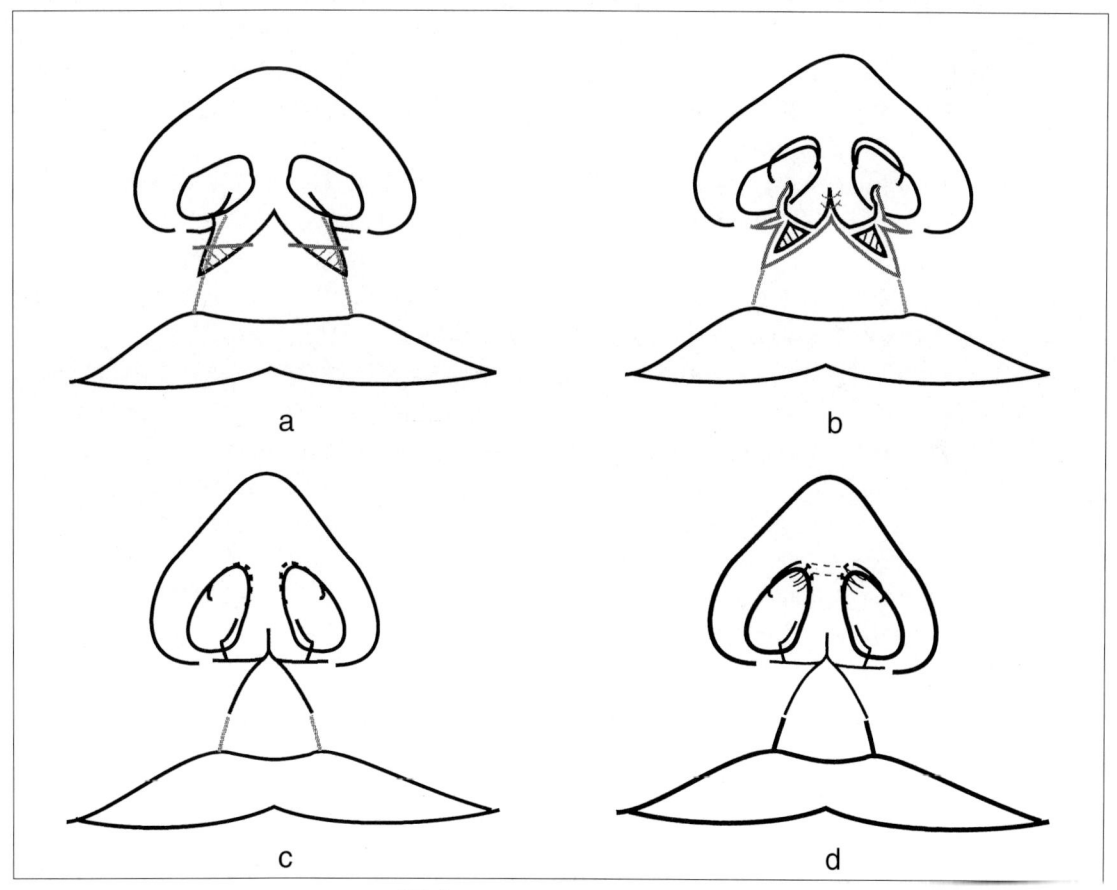

(a) forked flapのデザイン。
(b) 鼻柱基部のrelaxationを行った後，逆U字切開のデザインを行う。
(c) 逆U字皮弁およびforked flap縫合後。
(d) 鼻柱上端のマットレス縫合。

図4・30　手技

で，時としては鼻孔縁切開と近似することもある．しかし，切開全体としては決して鼻孔縁切開に平行な切開とはしない．

アジア人ではあまり気にならないようであるが，西欧人では逆U字皮弁を片側唇裂鼻の時と同様にデザインすると，鼻柱上部が幅広くなるので，逆U字皮弁を鼻尖に近づけ，皮弁の尖端を狭くすれば鼻柱形態を良好に整えられるとの報告もある[13]．

3．手術のポイント

筆者らが選択することの多い，forked flapの切開を利用した両側唇裂鼻形成術について以下に述べる．

まず，梨状口縁切開により鼻柱基部と外側鼻軟骨の背側縁および大鼻翼軟骨の外側脚が移動できるように剥離する．Forked flapを挙上し，梨状口縁切開で大鼻翼軟骨が挙上されると自然と鼻中隔膜様部が挙上されて鼻柱基部が持ち上がるが，ここで大まかにforked flapを縫合し左右鼻翼基部を引き寄せた状態で，逆U字切開のデザインを行う（図4・30-b）．

逆U字切開法の手術手技の具体的な内容は別章（126頁）で述べる片側唇裂における逆U字切開法に準じて行うので，詳細はそちらを参照されたい．手技上，片側・両側のいずれも大まかには同じと考えてよいが，両側唇裂鼻の場合には，前・内側方向へのplicationとして内側脚間部のみに8mm針付き5-0ナイロン糸で2針行う（図4・31-a～e）．

7-0ナイロン糸で逆U字皮弁の縫合後，鼻柱上端部の位置に，大鼻翼軟骨の左右内側脚を引き寄せるべく鼻柱を貫通するマットレス縫合を2本加え（図4・30-d，15mm針付き5-0ナイロン糸の針をやや直線状にのばして用いる），つぎにrelaxationを行った鼻柱延長切開を2層に縫合閉鎖する．逆U字皮弁の縫合後，延長された鼻柱が自然な長さになる位置でforked flapの尖端をトリミングし，それぞれの皮弁を縫合する（図4・30-c）．

片側唇裂鼻の場合と同様に，外鼻の表地と裏地との相互位置関係が適正となった後は，これを過矯正位に保持し，死腔をなくすために数本の貫通マットレス縫合をソフラチュール®枕を置いて結ぶ．片側唇裂の場合と同様のボルスターに加え，両側唇裂の外鼻では両側の大鼻翼軟骨内外脚移行部の鼻前庭を対側上方に引き上げるための左右各1針を必要とする．

4．手技上の注意点

逆U字切開法では，逆U字切開より剥離された外鼻皮膚が修正された鼻軟骨の形態に従って移動する際に生じるひずみを解消した結果，逆U字皮弁が鼻腔内・上方・正中方向へ移動するのだと考えており，これとrelaxationのための切開を連続させることはない．

逆U字切開から鼻背は真皮直下（あるいは鼻筋筋膜直上）に剥離し，軟骨を露出させないことが重要である．軟骨の位置の修正は，これを異常な位置に規定している固定力を解除することで行われるのであって，軟骨の縫合によって修正位を得るのではない．むしろ，軟骨を牽引あるいは固定している筋の走行異常を修正し，固定力や瘢痕を解除することで自動的に位置の修正が起こり，弛んだ筋・筋膜を適切な緊張状態に固定するためにplicationを行うと考えている．したがって，結果的に軟骨に糸がかかることはあっても，縫合するのは軟骨自身ではない．また，修正後の位置を保持する力となるのは外鼻皮膚との間に形成される瘢痕の力も大きいと思われるので，軟骨を露出するよりも皮下で剥離する方が有利であると考えている[14]．

E 術後管理

外鼻形成単独であれば，術後2～3時間で飲水を許可し，5～6時間で軽食を摂取させており，翌日からはとくに安静度の制限はしない．

片側の唇裂の場合と同様に，翌日より毎日ボルスター縫合糸の緊張の程度を確認し，術後の腫脹による縫合糸瘢痕を残さないように，ボルスターとなるソフラチュール®を抜きながら緊張の程度を調節する．軽くボルスターの一端を持ち上げて糸の刺入部が見えれば問題ないが，刺入部が皮膚

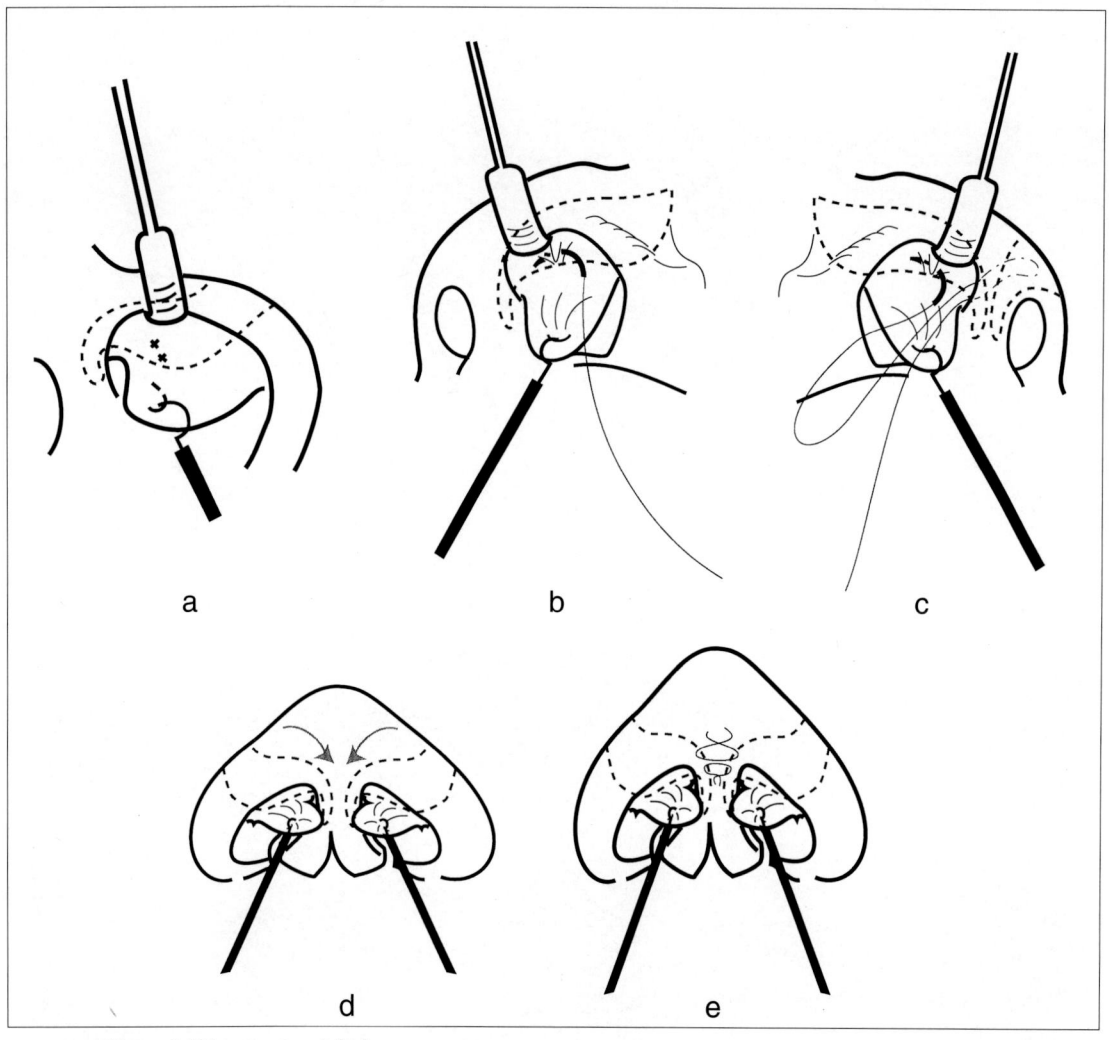

(a) ×印の2カ所にplicationを行う。
(b, c) まず一方に糸をかけ，対側にいったん引き出してから，おのおのに対応する部位にplicationを行う。
(d) plication前。
(e) 剥離後，両側鼻翼軟骨の内側回転によって自然修正された位置でのplicationを行う。
図4・31　plication

に食い込んで強く持ち上げないと見えないようならば，緊張が強すぎるので，適切な緊張になるまでソフラチュール®を抜いていく（図4・32）。

通常，逆U字皮弁の縫合糸は術後7日で抜糸し，ボルスター固定は術後10〜14日で除去し，鼻柱上端を引き締めるマットレス縫合はできる限り長期間留置する。

ボルスター固定の除去後より，ロングリテイナーの装着を開始し，約3カ月間装着する。リテイナーの装着を開始する際には，これによる過圧迫に留意することが大切で，短時間より開始して1日ごとに徐々に装着時間を延長していき，発赤などのないことを確認する。約1週目ごろより，摂食時と入浴時以外は24時間連続装着している。

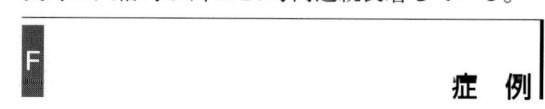

F 症例

両側唇裂鼻の症例を提示した（図4・33〜4・35）。

120　唇裂鼻の治療

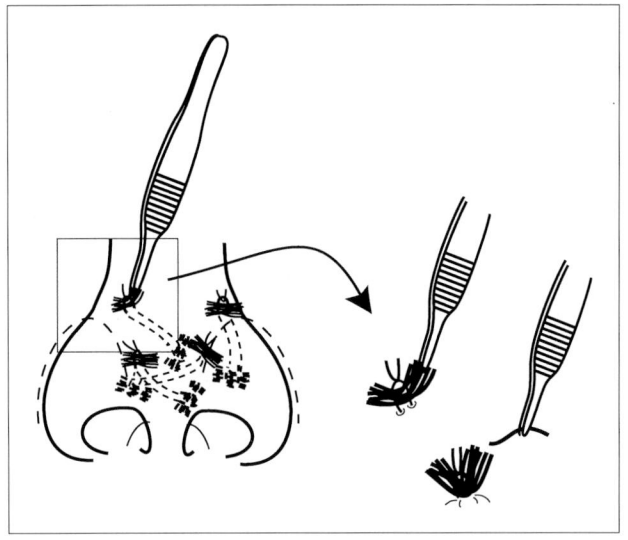

図4・32　ボルスター縫合の管理

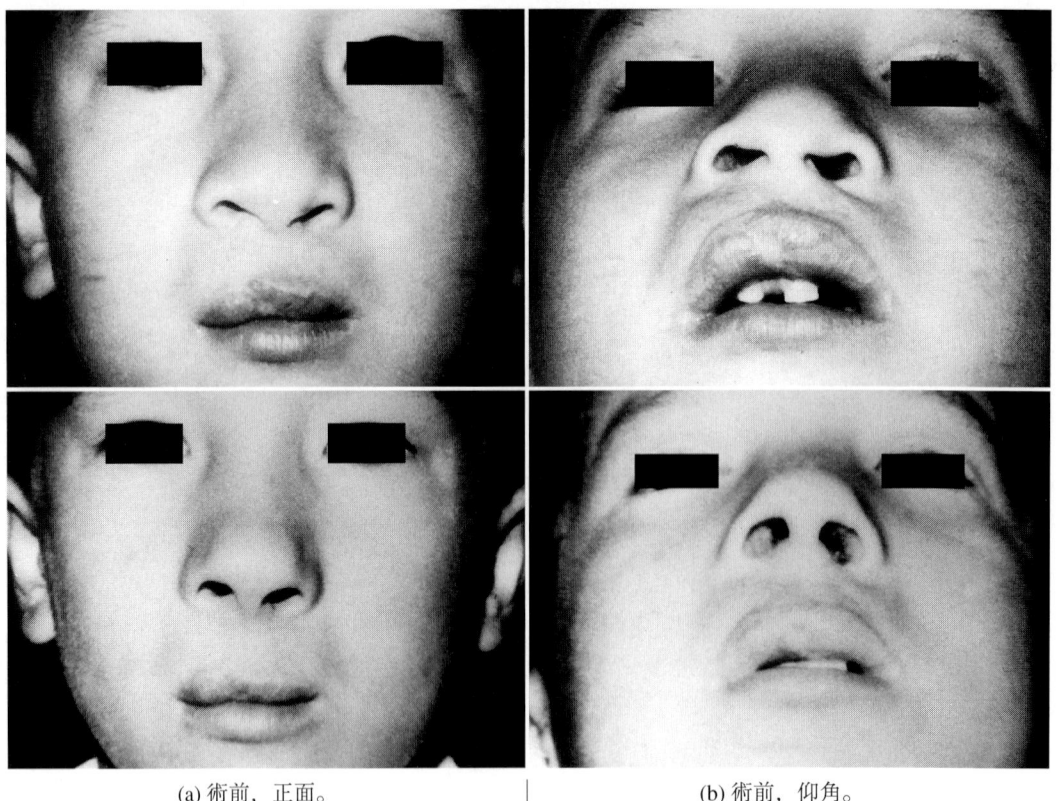

|(a) 術前, 正面。|(b) 術前, 仰角。|
|(c) 術後2年, 正面。|(d) 術後2年, 仰角。|

図4・33　症例1

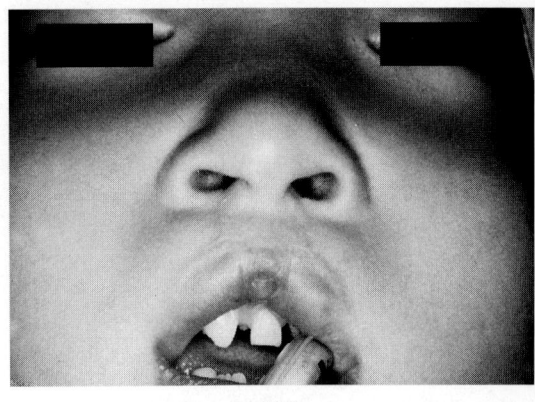

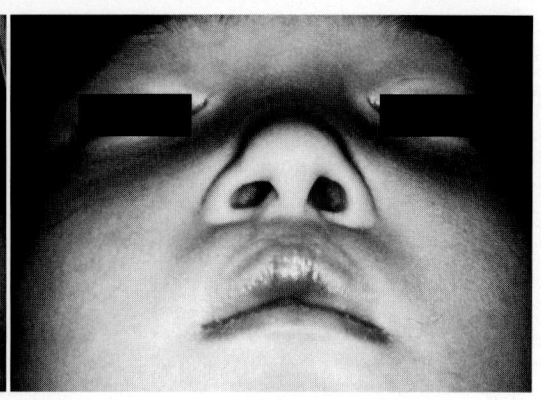

(a) 術前。　　　　　　　　　　　　(b) 術後。
図4・34　症例2

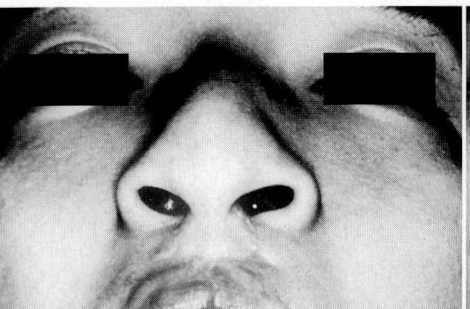

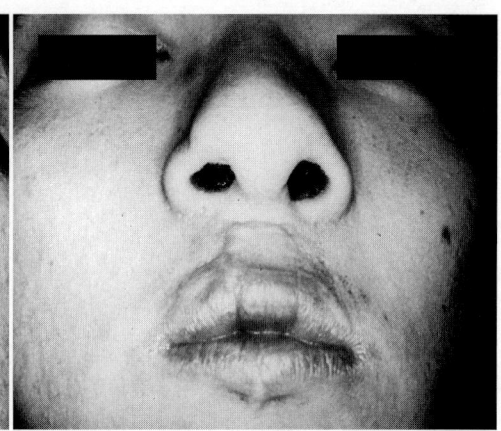

(a) 術前。　　　　　　　　　　　　(b) 術後。
図4・35　症例3

G　考察

　McComb[4]やPigottの報告[15]によれば，上口唇や鼻孔底の組織で再建した鼻柱を長期的に見ると，成長に伴って3つの不都合な結果が生じるという。すなわち，①鼻柱が過長となり鼻孔は過大となる，②鼻尖部は幅広いままである，③鼻柱基部が瘢痕拘縮によって鼻唇角が増大する，の3点である。

　したがって，上口唇や鼻孔底組織を用いた両側外鼻変形に対する鼻柱延長は，短期的には良好な効果が得られても成長に伴う変形を覚悟せざるを得ず，近年，上口唇や鼻孔底組織以外での鼻柱延長を勧める報告もある。

　Bauer[13]は適切な位置へ大鼻翼軟骨を修正移動すれば患側の鼻柱が延長されるので，両側唇裂鼻の鼻柱延長を目的として逆U字切開法による外鼻修正術を適応していると述べているが，筆者らも逆U字切開法には鼻柱延長効果が見られるため，両側唇裂の外鼻形成にこの方法を用いてきた[11]。しかしながら，両側不全唇裂の場合と違って両側完全唇裂鼻においては，少なくとも術中には逆U字切開法単独で十分な鼻柱の長さを得ることはできないので，鼻柱基部遊離切開をつけ加えている。

　もし成長に伴ってrelaxationにより鼻柱が長すぎたり幅広くなった場合には，本来の鼻柱はその

まま保たれているので，鼻柱基部を短縮するだけで容易に修正することができる．また，逆U字切開法を両側唇裂鼻の修正に用いることで，外鼻への瘢痕なしに，適当な大きさの鼻孔はそのままに，大鼻翼軟骨の位置の修正と鼻柱の減張により満足のいく結果が得られ，大鼻翼軟骨の形態もより自然に戻ると考えている．

さらに，逆U字切開より剥離された外層となる外鼻皮膚は，修正された内層の形態に従って移動するが，この際，鼻孔縁の外鼻皮膚に生じるひずみは逆U字皮弁が鼻腔内・上方・正中方向へ移動することで解消されていると考えられる．また，これと鼻柱基部のrelaxationのための切開は別の切開であるべきで，両者を連続するべきではないと考えている．

まとめ

両側逆U字切開法による両側唇裂鼻変形の修正に，各種のいわゆる鼻柱延長切開を大鼻翼軟骨の「relaxation」を目的として併用することで，逆U字切開法による鼻柱延長効果で，鼻翼形態の改善と自然な鼻柱の形態を得ることができ，口唇や鼻孔底を利用して再建した鼻柱のような成長に伴う変形を生じることなく，長期的にも満足のいく結果が得られる．

文 献

1) Cronin, T. D., Upton, J. : Lengthning of the short columella associated with bilateral cleft lip. Ann. Plast. Surg., 1 : 75-95, 1978.
2) Cutting, C., Grayson, B. : The prolabial unwinding flap method for one-stage repair of bilateral cleft lip, nose and alveolus. Plast. Reconstr. Surg., 91 : 37-47, 1993.
3) Matsuo, K., Hirose, T. : A rotational method of bilateral claeft lip nose repair. Plast. Reconstr. Surg., 87 : 1034-1040, 1991.
4) McComb, H. : Primary repair of the bilateral cleft lip nose ; A 15-year review and a new treatment plan. Plast. Reconstr. Surg., 86 : 882-893, 1990.
5) Milliken, J. B. : Principles and techniques of bilateral complete cleft lip repair. Plast. Reconstr. Surg., 75 : 477-487, 1985.
6) Trott, J. A., Mohan, N. : A preliminary report on one stage open tip rhinoplasty at the time of lip repair in bilateral cleft lip and palate ; The Alor Setar experience. Br. J. Plast. Surg., 46 : 215-222, 1993.
7) Van der Meulen, J. C. : Columellar elongation in bilateral cleft lip repair ; Early result. Plast. Reconstr. Surg., 89 : 1060, 1992.
8) Millard, D. R. Jr. : Cleft Craft 2, Bilateral Deformity, pp.215-297, Little, Brown and Co., Boston, 1977.
9) Bardach, J. : In discussion to McComb, H. : Primary repair of the bilateral cleft lip nose ; A 4-year review. Plast. Reconstr. Surg., 94 : 48, 1994.
10) Salyer, K. : In discussion to McComb, H. : Primary repair of the bilateral cleft lip nose ; A 15-year review and a new treatment plan. Plast. Reconstr. Surg., 86 : 890, 1990.
11) Tajima, S., et al. : Bilateral reverse U incisions and separately placed columella relaxation incision for correction of bilateral cleft lip nose deformity. Eur. J. Plast. Surg., 20 : 19-23, 1997.
12) 内田 満：両側唇裂鼻変形の治療．形成外科, 38 : 453-464, 1995.
13) Bauer, B. S. : In invited commentary in bilateral reverse U incisions and separately placed columella relaxation incision for correction of bilateral cleft lip nose deformity. Eur. J. Plast. Surg., 20 : 19-23, 1997.
14) 大宮由香, 田嶋定夫：乳幼児期における唇裂鼻形成術．形成外科, 42 : 505-515, 1999.
15) Pigott, R. W. : Aesthetic considerations related to repair of the bilateral cleft lip nasal deformity. Br. J. Plast., Surg., 41 : 593-607, 1988.

（大宮由香）

第5章 思春期以降における片側唇裂鼻形成術

1）私たちの行ってきた手術法とその意義①

Summary

片側唇裂外鼻変形の治療に際しては，鼻筋起始の位置修正・鼻中隔軟骨前下部の正中化と鼻中隔－外側鼻軟骨複合体（septo-lateral cartilage complex，以下SLCC）の矯正・逆U字切開法による外鼻外層と内層のずれた位置関係の修正が重要であると考えている．初回手術時には鼻筋起始の修正・鼻柱隔軟骨前下部の正中化とSLCCの矯正だけを行うことが多く，入園あるいは就学前の時期に逆U字切開法による二次修正を行うことが多い．思春期以降・成人症例ではすべて一期的に上述の処置を行っている．

初回手術時に鼻筋起始の修正や鼻柱隔軟骨前下部の正中化とSLCCの矯正が行われていない症例やそのための変形が存在していると考えられる症例では，二次修正時にこの修正を行う必要がある．逆U字切開法によって外鼻外層と内層との位置関係が修正された場合は，新しい外鼻形態はSLCCの形態に規定されるので，SLCCが適切に修正されていなければ，外鼻形態再建は不満足なものとなるからである．

逆U字切開法では，外鼻真皮直下を広範囲に剥離すると，すでに修正されたSLCCの強制力が働いて，外層と内層の相互関係は自然に修正される．そして，梨状口縁の縫合と鼻筋起始の移行によって弛緩した鼻筋水平部の鼻背部分の筋膜を適切な緊張状態にするための縫合を行う．軟骨そのものに糸をかけて矯正するのではなく，また，剥離の際は軟骨を露出しないように留意する必要がある．逆U字切開からこの縫合操作を加えるには二，三の工夫をすれば困難なことはない．

はじめに

唇裂・唇裂鼻の治療は，出生直後より成人に至るまで，ときにはさらに長期間続く問題もある．初回治療で満足な結果が得られても，成長に伴う変化によって意外な問題が生じる場合や，多少の不満が残っていても自然と解消されていくこともある．筆者らは，唇裂鼻に対する治療方針として逆U字切開法による外鼻形成術を一貫して行っている[1]が，長期的な結果も含めてほぼ満足な結果を得ている．ここでは筆者らの唇裂鼻に対する考え方と逆U字切開法による外鼻形成術について述べる．

A 術式の目的と考え方

別項で述べるように，筆者らは片側唇裂の外鼻変形の原因を動的因子と静的因子とに分けて把握している[2]．初回手術時には，動的因子の解消として鼻筋起始の修正を，静的因子への対策としては鼻中隔軟骨前下部の正中化と梨状口縁切開からの外側鼻軟骨の挙上によるSLCCの矯正を行っている[3]．これらの修正が適切に行われていれば，二次修正時に変形の原因として残っているのは外鼻の外層である皮膚と，皮膚を除いた部分すなわち内層とのずれた関係のみとなっているはずである．

したがって，二次修正術としては，逆U字切開よりこの外層と内層の関係を修正すればよいことになる．しかし，初回手術での処置が不十分のこともあり，また他医での初回手術の場合には，上述のような処置が加えられていないことも多い．このような場合には逆U字切開法による外鼻形成術に際して，まず鼻筋起始の修正とSLCCの修正を行う必要がある．

思春期以降の片側唇裂鼻には口唇や鼻腔底その他の周囲組織の変化，とくに過去の手術により外鼻変形も著しく修飾されていることもあるので，二次修正時にはこれらさまざまな要素を考慮する必要がある．

思春期以降の唇裂鼻は具体的には，①鼻孔縁の垂れ下がり，②患側梨状口縁下部の背側変位，③鼻翼基部の尾側変位と巻き込み不足，④鼻柱の傾斜，⑤鼻中隔弯曲・ANSの偏位，⑥鼻口腔前庭瘻，⑦小さな外鼻孔・小さな鼻翼，⑧tight lip，などの変形を伴っていることも多い[2]。その治療に際しては，それぞれの変形の原因となる因子を分析して対処することが肝要である。

B 適応と症例の選択

筆者らの施設で唇裂初回手術を行った場合には，外鼻に対する修正術は本人あるいは家族の希望により入園・就学前に施行することが多い。この時期の外鼻形成の主たる部分は，逆U字切開法により外鼻皮膚とSLCCを含む内層との間のずれた関係を是正することである。

他医で初回治療を受けていた症例の手術時期も同様である。患者の協力性の良否にも多少左右されるが，外鼻修正の年齢にとくに制限は設けていない。若年者における外鼻形成術は，適切に行われる限り外鼻の発育を障害することはない。しかし，鼻中隔弯曲に対する手術は学童期の症例には施行しない。

C 術前の準備

通常の全身検索に加え，必要に応じて鼻骨2方向などの単純X線検査を行う。当然のことではあるが，現在の変形に対する評価がもっとも重要である。鼻翼基部の上下・前後的な偏位とその程度，口唇との位置関係等については，全身麻酔下での筋緊張のない状態では評価することができない。

D 手技のポイント

1. 器具と材料（図4・29，116頁）

特殊な器具は必要としない。口唇を切開せずにSLCCの修正を行う際や，逆U字皮弁から筋・筋膜のplicationを行う際には細身の深部照明が有用である。またplicationには，尖端の細い持針器，直モスキート，小単鋭鈎，神経鈎，5mmの針付き5-0ナイロン糸などを使用している。

2. 作図上のポイント

逆U字切開の鼻背部分の大きさは鼻翼縁の垂れ下がりの程度によって調節するが，健側の鼻孔の高さよりやや低めとする（図5・1-a，b）。垂れ下がりが少なく，短鼻あるいは鞍鼻傾向にある小児例などでは逆U字皮弁の鼻背部分が少しでも大きくなると患側鼻柱－鼻翼縁移行部の切れ込み変型を生じるので注意が必要である。口唇の形成術が不要の症例でSLCCの修正を要する場合には鼻腔底から梨状口縁に続く切開を加える。

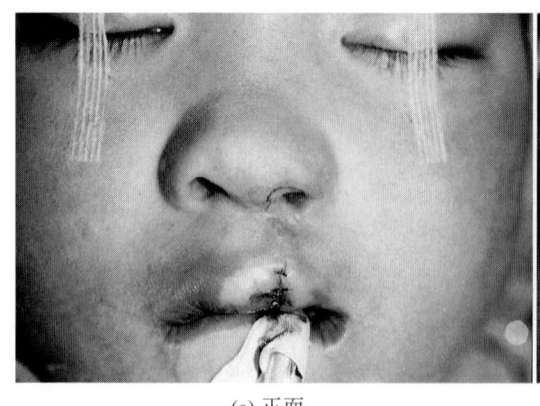

(a) 正面。 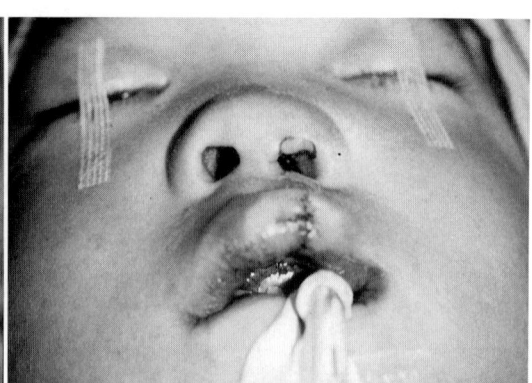　　　　(b) 仰角。

図5・1　逆U字切開のデザイン

3. 手術のポイント

a. 逆U字切開法の前処置（SLCCの矯正, 図5·2-a, b)[4]

初回唇裂形成術時には，別項で述べたように以下の①〜②の処置が必要である。その効果が不十分であった症例や，初回手術時にこれらの処置が行われていない症例には外鼻二次修正時に施行する。

1) ANSと鼻中隔前下端の切離

初回手術時は前鼻棘突起（ANS）から鼻中隔軟骨前下端を切離し，二次修正時にはnostril sillの既存の瘢痕からANSの周囲と両側鼻腔底前方を剥離する。成人例では，ノミで約15mm奥までANSと鼻中隔を上顎骨から離断し，ANSが過矯正位にまで授動できることを確認する。

2) 梨状口縁切開と鼻筋起始部の剥離

梨状口縁の切開により，患側鼻翼と外側鼻軟骨部を十分に挙上する。この切開から梨状口縁下外隅の上顎骨前面の鼻筋起始部を骨膜を含めて剥離する。

3) 鼻筋起始部の移動と外側鼻軟骨の挙上

剥離した鼻筋起始部を含んだ骨膜を梨状口縁の切開上方端に縫合し，鼻筋の走行を整復し，前述の動的因子を修正する。さらに梨状口縁切開縁を順次上方にずらし上げながら強固にマットレス縫合を行う。二次修正時には梨状口縁に，Z形成術またはtransposition flapを行うことも多い（図5·

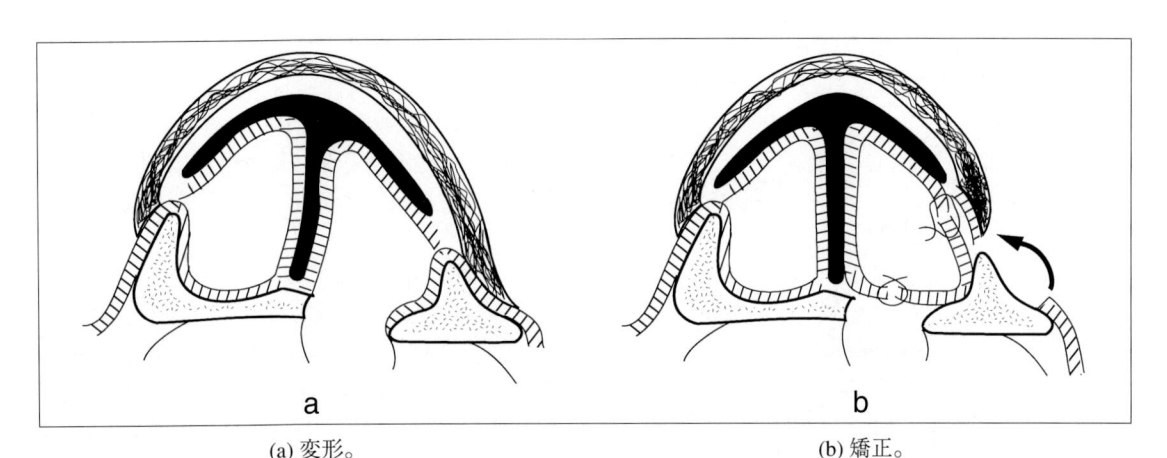

(a) 変形。　　　　　　　　　　　　(b) 矯正。

図5·2　septo-lateral cartilage complex

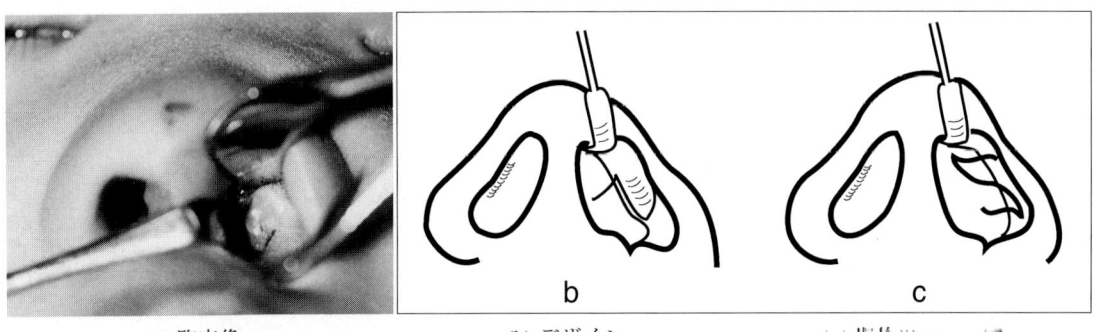

(Tajima, S. : The importance of the musculus nasalis and the use of cleft margin flap in the repair of complete unilateral cleft lip. J. Max. Fac. Surg., 11 : 51-56, 1983. より引用）

(a) 臨床像。　　　(b) デザイン。　　　(c) 術後のシェーマ。

図5·3　鼻前庭部へのZ形成術

(大宮由香, 田嶋定夫：乳幼児期における唇裂鼻形成術. 形成外科, 42 : 505-515, 1999. より引用）

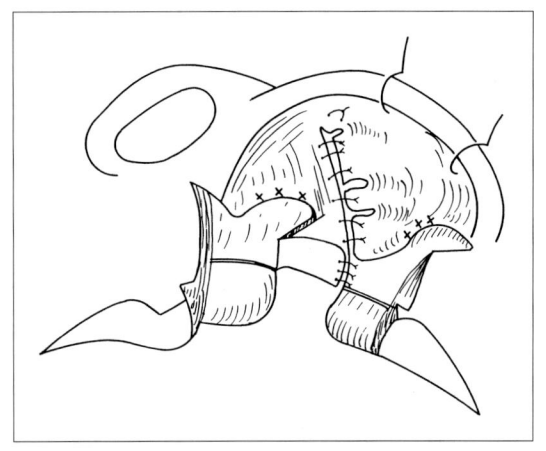

図5・4 外側鼻軟骨の挙上
(Tajima, S. : Follow up results of the unilateral primary cleft lip operation with special reference to primary nasal correction by the author's method. Fac. Plast. Surg., 7 : 97-104, 1990. より引用)

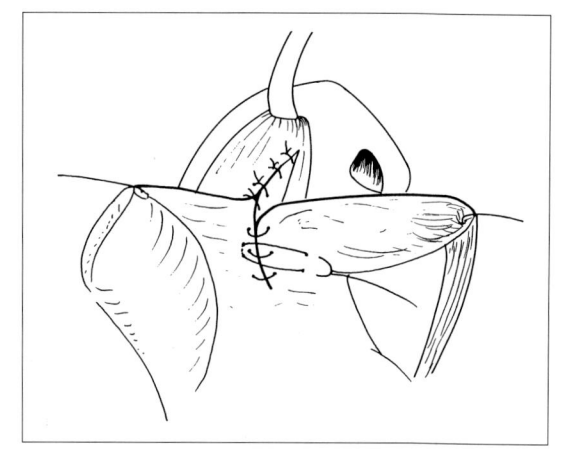

図5・5 ANSの正中化
鼻腔底粘膜と梨状口縁下端部を縫合し，鼻腔底前壁を作成する。
(田嶋定夫：片側唇裂における外鼻の二次手術．口唇裂・口蓋裂の治療：最近の進歩，pp.137-147，克誠堂出版，東京，1995．より引用)

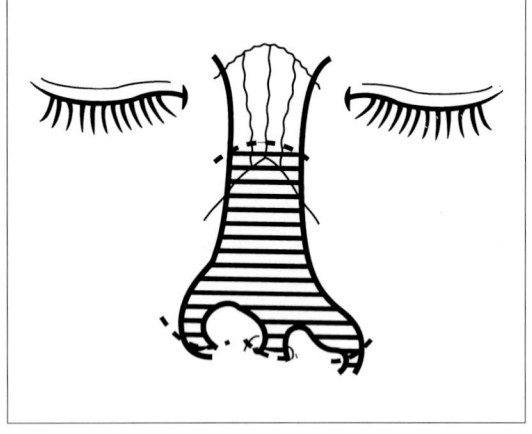

図5・6 逆U字切開よりの剥離範囲
(Tajima, S., Maruyama, M. : Reverse U incision for secondary repair of cleft lip nose. Plast. Reconstr. Surg., 60 : 256-261, 1977. より引用)

3-a～c)。この操作によって外側鼻軟骨・鼻翼・鼻翼基部も適切な位置に移動される。梨状口縁下方に生じるraw surfaceに対しては，初回手術時には披裂側のcleft marginal flap（図5・4）で，二次修正時には非披裂側鼻腔底粘膜あるいは鼻・口腔前庭瘻を利用して閉鎖する。

4) ANSの正中化
鼻中隔前下端，成人例では離断したANSを梨状口縁粘骨膜に縫合固定し，一部の鼻中隔粘骨膜弁を含む鼻腔底粘膜と梨状口縁下端部を縫合して鼻腔底の前壁をつくる（図5・5）。この操作が過度となれば鼻腔狭窄を招くので注意を要するが，ANSの正中化に有効となる。

b. 逆U字切開法による外鼻形成術[4]
逆U字切開から鼻背皮下を広範囲に剥離すれば，SLCCの矯正によって内層は自動的に適切な位置に移動し，鼻背皮膚との間に新しい位置関係が形成される。すなわち，SLCCの形態が適切に修正されていなければ逆U字切開法によって位置が修正されても，良い外鼻形態は得られない。また，鼻筋起始部の移行・下垂した鼻翼基部の挙上・鼻前庭部のplica形成の修正などを行ってから逆U字皮弁をデザインする必要がある。

なお患側鼻翼孔の変形のために鼻柱が患側への傾斜しているように見えることがある。しかし，これは見かけ上の傾斜で，逆U字切開法の処置が終了すれば鼻柱は正中化する。

c. デザイン
鼻を斜め45度下方から見て，健側とほぼ対称的でやや小さめの逆U字型をデザインする。逆U字は鼻柱－鼻中隔膜様部境界から始まり鼻孔縁を横切って鼻背に出て，再び鼻孔縁を横切って鼻前庭の鼻前庭襞に近づいて終わる。

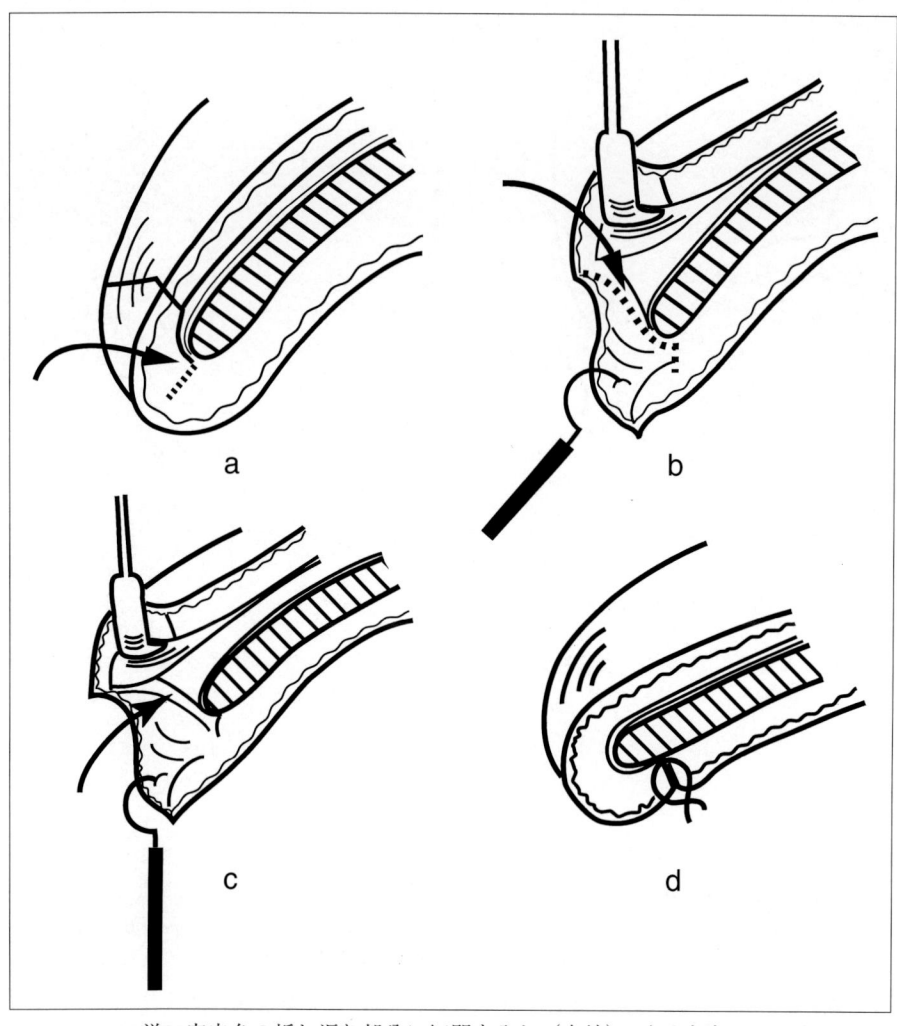

(a, b) 逆U字皮弁の折れ返り部分に切開を入れ（点線），くせを直しておく。
(c) 剥離終了後，内層は自然に移動する。
(d) 縫合後，切開線は鼻孔内側に移動する。
図5・7　逆U字切開法による内・外層の移動
（大宮由香，田嶋定夫：逆U字切開法による唇裂鼻形成術．形成外科，42：917-926, 1999. より引用）

d．皮下剥離

10万倍エピネフリン生理食塩水を皮下に十分に浸潤させ，デザインの通りに皮膚のみを切開し，皮下（真皮直下）を図5・6に示すような範囲で広汎に剥離する。

健側の鼻孔縁までをしっかりと剥離し，鼻柱部分は強弯の鋏刀（図4・29-b，116頁）で左右の内脚間を剥離する。鼻尖部から健側の鼻翼軟骨部は軟骨を損傷しやすいので，逆U字皮弁を引き出しながら直視下に剥離する。逆U字皮弁の鼻背部分が大きい場合には，ここを鼻孔縁に向かっても剥離・展開して，折れ返り部分の癖を直しておく（図5・7-a，b）。

皮下剥離の際，結果として鼻軟骨が透けて見えることもあるが，軟骨を露出しないように留意する。修正後の位置を保持する力となるのは外鼻皮膚との間に形成される線維化の力も大きいと思われるので，軟骨を露出するよりも，皮下で剥離する方が有利である。また軟骨を露出することはその後の劣化を招くと危惧される。以下の剥離だけ

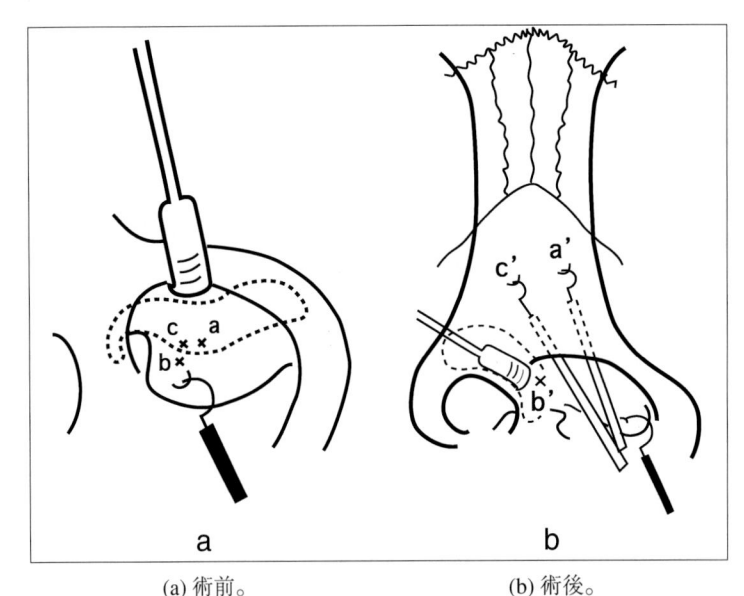

(a) 術前。　　　　　　　　(b) 術後。
図5・8　筋・筋膜のplication
a, b, cをおのおのa′, b′, c′にplicationする。
(大宮由香, 田嶋定夫：逆U字切開法による唇裂鼻形成術. 形成外科, 42：917-926, 1999. より引用)

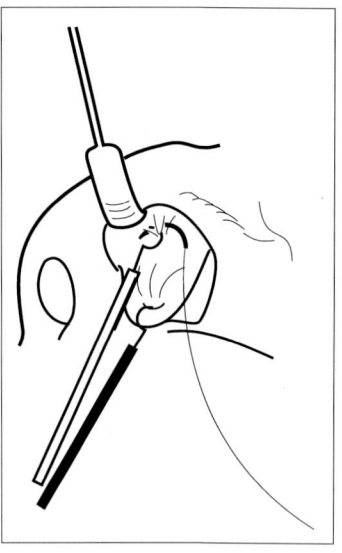

図5・9　逆U字切開よりのplication
逆U字皮弁とplicationを行う筋膜をおのおの単鋭鈎で左手に把持して縫合糸をかける。
(大宮由香, 田嶋定夫：乳幼児期における唇裂鼻形成術. 形成外科, 42：505-515, 1999. より引用)

でも逆U字皮弁は自然に内上方に移動し，外鼻の形態も良好となる（図5・7-c，d）。

e. 筋・筋膜のplication

以上の操作が終了すると，鼻筋水平部の鼻背部分がある筋膜は弛緩するので，これを適切な緊張状態におき，逆U字皮弁をやや過矯正となる位置に保つために，筋膜を3方向にplicationする。患側大鼻翼軟骨の内・外脚移行部の前縁に相当する部分の筋膜を，健側の同部と左右外側鼻軟骨のほぼ中央に相当する位置の筋膜とを5-0ナイロン糸で縫合する（図5・8-a，b）。この操作は軟骨自身に糸をかけることを目的としない。

逆U字切開から両側外側鼻軟骨部の筋膜に糸をかけるには多少のコツがある（図5・9）。まず，助手は鼻背皮膚へ神経鈎をかけ，術者は左手に小単鋭鈎を持ち，逆U字皮弁を引き出すように把持し，深部照明下に視野を確保する。糸をかけるべき筋膜部分を別の小単鋭鈎で引き出す。この鈎も左手に持ち，5-0ナイロン糸付きの8mm針で筋膜を把持し，持針器を保持したまま針先をモスキートで挟んでから持針器をはずす。持針器は先端が細いもの，あるいは直モスキートを代用するが，生後3カ月の初回手術時でも糸をかけるのに困難はない。

f. 逆U字皮弁の縫合

筋・筋膜のplicationを行うと，逆U字皮弁はやや過矯正位で鼻内の内上方に移動している。第一針を鼻孔内上隅にかけると鼻背皮膚は鼻内に折り込まれ，以下順に内側と外側へと縫合していく。切開の外側端（鼻内）にはrotation flapの回転中心付近と同様に三角形の小皮膚欠損を生ずる。底辺が鼻翼縁寄りで頂点が切開の最外側端である。この三角形の底辺の中点と頂点に糸をかけて縫合するとスムースな鼻孔縁となる[5]。

続いて鼻柱上端部で，大鼻翼軟骨の左右内側脚を引き寄せるべく鼻柱を貫通するマットレス縫合を2本加える。

g. ボルスター固定

外鼻の外層と内層との相互位置関係をやや過矯正位に保持し，死腔をなくすために数本の貫通マ

ットレス縫合をソフラチュール®枕を置いて結ぶ．

　①逆U字の内上方移動によりドームには粘膜が垂れ下がるので，これを内上方に圧着するために1針
　②鼻翼内面を上方に圧着するために1針
　③逆U字皮弁が過矯正位になるようにその先端部に1針
　④両側唇裂と同様の変形を認める外鼻では健側の大鼻翼軟骨内外脚移行部の鼻前庭を患側上方に引き上げるための1針
である．

　ボルスター縫合は，軽くもち上げてゆるめに結紮する．ボルスター縫合の糸は5-0カットグートを用いて術後の腫脹に備え，きつくなればソフラチュール®の線維をほぐして抜きながら緊張を調節し，縫合糸痕を残さないように注意する．

　なお，梨状口縁切開により鈍化した鼻翼溝（鼻唇溝上部）をシャープにするために，梨状口縁切開部との間に埋没糸を1～2針追加する．

E 術後管理

　術翌日より，毎日ボルスター縫合の緊張状態をチェックし，pressure necrosisによる瘢痕を残さないように留意する．術後の腫脹は3～4日目にも

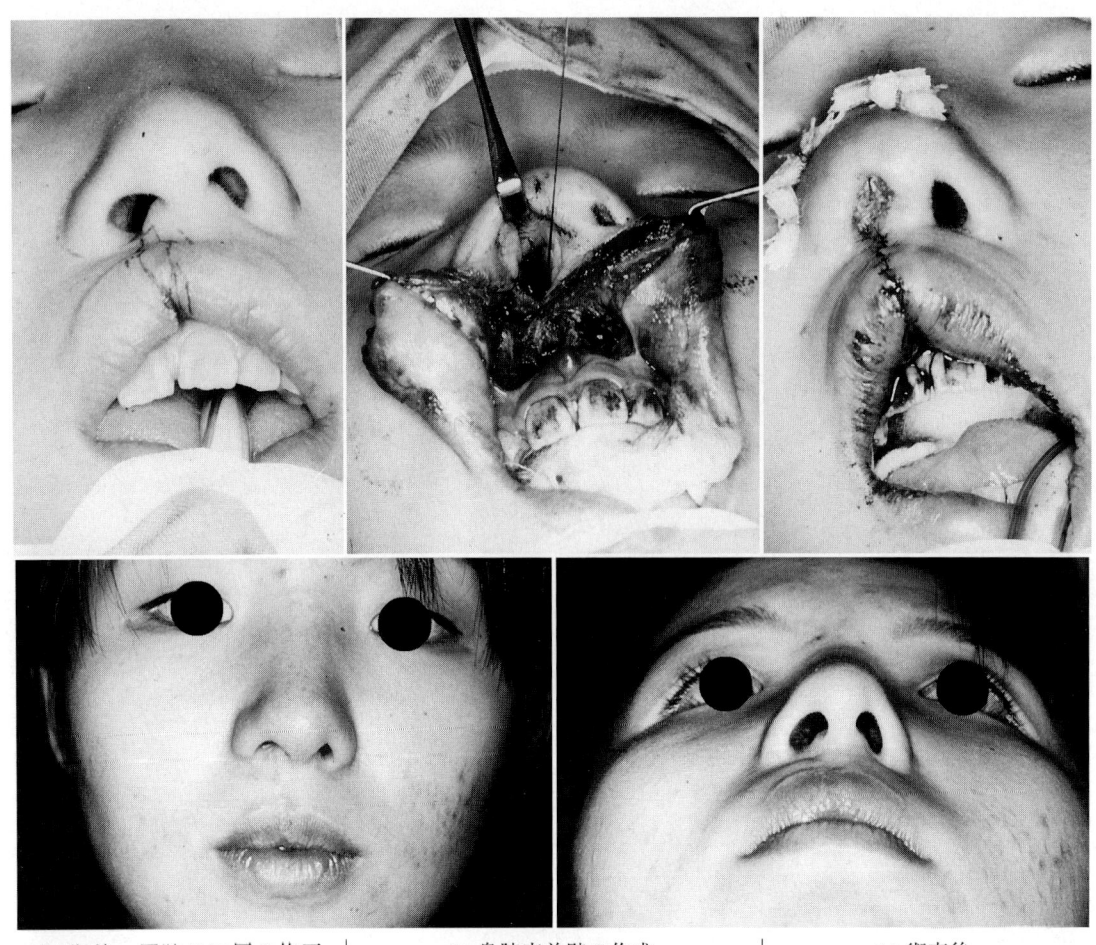

(a) 術前。同時に口唇の修正も行った。
(b) 鼻腔底前壁の作成。
(c) 術直後。
(d) 術後7年，正面。
(e) 術後7年，仰角。

図5・10　症例1

っとも強いのでボルスターが外鼻皮膚内に引き込まれていないか確認する。逆U字切開部は術後7日で，ボルスター縫合は術後10日前後で抜糸し，鼻柱上端のマットレス縫合糸はできる限り長期間留置しておく。ボルスター除去後より約3カ月間ロングリテイナーを装着する。

F　症例

逆U字切開法によって修正した症例を提示する（図5・10〜5・12）。

G　考察

唇裂外鼻変形の修正に際しては，症例ごとに変形の種類・程度とその原因を分析して治療方法を決めることが必要であるが，ここで述べた一連の操作は，ほぼすべての片側唇裂症例に適応される。

逆U字切開から剥離された外鼻皮膚と内層は，修正されたSLCCの形態に従って互いの新しい位置関係をとるが，もっとも偏位量の大きな患側鼻孔縁の外鼻皮膚にはもっとも大きなひずみが生じると予測される。剥離後の逆U字皮弁が鼻腔内・上方・正中方向へ移動し，切開線が元の位置からはずれた位置で縫合されるのは，このひずみを解消した結果である。そして，ひずみが解消されているので，術後の後戻りが発生しにくいと考えられる。

逆U字切開法の長期的な経過観察の結果，術後に多少の後戻りを生じた症例もあるが，外鼻軟骨に対する操作や外鼻皮下剥離などの手術操作をすでに受けていた症例に多いようである。初回手術時から適切な操作を行い，繰り返しの操作による瘢痕の増加と組織の損傷を避ける努力が必要であると考える。

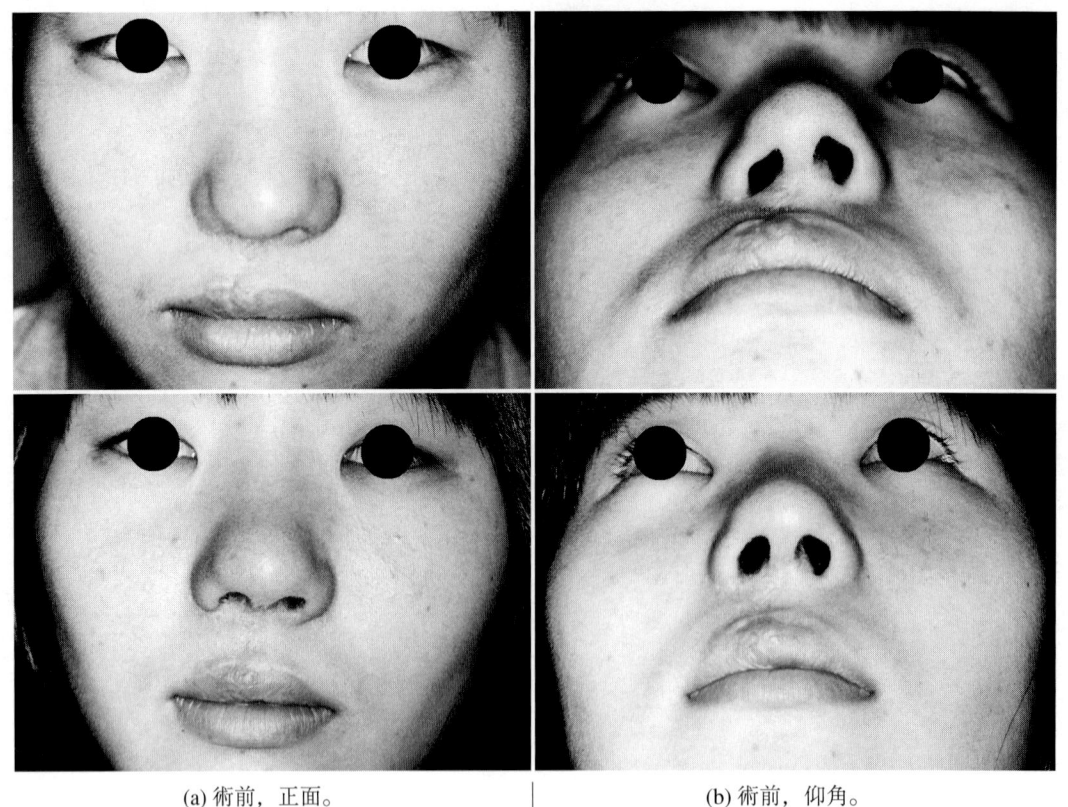

(a) 術前，正面。
(b) 術前，仰角。
(c) 術後2年，正面。
(d) 術後2年，仰角。

図5・11　症例2

(a) 術前, 正面。
(b) 術前, 仰角。
(c) 術後7年, 正面。
(d) 術後7年, 仰角。

図5・12 症例3

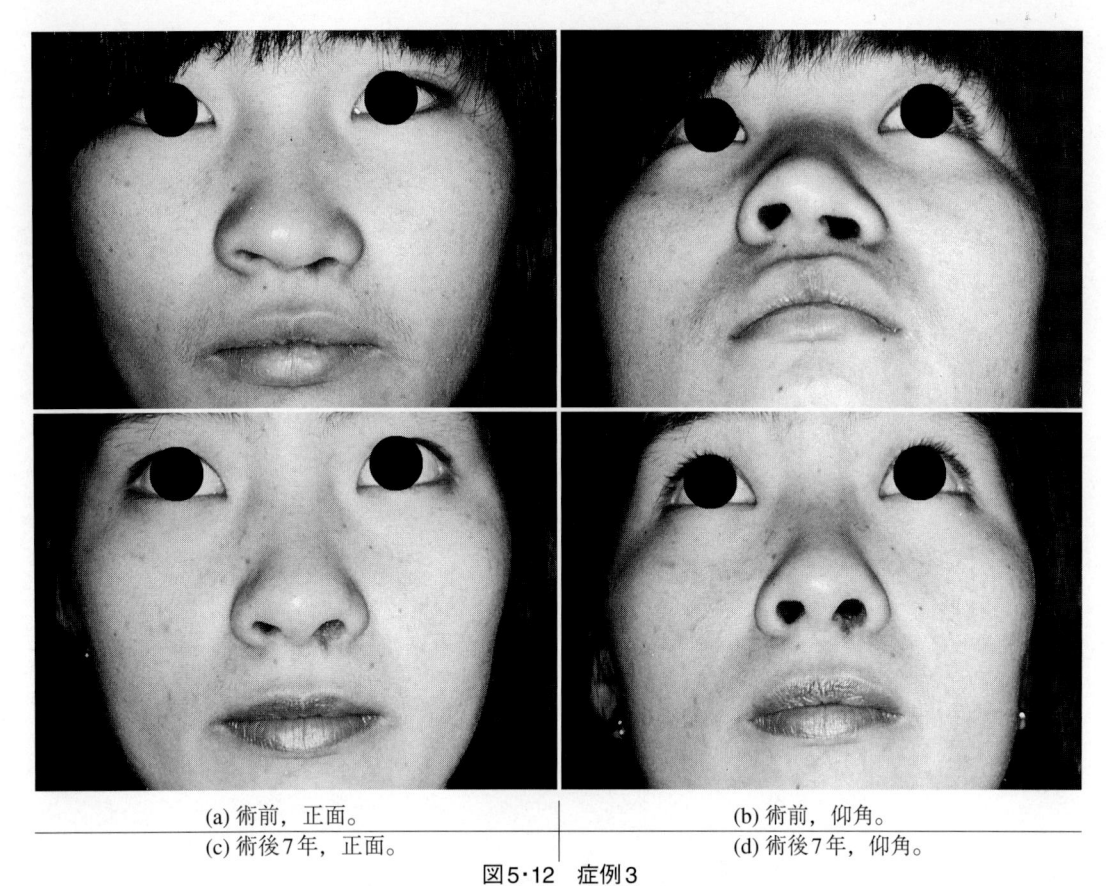

文献

1) Tajima, S., Maruyama, M. : Reverse U incision for secondary repair of cleft lip nose. Plast. Reconstr. Surg., 60 : 256-261, 1977.
2) 田嶋定夫：片側唇裂における外鼻の二次手術. 口唇裂・口蓋裂の治療：最近の進歩, pp.137-147, 克誠堂出版, 東京, 1995.
3) 田嶋定夫, 田中嘉男：われわれの行っている片側唇裂外鼻形成術. 形成外科, 29 : 305-310, 1986.
4) 大宮由香, 田嶋定夫：逆U字切開法による唇裂外鼻形成術. 形成外科, 42 : 917-926, 1999.
5) 大宮由香, 田嶋定夫：乳幼児期における唇裂鼻形成術. 形成外科, 42 : 505-515, 1999.
6) Tajima, S. : The Importance of the musculus nasalis and the use of cleft margin flap in the repair of complete unilateral cleft lip. J. Max. Fac. Surg., 11 : 51-56, 1983.
7) Tajima, S. : Follow up results of the unilateral primary cleft lip operation with special reference to primary nasal correction by the author's method. Fac. Plast. Surg., 7 : 97-104, 1990.
8) Dado, D. V. : Anarysis of lengthning effect of the muscle repair in functionalcleft lip repair. Plast. Reconstr. Surg., 82 : 594, 1988.
9) Dado, D. V. : Experience wiwth the functional cleft lip. Plast. Reconstr. Surg., 86 : 872, 1990.
10) 石川欣彌：日本人口筋の解剖学的研究. 歯科学報, 72 : 23-45, 1972.
11) Stark, R. B. : Development of the face. Surg. Gynec. Obstet., 137 : 403, 1973.
12) 高戸 毅, 波利井清紀ほか：腸骨移植を利用した唇裂鼻変形の再建. 形成外科, 35 : 1439-1446, 1992.

（田嶋定夫, 大宮由香）

第5章 思春期以降における片側唇裂鼻形成術

2）私たちの行ってきた手術法とその意義②

Summary

　唇裂外鼻は可動性外鼻とよばれる軟骨性構築の左右非対象が原因である。したがって，治療は非対称である軟骨を永続性をもった対称位にすることである。軟骨性構築とは大鼻翼軟骨，外側鼻軟骨と鼻中隔軟骨であり，唇裂鼻では主として大鼻翼軟骨相互の位置の異常が外鼻孔の変形をもたらし，鼻中隔の弯曲が斜鼻をもたらしている。これら軟骨間の緩い結合と強固な結合をいったん離開し，新たな対称性をもった相互位置関係を構築するには広い術野で直視下の操作が重要である。

　そこで，鼻前庭から鼻柱を横切るV切開から進入し，軟骨膜直上を剥離し，鼻中隔軟骨と外側鼻軟骨を離断することですべての軟骨を直視下におき，鼻中隔軟骨を窓状にくり抜いて前方にしっかり固定して直立させ，これを支柱として軟骨群の再構築を行うのが本稿の趣旨である。同時に，しばしば通気の障害となっている中隔の骨性成分を鉗除し，機能回復を図る。唇裂鼻修復に対し，同一術野から鼻中隔に達してその処理を行い，大鼻翼軟骨と外側鼻軟骨を再構成するこの術式にopen septo-rhinoplastyと名づけた。この方法は従来みられた健側外鼻乳の形に患側外鼻乳を近づけるといった思考とは異なる。唇裂鼻は鼻底面の傾斜，鼻尖の消失，鼻唇角の鋭角化，斜鼻といった可動性（軟骨性）外鼻全体の変形を来しているとの見解から，新たな外鼻を構築することを目的とした方法である。と同時に唇裂鼻は鼻道を障害する骨ー軟骨性屈曲を合併していることが多く，これの改善をも目指した術式である。

はじめに

　筆者が鼻中隔軟骨を支柱とする唇裂鼻修正術を報告したのは1978年[1]のことであるから，すでに20年以上が過ぎた。その後open methodのapproachの切開法[2]，鼻中隔処理を同一術野から進入するopen septo-rhinoplasty[3]，それの両側唇裂鼻への適応[4]などの報告をしてきた。この方法はほぼ一定の結果を得ることができ，術式の完成度は高いと思っている。また，現時点での唇裂鼻修復法のオプションの一つとして十分考慮に価するものだと思う。唇裂鼻はしばしば鼻中隔の屈曲に起因する固有の通気障害を合併するから，その治療も同時に行う本法は，機能回復をも合わせもった発想から導き出されたものである。

A 術式の目的と考え方

1. Open (method) rhinoplasty とは

　可動性外鼻の軟骨性枠組みを完全に露出（図5・13）し，軟骨操作を直視下で行う方法である。剥離範囲を広げ鼻骨や上顎骨前頭突起の骨切りを同術野で行うことも可能である。たとえ大鼻翼軟骨だけの位置移動であっても，1カ所の構築の変化によって，軟骨性構築とそれを被う皮膚を含めた軟部組織との新しい相互位置関係が生じるわけであるから，剥離範囲は通常軟骨性構築全体から鼻骨の一部を含んだ部位である。

2. 唇裂鼻修正術をopen methodで行う理由

　唇裂鼻の変形の原因は軟骨，とりわけ大鼻翼軟骨の偏位にあることは周知の事実である。したがって，偏位している軟骨の確認と正常位置への移動操作を確実に行うには直視下での操作が不可欠

であり，また正しい。

3. Septo-plasty を同時に行う理由

唇裂鼻は必ず鼻中隔（鼻中隔軟骨，鋤骨，篩骨垂直板と上顎骨口蓋突起の鼻稜）が前後面および矢状面で弯曲（図5・14-a）している。とくに鼻稜の極端な患側への倒れ込み（図5・14-b）は鼻道を著しく狭め，通気障害の原因となっていることが多い。唇裂鼻に機能障害はないというのが形成外科医一般の理解だが，これは誤りである。本疾患が生来のものであるから患者は不自由さに慣れているだけのことで，もし正常人に後天的にこのような狭窄が生じれば，進んで治療を求める程度の症状を呈している。

B 適応と症例の選択

軟骨性構築の発育途上にある若年者には適応できない。およそ18歳を目安に，男女ともそれ以上の年齢の患者が対象となる。また，かつて鼻閉改善のために鼻中隔手術がなされた例にも適応されない。

C 手技のポイント

1. Open method の進入路

多くの報告がなされている。筆者は好んでV字切開（図5・15）を鼻柱に加え，両鼻腔前庭内を鼻孔縁に沿って進む切開線を用いる。しいて鼻柱の延長を行いたい例ではVの角度は鋭角としてVYの効果を出す。しかし，通常は皮膚の進展度にまかせる範囲内で鼻柱は十分延長される。この切開線だけが可視部の皮膚に手術創として残るが，半年を待たずに目立たない瘢痕となる。この点を本法の最大の欠点と指摘する向きもあるが，永続性のある確実な形態修正がなされる方法は現在のところ本法以外にないので，この瘢痕は許容

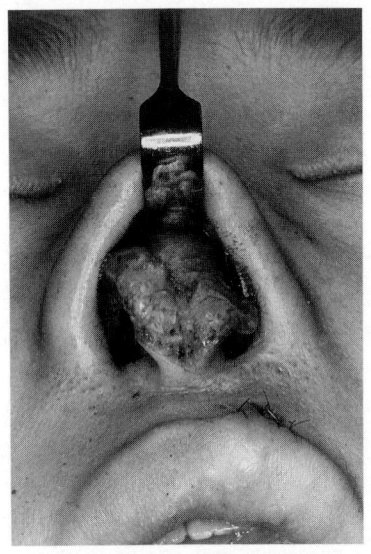

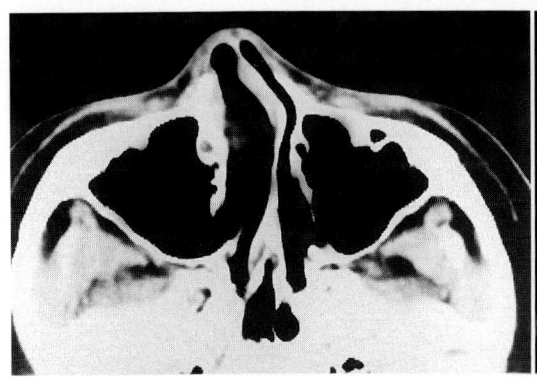

図5・13 軟骨性構築の全体像

(a) 篩骨鉛直板および鋤骨が極端に屈曲し，患側の鼻道を狭めている。

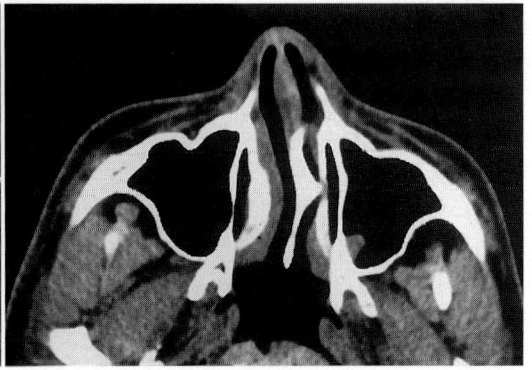

(b) 鋤骨と鼻稜が突出して下甲介骨に突き刺さり，少なくともこの面での患側鼻道は閉塞している。

図5・14 唇裂鼻の特徴

134　唇裂鼻の治療

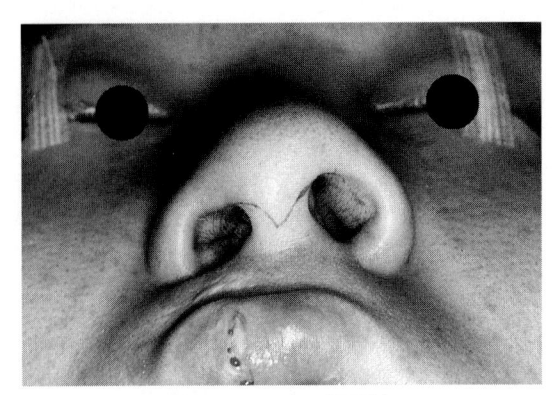

図5・15　V字の切開線

の範囲と理解している。もしどうしてもこのV字が気になるなら，美容鼻形成術に用いる鼻唇角で鼻柱を横切るelephant nose incisionを行えばよいが，唇裂鼻の患側鼻孔形態を整えるにはVの先端を移動できる自由さは捨て難いものがある。

2. Open methodの皮膚剥離層

　大鼻翼軟骨の軟骨膜直上を丁寧に剥離する。SMASの延長が軟骨を被っているが，この部では非薄で軟骨との結合も弱く，疎な結合織で移行しているので剥離は容易である。しかし鼻中隔軟骨鼻背面と両外側鼻軟骨とに連続するドーム部分ではSMASはしっかりしており，SMAS直上で剥離することになる。これを横に茎を置き先端が反対側に至る外側鼻軟骨軟骨膜直上で剥離したflapとして起こしておく。鼻背面の隆起をきわだたせるために軟骨をonlay graftした際に，このflapでカバーすると菲薄な皮膚にstepがつかず自然な形態を得るのに有効である。

　操作上，大鼻翼軟骨部と外側鼻軟骨部で剥離の層を意図して変えるわけではなく，Vの先端から常に限りなく軟骨に近い部位で剥離を進めていけば自然に上述の層を剥離することとなるので難しいことではない。原則としてopen methodで軟骨性枠組みを露出する操作は，皮膚側に可能な限り軟部組織を付着させて剥離することを心がける。

3. 大鼻翼軟骨を左右対称位に保持する方法

　外鼻のもっとも高い位置は鼻尖であり，この位置は左右の大鼻翼軟骨脚移行部が合わさって作っ

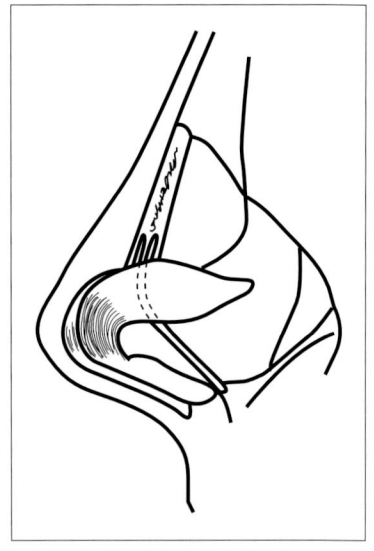

図5・16　大鼻翼軟骨と鼻中隔軟骨との位置関係

ている部位であるが，これを支えている主たるものは脚間靱帯と鼻翼部の硬い結合織でしかない。鼻中隔軟骨の前上端（septal angle）は鼻尖より低くしかも後方に位置している（図5・16）。鼻中隔軟骨の先端が鼻尖を支えてはいない。外側脚と外側鼻軟骨とは余裕をもった結合であり，鼻中隔軟骨の前縁との結合も自由度が大きく，指で鼻柱を動かせば簡単に内側脚は移動し前縁を触ることができるほどのものである。したがって，可動性外鼻の名称がつき，外力に対しての可塑性が得られる構造となっている。

　偏位した軟骨を健側に結合させても，健側にそれを支える力はない。鼻中隔軟骨の最上端に固定点を求めても，上述したように鼻骨側へ引っ張られるだけである。しばしば見る修復法だが，鼻（鼻底面）が上を向き，正面から鼻孔が見える不自然な結果を示している。そこで考案されたのが，鼻中隔軟骨を大きく採取し，それを本来の鼻中隔軟骨の前にしっかり固定し，それを支えとして左右の大鼻翼軟骨を望ましい位置に固定する方法である。張り出した移植軟骨は本来の軟骨よりずっと前方まであり，高さもよほど高くなければ意味をなさない。このように新たな支柱を作成することで左右対称位が得られるのである。

4. 鼻中隔の処理

大鼻翼軟骨の脚間（図5・17-a）を剪刀で切り進み鼻中隔軟骨前縁に達する（図5・17-b）。軟骨の左右両面は硬い結合織で被われているから，軟骨面を削ぐように後方へ進む。ある程度（5mm位）進んだら微小鑷子でつまむと軟骨膜が浮いてもち上がる感触を得る。そこへ前縁に平行に切開を加える。軟骨膜だけを切り軟骨には届かない切開線である。そこから剥離子（七浦）の鋭の方で軟骨膜を起こし，ついで鈍の先で軟骨全面を剥離する。両面の剥離がある程度すんだら，中隔軟骨と外側鼻軟骨の結合を剪刀で鼻骨まで切離する（図5・17-c）。こうすると鼻中隔は直視下（図5・17-d）で丁寧に剥離することができる。

唇裂鼻の鼻中隔は複雑に弯曲している。軟骨は後に使用するため無傷のまま取り出したい。後方に篩骨垂直板，前方に鋤骨と鼻稜を触れるまでを剥離する。軟骨は前縁と上縁（鼻背面）とを約7mmほど残して（図5・18-a）メスを入れ，骨部と軟骨部との境は剥離子の鋭側ではずして取り出す（図5・18-b）。鼻中隔軟骨はL型に残っている状態になる。鼻背面を7mm残せば術後鞍鼻となる恐れがないことはendonasal approachのKillian法が証明している。

さて，軟骨を方形に取り出したのち，患側鼻道を妨げていると思われる突出部分があれば（必ずといってよいほどある）粘骨膜を剥離して鉗除する。必要であればノミで落とす。また，鼻中隔軟骨後突起部の取り残しを除去し，保存しておく（鼻尖部の突出や鼻背部の隆起を得るのに使う可能性がある）。中鼻鏡でよく観察し骨から噴出している出血があれば電気メスで焼き，出血があればエピネフリン含タンポンの挿入でしばらく様子

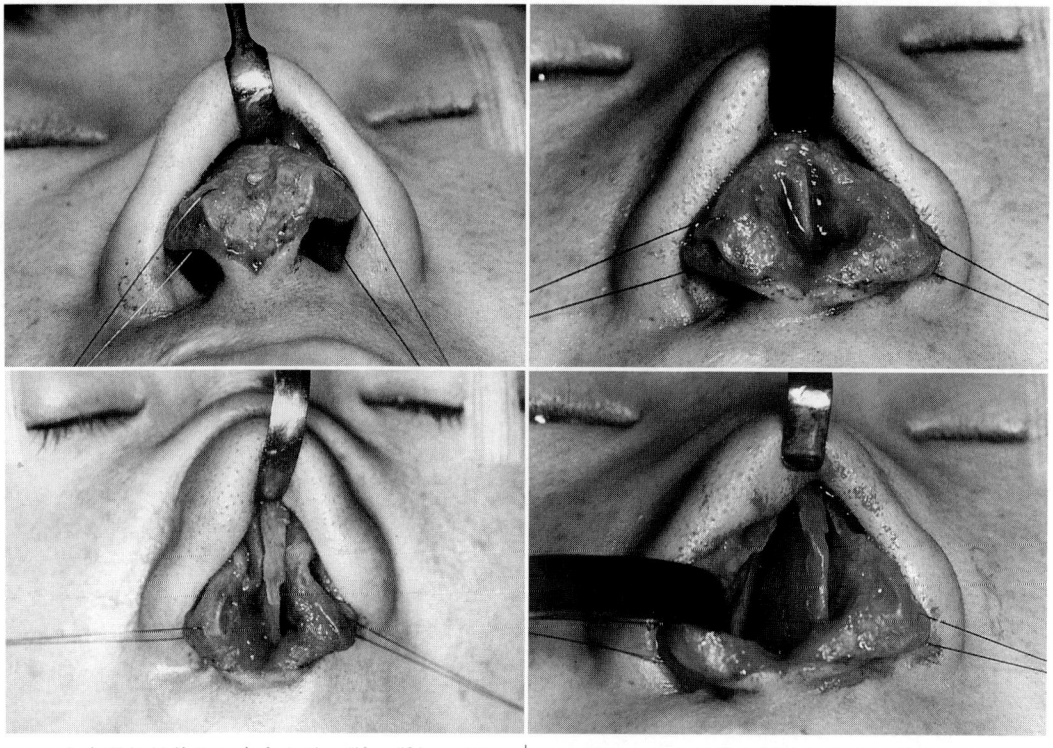

(a) 大鼻翼軟骨後脚に糸をかけて引っ張り，脚間の靱帯を示す。	(b) 脚間を進入し鼻中隔軟骨前縁に到達する。
(c) 鼻中隔軟骨の粘軟骨膜を剥がし外側鼻軟骨との強固な結合を剪刀で鼻骨まで切離する。	(d) 鼻中隔の全貌を見る。

図5・17　鼻中隔の処理

を見る。ある程度止血が確認されたらフィブリン糊で粘骨膜同志を接着させる。

5. 採取した軟骨の固定

　残存軟骨の幅（約7mm）とオーバーラップする程度の縫い代をとり、望ましい大鼻翼軟骨の内脚と脚移行部の前縁に合わさる位置に数カ所の縫合による強固な固定をする（図5・18-c）。この時、しばしば残存軟骨が前鼻棘からはずれているから、前鼻棘骨膜を十分剥離して穴をあけ、これに残存軟骨を縫合固定する必要がある。

　また、採取した軟骨は常に（片側唇裂なら）弯曲しているため、どのような使い方をすれば望ましい位置を得られるかを考える。その際、残存軟骨のT型をなしている小翼部分を削り取り、scoring（複数の切り目を入れる）を行って軟骨に密着させるとしっかりした支柱が得られる。軟骨は鼻背面と垂直板に接する部分がほかの部分より分厚いので、その部分をうまく利用する。通常その部は比較的弯曲の程度が軽い。縫合固定は針付き4-0ナイロンの針を直にして5カ所以上を固定する。

6. 大鼻翼軟骨の固定

　鼻尖となる左右の脚移行部を支柱となる軟骨に縫合固定する（図5・18-d）。左右が対称位に固定されるまで何度も繰り返す。この固定がこの手術法の肝腎なところである。鼻（鼻底面）が上向きになってはいないか、あるいは前に出過ぎていないか、高さは十分か、などをよくチェックしつつ移行部を幅をもって固定していく。正常の配列と同様に、移行部は外脚の始まりの部分が合い接している。この形態が鼻尖部頂点に続くドームを形成しているのである。これらの操作は移植軟骨にとらわれず、もっとも望ましい位置に両脚を固定し、余剰の移植軟骨はトリミングする。このあたりで一度皮膚を戻して全体を被ってみて、鼻尖部の突出が不十分だと判断したら軟骨の小片をonlayして軽く縫合固定しておく。

　つぎに外側鼻軟骨と残存鼻中隔軟骨鼻背面とを直線になるように二針ほど固定する。これにより著しい斜鼻を矯正することができる。この時、し

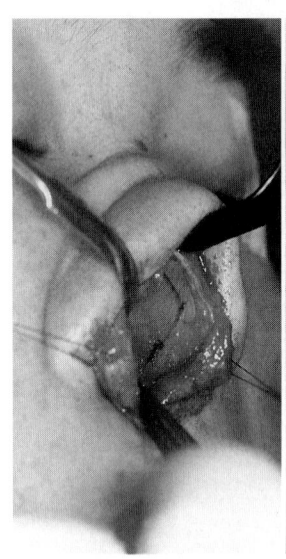

(a) 辺縁をL型に残して軟骨を採取する作図。

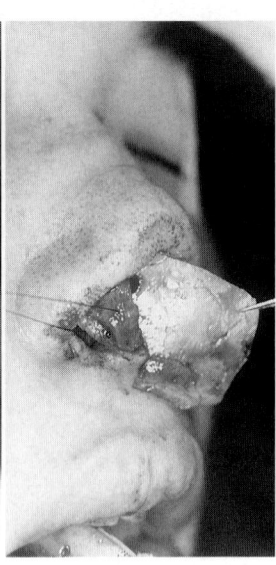

(b) 軟骨を取り出したところ。

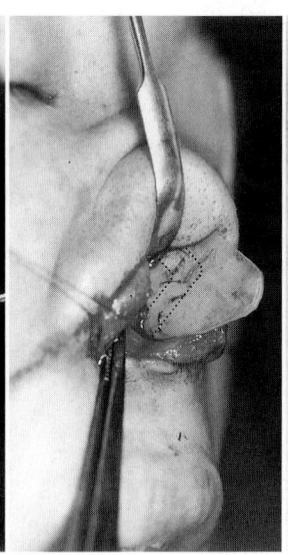

(c) 取り出した軟骨を残存するL型軟骨（破線）に縫合固定する、固定する。軟骨の位置に注目。

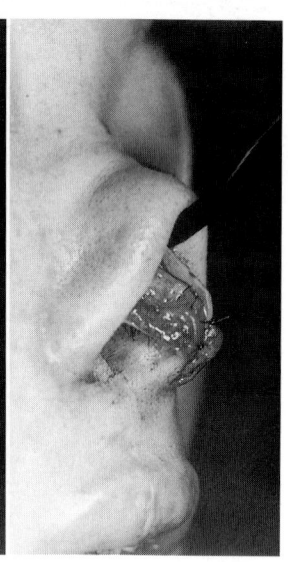

(d) 固定した軟骨を支柱とし、大鼻翼軟骨を左右対称位に固定する。

図5・18　軟骨の採取と固定

ばしば鼻尖部と鼻背部との間に段差が生じる。鼻尖とそれに続くドームを高い位置にしたために生じた段差である。その段差に軟骨の小片を乗せ，フィブリン糊で接着し，剥離の際に作成しておいたU字型flapで被う。

7. 皮膚の戻し

Vの先端を6-0で埋没縫合し，鼻柱部は6-0，鼻腔前庭部は5-0で縫合する。ある程度縫合が進んだら，外鼻全体の形態および外鼻孔の対称性などの評価ができる。鼻尖部がもの足りなければさらに小片を挿入する。外鼻孔が正面から見て非対称であれば，それは通常健側より切れ込みが少ないためなので，その部の皮膚を切除してバランスをとる。下から見て縦長の西洋梨型をした外鼻孔が対称に復元されることは至難であるから，少なくとも正面から見て鼻孔上縁の切れ込みが対称で，しかも鼻孔が丸見えでない適度な角度をもった鼻底面が得られれば良しとする。フィブリン糊を少々注入して皮膚と新しく構築された軟骨性枠型とを接着させる。

8. 外固定とタンポン挿入

デンバースプリント®を装着する。鼻中隔部に血腫が生じることを防ぐため，あるいは術中傷ついた粘膜からの術後出血を予防するため，そして皮膚と軟骨性構築とを確り接着させるために，外からのデンバーに対して内からの圧迫のために，軟膏（アズノールをよく使っている）付きタンポンを両鼻腔内へ挿入して手術を終了する。

タンポンは術後2〜3日で抜去，デンバースプリント®は自然に脱落する（長くて10日間）まで装着しておく。抜糸は鼻柱部は術後7日までに，前庭部は術後10日頃に行う。リテイナーの装着をする報告があるが，軟骨性構築の不確実な復元がリテイナー装着で永続性ある復元がなされ良好な結果を生むとは思えない。むしろ，リテイナーを挿入することによりある期間は対称性が得られるため，術者の手術の力量を錯覚する恐れが危惧される。何も装着しない術終了時の状態以上には，良い形態となる方策はないと思わなければならない。

D 術後管理

術後は線維化により硬化し，可動性外鼻ではなく不動性外鼻となり，その間は鼻をかむ際に左右に曲げないよう注意する。術後4〜5カ月で可動性となり，半年経過すればほぼ元の性状に戻る。その頃には鼻柱のV字の切開線も目立たなくなる（図5・19，5・20）。

まとめ

外鼻孔は鼻尖の前庭部に陥凹（recessus）をもち，長軸を縦にした西洋梨型である。そのような外鼻孔を左右対称位にもつ優美な外鼻を形成したいが，本法がさらに改良されればそれに近づく可能性をもつものと期待している。少なくとも鼻底面が上を向いた鈍角の鼻唇角とならず，正面から外鼻孔が丸見えの不自然な鼻にならないための方策は本法が解決した。ただし，この手技を行う環境整備がなされていることが望まれる。第一に前庭底部の口腔との連続の遮断（顎裂骨移植），第二に成人であることである。

文　献

1) Nishimura, Y., Ogino, Y. : Autogenous septal cartilage graft in the cleft lip nasal deformity. Br. J. Plast. Surg., 31 : 222-227, 1978.
2) Nishimura, Y. : Transcolumellar incision for correction of unilateral cleft lip nose. Chir. Plast., 5 :

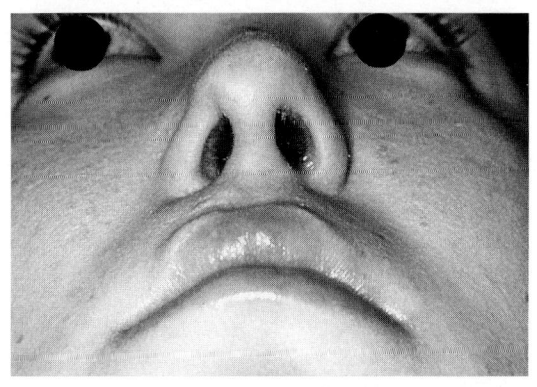

図5・19　術後の鼻形態
術後2年，鼻柱のV字切開創は目立たない。

(a) 術前。　　　　　　　　　　　　　　(b) 術後。

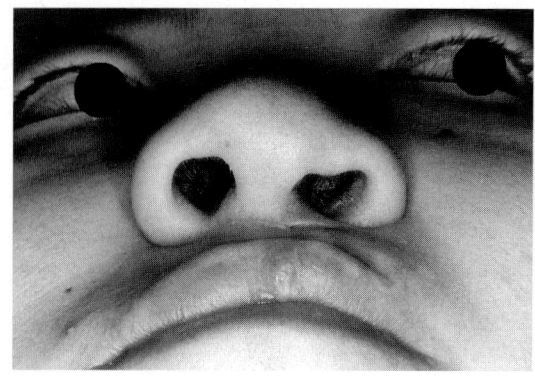

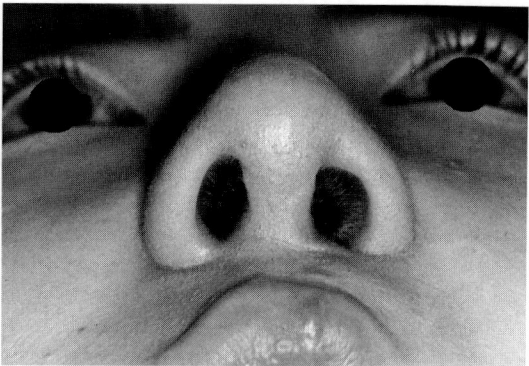

図5・20　症例：22歳，女

169-178, 1981.
3) Nishimura, Y., Kumoi, T. : External septo-rhinoplasty in the cleft lip nose. Ann. Plast. Surg., 26 : 526-540, 1991.
4) 西村善彦：Open approachによる成人の両側唇裂鼻形成術．日本頭蓋顔面外科学会誌, 7 : 34-41, 1991.

（西村善彦，内藤　浩）

第5章 思春期以降における片側唇裂鼻形成術

3）私たちの行ってきた手術法とその意義③

Summary

　唇裂鼻では，外鼻とくに鼻翼を中心とした部分の変形が目立つために，従来鼻翼形態の改善に主たる関心が向けられ，外鼻錐体の支柱である鼻中隔の変形および鼻甲介の腫脹によって生ずる鼻腔内の形態的および機能的障害への処置はあまり顧みられなかった。筆者らは，なぜこれらに対する外科的処置が鼻翼への処置と同時に必要であるかを示すとともに，唇顎口蓋裂を伴わないほかの鼻腔内変形の症例に対する手術法とは異なった本症における術式の詳細を述べた。

　鼻中隔変形に対する処置の際に得られる鼻中隔軟骨の一部は，両側の大鼻翼軟骨内側脚で挟む形に鼻柱内に移植した。これによって鼻柱に支持力が加わり外鼻形態の改善に大きく役立った。筆者らの経験した手術症例における鼻腔内形態の改善した状態をX線断層写真により示すとともに外鼻形態の所見を示した。

はじめに

　片側の唇顎裂あるいは唇顎口蓋裂の症例に対する治療は，乳児期より思春期までの長期間にわたって順次行われているが，それらの最終段階の一つが外鼻および鼻腔内変形に対する治療である。唇顎裂および唇顎口蓋裂においては，乳児期より披裂の程度に応じ，外鼻および鼻腔内の変形が必ず認められるが，本稿でとりあげるのは思春期における問題である。

　通常，唇裂鼻といわれている病態は，外鼻に見られる変形のみを指すのか，鼻腔内の変形をも含めているのか。また本症に対する外科的治療は，どこまで，どのように行うべきであるか，これらの点について，わが国はもちろん，欧米の文献を見ても明確になっていないままであると思われる。そこで，唇裂鼻の概念について私見を述べるとともに，術式と自験例の所見を示す。

A　唇裂鼻とは

　乳児期に行われる唇顎裂あるいは唇顎口蓋裂の初回手術では，口唇の披裂に対する処置が主体ではあるが，外鼻形態にも醜形が見られるため，それを健常状態に近づけるための処置が行われることが多かった。この乳児期における処置の結果が思春期まで維持・持続できれば望ましいことである。しかし，思春期の最終段階では，多くの症例において鼻への処置は，外鼻および鼻腔内ともに必要となってくる。

　一方，乳児期に外鼻への処置がほとんど行われなかった症例では，外鼻の成長に伴って，本症に特有な外鼻および鼻腔内形態の変形が現れてくる。従来は乳児期より思春期までは口唇形成術の際に鼻中隔軟骨最前端部分を健常側から披裂側へと移動することが行われる程度であったと思う。このような例では外鼻および鼻腔内につぎに述べる病態が見られるが，それらを総称して思春期における唇裂鼻変形と呼ぶのが妥当ではないかと考える。そのすべてを図示することは難しいが，Jacksonら（1990）[1]の報告では外鼻に見られる異常所見をよく示している（図5・21）。図中の番号順に病態を述べる。

1．外鼻の形態異常

　①左右外鼻孔の大きさの非対称。
　②披裂側外鼻孔の長軸は，健常側と比較して短かく，外鼻孔は横長になっている。
　③鼻尖部は披裂側に傾き，陥凹が見られる。

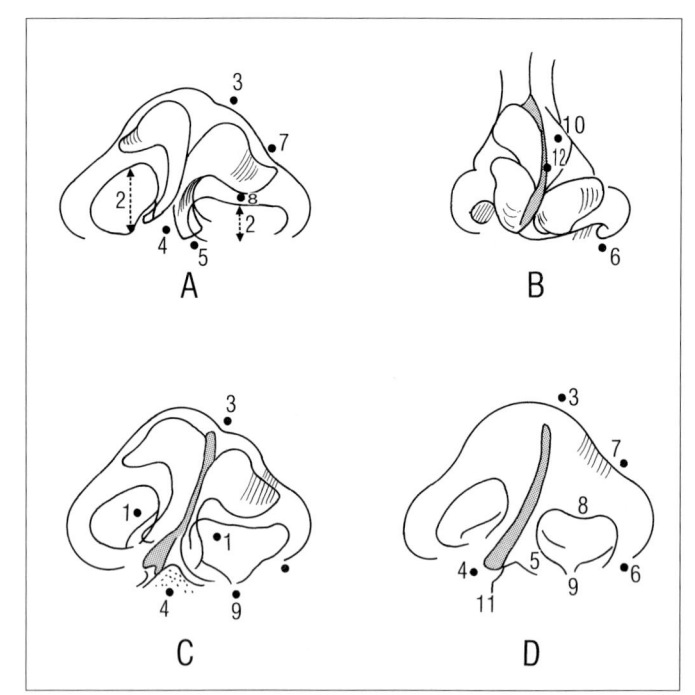

図5・21 左側唇顎（口蓋裂）例における外鼻変形
番号は本文中の①〜⑫を示す。
（Jakson, I. T., Fashing, M. C. : Secondary deformity of cleft lip, nose, and cleft palate. Plastic Surgery, Vol.4, edited by McCarthy, J. G., p.2799, W. B. Saunders Co., Philadelphia, 1990. より引用）

　これらの①〜③はいずれも顎裂に伴う披裂側大鼻翼軟骨外側脚の位置が外側下方へ偏位・変形していることにより生じている。
　④鼻橋基部は顎裂による前鼻棘（anterior nasal spine：ANS）の偏位と変形に伴い，正中線より健常側に偏位していることが多い。
　これには鼻中隔も関与しており，鼻中隔軟骨最前端部が鼻腔内でANSより健常側にずれ落ちた状態となっているため，鼻柱の健常側面に鼻中隔軟骨前端部の膨隆がふれる。また鼻柱基部はこのためもあり正中線より健常側へ傾いた状態となっている[2)〜4)]。
　⑤披裂側の鼻柱内側脚隆起が消失していることがしばしばある。その原因は，披裂の幅が広い例でこの部分の発育が出生時より悪かった場合，または初回手術時に手術の不手際で切除されてしまった例が挙げられる。
　⑥披裂側鼻翼基部は顎裂と披裂側の上顎骨梨状口縁付近の発育不全により健常側より外下方にある。
　⑦⑧披裂側鼻翼は外側下方に引張られた状態となるため下垂し，扁平となっている。
　披裂側の大鼻翼軟骨には外側脚の変形と外側下方への偏位があり，健常側に見られる外側鼻軟骨と大鼻翼軟骨外側脚の間の重なりが失われている。また披裂側鼻前庭外側壁に鼻前庭隆起（vestibular band）が見られ，これが鼻翼の挙上を妨げている[5)]。
　⑨披裂の程度により差はあるが，多くの例で披裂側の外鼻孔入口部，鼻前庭底部の陥没，鼻前庭口腔瘻（oro-nasovestibular fistula）が見られる。
　⑩披裂による外鼻変形が高度の時，鼻骨，上顎骨前頭突起，外側鼻軟骨の発育不全や変形が生じる。このような場合には鼻中隔変形も必ず見られる。
　⑪⑫鼻中隔弯曲を伴う骨性または軟骨性斜鼻を

示す例がある。

Jacksonらの示した図には描かれていないが，本症では外鼻形態の異常のほかに，これと密接に関連した鼻腔内病変が見られる。

2. 鼻腔内の形態異常

筆者らが経験した例で，各症例ごとに鼻閉塞感の状態を問診したところ，ほとんど大部分の例で平素より程度の差はあれ一側の鼻閉塞感があると訴えていた。そこで筆者ら（1981）[6]が10歳以上の片側の唇裂，唇顎裂，唇顎口蓋裂の159例について，PA positionでの断層写真により鼻腔内の状態を検索したところ，全体の約70％（159例中113例）に鼻中隔弯曲症を認めた（表5・1）。しかも，披裂の程度が強くなるほど鼻中隔弯曲の割合は増加し，とくに唇顎口蓋裂例では85例中73例，すなわち約85％の症例で鼻中隔が弯曲していた。これはほとんど大部分の症例に見られたといっても過言ではない。

図5・22は筆者らが保有している左側唇顎口蓋裂の成人頭蓋骨標本である[7) 8)]。この例は披裂側鼻腔底部分の陥凹が著しく，鼻中隔の軟骨部と骨部の境界部位を中心として，鼻中隔は披裂側（左側）へ強く弯曲している（通常，鼻中隔櫛と呼ばれている）。しかしながら左右の上顎骨骨体部分の中央（上顎骨顔面壁を主とする部分）は骨発育に著しい差異が見られない。

この標本では左側下鼻甲介の形はわずかしか見えないが，上顎骨に付着する下鼻甲介骨の付着部は健常側（右側）よりやや下位にある。鼻腔底がこれだけ陥凹していると，披裂側下鼻甲介は通常陥凹した鼻腔底をうめる形に腫脹していることが多い。一方，右側鼻腔（健常側）は，披裂側方向に鼻中隔が弯曲しているため総鼻道と中鼻道が広くなり，鼻甲介は健常より肥大している。こうした鼻腔所見を示す症例では，通常吸気時には健常側，呼気時には披裂側の鼻呼吸がよくできないと訴えることが少なくない[8)]。

この骨標本で披裂側鼻腔底（左側）の粘膜および骨膜を剥離し，新しい鼻腔底を健常側と同じ対照的な位置まで移動した状態を仮定して左右の鼻腔の状態を比較してみた（図5・22-A，B）。すると鼻中隔が披裂側（左側方向）に異常に弯曲していることによって右側鼻腔が広いのに比し，左側鼻腔は極端に狭くなっていることがわかる。このような状態では，当然のことながら左側（披裂側）の鼻閉症状が見られる。

顎裂の幅が広く，披裂側鼻翼が著しくつぶれた病態を示す症例では，この骨標本と同じような鼻腔所見（鼻中隔弯曲と鼻甲介肥大）を示すことが多い。鼻腔の広さにアンバランスがあると，広い鼻腔の側の鼻甲介は生理的に腫脹する。

表5・1 鼻中隔弯曲の有無と弯曲の方向

	弯曲の程度	(−)	(+)	(#)	計
片側唇裂 （22例）	非披裂側	13 (59.1%)	1	0	1
	披裂側		7	1	8
	（計）		(8)	(1)	(9)
片側唇顎裂 （54例）	非披裂側	23 (42.6%)	1	0	1
	披裂側		28	2	30
	（計）		(29)	(2)	(31)
片側唇顎口蓋裂 （83例）	非披裂側	20 (12.0%)	1	0	1
	披裂側		42	30	72
	（計）		(43)	(30)	(73) (87.9%)
（159例）	計	46 (28.9%)	80	33	113 (71.1%)

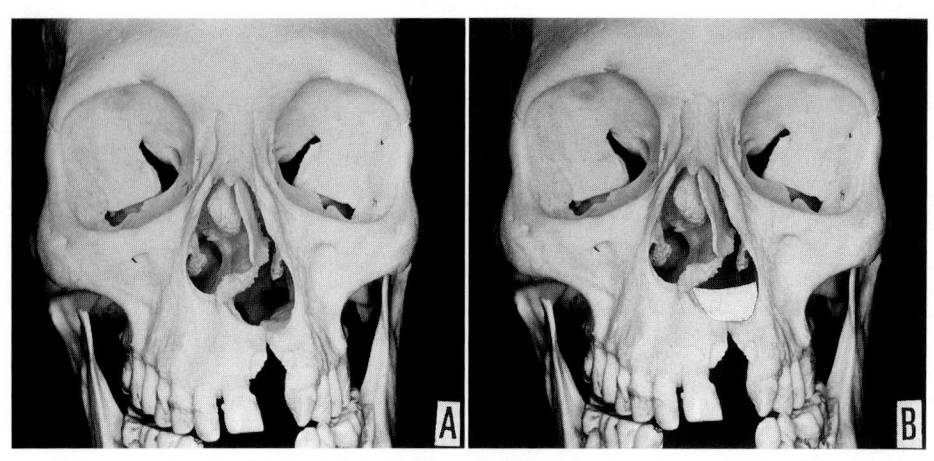

(A) 左側鼻腔底の陥凹，鼻中隔の左側への高度弯曲が見られる。このため鼻腔は右側が広く右側中鼻甲介の肥大が見られる。左側中鼻甲介は鼻中隔弯曲のため正面からは見えない。

(B) 左側鼻腔底を右側と同じ高さまで挙上して何らかの支持組織を移植したと仮定した図である。これで左右の鼻腔の広さの差が明確となる。この例では上顎骨骨体部，上顎骨前頭突起の左右差はあまり見られない。

図5・22　左側唇顎口蓋裂成人頭蓋骨標本

表5・2　披裂の程度と甲介肥大

	甲介肥大の程度	(−)	(+)	(+)	計
片側唇裂 (22例)	非披裂側	9 (40.1%)	9	0	9
	披裂側		2	0	2
	両側		2	0	2
	(計)		(13)	(0)	(13)
片側唇顎裂 (54例)	非披裂側	19 (35.2%)	26	2	28
	披裂側		3	1	4
	両側		3	0	3
	(計)		(32)	(3)	(35)
片側唇顎口蓋裂 (83例)	非披裂側	8 (9.6%)	18	12	30
	披裂側		9	5	14
	両側		20	11	31
	(計)		(47)	(28)	(75)
(159例)	計	36 (22.6%)	92	31	123 (77.3%)

表5・2[6]は，披裂の程度と鼻甲介肥大の状態を示したものである。片側唇顎裂では，非披裂側の鼻甲介肥大が54症例中に28例（約50％）あるが，肥大程度が軽度（+）の例が26例のため，鼻閉塞感を訴える例は多くないと思われる。一方，唇顎口蓋裂の症例を見ると，非披裂側の鼻甲介肥大例の数と両側肥大例の数がほぼ同数となっている。このことは，披裂が高度になるほど顎裂部の

陥凹が加わり，かつ鼻中隔弯曲の状態も強くなり，それに応じて披裂側では下鼻甲介が肥大し，健常側では中鼻甲介も肥大していることが推測される。

前述したように鼻甲介は鼻腔が広いとそれを埋める形に肥大するが，鼻甲介肥大が可逆性の場合は，鼻中隔弯曲矯正術が行なわれ，対症療法を半年から1年間行っている中に鼻甲介の大きさに変化が現れてくれることが多い。そこで可逆的腫脹例では，鼻甲介肥大が見られるからといって，鼻中隔弯曲矯正術時にただちに肥大した鼻甲介の部分切除術を行ってはならない。少なくとも6カ月位は保存療法を行うことが望ましい。

以上のように，唇裂鼻では外鼻および鼻腔内の種々の症状が互いに関連をもちながら複雑に存在する。そこで外鼻形態の異常だけに対して手術を行っても十分とはいえず，さらに鼻腔内の処置が加えられて初めて唇裂鼻の手術が行われたということができるのではないかと考える。幼少期においては鼻中隔への処置は鼻全体の発育を阻害するので行ってはならないといわれてきたが，思春期においては，外鼻および鼻腔内の処置は同時に行うことが可能になるので，外鼻および鼻腔の形態と機能をともに改善し，できるだけ健常に近づけることは唇裂鼻手術の最終目標と考える。

初めにも述べたように，唇裂鼻に対する手術というと，外鼻とくに鼻尖部や鼻翼の形を健常に近づけることのみを行っている術者が多い。すべての症例に鼻腔内への処置が必要とはいえないが，乳児期に披裂の幅が広かった症例では，患児の発育とともに鼻腔内の形態異常は著しくなることが多い。そこで図5・23に示した状態の例では鼻腔内への処置は必ず行うべきであろう。

過去の文献[9)〜11)]を見ると，鼻腔内変形に対してseptum plastyを行ったと述べている論文もある。そして外鼻形態はかなり良くなっているが，術前あった鼻腔内変形が術後どのように改善されたかをX線写真を示して報告しているのは，筆者ら（1979, 1980, 1998)[4) 12) 13)]とNishimura (1991)のみである。

鼻中隔に見られる変形を処置することが何か特別のように思われるのは誠に残念なことである。

鼻中隔の変形のために鼻閉症状があると考えられる症例に対し，これを矯正して健常に近くすることは唇裂鼻手術の一部であると考えるのが当然のことと思う。しかしながら，多くの文献にこの記載がないのはこの手術法に対する理解，経験そしてその意義を十分理解していないためであろう。

B 手術時期

口唇裂および口蓋裂の初回手術が行われたあと数カ月を経ていれば，口唇および外鼻の瘢痕や変形の修正手術は可能である。患児および家族の精神的な苦痛を軽減するため，上口唇に対しては修正手術を筆者らも行ってきた。しかし，外鼻に対しては幼小児期に外鼻の皮下を広く剥離して大鼻翼軟骨の全貌を露出し，縫合操作することは極力避けることと，術後に鼻尖部に皮下血腫を作らないようにすることが大切である。

幼少児期の手術後に鼻尖部が丸く膨大し，ぶよぶよした感じの軟かさになっている例の多くは，その時期の手術後に生じた皮下の出血後の瘢痕が原因であることが多く，その修正手術は容易でない。思春期に達すると外鼻および鼻中隔の発育はほぼ完了するので，15歳以後に外鼻形態改善のための最終的な手術と鼻中隔矯正術を同時に行う。

C 現在主として用いている手術法に至るまでの経緯

思春期以後における唇裂外鼻に対する手術では，もっとも目につく鼻翼変形を主とする外鼻変形修正のための外鼻への手術と鼻中隔変形の矯正術を同時に行ってきた。これは同一術野でこれらの手術ができるという理由による。

筆者らが唇裂鼻の手術を始めた1955年から1970年代の後半までは，外鼻への処置とともに口唇瘢痕の修正術もともに行うことが必要な症例が大部分を占めていた。したがって，口唇瘢痕を切除して鼻前庭口腔瘻孔を露出し，口唇から鼻腔に及ぶ広い視野から鼻中隔矯正術を行えるという利点があった。

その後，初回手術の手術結果の向上により上口

144　唇裂鼻の治療

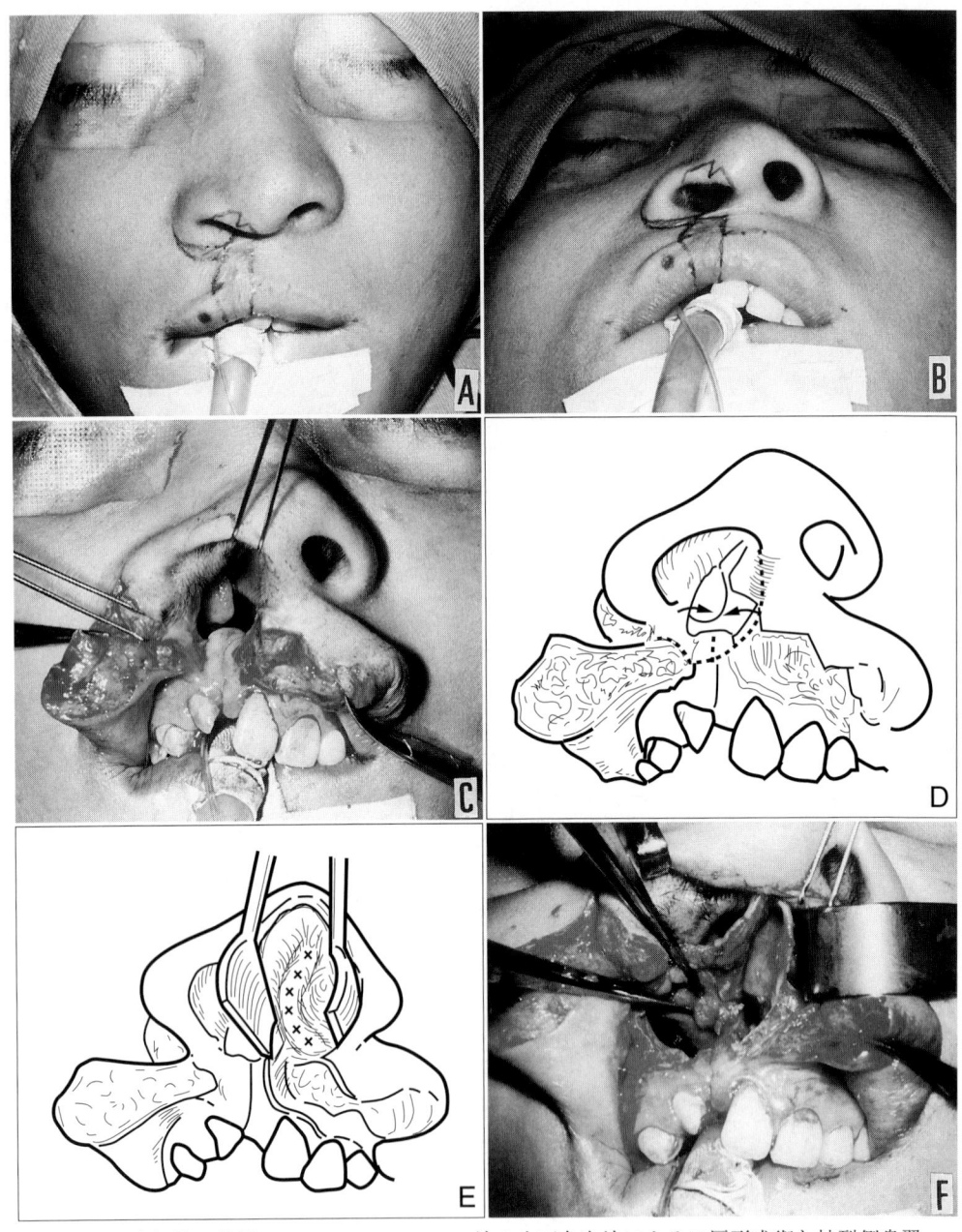

(A，B) 皮切線の位置。Rotation-advancement法＋小三角弁法による口唇形成術と披裂側鼻翼縁への逆U字切開による鼻翼の修復手術が行われた。
(C) 上口唇瘢痕を切除すると鼻前庭口腔瘻が現れる。
(D) 鼻前庭口腔瘻の辺縁に点線のごとく切開を入れ矢印方向に粘膜骨膜弁を骨面より剥離挙上する
(E) 鼻鏡の先端の間に鼻中隔軟骨が入るように挿入する。軟部組織をとっていくと軟骨膜（××××）に達する
(F) 鼻中隔櫛を挟んで上下左右の鼻中隔軟骨膜と軟骨との間にできた腔を交通させた所見。

図5・23　右側唇顎口蓋裂例における外鼻および鼻中隔変形に対する修復再建手術

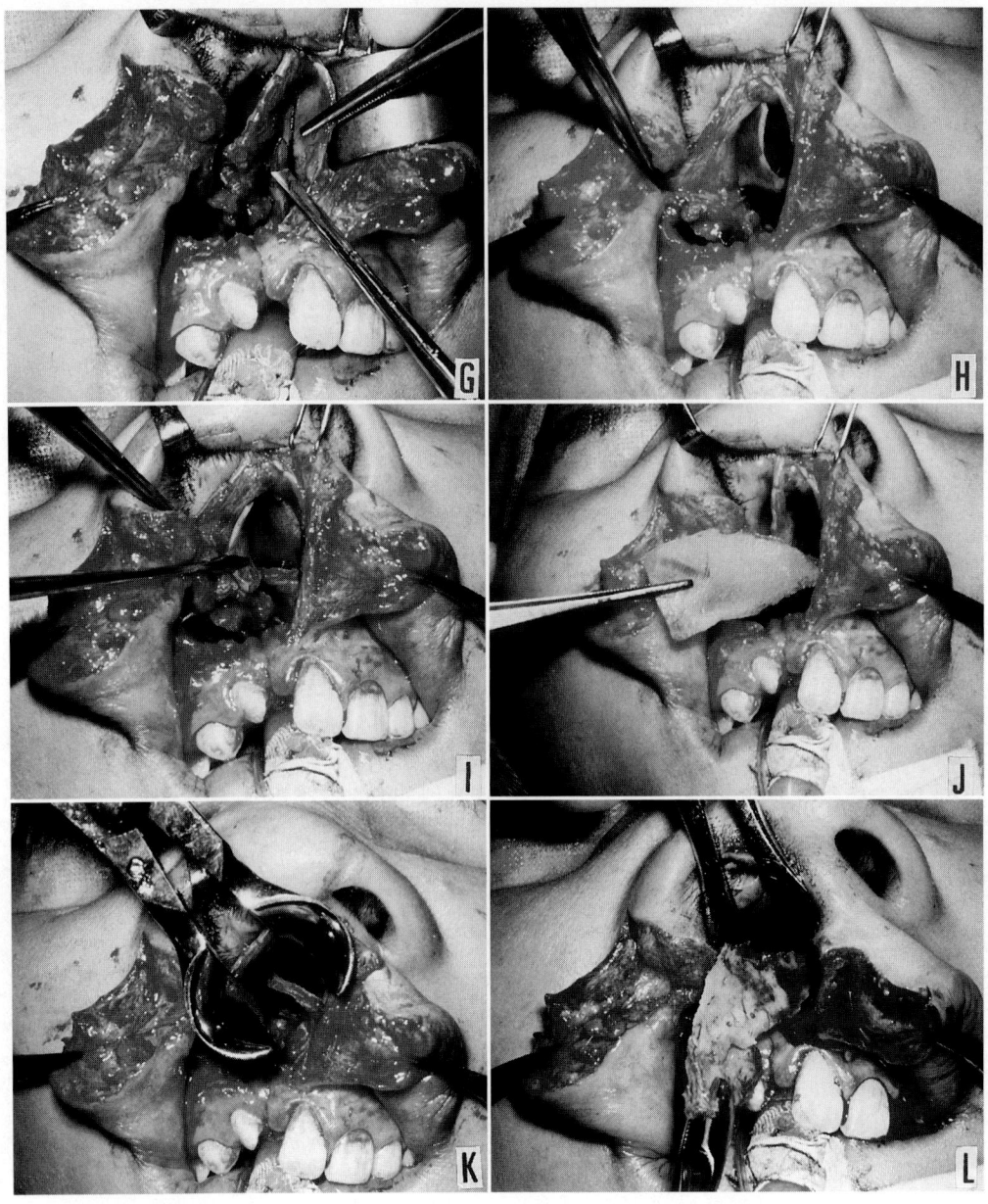

(G) 鼻中隔軟骨の前端部分を摂子でつかみ，最前端より7〜8mmの位置で上下方向に切り込みを入れる。
(H) 鼻中隔軟骨前端部分を健常側に圧排した状態。
(I) 鼻中隔軟骨と上顎骨口蓋突起の間を分離した所見。分離した軟骨の先端にあてているのは図5・24のラスパトリウム（Σ28-A）のとがった先端である。つぎにBallenger廻旋刀で鼻中隔軟骨を採取する。
(J) Ballenger廻旋刀は鼻背部から約1cmを残した位置から深部に挿入する。下面は上顎骨口蓋突起の表面をこするようにしながら手前にひいてくる。図は摘出した軟骨を示す。
(K) 鼻中隔軟骨をとると上顎骨口蓋突起が現れる。この骨性部分をL型鼻中隔ノミでおとす。この際は鼻中隔軟骨膜と骨膜を傷つけないように中鼻鏡を深部まで挿入して操作する。
(L) 鼻中隔ノミでおとした骨性部分を扁平鉗子でとり出す。

図5・23　右側唇顎口蓋裂例における外鼻および鼻中隔変形に対する修復再建手術（つづき）

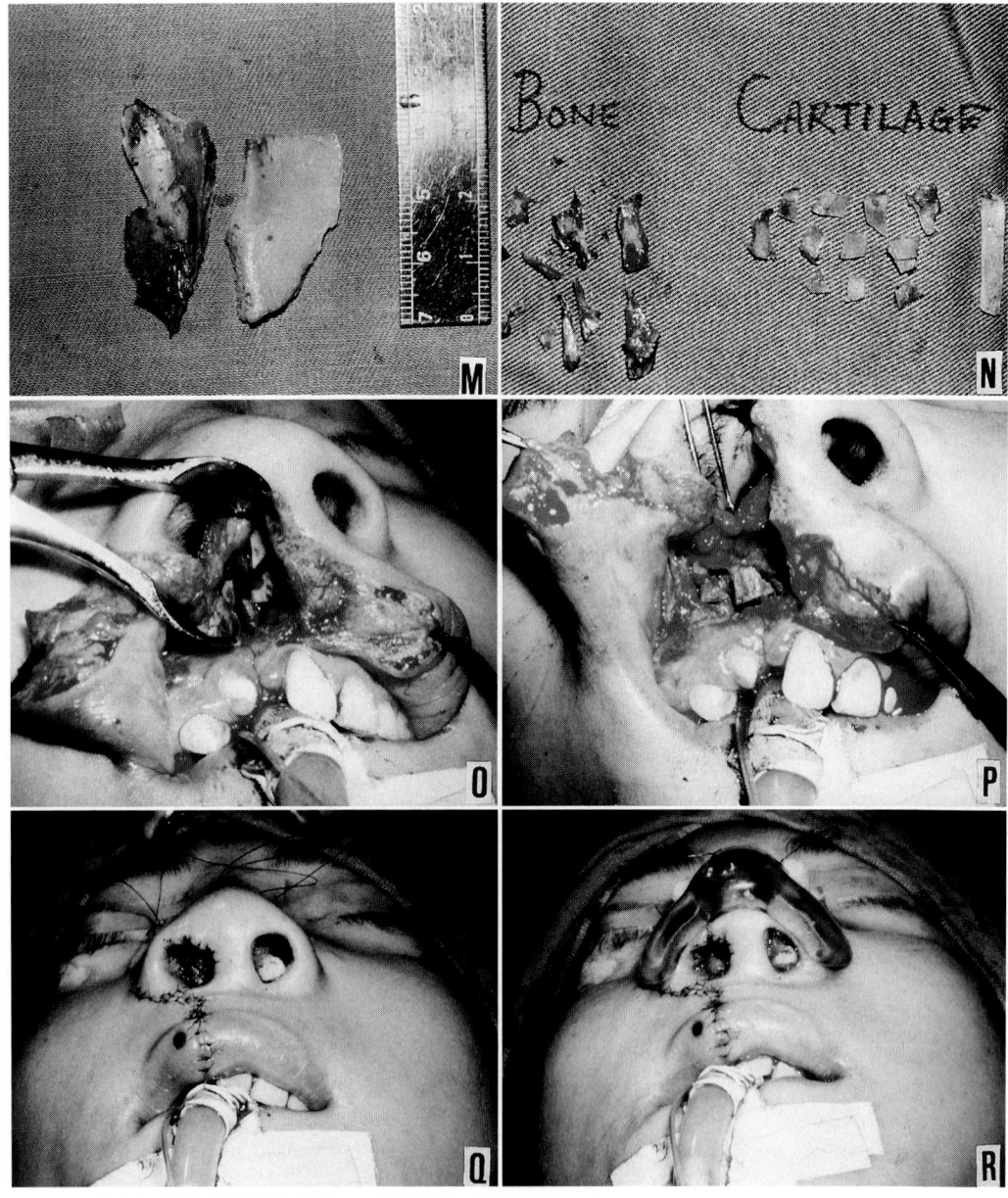

(M) 摘出した鼻中隔軟骨（右）と骨性部分（左）。
(N) 鼻中隔軟骨と骨性部分を鼻柱内に移植する軟骨片を除き細片とする。
(O) 鼻中隔手術創内，健常側軟骨膜内側面に深部から骨片と軟骨片を敷石状に並べる。
(P) 新しく造られた鼻腔底の粘膜骨膜弁と顎との間のdead spaceに骨片を移植する。
(Q) 披裂側大鼻翼軟骨を健常側と同じ高さにまで挙上して5－0白ナイロン糸により健常側外側鼻軟骨，健常側大鼻翼軟骨との間で互いに縫合固定した。
(R) シリコンプレートを外鼻にのせナイロンマットレス縫合とガーゼのmold barでシリコンプレート上で外鼻皮膚の圧迫固定を行う。

図5·23　右側唇顎口蓋裂例における外鼻および鼻中隔変形に対する修復再建手術（つづき）

唇瘢痕に対する修正術が必要でない例が多くなった。このため1970年代後半から以後の思春期唇裂鼻手術では口唇には手を加えず外鼻のみの処置となりtranscolumellar skin incisionによりcolumellaからnasal tipおよび両側の鼻翼に及ぶ皮弁を挙上し，columella中心部から鼻中隔軟骨を露出する方法を用いる機会が多くなった。

唇裂鼻では，前述のように鼻中隔櫛の形がほかの鼻中隔弯曲症例に比べて著しく突出して異様な形を呈していることが多い。したがって，唇裂鼻における鼻中隔変形の矯正術では広い術野で手術することは確実な処置を行う上で重要である。

D 上口唇瘢痕切除と同時に鼻中隔変形の処置を行う場合の手術法[4]

1. 口唇皮膚切開，鼻中隔粘膜切開から鼻中隔軟骨および骨性部分の露出まで

図5・23-A～Cで示すように上口唇瘢痕を切除し，上口唇を左右に開くと，鼻前庭口腔瘻が現れる。鼻前庭口腔瘻を中心にして，鼻柱の辺縁から約5mm程度鼻中隔に入ったところで鼻尖窩から鼻腔底に向かい粘膜，軟骨膜および骨膜を切開する。一方，外側は披裂側鼻翼基部の鼻前庭側面から鼻腔底に向かって切る（図5・23-D）。

つぎに鼻中隔側の粘膜下組織を約6～7mm程度深部に向かって剥離すると，鼻中隔軟骨の前端部分の高まりが現れる。そこで鼻鏡の先端の間に鼻中隔軟骨が入るように鼻鏡を挿入し，深部方向へやや押し気味にしながら軟骨の上の軟部組織を少しづつとっていくと軟骨膜に達する（図5・23-E）。

ここでNo.15のメスの刃先を軟骨膜面に平行に近い角度であて，軟骨膜のみを切ると，白色の軟骨面が現れてくる。軟骨の表面が少し見えたら，剥離子（図5・24，先端が鋭く，やや弯曲している）の先を軟骨膜切開部分に挿入し，上下方向に動かすと軟骨の表面が少しずつ現れてくる。この操作を軟骨の両側に行い，鼻中隔軟骨部の前端部分を露出する。

従来よく用いられてきた鼻中隔弯曲症の手術では[15]，鼻中隔軟骨の最前端部をまず露出するこ

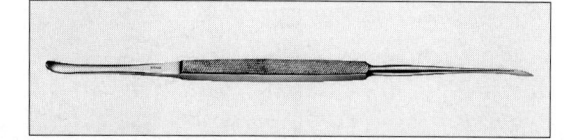

図5・24 荻野式粘骨膜剥離子（ラスパトリウム，Σ 28-A，長門石器械店，東京）

の術式と異なり，約7～8mm入ったところで粘膜と軟骨膜に切開を入れて軟骨を露出するいわゆる"Killian法"が行われている。本症では鼻中隔軟骨の最前端部が健常側鼻腔側にずれ落ちた状態になっているので，これを前鼻棘（ANS）とともに正中位に移動する必要がある。この処置を行うには鼻中隔の最前端部から鼻中隔軟骨を露出した方が，その後の手術操作が行いやすい。

また，本症ではほかの鼻中隔弯曲症の症例とは異なり，弯曲した先端の鼻中隔櫛の突出が著しいため，この部分の軟骨膜と骨膜の移行部の剥離は決して容易ではない。そこで，この部位で穿孔を生ずることなく安全確実に剥離を進めるためにCottlle（1958）[16][17]が鼻中隔矯正術に用いた方法を用いる。

1) 健常側のupper tunnelの作成（図5・25-A）

まず健常側（多くは凹側）の鼻中隔櫛より上方の軟骨膜を剥離し，篩骨鉛直板のややざらざらした骨面に達したら，そこからさらに深部へ1.5cm程度，篩骨骨膜を剥離する。この部分の剥離は容易で出血もあまりない。

2) 健常側のlower tunnelの作成（図5・25-A）

つぎに健常側の鼻腔底から上顎骨口蓋突起の方向に骨膜を剥離する。まず前骨棘よりやや深部の鼻腔底の骨膜を挙上する。さらに先端が鈍の剥離子を鼻腔底から上顎骨口蓋突起方向に押し上げるようにして骨膜を剥離する。これで健常側では軟骨部分と骨性部分の境界を挟んで上下にトンネルができたことになる。

3) 健常側の鼻中隔櫛部分の剥離

この境界部分は穿孔ができやすいが先端鈍の剥離子を境界部分にあて，深部に向かって軟骨面と骨面をすべらせる操作で剥離がスムーズにできる。

4）披裂側のupper tunnelの作成

健常側と同様に披裂側の鼻中隔櫛より上方の軟骨部分の軟骨膜を剥離する。健常側と異なることは鼻中隔櫛部分は粘膜と軟骨膜がとくに薄いことであり，ここを無理に剥離しようとすると穿孔を生ずる。この境界部分の剥離方法は6）の項で述べる。

5）披裂側のlower tunnelの作成

披裂側のlower tunnelは，外側は梨状孔縁から鼻腔底方向へ，内側は前鼻棘および上顎骨口蓋突起から鼻腔底方向に粘膜と骨膜を剥離する。両者を鼻腔底の中央部分で2層に縫合すると披裂側の新しい鼻腔底粘膜側ができる（図5・23-F）。すでに健常側では上下2つのトンネルは連続した1つの空洞となっているので，披裂側でも同様に連続させる操作にうつる。

6）披裂側の鼻中隔櫛部分の剥離

健常側と異なり披裂側には鼻中隔櫛の突側があり，軟骨膜と粘膜の厚さがきわめて薄い。そこで先端のとがった剥離子（図5・24）を軟骨と骨面の移行部分にあて，上下方向に線維性組織を少しずつ切ってはずすと上下のトンネルがつながり一

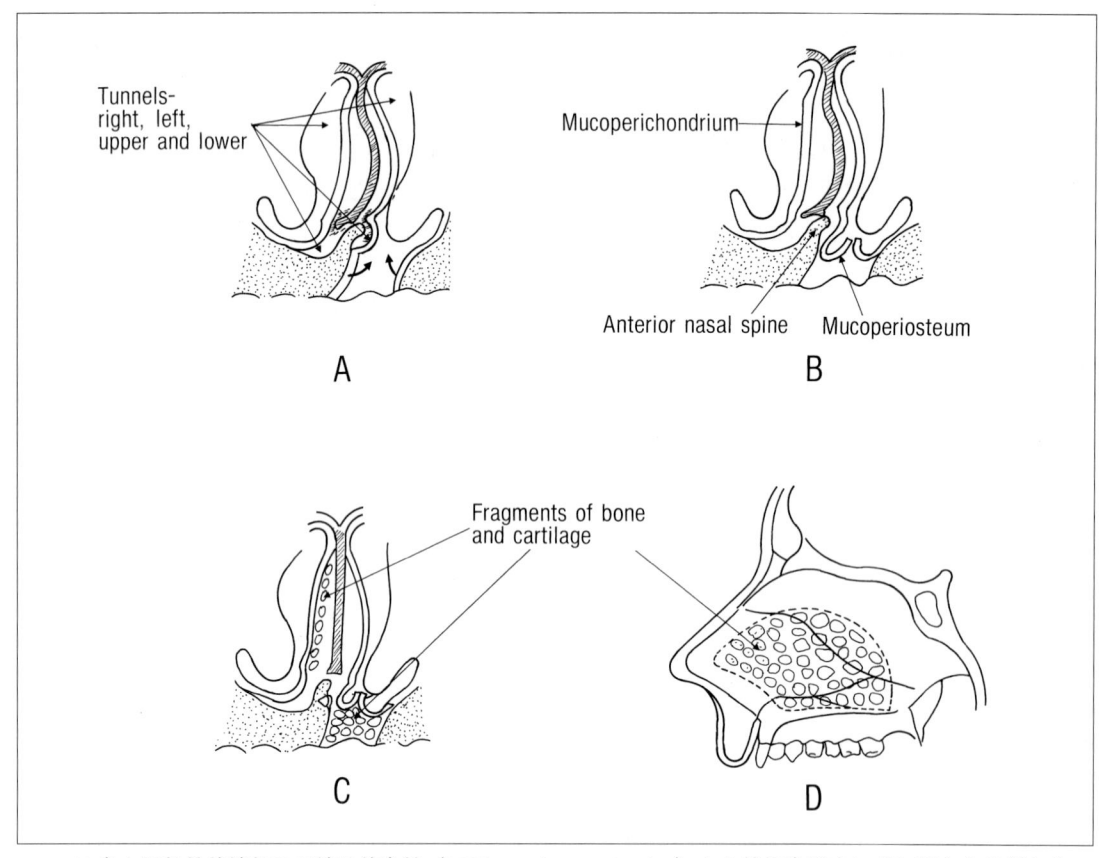

(A) 鼻中隔軟骨前端部の下端は前鼻棘（ANS-anterior nasal spine）から健側鼻腔内にずれ落ちた状態となっている。鼻前庭口腔瘻の口腔側から鼻前庭に向かって粘骨膜を剥離する（矢印方向）。鼻中隔軟骨膜は軟骨と骨を挟んで左右，上下にそれぞれ別々の4つの腔をまず作るように剥離を行う。
(B) 4つの腔の境界にあった線維を剥離子で切断すると図のように上下の腔がつながる。Ant. nasal spineの基部にノミを入れて先端を健側方向に移動する。
(C) 鼻中隔手術創の健常側鼻中隔軟骨膜内面に軟骨細片を敷石状に並べる。新しくできた鼻腔底の下の死腔に骨細片を移植する。ANSの基部にも小骨片を挟む。
(D) 鼻中隔手術創に並べられた軟骨片と鼻柱内へ移植した軟骨片。

図5・25 鼻中隔変形矯正術および鼻前庭口腔瘻孔閉鎖術の手術経過

つの腔になる。もしも穿孔が生じてしまったら6-0ナイロン系で縫合しておくと穿孔の拡大が防げる。剥離が完了した状態では（図5・23-F），鼻中隔の軟骨部から鼻中隔櫛，さらに上顎骨口蓋突起に移行する部分が明視下に置かれるようになる。

2. 鼻中隔軟骨部分と骨性部分の摘出

1）鼻中隔軟骨部分の摘出

鼻中隔軟骨の前端部分を摂子で把持し，先端のとがった剥離子またはNo.15のメスで縦方向の切開を入れる。この際，鼻中隔軟骨の最前端部は約8～10mmほどの幅に残しておく（図5・23-G）。この残した鼻中隔軟骨の下端は，ANSとともに披裂側方向に移動し，鼻柱の披裂側内側脚基部の膨隆をつくる。このためには平ノミをANSの基部にあて離断して披裂側へ移動し，さらに後戻りを防ぐため健常側で軟部組織と縫合しておく。

Ballenger廻旋刀は，鼻背部から約10mmを残した位置で鼻背部のラインと平行に篩骨正中板の骨の抵抗を感ずるところまで切っていく。さらに廻旋刀を深部から下方へ骨面（鋤骨と上顎骨口蓋突起）にあたるところまで切断する。つぎに廻旋刀の柄の部分をやや上方に持ち上げながら底部の骨面をこするように引いてくる。このようにすると鼻中隔軟骨部分はかなり大きく採取できる（図5・23-J）。

2）鼻中隔骨性部分の摘出

鼻中隔軟骨部分を摘出したあとを見ると，創腔内に鼻中隔の骨性部分が披裂側方向に斜めに突出した状態になって見える（図5・23-K）。そこで，L型の鼻中隔手術用ノミを骨性部分にあて，鋤骨も含め一塊として切断する（図5・23-L）。これで鼻中隔の創腔は1つの空洞になる。骨性部分をノミで切る時に，ノミの先が深く入りすぎるとANSのすぐ後方にある切歯孔から大口蓋動脈の枝の損傷による拍動性出血を生ずるので注意深く行う。

3. 摘出した軟骨および骨の移植

図5・23-M，Nは摘出された鼻中隔軟骨および骨性部分である。軟骨から鼻柱内支持物として移植する棒状またはL型片をとり，残りは骨性部分とともに細片にする。

1）鼻中隔創腔内への骨，軟骨細片の移植

図5・23-Oは鼻中隔創腔の健常側軟骨膜内面に敷石状に並べられた細片の一部を示している。深部にはなるべく骨片を，前方部分には軟骨片を置く。創面には血液がついているので細片はずれ落ちることなく良く付着する。この骨および軟骨の細片を創腔内に再移植する方法はCottle（1958）[16]が初めて報告した。彼はこれによって鼻中隔は補強され，支持組織摘出後生ずる鞍鼻や創腔の瘢痕による不快症状も防げると述べている。

2）披裂側鼻腔底と顎裂との間への骨移植

新しく造った披裂側鼻腔底の粘膜骨膜と顎裂との間のdead spaceに腸骨の海綿骨細片および鼻中隔骨性部分の一部を移植する（図5・23-P）。

4. 変形・偏位した大鼻翼軟骨に対する処置
（図5・26）

上口唇の一部を含む鼻柱－鼻尖部－両側鼻翼皮弁を剥離・挙上し，両側の大鼻翼軟骨の全体および外側鼻軟骨の下半部の形態が軟部組織下に見える範囲まで剥離する。

披裂側の大鼻翼軟骨外側脚は下垂した状態で外側下方に偏位している。皮下剥離を行って外鼻皮膚から遊離された大鼻翼軟骨外側脚を健常側と対称的な位置まで摂子で把持して挙上することは可能である。しかし，軟骨には鼻前庭粘膜が付着し，前述した鼻前庭外側壁に鼻前庭隆起（vestibular band）があって内上方への可動性を妨げている。

そこで，この部分にZ形成術を行って緊張を解除する必要な場合もある[5]。鼻前庭外側壁を含む大鼻翼軟骨外側脚はこれによって内側上方への可動性ができるので健常側大鼻翼軟骨と対称的な位置にまで移動し，創内で両側の大鼻翼軟骨の相互および外側鼻軟骨の間で固定縫合を行う。

つぎに，披裂側大鼻翼軟骨の縫合固定と左右の鼻翼の位置と形状を対称的な状態にするための4-0ブルーナイロン糸による縫合を行い（図5・26-B），この糸は鼻柱から鼻尖部を含む皮弁を元の位置に戻して創を閉鎖してから結び，抜糸のことを考慮してやや長めに残しておく。

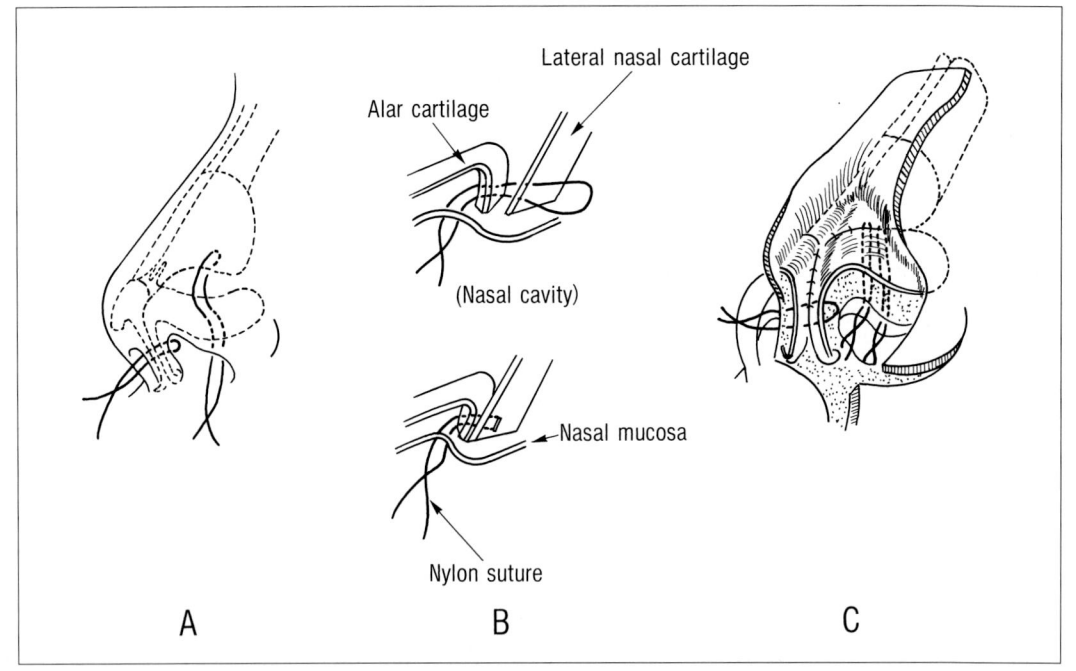

図5・26 変位した大鼻翼軟骨の移動とナイロン糸による縫合固定(荻野, 1971)
大鼻翼軟骨と外側鼻軟骨を縫合固定したナイロン糸は鼻腔内で結び、後に抜糸をする。

5. 鼻柱術創内への鼻中隔軟骨片の移植[7) 14)]

　鼻中隔軟骨の前端部分は軟骨摘出時に残してあるので、その前に連続して摘出した鼻中隔軟骨を移植し、6-0ナイロン糸で縫合する。移植片の長さは、ANSから鼻尖部までとし、L型片では両側大鼻翼軟骨の間に先端を入れる。これで鼻柱は安定した状態となる。西村(1986, 1991)[14) 18)]もほぼ同様の術式を報告している。筆者らは鼻柱の披裂側のみの皮切で唇裂鼻および鼻中隔の手術を行った例では、しばしば鼻柱正中皮切を行って採取した鼻中隔軟骨片を鼻柱正中部位に移植する方法を用いた。

6. 鼻中隔粘膜切開創の縫合

　鼻中隔粘膜切開創は5-0ナイロン糸で縫合閉鎖した後、外鼻孔入口部より約2cm程度入ったところに2~3カ所、5-0ナイロン糸でthrough and through mattress sutureを鼻中隔に行う。つぎに鼻中隔術創内の血腫形成を防止するために健常側鼻中隔粘膜に創腔内へ通ずる小切開を鼻腔底に近いところに1カ所加える。

7. 鼻腔内へのガーゼタンポンのpacking

　鼻腔内へのガーゼタンポンのpackingは不要ではないかという討論が学会でなされたこともあったが、鼻中隔創腔内血腫→感染→穿孔という恐れはまったく否定できないので筆者らは必ずガーゼpackingを行う。とくに鼻中隔骨性部分にノミを入れている例では軟骨部分だけへの処置と違って術後の出血はあると考えるべきで、ガーゼタンポンを両側鼻腔内に挿入する圧迫処置は必要である[19)]。

　日本人の鼻腔の奥行きの長さは大体10cmであるので、幅2cm、長さ10cmのガーゼタンポンを何枚か用意し、抗生剤軟骨を塗布しておく。長すぎるガーゼタンポンを入れるとタンポンの一部が鼻咽腔から咽頭の方へずれ落ちることがある。これによる異物感、不快感は患者にとって苦痛となる。さらにまた短いガーゼタンポンは抜去の際に容易である。ガーゼタンポンは鼻腔底から層状に一側に5~6枚入れ、鼻前庭には綿球を入れる。

鼻腔内に挿入したガーゼタンポンは術後3日目に
上部から鼻腔底に向かって静かにとる。

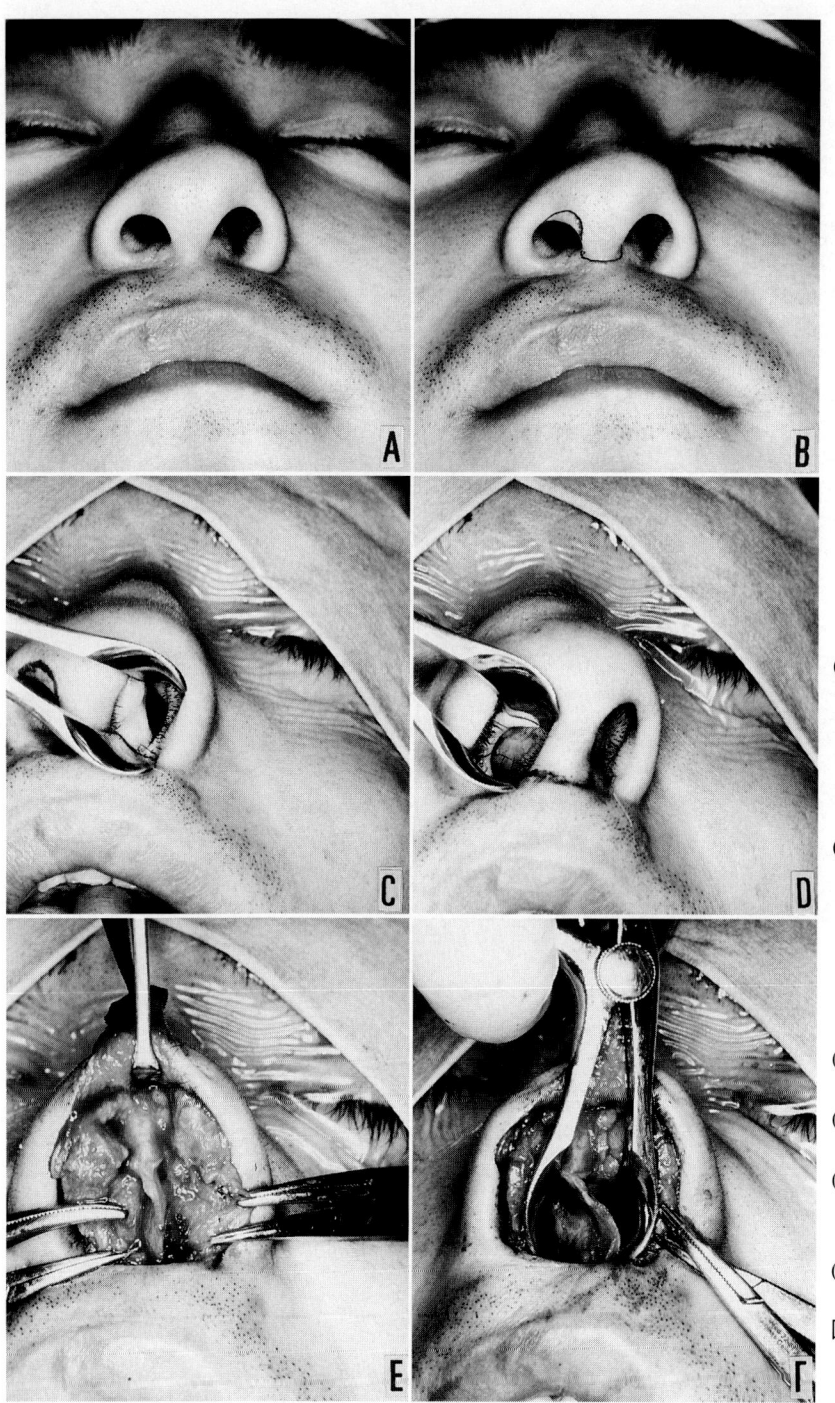

(A) 術前。右唇顎口蓋裂例であるが，上口唇瘢痕はほとんど目立たない。鼻尖部は左に傾き，右鼻翼の扁平化が見られる。
(B) 皮切線。鼻柱基部から鼻柱鼻前庭側を経て右側は鼻翼縁の逆U字切開に連続させる。左側は鼻柱鼻前庭側から鼻翼内縁を外鼻孔縁の約2/3まで延長させる。
(C) 鼻中隔前端部は健常側鼻腔内にある。
(D) 鼻中隔の深部は披裂側に強く弯曲している。
(E) 鼻柱皮弁を挙上し，鼻柱の両側を左右に開くと鼻中隔軟骨が現れる。
(F) 鼻中隔軟骨は右側方向に強く弯曲している。

図5・27 Transcolumellar skin incisionによる修復再建例

E Transcolumellar skin incision を用いた場合の術式(図5・27)[13]

Columella base への皮切は，鼻柱基部の内側脚隆起の手前にとどめ，そこから鼻柱の内側約1〜2mm の位置で鼻尖窩まで皮膚層を切開する。そこから健常側は鼻翼縁から1〜2mm 程度鼻前庭内を大鼻翼軟骨外側脚が上方に移行する位置まで皮切を加える。披裂側は，鼻尖窩から鼻翼縁の逆U字切開の切開線まで皮切を延長する。

Columella から nasal tip に及ぶ皮弁は大鼻翼軟骨の内側脚を傷つけない深さで剥離挙上するが，両側の内側脚の間の軟部組織はできるだけ皮弁側につけておく。その後の手術内容はDの項で述べたと同様であり，その経過を図5・27-F〜Jに示す。図5・27-Iは披裂側大鼻翼軟骨を健常側と対称的な位置に移動して縫合固定したあとの所見である。

鼻柱内にはさらに中央部分に鼻中隔軟骨を棒状に切って移植する。図5・27-Jは鼻柱を元の位置

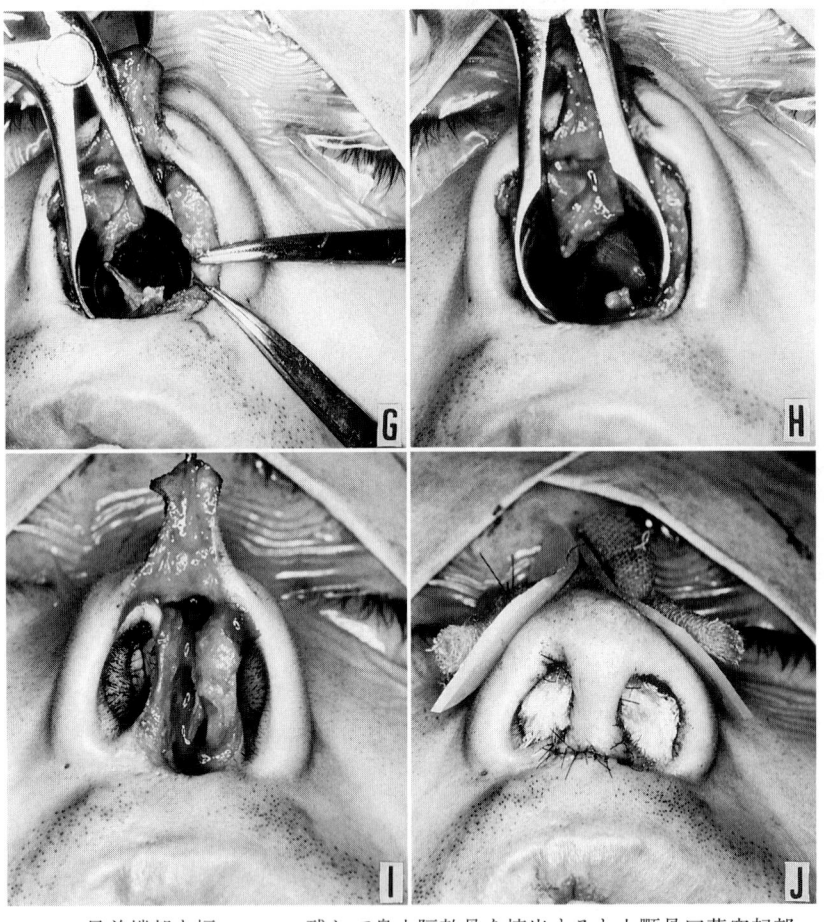

(G) 最前端部を幅6〜7mm 残して鼻中隔軟骨を摘出すると上顎骨口蓋突起部分が現れる。披裂側方向に強く弯曲しているのが分かる。
(H) 鼻中隔底部の骨性部分をL型鼻中隔ノミでおとすと，鼻中隔術創は広い空洞となる。
(I) 披裂側大鼻翼軟骨の位置を内側・上方に移動，縫合固定することで左右の外鼻孔がほぼ対称的となっている。
(J) 鼻中隔軟骨の一部を鼻柱内に移植し，皮弁を元の位置へ戻し，皮膚縫合を完了した所見。

図5・27 Transcolumellar skin incision による修復再建例（つづき）

に戻して皮膚縫合を完了し，鼻腔内にガーゼタンポンを挿入した手術終了時の所見である．この症例の術前，術後の外鼻形態および鼻腔内CT所見は，図5・32-E，Fに示すごとくである．

F 症例（A群）

【症例1】左側唇顎裂

①乳児期に左側唇顎裂に対し口唇形成術がなされたのちは手術を受けたことがなく，上口唇の瘢痕，左側鼻翼の外側下方への偏位を主とした外鼻変形，鼻前庭口腔瘻孔，鼻中隔弯曲症，右側下鼻甲介肥大が認められる状態で来院した（図5・28-A，C）．

②上口唇瘢痕の切除による口唇修正術，鼻中隔弯曲矯正術，左側（披裂側）大鼻翼軟骨の変位の矯正，鼻柱内への鼻中隔軟骨片移植，左側鼻腔底への鼻中隔の骨組織細片移植を同時に行なった．

手術後，鼻中隔弯曲は確実に矯正され，左右鼻腔の広さもほぼ均等の広さとなった（図5・28-D）．左側鼻腔底には移植された鼻中隔支持組織の陰影が認められる．外鼻形態は改善され，鼻柱の内側脚隆起も左右対称的の状態となった（図5・28-B）．

この症例では術後，鼻尖部から鼻翼にシリコンプレートとmold barを置き，4-0ナイロン糸による圧迫固定を行った．しかし，この処置では外鼻孔の形態が円形で鼻尖部も丸く，いわゆる団子鼻に近い状態となっている．後述するデンバースプリントとリテイナーによる術後の圧迫固定を行っていれば，さらに良い結果が得られたのではないかと思われる．

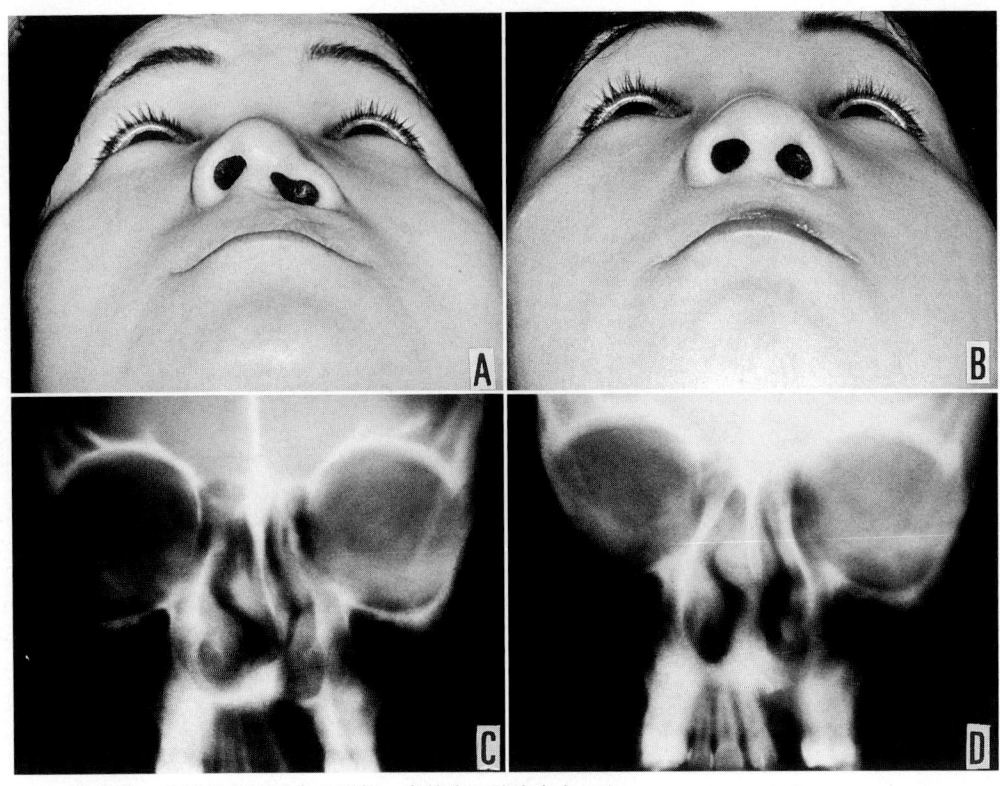

(A) 術前．典型的な唇裂鼻の形態．鼻前庭口腔瘻もあった．
(B) 術後．外鼻形態はかなり改善された．しかし鼻尖部の形が丸い．
(C) 術前X線写真所見．鼻中隔が左側にかなり強く弯曲し顎裂が見られる．
(D) 術後X線写真所見．鼻中隔はほぼまっすぐになり，左右の鼻腔の広さ，鼻甲介も対称的になった．

図5・28 症例1：左側唇顎裂

【症例2】右側唇顎口蓋裂
①乳児期に口唇形成術および口蓋形成術を受けた後，高度の外鼻変形，鼻前庭口腔瘻孔，著しい鼻中隔弯曲と左下鼻甲介の肥大が認められる状態で来院した（図5・29-A，C）。

②上口唇瘢痕の切除による上口唇修正術とともに鼻前庭口腔瘻の閉鎖，鼻中隔変形矯正術を行い，顎裂部には鼻中隔骨組織を移植した。鼻翼の形態を改善するために，披裂側大鼻翼軟骨の健常側への移動に加え，鼻柱正中切開で鼻中隔軟骨片を鼻柱内に移植した。

術前に比し外鼻形態はかなり改善され，鼻中隔もほぼ正常位に近くなった（図5・29-B，D）。しかし，外鼻孔の形態は左右の大きさに差があり，かつ円形の外鼻孔である点で症例1と同様に問題点が残った。

【症例3】右側唇顎口蓋裂
①乳児期に口唇形成術，さらに口蓋形成術を受けたが，その後は再手術を受けることなく思春期を迎え，著しい外鼻形態の変形を主訴として来院した。

②右鼻翼の下垂変形は著明で（図5・30-A）顎裂があり，鼻中隔変形も著しく披裂側（右側）に弯曲していた（図5・30-B）。

症例1，2と同様の手術を行い，外鼻形態および鼻中隔変形は改善された（図5・30-C，D）。

G 症例（B群）

症例A群で述べたように，唇裂鼻手術は思春期に行われるため，手術によって形成された外鼻形態，とくに外鼻孔，鼻尖部は健常人にできるだけ

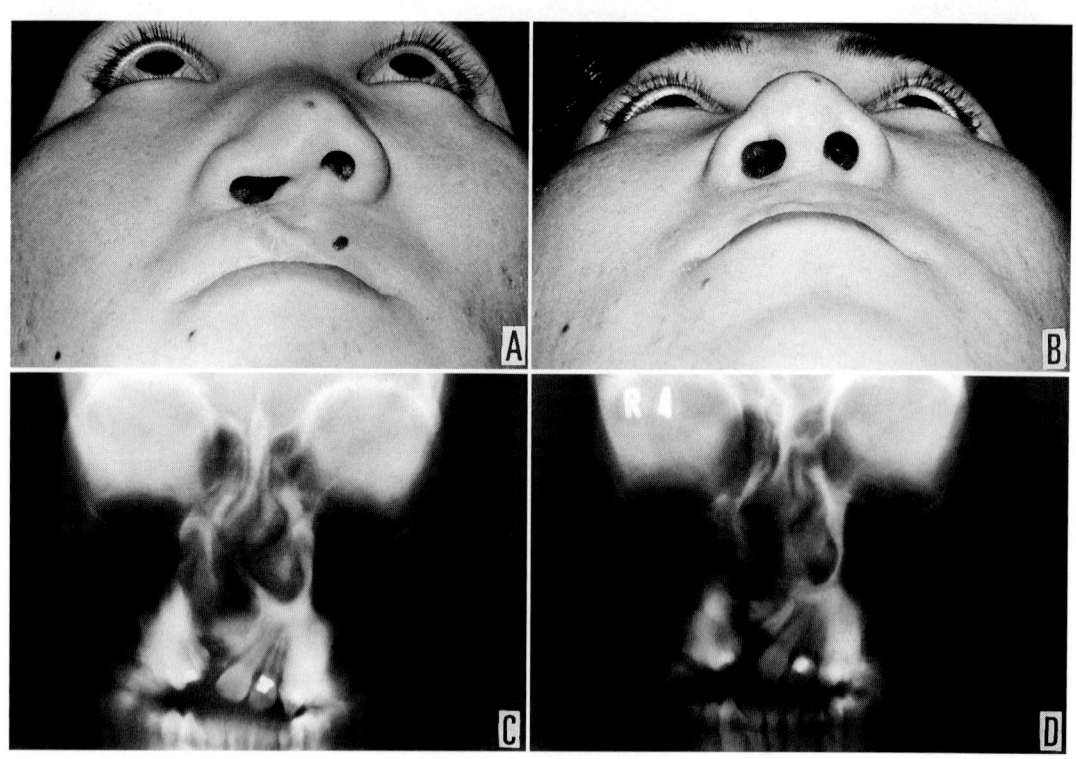

(A, C) 術前。右鼻翼の外側方への流れと扁平化。鼻腔底の陥凹，上口唇の瘢痕が見られた。X線断層写真で鼻中隔の高度な変形が見られた。
(B, D) 術後。この症例では上口唇の修復・再建がまず行われ（この時上口唇の黒子が切除された），その後に鼻への処置がなされた。外鼻孔はやや右側が大きく円形である。しかし，鼻翼の形はほぼ対称的になった。鼻中隔はよく矯正された。

図5・29 症例2：右側唇顎口蓋裂

近い形状に落ち着くことが望ましい。小児期の手術で術後に鼻尖部がしばしば皮下がぶよぶよした団子鼻の状態になるのは，術後の皮下にたまった出血が瘢痕化して生じたものである。これを防ぐには術後の圧迫固定を十分に行うことが肝心と考えた。

そこで従来，鼻骨骨折整復後の固定によく用いられてきたDenver sprint®（Denver Sprint社，米国）を手術終了時から鼻尖部から鼻背部の皮下剥離を行った部分に用いることにした[13]。このsprintはサイズが大，中，小あるので患者の外鼻の大きさに適合したものを選ぶ。

[貼布方法（図5・31）]

①まず外鼻皮膚の汚れを清拭した後，添付してあるスキントーンテープを外鼻皮膚面に順次鼻尖部から鼻背上方に貼布する。

②鼻梁中央線上に細長いスポンジパットを貼り，その上から接着剤付きのマジックテープを鼻尖部まで覆うようにのせる。

③さらにマジックテープが裏面についたアルミニウム板をのせ，外鼻とくに鼻尖部と鼻翼の形状を目的の形に合うように圧迫して形を整える。

図5・31-A〜CはDenver sprint®を貼付した唇顎口蓋裂手術終了時の所見で，外鼻孔にはリテイナーを挿入している。なお，このDenver sprint®とリテイナーはいずれも健康保険適用の医用材料となっている。

【症例4】右側唇顎口蓋裂

①この症例は，筆者らの施設で初回手術が行われ，思春期を迎えて外鼻変形が目立つようになっ

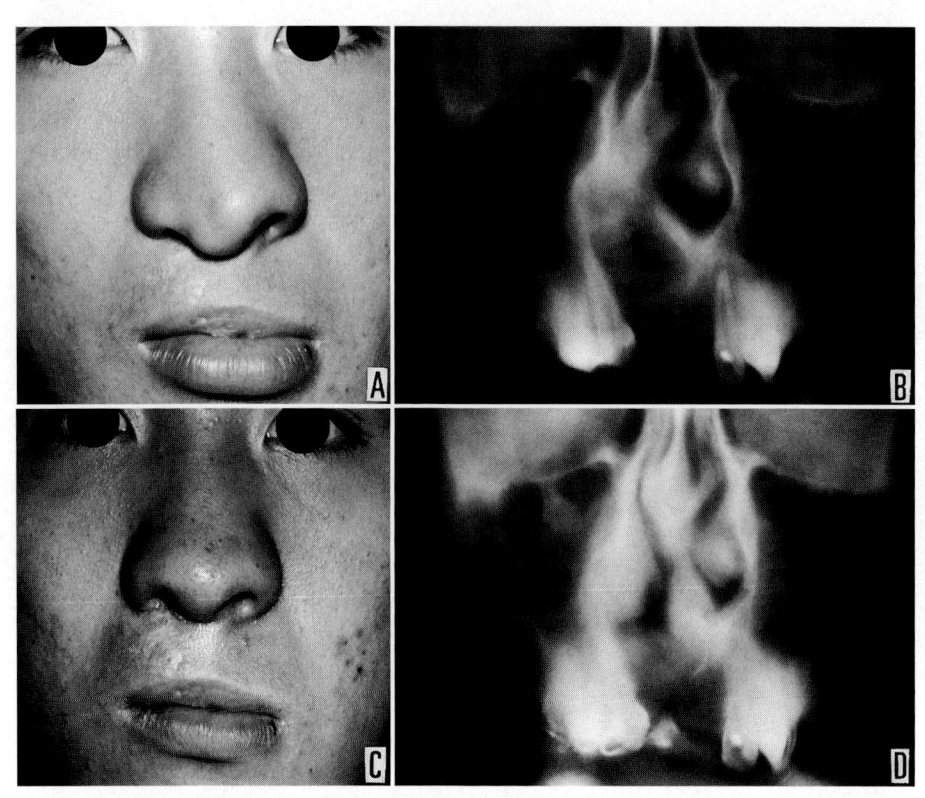

(A) 術前。右側鼻翼の下垂変形が著しい。
(B) X線断層写真では鼻中隔の右方への著しい弯曲が見られ，下鼻甲介と接触している所見が見られる。
(C) 術後。外鼻形態はほぼ対称的になった。
(D) X線断層写真で鼻中隔がほぼ健常状態となり，鼻腔底には移動した軟部組織と移植した骨，軟骨片の一部が見られる。

図5・30　症例3：右側唇顎口蓋裂

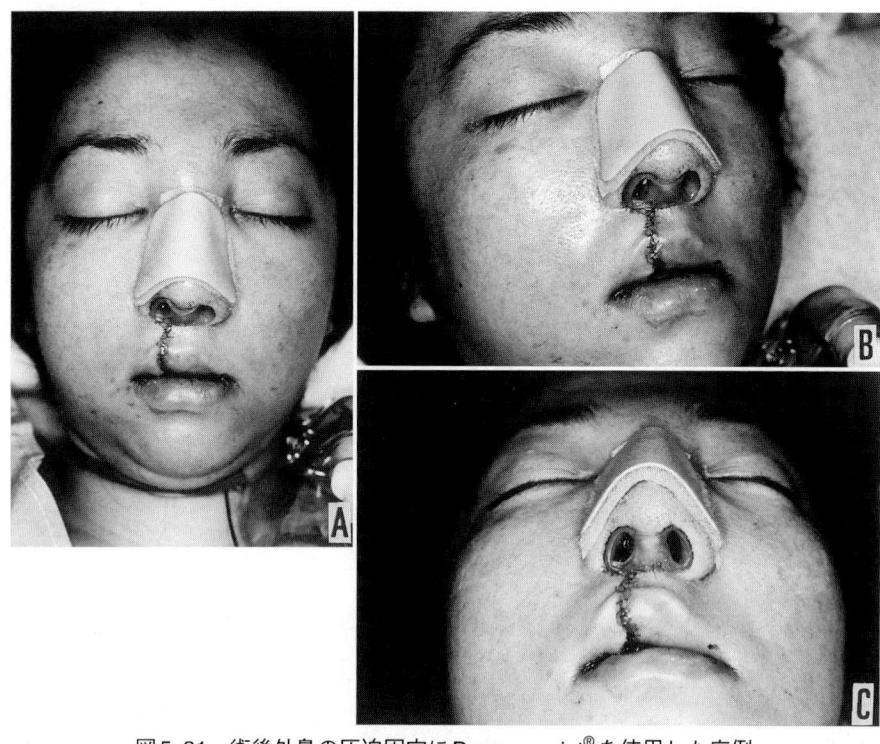

図5・31 術後外鼻の圧迫固定にDenver sprint®を使用した症例
　①いずれかも撮影の方向が異なるが，Denver sprint®を用いると外鼻皮膚に針やナイロン糸を通すことなく，鼻尖部を中心として外鼻全体に平均的な圧迫ができる。
　②さらにアルミニウム板は容易に折り曲げができるので皮膚への圧迫が調整可能である。
　③術後3～4日に外鼻皮膚の腫脹が減退してきた頃にsprintを貼りかえ，退院する7～10日まで持続する。外鼻孔にはリテイナーを挿入している。

たため外鼻および鼻腔内の手術を行った例である。口唇瘢痕はほとんど目立つ状態でなかったため，transcolumellar skin incisionによって手術を行った（図5・27-A～J）。
　②鼻中隔弯曲とともに斜鼻，鼻尖部の下垂が見られた（図5・32-A，C，E）。この例では披裂側大鼻翼軟骨を健常側と対称的な位置へと移動させ，左右の外側鼻軟骨と大鼻翼軟骨のバランスを得るようにし，4-0ナイロン糸による縫合固定で，斜鼻に対する特別な処置を行うことなく外鼻形態は改善された（図5・32-B，D）。鼻中隔の弯曲はほぼ健常に近い状態となった（図5・32-F）。
【症例5】左側唇顎口蓋裂
　①乳児期に初回手術を受け，さらに6歳時に口唇の修正手術を受けている。著しい外鼻変形は見られないが外鼻修正手術を求めて来院した。左側（披裂側）の鼻腔底の陥凹と左右外鼻孔の非対称が見られた（図5・33-A）。
　②transculumellar skin incisionにより鼻中隔変形矯正術と鼻前庭口腔瘻の閉鎖，さらに鼻翼への処置を行った。術後は外鼻孔の形も成人の形態になるとともに対称的になり，鼻尖部も良い形になった（図5・33-B）。
【症例6】左側唇顎裂
　①筆者らは初回手術においてMillard法に準じた口唇形成術とともに，田嶋が発表した逆U字切開法を用いて外鼻の皮下を剥離し，披裂側鼻翼基部から鼻前庭の梨状口縁部の粘膜と粘膜下組織を骨膜上より剥離挙上して鼻翼に可動性を与えている。ボルスター固定を主とし創内での軟骨相互のナイロン糸による縫合は2本程度行うにとどめる（図5・34-A，B）。

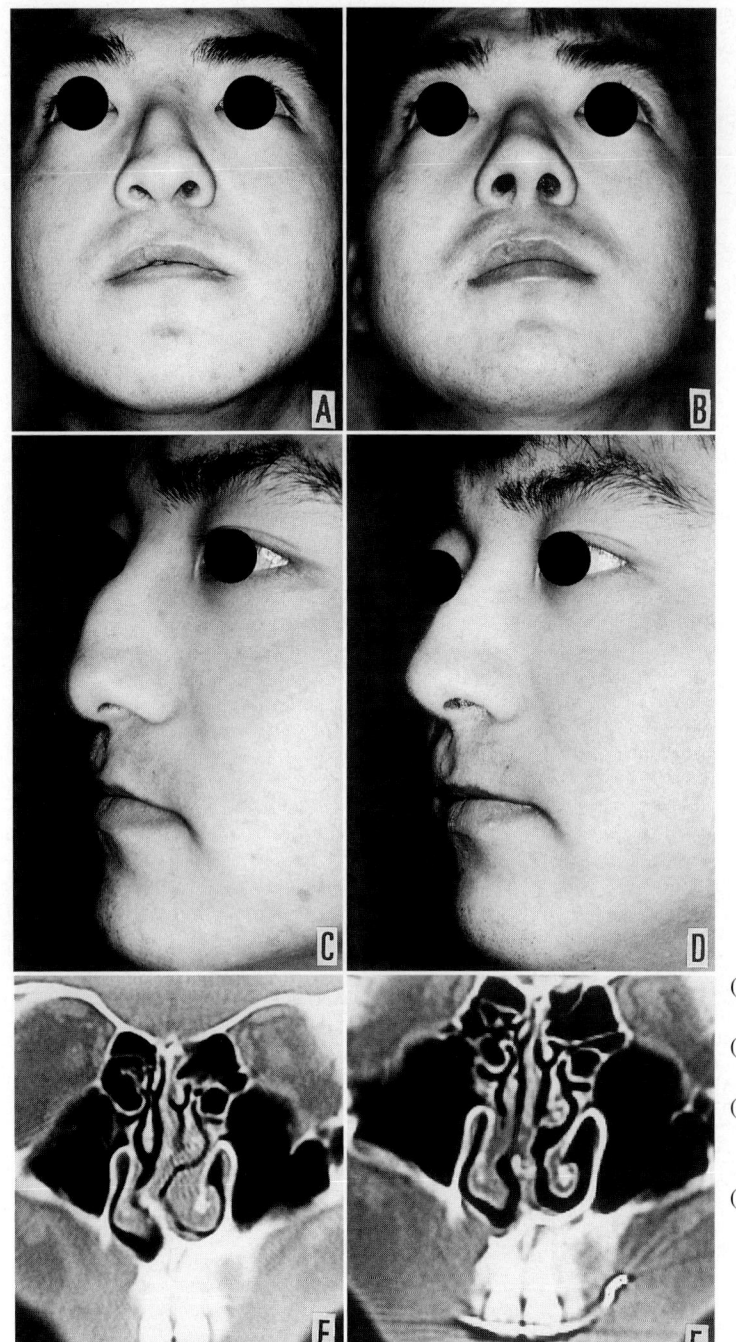

(A) 術前。斜鼻を伴う外鼻変形が見られる。
(B) 術後。外鼻形態はほぼ健常となった。
(C, D) 術前は鼻尖部がやや下垂した状態となっていたが、術後は健常の側貌となった。
(E, F) 術前は骨部と軟骨部の境目で著しく右側に弯曲していた。術後、鼻中隔はほぼまっすぐになるとともに、左側の下鼻甲介の腫脹も減少し、鼻腔閉塞はなくなった。

図5・32　症例4：右側唇顎口蓋裂

②患児が5歳時の外鼻形態は手術直後にはかなり良く保たれていた（図5・34-C）。

③思春期になった16歳時の所見では（図5・34-D）、外鼻形態は外鼻錐体（鼻中隔を含む）の発育により鼻柱が長くなるとともに外鼻孔の形態も変わってきているのが分かる。本人の希望もあり、外鼻修復再建、鼻中隔矯正術をtranscolumellar skin incisionを用いて行い、鼻柱内には鼻中隔軟骨片の一部を棒状にして移植した。

術後、Denver sprint®およびリテイナーを併用

158　唇裂鼻の治療

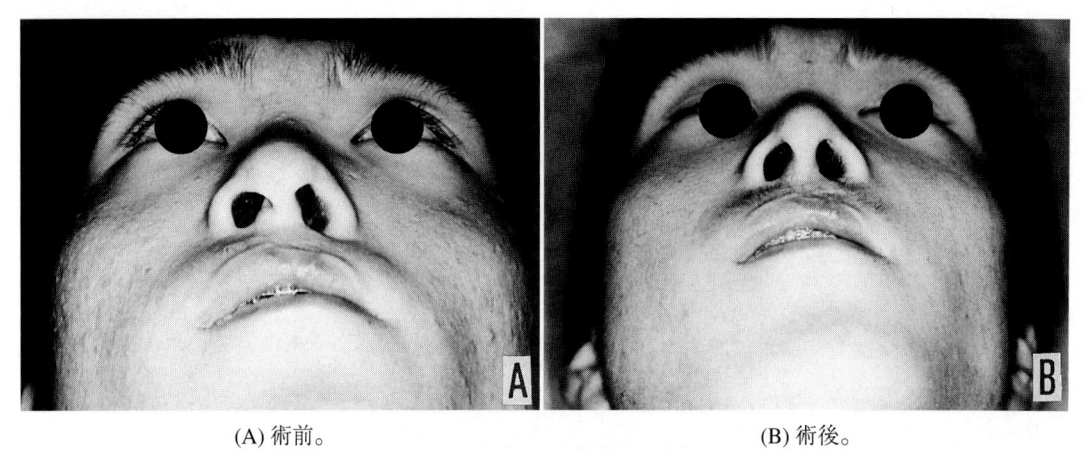

(A) 術前。　　　　　　　　　　　　　　　(B) 術後。
図5・33　症例5：左側唇顎口蓋裂

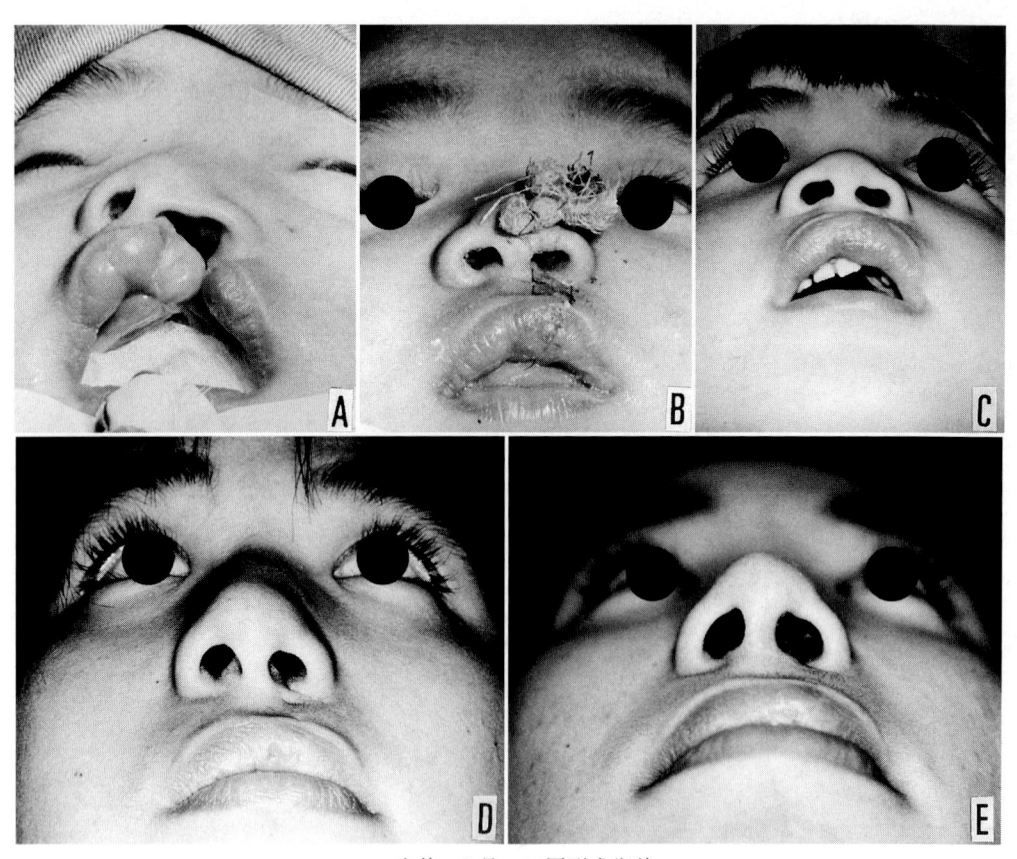

(A) 生後3カ月，口唇形成術前。
(B) 口唇形成術後1週間。
(C) 5歳時の外鼻形態。
(D) 16歳，外鼻修復術前。
(E) 18歳，外鼻修復術後2年。
図5・34　症例6：左側唇顎裂

したが，外鼻形態は改善され，鼻柱内側脚隆起も左右対称的な形となった（図5・34-E）。この症例では，初回手術前，顎裂や外鼻変形が著しいように見えるが，披裂側顎裂部を見ると健常側の顎，すなわちmajor segmentが披裂側に向かってかなり突出した状態となっている。このようなタイプの例では披裂側上口唇を正中側方向へ移動した時にその土台となる硬組織があるため，上口唇および外鼻の形態の改善が得やすいように思う。

以上，筆者らは外鼻および鼻腔内の処置に今まで2つのルートを用いてきたが，手術時間，術者の集中力などから考えて，思春期の手術は外鼻および鼻腔内に限定した方がよく，また術後の外鼻への圧迫方法はDenver sprint®とリテイナーの併用がもっとも良い結果が得られると思う。

まとめ

唇裂の症例における外鼻と鼻腔内の変形は披裂の程度によってかなり差があり，軽度の場合，初回手術の手術法や術後治療が適切であれば思春期での処置が必要ない例もある。しかし，披裂の幅が広く，顎裂や口蓋裂を伴う多くの例では，最終的な処置としての思春期の手術が必要となる。

筆者らはこのような症例で外鼻形態の改善とともに鼻腔内への処置が必要であることと，その処置での効果を上げるには，術式や術後治療にどのような方法を用いるのが適切かについて経験を述べた。本稿では述べることができなかったが，唇顎口蓋裂例の初回手術から思春期の手術に至るまで，さらに術後においても両親および本人に対する心のケアについて形成外科医には常に細かい配慮が求められていると思う[20]。

文献

1) Jackson, I. T., Fashing, M. C. : Secondary deformity of cleft lip, nose and cleft palate. Plastic Surgery, Vol.4, edited by McCarthy, J. G., p.2799, W. B. Saunders Co., Philadelphia, 1990.
2) 荻野洋一：顔面および顎における修復再建外科（第71回日本耳鼻咽喉科学会総会宿題報告）．日耳鼻，73：107-138, 1970.
3) 荻野洋一：兎唇手術のコツ（その3）；唇顎裂手術後の口唇ならびに外鼻，鼻腔内変形と外鼻を中心とした2次的修正手術について．耳鼻臨床，64：1391-1409, 1971.
4) 荻野洋一：顎裂あるいは口蓋裂を伴う口唇裂の初回手術後における口唇および鼻（外鼻および鼻腔）の変形に対する修復再建手術．形成外科，22：422-433, 1979.
5) 一色信彦：われわれの行っている片側唇裂外鼻の形成術．形成外科，29：268-280, 1986.
6) 熊谷憲夫，荒井正雄，荻野洋一：唇裂に伴う外鼻・鼻腔内変形（とくに鼻中隔）に対する修復再建手術．手術，35：307-309, 1971.
7) 荻野洋一，楠見 彰：唇顎口蓋裂における外鼻，鼻腔の再建．鼻の修復と再建，荻野洋一編，p.192, 克誠堂出版，東京，1996.
8) Ross, R. B., Johnston, M. C. : Cleft hip and Palate, p.117, Williams Wilkins Co., Baltimore, 1972.
9) 冨士森良輔：唇裂外鼻2次修正術の実際．形成外科，22：377-383, 1979.
10) Farrion, R. T. : The problem of the unilateral cleft lip nose. Laryngoscope, 72 : 289-351, 1962.
11) 高橋 良ほか：兎唇手術後の外鼻畸形ならびにそれへの形成手術について．形成美容外科，2：71-117, 1959.
12) Ogino, Y. : Secondary repair of the cleft lip nose. Ann. Plast. Surg., 4 : 469-480, 1980.
13) 村澤章子，荻野洋一，鈴木 出ほか：高度鼻中隔弯曲をもつ可動性外鼻変形の治療．形成外科，41：427-437, 1998.
14) Nishimura, Y., Kumoi, T. : External septorhinoplasty in cleft lip nose. Ann. Plast. Surg., 26 : 526-540, 1991.
15) 久保隆一：鼻中隔櫛或いは棘の手術並びに之等が残存せられている場合の再手術法について．耳喉，26：697-704, 1954.
16) Cottle, M. H., Roland, M., Fischer, G. G., et al. : The "Maxilla-Premaxilla" approach to extensive nasal septum surgery. Arch Otolaryng, 68 : 301-313, 1958.
17) 黒住静之：Maxilla, premaxilla approachによる鼻中隔整形．耳展，6：247-252, 1963.
18) 西村善彦：片側唇裂鼻修復再建手術．形成外科，29：338-345, 1986.
19) Gayuron, B. : Is packing after septorhinoplasty

necessary ?; A randomized study. Plast. Reecnstr. Surg., 84 : 41-44, 1977.
20) ウアルデマール・キッペス:スピリチュアルケア;病む人とその家族・友人および医療スタッフのための心のケア, サンパウロ社, 東京, 1999.

(荻野洋一,前川二郎,三上太郎)

第5章 思春期以降における片側唇裂鼻形成術

4）私たちの行ってきた手術法とその意義④

Summary

筆者らは，変形が高度な唇裂鼻変形や鼻根部が低い症例に対して，cantilever bone graftを用いた隆鼻術を行い良好な結果を得ている。Cantilever法により骨隆鼻を行うことで鼻梁の形態を改善するとともに，母床骨である鼻骨に移植骨を強固に固定することで，鼻骨を支点として"てこ"の原理で鼻尖部の挙上を図るものである。矯正した鼻孔の左右対称位を，さらに骨性の支柱を加えることで永続性のあるものとすることを目的としている。

鼻形成術はopen methodを用いて，大鼻翼軟骨，外側鼻軟骨を直視下に露出し大鼻翼軟骨などの確実な修復を行う。同時に通気の改善を目的として弯曲している鼻中隔軟骨や鋤骨を切除し，この際採取された鼻中隔軟骨の一部を鼻柱の支持材として用い，鼻唇角および鼻尖の形成を行っている。また必要に応じ，肥厚している下鼻甲介を切除する。さらに，直視下に前頭鼻骨縫合部まで骨膜下に剥離し骨膜下ポケットを作成する。作成したポケットには，腸骨より採取した約6cmの骨をエアトームで細工し直線状にしたものを挿入する。この際，移植骨が強固に固定されることが大切である。鼻根部が太い場合には，通常の外側骨切り線に相当する部位周囲の鼻骨の外側部分および連続する上顎骨の骨切除を行う。

移植骨は，術後2〜3カ月までに鼻骨上の部分を中心に吸収・改変されるが，6カ月以降は大きな変化はなく，鼻骨遠位部では長さおよび厚さともに90％以上が維持される。この骨隆鼻は鼻全体の形態面で大きな改善効果があり，またその変形の再発が少なく，患者の高い満足を得ることができる。

はじめに

筆者らの施設では，唇裂鼻の最終的な形成術施行時期を思春期を過ぎた成長期終了後とし，女性で15〜16歳以降，男性で17〜18歳以降に施行している。手術法は大きく分けて2通り用いている。

第1法は西村の方法[1)〜4)]および荻野の方法[5) 6)]に準じ，open methodを用いて大鼻翼軟骨，外側鼻軟骨を直視下に露出し，大鼻翼軟骨などの確実な修復を行う方法である[1)〜8)]。同時に，通気の改善を目的として弯曲している鼻中隔軟骨や鋤骨を切除し，この際，採取された軟骨を鼻柱の支持材として用い，鼻唇角および鼻尖の形成を行っている。大部分の唇裂鼻形成においては，この第1法が用いられる。

第2法として，唇裂鼻変形が高度であったり，鼻根部の低形成が認められる症例に対し，第1法に骨を用いた隆鼻術を追加している。直線状の骨を鼻骨骨膜下に挿入固定することによるcantilever効果により鼻尖部を挙上させることが可能になり，瘢痕に拮抗して左右対称な鼻孔を形成しやすく，良好な結果を得ている[9)〜11)]。本稿では，この第2法に関しその術式を述べるとともに，代表的症例を供覧する。また，鼻骨部における移植骨の経時的変化について述べる。

A 術式の目的と考え方

唇裂鼻変形の形成においては，①左右対称な鼻孔や日本人に適しているといわれる直角〜100度の範囲の鼻唇角形成[12)]など外鼻の形態的改善，②弯曲した鼻中隔軟骨の切除や肥厚した下鼻甲介切除などによる通気機能の改善，③鼻変形の再発を生じず永続性のある結果であること，などが重要なポイントになる[9)〜11) 13) 14)]。鼻孔を中心とした可動性外鼻の形成術に関しては，諸家により

数多くの術式が報告されているが[15)~17)]，永続的な結果を得るのは容易でない。西村[1)~4)]や荻野[5)6)]は，open methodによる術式にて良好な結果を報告している。このアプローチを用いれば，鼻軟骨変形の矯正が直視下に行え，また，この術野より鼻呼吸改善の目的で鼻中隔弯曲症に対する手術が可能である。さらに，この時に採取された鼻中隔軟骨を鼻柱の支持材として用いることにより鼻尖形態の改善が行われる（図5・35-a～d）。筆者らもこの方法に準じた唇裂鼻形成術を原則的に行っているが，症例を選択して骨隆鼻による鼻梁の形態改善を図っている。

B 適応と症例の選択

高度の唇裂鼻変形を有している症例や鼻根部が低い症例では，可動性外鼻ばかりでなく，骨隆鼻により鼻背から鼻尖部の形態の改善を図っている。患者から隆鼻の希望がある場合も少なくない。この場合，cantilever法により骨隆鼻を行うことで鼻梁の形態を改善するとともに，母床骨である鼻骨に移植骨を強固に固定することで，鼻骨を支点として"てこ"の原理で鼻尖部の挙上を図るものである。矯正した鼻孔の左右対称位を，さらに骨性の支柱を加えることで永続性のあるものとすることを目的としている。

C 術前の準備

患者の診察時に，外鼻変形ばかりでなく鼻腔内変形の程度，鼻閉塞の状態，鼻・副鼻腔炎罹患の有無，顎裂の状態を検索し，治療計画および手術法を決定する必要がある[6)]。とくに顎裂の幅が広く，鼻口腔瘻孔があり，鼻腔底形成術や顎裂への骨移植がなされていない症例では，披裂側の鼻腔底が陥凹し，披裂側下鼻甲介が鼻腔底に陥入して鼻道を閉塞していることが少なくない[6)]。パノラマX線写真，頭部X線規格写真，三次元CT像などはこれらの評価に有用である。

D 手技のポイント

1. 器具と材料

通常の形成手術セットに鼻中隔矯正術および下鼻甲介切除術用の器具が必要である。鼻中隔矯正

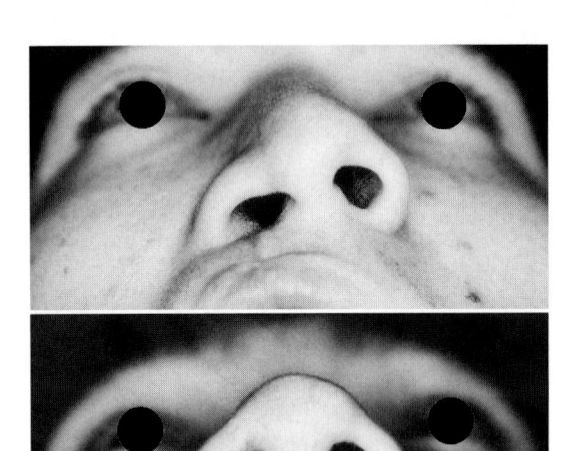

(a) 術前の鼻孔の変形。
(b) 術後の鼻孔の形態。ほぼ左右対称となっている。
(c) 術前の側面像。鼻尖が丸く，鼻唇角が鋭角である。
(d) 術後の側面像。鼻尖の形態が改善され，鼻唇角が直角に近くなっている。

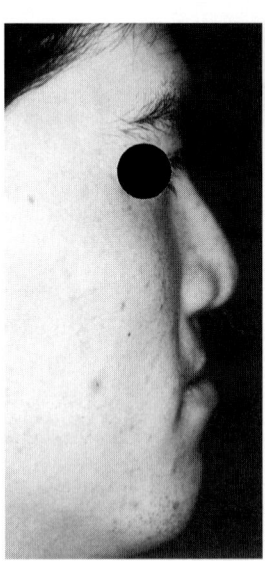

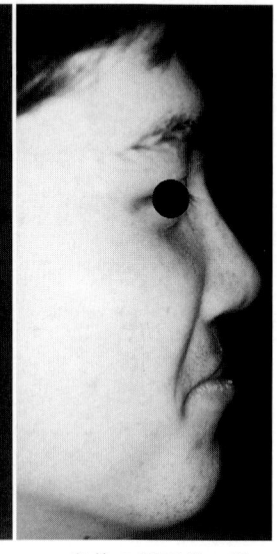

図5・35　片側唇裂鼻の第1法による形成術

術には，鼻鏡（ハルトマン，キリアン，フレンケル），中隔用両頭剥離子，回転軟骨刀，裁除鉗子（グルユンワルド），鋭匙鉗子（ハイマン），ノミなどが必要である．下鼻甲介切除にはこれらのほかに，鼻用鑷子（ルーツェ），下甲介剪刀（ハイマン），鼻甲介後端裁除剪刀（柏原）などを用意する．

2. 作図上のポイント

筆者らは，鼻尖部の被蓋皮膚を翻転し，鼻軟骨を直視下に置くopen methodを用いている．鼻の切開線は，通常，健側鼻孔縁切開および患側逆U字型切開[18)～20)]を用い，これらの切開線は鼻柱横切開で連続する（図5・36-a）．また，鼻孔の非対称が軽度な場合には，両側鼻孔縁切開を鼻柱横切開で連続させ，左右鼻孔のバランスをとるため，骨隆鼻後に鼻尖部の鼻孔縁にZ形成術を施行する場合もある（図5・36-b）．移植骨は鼻の正中に移植することが必要であるが，切開・剥離を行った後では意外と正中の位置がわかりにくいので，術前に移植部位をマーキングしておくことが必要である（図5・37）．また，鼻骨外側の骨切除を行う場合には，骨切除部分のマーキングを皮膚側から行っておく．

3. 手術のポイント

a. 切開および剥離

直視下に鼻翼，鼻柱および鼻背部を軟骨上で剥離する．術後の瘢痕による団子鼻様変形を防ぐため，剥離は最小限度にする．軟骨上で剥離を行い鼻骨の先端を確認した後，鼻骨上で骨膜剥離子を用い，前頭鼻骨縫合部まで骨膜下に剥離する．この部位に適切なスペースの骨膜下ポケットを作成することが，移植骨の固定に大切である．Open methodを用いれば，前頭鼻骨縫合部まで剥離操作を直視下に行うことが可能である（図5・38）．また，鼻根部が太い場合には，通常の鼻骨外側骨切り線に相当する部位周囲の鼻骨の外側部分および連続する上顎骨の骨切除を行う（図5・39）．この操作も同一術野において施行される．

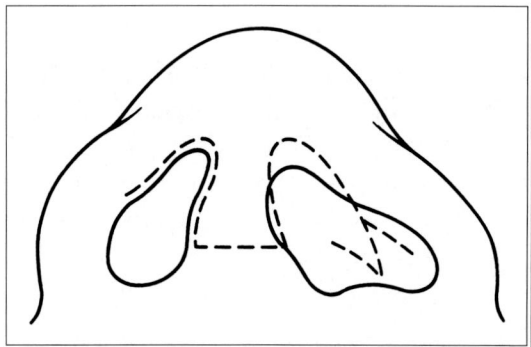

▲(a) 健側鼻孔切開と患側逆U切開を鼻柱横切開で連続する．
▶(b) 両側鼻孔縁切開を鼻柱横切開で連続させる．鼻尖部の鼻孔縁にはZ形成術を施行する

図5・36 Open methodにおける鼻の切開線
（図5・36 (a), 5・38～5・44, 5・45 (a), 5・46 (a), 5・47 (a), 5・49～5・56, 5・57 (a) (d)：井畑信彦，米原啓之，中塚貴志ほか：Cantilever bone graftにおける移植骨生着に関する検討．日形会誌，20：239-252，2000．より引用）

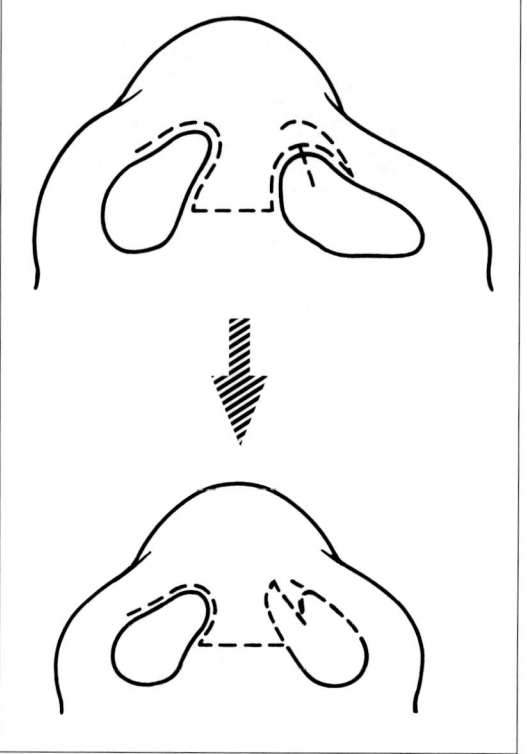

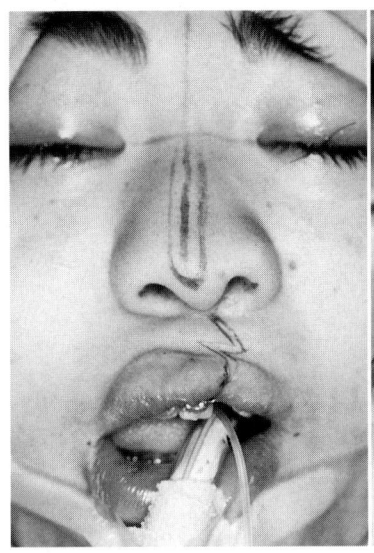

図5・37 術前のデザイン
正中に移植骨がくるように注意する。

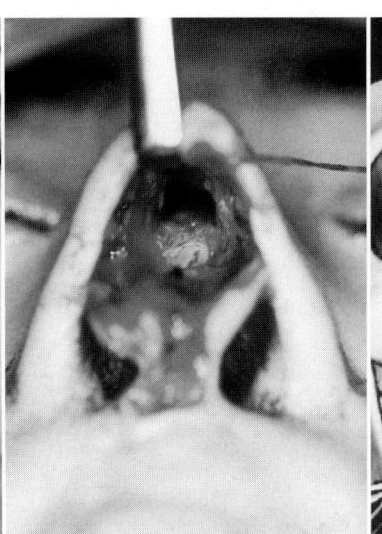

図5・38 Open method
前頭鼻骨縫合部まで直視下に剥離可能である。

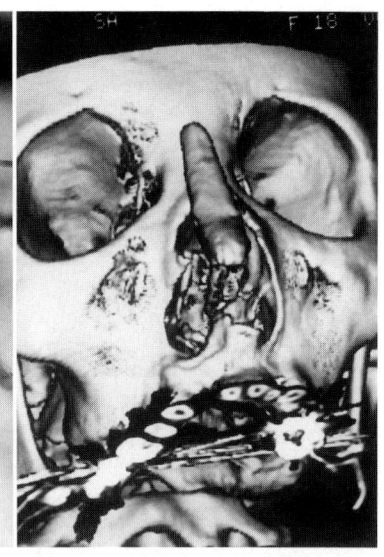

図5・39 鼻骨外側および連続する上顎骨の骨切除術
骨隆鼻後の三次元CT像。鼻骨上の移植骨および鼻骨外側部の骨切除部が確認される。

b. 鼻中隔弯曲矯正手術

唇裂鼻では鼻中隔の弯曲度が強くS字型弯曲を示し，鼻道が閉塞した状態になっている場合が多い。通気を改善し，唇裂鼻の機能回復のために，弯曲した鼻中隔軟骨および鋤骨，篩骨正中板の一部を切除する。大鼻翼軟骨内側脚間の軟部組織を切除した後，剥離を進めて鼻中隔軟骨に達し，鼻中隔軟骨と外側鼻軟骨との接合部分を離断しながら，軟骨膜下に鼻中隔軟骨の両側において剥離を進める。鋤骨，篩骨正中板に至り，これらも骨膜下に剥離する。直視下に弯曲した鼻中隔軟骨を背側部分のみを残して回転メスにて切除し，さらに鋭匙鉗子とノミを用いて鋤骨，篩骨正中板の一部を切除する（図5・40，5・41）。

c. 下鼻甲介切除術

さらに，通気を改善するために，鼻孔に長鼻鏡を挿入し，患側下鼻甲介の肥厚している部分の切除を同時に施行している（図5・41）。萎縮性鼻炎を回避するために，切除は肥厚している部分にとどめ，また肥厚している部分の下鼻甲介に針を刺入して焼灼する場合もある。

d. 大鼻翼軟骨の形成および鼻柱形成

採取した鼻中隔軟骨のうち弯曲のない部分を，大鼻翼軟骨内側脚および脚移行部の間に挟み込むように，マットレス縫合にて固定し，鼻柱の支柱とする（図5・42）。これらの操作の後，鼻腔側壁に組織の拘縮が残っている場合が多い。これに対し，逆U字型皮弁の延長上に鼻前庭ひだを跨ぐようにZ形成術を行ったり，VY形成術を行う（図5・36-a）。

e. 骨隆鼻術

最後に骨移植を施行する。前上腸骨棘より2～3cm後方で，腸骨稜より内板を主に腸骨を採取する。移植骨片は，皮膚面に皮質骨が，また鼻腔側には髄質面が向くようにする。鼻骨部および鼻尖部に相当する部分では，その厚さが薄くなるようにエアトームを用いて細工する。移植骨の長さは通常5.5～6cmである（図5・43）。鼻背部にはやや過矯正気味になる程度の高さの移植を行い，また鼻尖部も同様に過矯正とする。移植骨を鼻骨骨膜下に挿入し，移植骨がしっかり固定され動揺しないことを確かめる。その後，鼻尖部の皮膚に緊張がかからないように移植骨先端をトリミングし

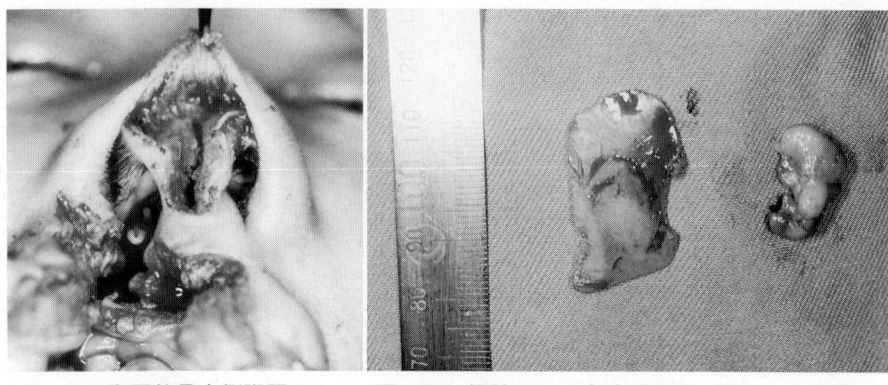

図5・40 鼻翼軟骨内側脚間からのアプローチ

図5・41 切除された鼻中隔軟骨（左）と下鼻甲介の一部（右）

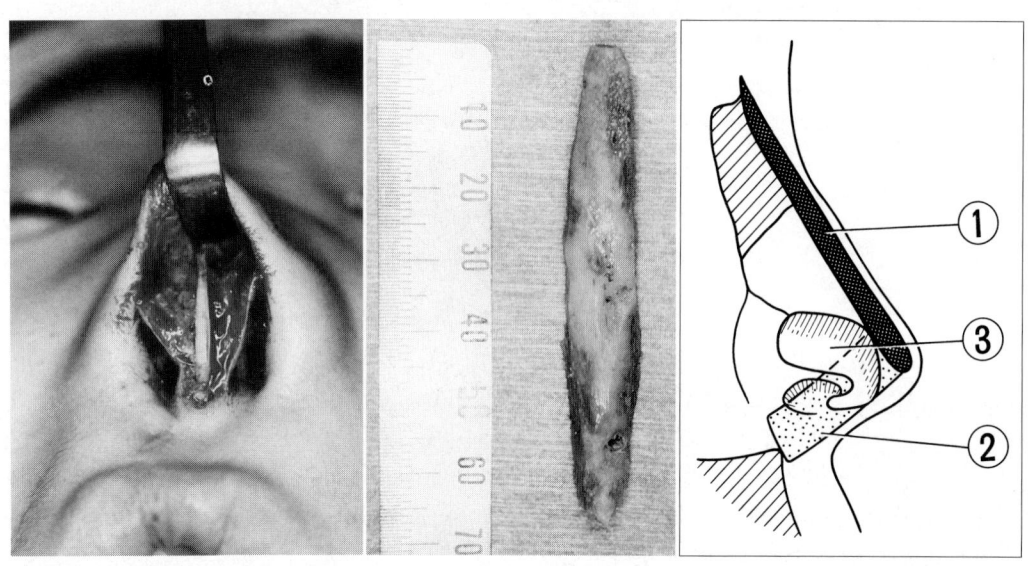

図5・42 鼻翼軟骨内側脚間に固定された鼻中隔軟骨

図5・43 鼻背に移植するために細工された腸骨

図5・44 鼻中隔軟骨およびcantilever bone graftを用いた鼻形成術のシェーマ
①腸骨，②鼻中隔軟骨，③鼻翼軟骨

た後，皮膚を縫合する（図5・44）。

4. 手技上の注意点

鼻中隔弯曲矯正術においては，鼻背部に十分な量の軟骨を残すことと，鼻中隔穿孔を生じないように留意する。

また骨移植においては，移植骨が母床骨である鼻骨と十分に接触していないことが，移植骨吸収の最大の原因となる。筆者らの経験では，直視下に鼻骨骨膜を挙上し，この下に挿入することにより強固な固定を行うようになって以来，移植骨の高度な吸収はほとんど認められない（図5・45-a, b）。しかし，このようにしても移植骨が短かったり，海綿骨を含んだ十分な厚さの骨を移植しなかった場合には予想以上の骨吸収は避けられない。十分な長さと十分な海綿骨を含んだ骨を移植することが大切である。

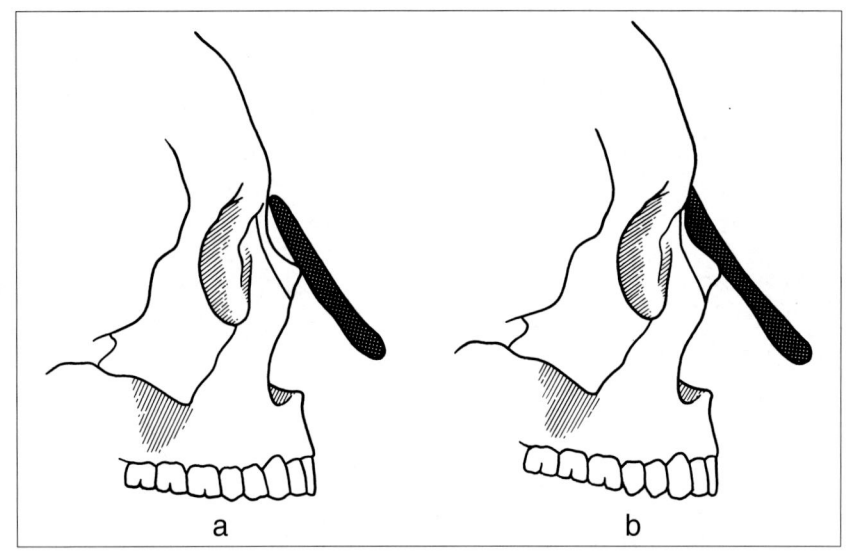

(a) 不良例。鼻骨との接触が少ない。
(b) 良好例。海綿骨部分が前頭骨から鼻骨の弯曲によく適合している状態。
図5・45　移植骨の鼻骨上での状態

E　術後管理

術後の固定は，通常はテープ固定のみである。鼻腔には鼻腔用のタンポン，Merocelスポンジを両側とも挿入する。これは鼻形成後，皮下および鼻中隔の軟骨膜下に血腫が貯まることを防ぐためである。術後2～3日に両側ともタンポンは除去する。健側の鼻腔には以後何も挿入しないが，患側鼻腔には術後1週間，ソフラチュールガーゼを詰め，その後約3カ月間は就寝時に鼻孔リテイナーあるいはテープで硬めに巻いたガーゼを詰めるよう指導する。

F　症例

1. 移植骨の経時的変化

移植後，骨吸収は2～3カ月にもっとも顕著に認められ，6カ月以降は大きな変化を認めない（図5・46-a～d）。しかし，移植骨と鼻骨の接触がわずかであったり，移植骨の長さや厚さが不十分な場合には，術後1年以降も徐々に骨吸収が進行することがある。

2. 外鼻形態の変化

全体として，移植骨の吸収・改変に対応して外鼻形態も変化していく。術直後は全体として過矯正気味であり，鼻根部は高く幅が広く，鼻尖部が挙上しており，やや不自然な印象を受ける。術後2～3カ月の間に徐々に移植骨に吸収に伴い，鼻根部の高さや幅および鼻尖の挙上は減じ，自然な形態を呈していった（図5・47-a～i，5・48-a～f）。

3. 移植骨の経時的形態計測[21]

筆者らが治療を行った症例のうち，術後2年以上にわたり側貌頭部X線規格写真による移植骨の計測が可能であった14症例について，移植骨の長さおよび厚さを測定した結果を述べる。

測定は5カ所で行い，①移植骨全体の長さ，②鼻骨先端からの移植骨の長さ，③Nasionにおける移植骨の厚さ，④鼻骨先端における移植骨の厚さ，⑤移植骨先端の厚さは，鼻骨先端からの移植骨の長さが術直後よりほとんど変化がないことから，鼻骨先端部より遠位部の移植骨を等分し，先

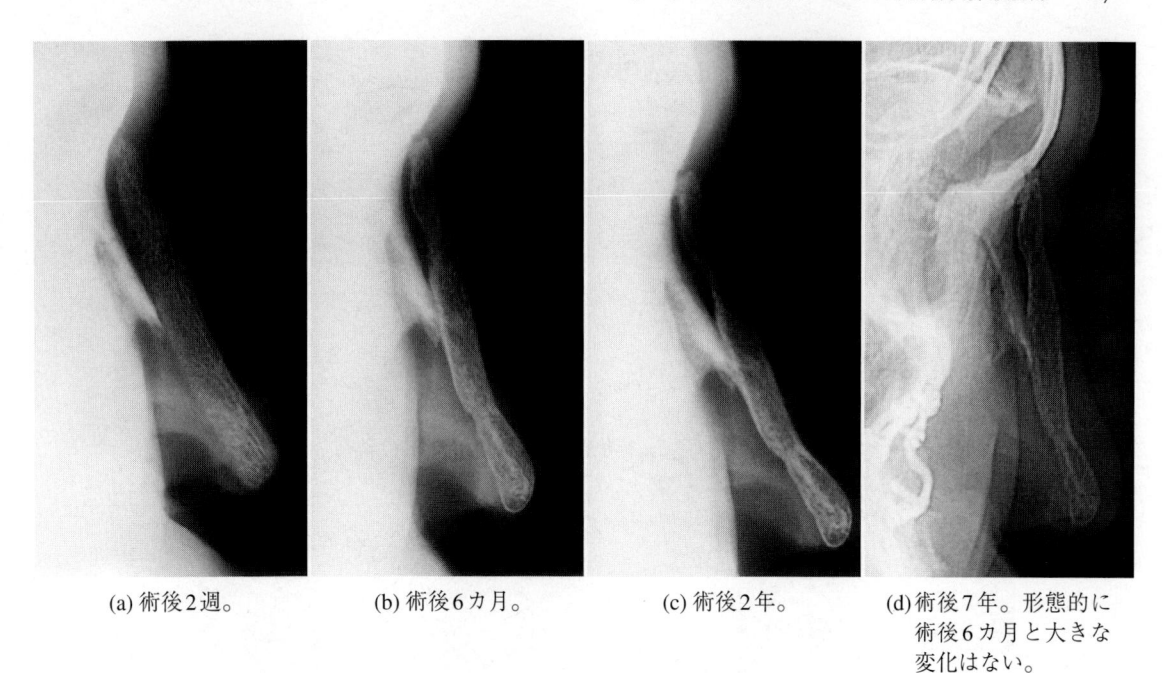

(a) 術後2週。　　(b) 術後6カ月。　　(c) 術後2年。　　(d) 術後7年。形態的に術後6カ月と大きな変化はない。

図5·46　片側唇裂鼻形成術における移植骨のX線上での変化

端から2番目の部分の厚さを測定した（図5·49）。

　比較の目的で，それぞれの症例において術後2週目の値を100として値を出し，互いに検討した。データの統計処理は分散分析（ANOVA検定）で行い，その後，Fisher's PLSD（Fisher's Protected Least Significant Difference）検定で個々の変化を解析，術直後の計測値と比較検討を行った。$P<0.05$の時，統計学的に有意差ありと判定した。すべての統計解析はStat-View4.0（Abacus Concepts Inc., Berkeley, CA. USA）を用いて施行した。

　その結果，移植骨の長さは，術直後の値を100として，術後3カ月までに94.1±1.9（Mean±S. D.）とわずかに減少しており，この時点で統計学的に有意な差を認めた（$P<0.05$）。術後6カ月で93.2±1.6とややさらに減じたが，術後2年目でも91.6±1.9と術後3カ月以後は統計学的に有意な差は認めなかった（図5·50）。

　鼻骨先端部からの移植骨の長さに関しては術直後の値を100として，術後3カ月までに96.4±1.6（Mean±S. D.）となり，この時点で統計学的に有意な差を認めた（$P<0.05$）。その後，6カ月で96.0±1.9とやや減じたが，術後2年目でも95.8±1.8といずれも，術後6カ月以後は統計学的に有意な差は認めなかった（図5·51）。

　Nasionにおける移植骨の厚さは術直後の値を100として，術後3カ月までに52.7±9.9（Mean±S. D.）と減少し，統計学的に有意の差を示した（$P<0.0001$）。6カ月で48.4±7.8，1年目で44.4±8.8とさらに減じたが，術後2年目では42.8±6.3と6カ月以降は統計学的な有意差を認める程の変化は認めなかった（図5·52）。

　鼻骨先端における移植骨の厚さは術直後の値を100として，術後3カ月までに76.3±8.6（Mean±S. D.）と減少し，統計学的に有意の差を示した（$P<0.0001$）。6カ月で66.2±7.8とやや減じたが，術後2年目でも62.8±8.3と，術後6カ月以後は統計学的に有意な差は認めなかった（図5·53）。

　移植骨先端部における厚さは術直後の値を100として，術後3カ月までに98.4±6.7（Mean±S. D.）と減少したが，この中の4例は逆に術直後よりも大きな値を示した。6カ月で96.2±3.1とやや減じたが，術後2年目でも95.8±2.8と，術後6カ月以降は統計学的に有意な差は認められなかった（図5·54）。

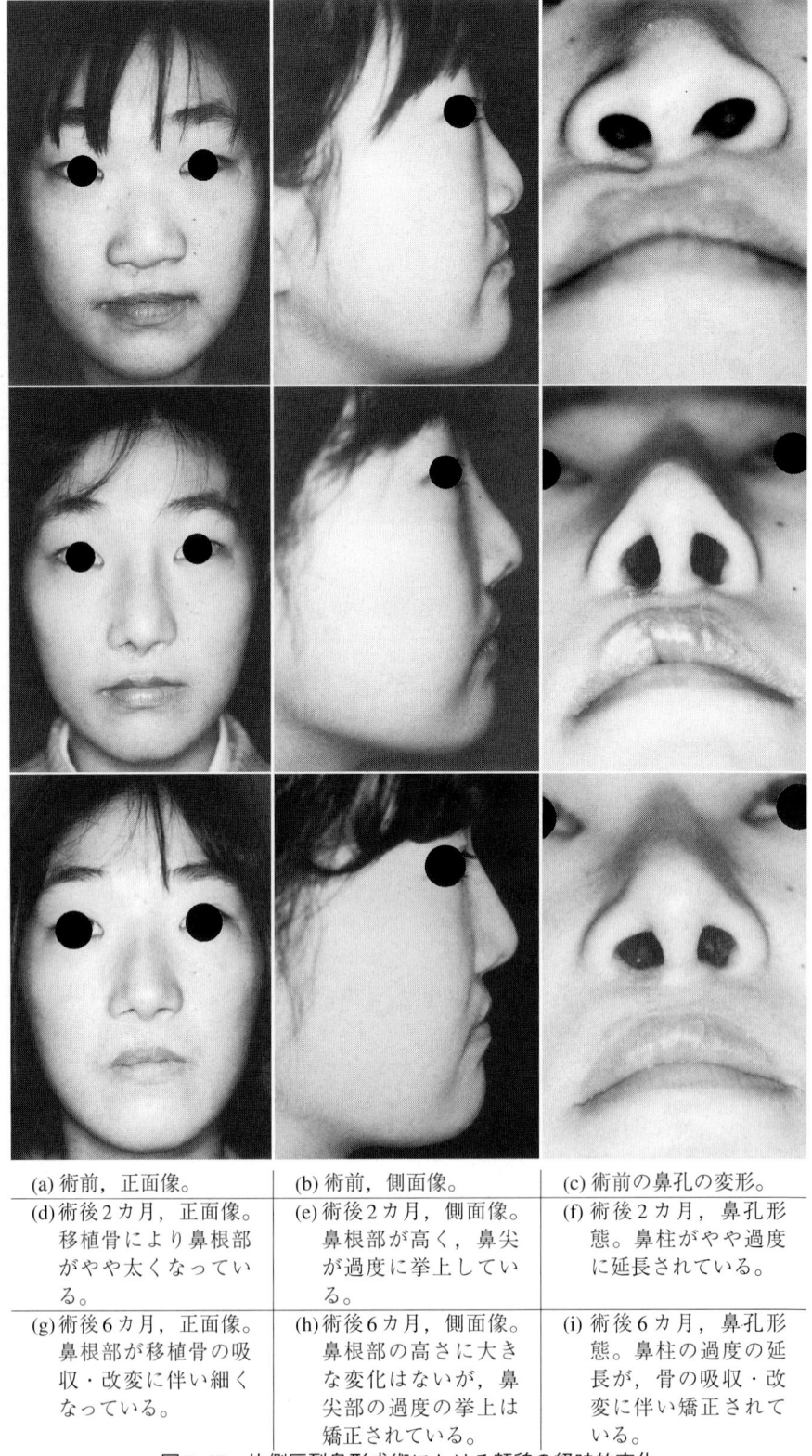

(a) 術前，正面像。	(b) 術前，側面像。	(c) 術前の鼻孔の変形。
(d) 術後2カ月，正面像。移植骨により鼻根部がやや太くなっている。	(e) 術後2カ月，側面像。鼻根部が高く，鼻尖が過度に挙上している。	(f) 術後2カ月，鼻孔形態。鼻柱がやや過度に延長されている。
(g) 術後6カ月，正面像。鼻根部が移植骨の吸収・改変に伴い細くなっている。	(h) 術後6カ月，側面像。鼻根部の高さに大きな変化はないが，鼻尖部の過度の挙上は矯正されている。	(i) 術後6カ月，鼻孔形態。鼻柱の過度の延長が，骨の吸収・改変に伴い矯正されている。

図5・47 片側唇裂鼻形成術における顔貌の経時的変化

| (a) 術前, 正面像。 | (b) 術前, 側面像。 | (c) 術前の鼻孔の変形。 |
| (d) 術後15カ月, 正面像。 | (e) 術後15カ月, 側面像。 | (f) 術後15カ月, 鼻孔形態。 |

図5・48　片側唇裂鼻形成術における顔貌の変化

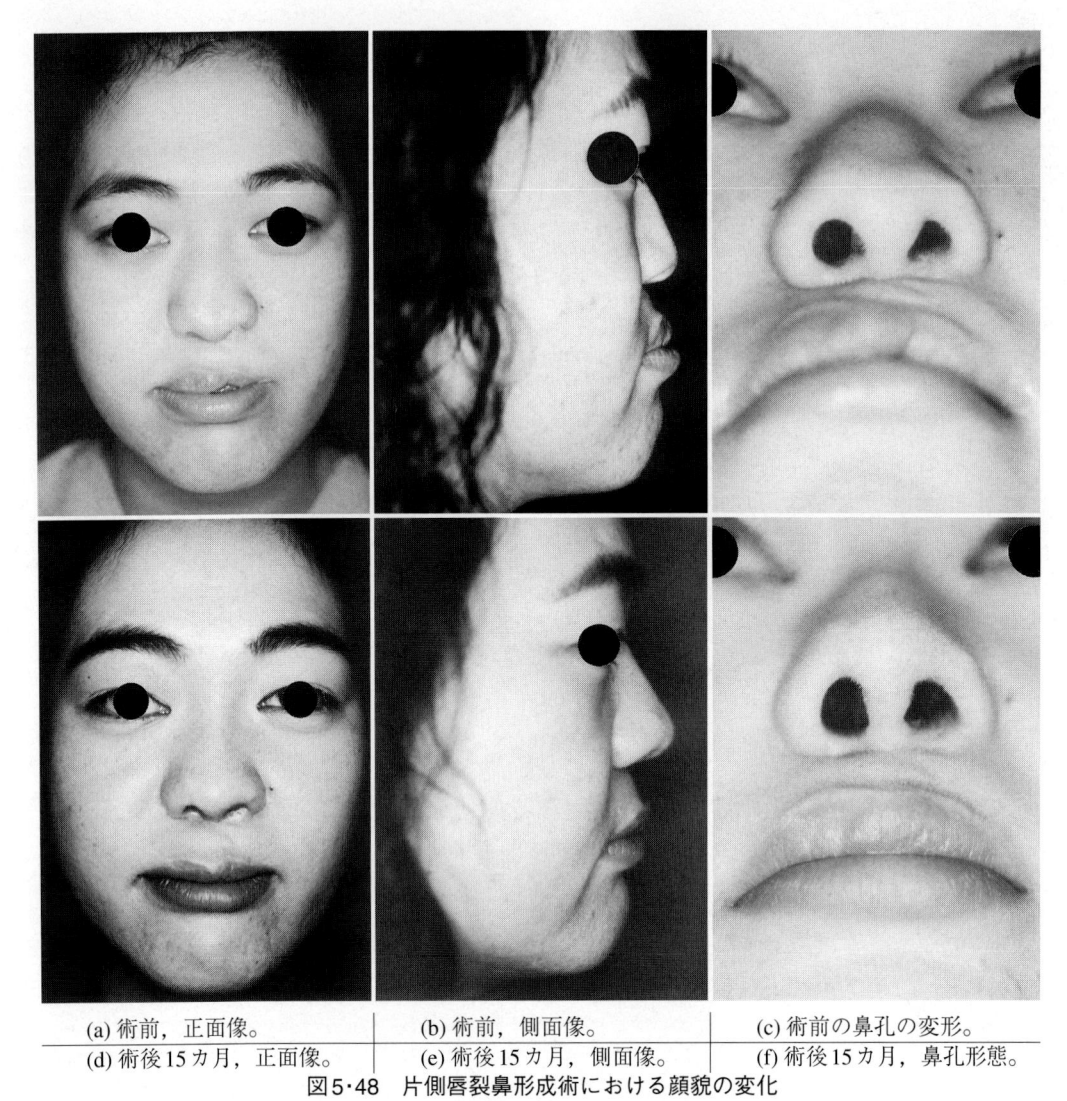

(Takato, T., Yonehara, Y., Mori, Y., et al. : Use of cantilever iliac bone grafts for reconstruction of cleft lip associated nasal deformity. J. Oral Maxillofac. Surg., 53 : 757-762, 1995. より引用)

　鼻唇角の変化に関しては，術直後は鼻根部を中心に鼻背部が過矯正に隆鼻され鼻前頭角は鈍角となったが，骨の吸収とともに2～3カ月の間に徐々に角度が減少した。鼻尖部は挙上され，鼻唇角は術前が32°から66°（51.8±9.8°：Mean±S.D.）であったのが，術直後には96.6±5.7°，1年後はやや減じて92.4±2.8°と両者とも術前に比較して，統計学的に有意の変化（P＜0.0001）を認めた（図5・55）。

考察

　このcantilever法における隆鼻術は，鼻全体の形態面で大きな改善効果があり，患者の高い満足を得ている[9)～11) 22)]。この術式において，移植骨が生着し，変形の再発を防止して永続的効果を持続可能か否かが，たいへん重要なポイントといえる。この鼻骨部におけるcantilever bone graftは，移植骨の一部が鼻骨に接触しているのみで，ほか

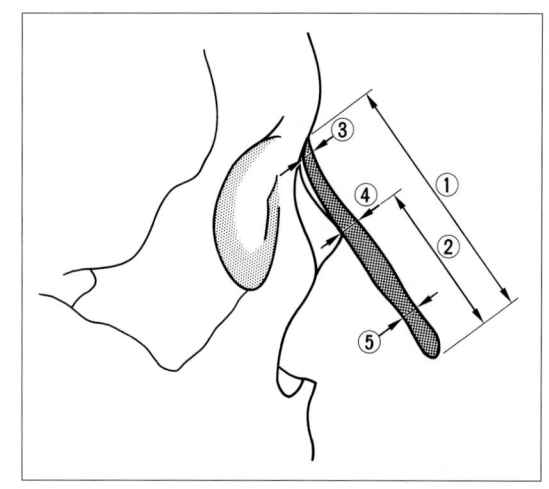

図5·49 移植骨の長さおよび厚さの測定部位

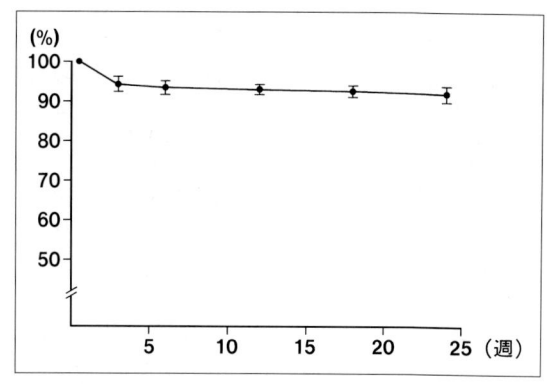

図5·50 移植骨全体の長さの経時的変化

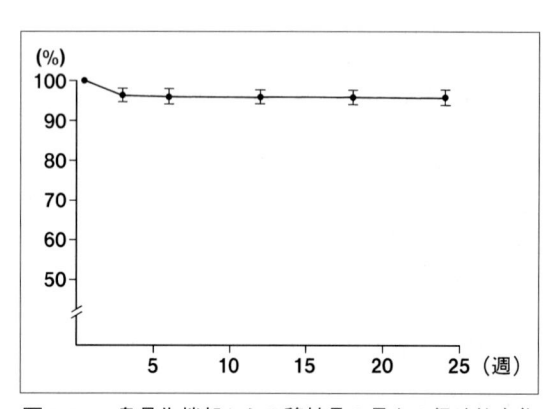

図5·51 鼻骨先端部からの移植骨の長さの経時的変化

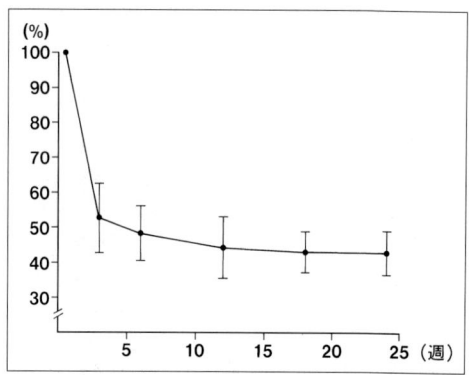

図5·52 Nasionにおける移植骨の厚さの経時的変化

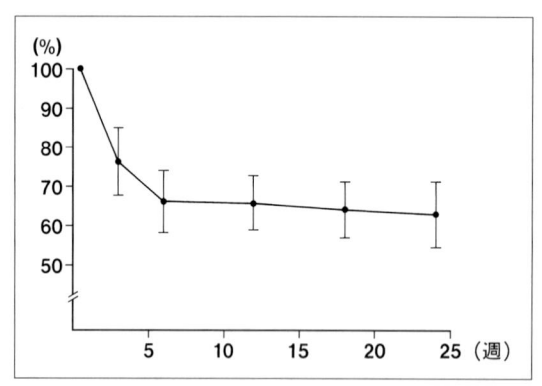

図5·53 鼻骨先端部における移植骨の厚さの経時的変化

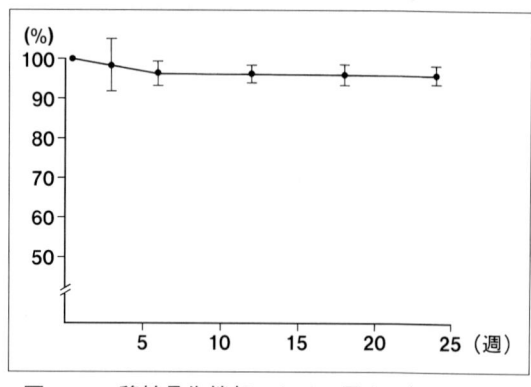

図5·54 移植骨先端部における厚さの経時的変化

の部分は皮下に存在しており，鼻尖部分の移植骨は遊離端である．このようなタイプの骨移植は，手指の延長に用いられる "on-the-top" method[23)24)]に類似しているが，この方法では骨への血行が温存されている点で，cantilever bone graftより骨生着の条件は良いと考えられる．

すなわちcantilever bone graftは，骨移植として

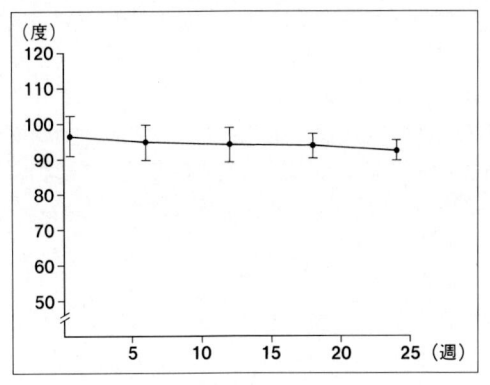

図5・55 骨隆鼻後の鼻唇角の変化

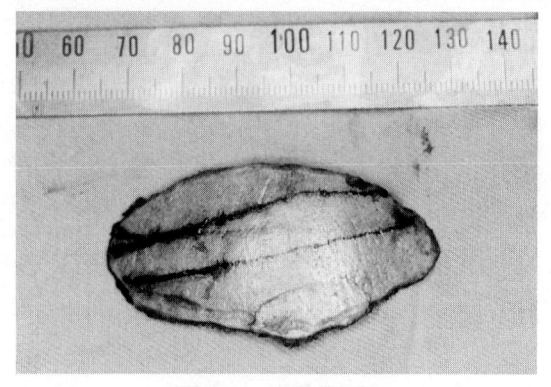

図5・56 頭蓋骨外板
彎曲しているため，約6cmの直線状の骨を採取することは困難である。

は特殊な方法であり，骨の生着および支持材としての維持性という面での条件は，良好とはいえない。しかし，過去の文献を渉猟し得た範囲では，鼻背部に移植された腸骨の術後経過に関し，良好な結果を報告するものが大部分であり[25)～28)]，筆者らも移植骨を鼻骨に強固に固定することにより良好な結果が得られるという印象を有している。

良好な骨の生着を見た症例における形態測定において，移植後2～3カ月までに移植骨の吸収・改変を認め，約6カ月以降は大きな変化を認めなかった。移植骨は鼻骨上における移植骨の厚さに約50%前後の減少を見た以外は，移植時の90%以上の長さおよび厚さを有していた。

しかし，移植骨の過度の吸収を認める場合もあり，骨吸収を生じる原因としては，第1に移植骨が母床骨である鼻骨と十分に接触していないことがもっとも大きな原因と考えられる。第2に，移植床の血行の問題である。シリコンインプラント除去後の被膜に移植した場合には移植骨の生着は期待できない。このような症例では，骨移植を二期的に施行する方が安全と考えられる。

第3に，移植骨自体の問題である。筆者らの経験では，移植骨に骨端軟骨を含んだ症例ではいずれも著しい吸収を認めたが，成長終了後と判断した症例でも，比較的若年者においては採骨に際し注意が必要と考えられる。また，採骨部として筆者らは腸骨を用いてきたが，これは形態的に約6cmの長さの直線状の骨が得られることと，顎裂閉鎖の未施行例において顎裂部に移植する海綿骨片などを容易に十分量採取できるためである。

近年，頭蓋顔面領域への移植骨として，頭蓋骨が利用される機会が増加している[29) 30)]。これは膜性骨は軟骨内骨化により形成される長管骨に比べ，吸収が少ないと考えられるためである[2) 31) 32)]。しかし，移植骨が移植後二次的に吸収・改変され，自然な外鼻形態を呈することは，皮質骨および海綿骨の両者を十分に有する腸骨の優れた点と考えられる[11) 13) 33)]。その点，頭蓋骨はやや硬度がありすぎる印象を受ける[13) 33) 34)]。さらに，長さ約6cmの直線状の頭蓋骨外板を採取することは，日本人では困難な場合がある（図5・56）。肋骨や肋軟骨を用いる報告もあるが[22) 35) 36)]，肋骨は海綿骨が少ないことや直線的な骨を採取しにくいことから，また肋軟骨は術後に彎曲する傾向にあることから[37)]，筆者らは原則的に用いていない。

第4に，軟部組織の緊張が移植骨骨吸収の重要な要因であることが示唆される。変形が強く鼻尖部に緊張がかかる症例において，移植骨の先端が徐々に吸収され鼻唇角が鈍角化する傾向が認められる。これは，とくに両側唇裂鼻変形において見られることがあり，cantilever法による鼻尖の挙上を行っても，鼻尖から中央唇にかけての皮膚など軟部組織の緊張により，移植骨先端部の吸収が進行する場合がある。このような症例においては，鼻背ばかりでなく鼻柱部にも支柱となる骨片を移植するL字型骨移植の方が移植骨先端の骨吸収が軽度であるという印象をもっている[13) 33) 38)]。

L字型骨移植法は，1920年にGilliesが肋骨移植

例で報告して以来，鞍鼻に対する骨隆鼻を中心に用いられてきた方法で[15)39)]，鼻柱に支柱を立てることで鼻尖部を挙上し，鋭角化している鼻唇角を修正する方法である．両側唇裂鼻変形のように鼻尖部に緊張がかかる症例においては，鼻尖部が遊離端であるcantilever法よりも永続的な結果を得られると考えられる．また，このような症例では，先端部の吸収が少ない肋骨・肋軟骨移植なども適応になると考えられる．

この方法の欠点としては，鼻尖部など可動性外鼻が移植骨により硬く，本来の鼻の柔らかな性状と異なることが挙げられる．筆者らの経験では，交通事故とけんかにおける殴打による移植骨の骨折を2例経験している．両者とも移植骨の骨折部位は骨折後3カ月では癒合しており，このような細い遊離移植骨であっても，移植床部において癒合することは興味深い（図5・57-a〜d）．

まとめ

Cantilever法による鼻形成術は，外鼻形態の改善にたいへん有用であり，移植骨の固定に注意すれば安定した結果が得られる．移植後の経過は，術後2〜3カ月までに鼻骨上の部分を中心に吸収・改変されるが，術後6カ月以降は大きな変化はない．側貌においては，鼻根部の高さは術後減少するが，鼻唇角に大きな変化は生じない．しかし，移植床の血行が不良であったり，鼻の軟部組織の瘢痕や拘縮が強い場合には，鼻尖部などを中心に吸収が進行する場合もあり，この場合には，別のタイプの骨移植あるいは軟骨移植を選択することも必要と考えられる．

文献

1) 西村善彦：片側唇裂鼻修復再建術．形成外科，29：338-345, 1986.
2) Nishimura, Y., Ogino, Y. : Autogenous septal cartilage graft in the correction of cleft lip nasal deformity. Br. J. Plast. Surg., 31 : 222-226, 1978.
3) Nishimura, Y. : Transcolumellar incision for correction of unilateral cleft lip nose. Chir. Plastica. (Berl.), 5 : 169-178, 1980.

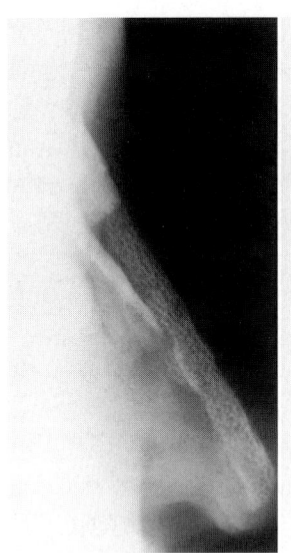

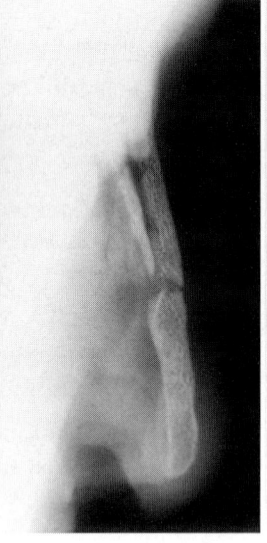

(a) 隆鼻術後2週のX線像．
(b) 術後6カ月のX線像．交通事故による顔面打撲により移植骨の骨折を認める．
(c) 骨折後6カ月のX線像．骨折部において骨癒合が認められる．
(d) 骨折後3年のX線像．骨折部位は完全に癒合している．

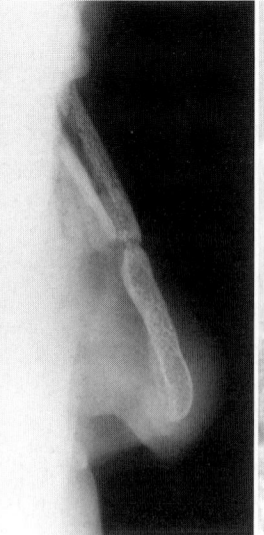

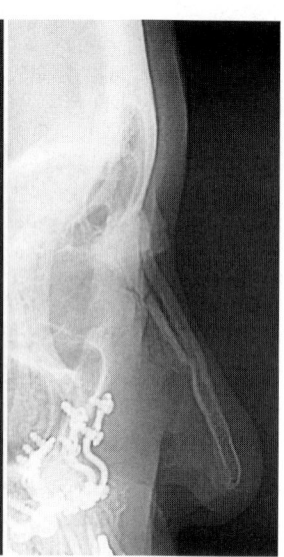

図5・57　片側唇裂鼻形成術における移植骨の骨折例

(bのみ：Takato, T., Yonehara, Y., Mori, Y., et al. : Use of cantilever iliac bone grafts for reconstruction of cleft lip associated nasal deformity. J. Oral Maxillofac. Surg., 53 : 757-762, 1995. より引用)

4) 西村善彦：両側唇裂における外鼻の二次手術．口唇裂・口蓋裂の治療：最近の進歩, pp.148-154, 克誠堂出版, 東京, 1995.
5) 荻野洋一：唇裂二次修正術－外鼻形成－．図説臨床形成外科講座 3, pp.122-125, メジカルビュー社, 東京, 1987.
6) 荻野洋一, 楠見　彰：唇顎口蓋裂における外鼻, 鼻腔の再建. 鼻の修復と再建, pp.190-225, 克誠堂出版, 東京, 1996.
7) Friedman, G. D., Gruber, R. P. : A fresh look at the open rhinoplasty technique. Plast. Reconstr. Surg., 82 : 973-978, 1988.
8) Stubbs, R. H. : External septorhinoplasty ; Exposure for the difficult nose. Ann. Plast. Surg., 22 : 283-288, 1989.
9) 高戸　毅, 赤川徹弥, 古森孝英ほか： Open method を利用した唇裂鼻形成術の経験. 日口外誌, 40 : 299-301, 1994.
10) 高戸　毅, 松本重之, 森　良之ほか：われわれの行っている口唇裂治療. Hosp. Dent., 11 : 2-16, 1999.
11) Takato, T., Yonehara, Y., Mori, Y., et al. : Use of cantilever iliac bone grafts for reconstruction of cleft lip associated nasal deformity. J. Oral Maxillofac. Surg., 53 : 757-762, 1995.
12) 古川正重：鼻の美容外科. 美容形成外科学, 難波雄哉, 塩谷信幸, 長田光博編, pp.351-383, 南江堂, 東京, 1987.
13) 高戸　毅, 波利井清紀, 小室裕造ほか：腸骨移植を利用した唇裂鼻変形の再建. 形成外科, 35 : 1439-1446, 1992.
14) 高戸　毅, 米原啓之, 森　良之ほか：就学期前における open method を用いた片側唇裂鼻形成術の長期 follow-up. 日形会誌, 14 : 427-434, 1994.
15) Barton, F. E., Byrd, H. S. Jr. : Acquired deformities of the nose. Plastic Surgery, edited by McCarthy, J. G., Vol.3, pp.1924-2008, W. B. Saunders, Philadelphia, 1990.
16) Dibbell, D. G. : Cleft lip nasal reconstruction ; Correcting the classic unilateral defect. Plast. Reconstr. Surg., 69 : 264-270, 1982.
17) Jackson, I. T., Fasching, M. C. : Secondary deformities of cleft lip, nose, and cleft palate. Plastic Surgery, edited by McCarthy, J. G., Vol.4, pp.2771-2877, W. B. Saunders, Philadelphia, 1990.
18) Nakajima, T., Yoshimura, Y., Kami, T. : Refinement of the "reverse-U" incision for the repair of cleft lip nose deformity. Br. J. Plast. Surg., 39 : 345-351, 1986.
19) 中島龍夫：片側唇裂外鼻変形に対する初回および 2 次形成術. 形成外科, 29 : 321-329, 1986.
20) Tajima, S., Maruyama, Y. : Reverse-U incision for secondary repair of cleft lip nose. Plast. Reconstr. Surg., 60 : 256-261, 1977.
21) 井畑信彦, 米原啓之, 中塚貴志ほか： Cantilever bone graft における移植骨生着に関する検討. 日形会誌（投稿中）
22) Monasterio, F. O., Ruas, E. J. : Cleft lip rhinoplasty ; The role of bone and cartilage grafts. Clin. Plast. Surg., 16 : 177-186, 1989.
23) Kelleher, J. G., Sullivan, J. G., Baibak, G. J., et al. : "On-Top Plasty" for amputated fingers. Plast. Reconstr. Surg., 42 : 242-248, 1968.
24) Soiland, H. : Lengthening a finger with the "on-the top" method. Acta. Chir. Scandinav., 122 : 184-186, 1961.
25) Farina, R., Villano, J. B. : Follow-up of bone grafts to the nose. Plast. Reconstr. Surg., 48 : 251-255, 1971.
26) Gerrie, J., Cloutier, G. E., Woolhouse, F. : Carved cancellous bone grafts in rhinoplasty. Plast. Reconstr. Surg., 6 : 196-206, 1950.
27) Mowlem, R. : Bone and cartilage transplant ; Their use and behaviour. Br. J. Surg., 29 : 182-193, 1941.
28) Wheeler, E. S., Kawamoto, H. K., Zarem, H. A. : Bone grafts for nasal reconstruction. Plast. Reconstr. Surg., 69 : 9-18, 1982.
29) Jackson, I. T., Smith, J., Mixter, R. C. : Nasal bone grafting using split skull graft. Ann. Plast. Surg., 11 : 37-42, 1983.
30) Posnick, J. G., Seagle, M. B., Armstrong, D. : Nasal reconstruction with full-thickness cranial bone grafts and rigid internal skeleton fixation through a coronal incision. Plast. Reconstr. Surg., 86 : 894-902, 1990.
31) Kusiak, J. F., Zins, J. E., Whitaker, L. A. : The early revascularization of membranous bone. Plast. Reconstr. Surg., 76 : 510-514, 1985.
32) Zins, J. E., Whitaker, L. A. : Membranous versus endochondral bone ; Implications for craniofacial reconstruction. Plast. Reconstr. Surg., 72 : 778-784, 1983.
33) 波利井清紀, 高戸　毅：骨移植による外鼻の二次

修正術. 口唇裂・口蓋裂の治療：最近の進歩, pp. 160-167, 克誠堂出版, 東京, 1995.
34) Millard, D. R. Jr. : Discussion of Zins and Whitaker [37]. Plast. Reconstr. Surg., 86 : 903-904, 1990.
35) Longacre, J. J., DeStefano, G. A. : Further observations on the behaviour of autogenous split-rib grafts in reconstruction of extensive defects of the cranium and nose. Plast. Reconstr. Surg., 20 : 281-296, 1957.
36) Song, G., Mackay, D. R., Chait, L. A., et al. : Use of costal cartilage cantilever grafts in Negroid rhinoplasties. Ann. Plast. Surg., 27 : 201-209, 1991.
37) Gibson, T., Davis, W. B. : The distortion of autogenous cartilage grafts ; Its cause and prevention. Br. J. Plast. Surg., 10 : 257-274, 1958.
38) Takato, T., Harii, K., Yonehara, Y., et al. : Correction of the cleft nasal deformity with an L-shaped iliac bone graft. Ann. Plast. Surg., 33 : 486-493, 1994.
39) Millard, D. R. Jr. : Nasal fractures. The principles and art of plastic surgery, edited by Gillies, H., Millard, D. R. Jr., pp.574-576, Little, Brown and Co., Boston, 1990.
40) Smith, J. D., Abramson, M. : Membranous versus endochondral bone autografts. Arch. Otolaryngol., 99 : 203-209, 1974.

（高戸　毅，綿谷早苗）

第5章 思春期以降における片側唇裂鼻形成術

5) その他の手術法

Summary

　思春期に達した片側唇裂症例の鼻変形は，乳児期に口唇の披裂のみであった例と，これに顎裂あるいはさらに口蓋裂を伴っていたかという披裂の程度，さらに乳児期から思春期までに受けてきた治療や手術の内容如何によって，その症状は一様ではない。

　外鼻形態が健常人とそれほど変わりない症例があるかと思うと，一方では，広い顎裂が残存し，披裂側鼻翼の著しい外側方への偏位と鼻翼縁の下垂，左右外鼻孔の非対称などが認められるといった高度変形例も見られる。

　このように症例の症状に多様性が見られるのが唇裂鼻の特長であり，それとともに今日までに非常に数多くの手術法が報告されてきた。従来のどの手術法も，術者が実際に経験した症例に対しては適切なもので一応の成果があげられたものと考えられる。ただ上述したように唇裂鼻における鼻の変形は複雑であるので，どの報告者も決して発表した手術法のみを用いて，すべての問題点を解決した訳ではなく，過去の文献に見られる種々の手術法を各症例の変形程度に応じて用いてきたと思う。

　本章で取り上げられている手術法は限られたものである。筆者らはすでに報告されている術式とまったく同一の方法でないにしても，報告者の術式のアイディアの中には参考になるものが非常に多いと思う。それらを土台として新しいアイディアも生まれてくることを考えると先人の経験を知ることは大切なことと思う。筆者らは，手術法の内容からおもなものを3つに分類し，それぞれの要点を述べた。

はじめに

　いわゆる唇裂鼻の形態異常は，本来の変形や受けた術式により変形の内容は複雑である。また，患児の成長を考慮した術式が求められるため，時期により手術内容が異なる。このため，今までに多くの唇裂鼻修正手術法が報告されている。

　思春期以降は顔面，とくに外鼻の発育がほぼ終了するので，徹底した外鼻の修正手術が可能となる。ここでは，思春期以降に行う片側唇裂外鼻形成術を，偏位した大鼻翼軟骨の矯正を十分に行うか否か，鼻呼吸の改善を目的とした鼻中隔矯正を行うか否かで以下の3つに分類し，それぞれの分類においていくつかの代表的な手術法を示す。

A 分類

①偏位した大鼻翼軟骨の矯正を行わず，患側鼻翼皮膚へアプローチして姑息的な鼻孔の修正を行う。

②偏位した大鼻翼軟骨を露出し矯正する方法。鼻呼吸を改善させる目的の鼻中隔矯正は行わない。

③②同様，偏位した大鼻翼軟骨の矯正と同時に鼻中隔矯正を行い，採取した軟骨を移植して固定する方法。

　この中には，外鼻皮膚と鼻柱を含めて剝離挙上し，大きく術野を展開するopen methodと，鼻孔縁部あるいは鼻腔内の切開に限局したclosed methodがある。

B 分類①の方法

　Straith (1946)[1]は患側鼻孔縁の切開をZ形式の中心とし，皮膚側と鼻腔前庭側の皮弁を作成，縫合することで鼻孔縁と鼻柱を延長する鼻修正法を報告している（図5・58）。この方法では偏位した

患側大鼻翼軟骨を矯正することができず，変形が少ない症例にのみ適応が限定される。

Fara（1975）[2]は鼻孔縁切開と鼻孔縁部に小三角弁を作成し3つの皮弁を作成して，これを鼻腔側に折り曲げて鼻孔縁を修正した（図5・59）。これらの方法以外にも姑息的手術法が報告されているが，本法では特徴的な唇裂鼻変形の矯正が不十分であり，その適応は限定されると思われる。

Prado（1982）[3]は偏位した大鼻翼軟骨を鼻腔内から粘膜骨膜弁として挙上し，Z形成術によって偏位した大鼻翼軟骨を内側上方へ挙上する方法を報告した（図5・60）。この方法もまた偏位した大鼻翼軟骨を十分に矯正することが難しく，患側外側鼻軟骨とのギャップを生じるために軟骨の下垂変形が残る。

1930年代から，陥凹変形した患側鼻翼皮下に軟骨片を移植する方法がいくつか報告されている。Thomson（1985）[4]は患側鼻孔辺縁からのアプローチで耳介軟骨を移植し，鼻孔の修正を行っている（図5・61）。この方法もまた，偏位した大鼻翼軟骨を十分な矯正位に移動させることをしておらず，変形が著しい症例には適応とならない。

C 分類②の方法

Gilles[5]（1932）は，高度唇裂鼻変形症例に対し鼻柱正中部切開と鼻前庭切開による外鼻修正術を報告した（図5・62）。Wilkie（1969）[6]はGillesの示した鼻柱正中部切開を鼻尖から健側に延長せず，患側にカーブするデザインが正しいと報告し（図5・63），Berkeley（1969）[7]もまた同様な術式を報告している。Millard（1976）[8]の唇顎口蓋裂手術書では"cleft half rotation by external tip incisions and excisions"外鼻切開切除による患側鼻翼の回転の章でまとめている。これらの術式の問題点は外鼻に瘢痕を残すことである。また，この術式のような外鼻の大きな偏位をもつ症例がどの程度あるのか疑問である。

鼻翼縁切開を利用して患側大鼻翼軟骨を露出し矯正する術式は多く報告されている。Erich（1953）[9]は"listing sea gull incision"から患側大鼻翼軟骨を健側と対称な位置に縫合固定し（図5・64），Gelbke（1956）[10]は"marginal flying bird incision"から患側大鼻翼軟骨を矯正し，鼻尖部と鼻柱をVY法で延長している（図5・65）。

Potter（1954）[11]は鼻柱基部から両側鼻腔内を鼻尖方向から鼻翼へ切開を延長し，患側大鼻翼軟骨外側脚部にVY法を行っている。これにより鼻柱基部から挙上した鼻柱皮弁を反転させ，露出した両側大鼻翼軟骨を正中で縫合固定する。Rees（1966）[12]は鼻前庭切開から患側大鼻翼軟骨を含むchondromucosal flapを挙上し，健側大鼻翼軟骨へ縫合固定した後，欠損部にchondrocutaneous composite graftを移植している（図5・66）。

田嶋（1977，1986）[13][14]は患側鼻孔縁に逆U字切開を行い，患側大鼻翼軟骨を修正する方法を考案し，以後この方法を用いた多くの唇裂鼻修正法が報告されている[4][15]~[18]。Harashina（1990）[15]は，逆U字切開とRethiの切開を組み合わせて鼻柱皮弁を挙上し，直視下に患側大鼻翼軟骨を吊り上げ矯正している。この時，大鼻翼軟骨間に存在する皮下組織弁を作成し，これを翻転することで偏位した大鼻翼軟骨を十分に矯正位に固定し，元の位置に戻すことで鼻尖の挙上に利用している（図5・67）。Nakajima（1988）[17]は，両側鼻孔に逆U字切開を行い，鼻尖が丸くなる変形を防ぐために，両側大鼻翼軟骨とドームを皮下で縫合している（図5・68）。

D 分類③の方法

高橋（1959）[19]が報告しているごとく，唇裂鼻変形は外鼻形態を支持する鼻中隔軟骨や上顎骨，鋤骨などに大きな変形を伴っており，多くの唇裂患者において鼻中隔軟骨が患側鼻腔へ向かって弯曲し，患側鼻腔の狭小と健側鼻腔における代償性鼻甲介肥大が認められる。このため，唇裂鼻変形を修正するには，その土台となる変形した鼻中隔軟骨や上顎骨などを矯正することが必要となる。また，鼻中隔変形を矯正することは同時に鼻閉の治療をかねるので，患者にとっても機能的な改善が得られる利点がある。Gubisch（1998）[20]は唇裂鼻患者の約1/3に対し鼻修正と同時に鼻中隔矯正を行い，審美的な面とともに機能的な改善が得

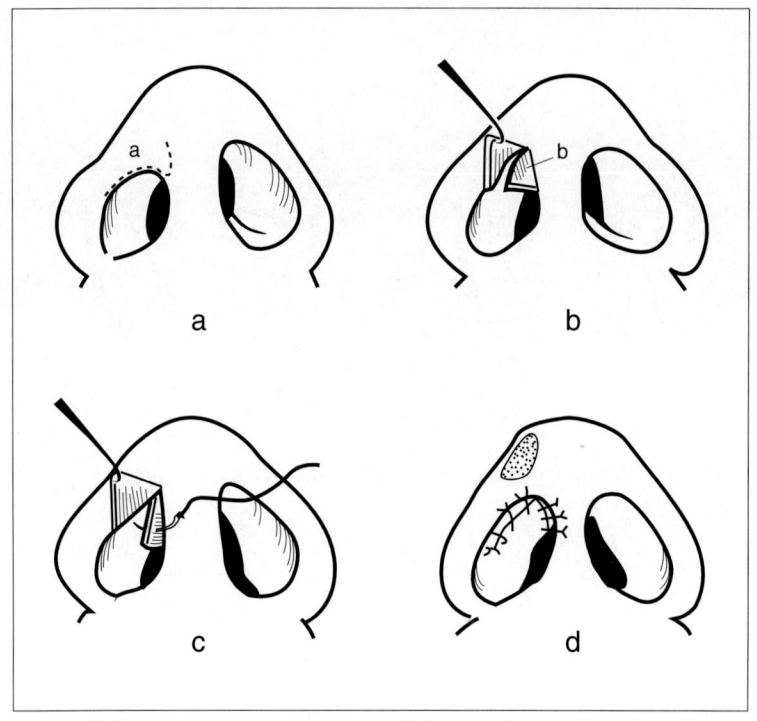

(a) 健側よりも下方に位置する患側鼻翼に点線で示した皮切線で皮弁 a をつくる。
(b) 皮弁 a を上方に挙上，露出した大鼻翼軟骨を一部切除，つぎに鼻柱側に皮弁 b を作成する。
(c) 皮弁 b を鼻柱側に倒し縫合する。
(d) 皮弁 a を vestibulum の内面（鼻翼内面）に折り曲げて縫合する。
　　図 5・58　Straith（1946）の方法

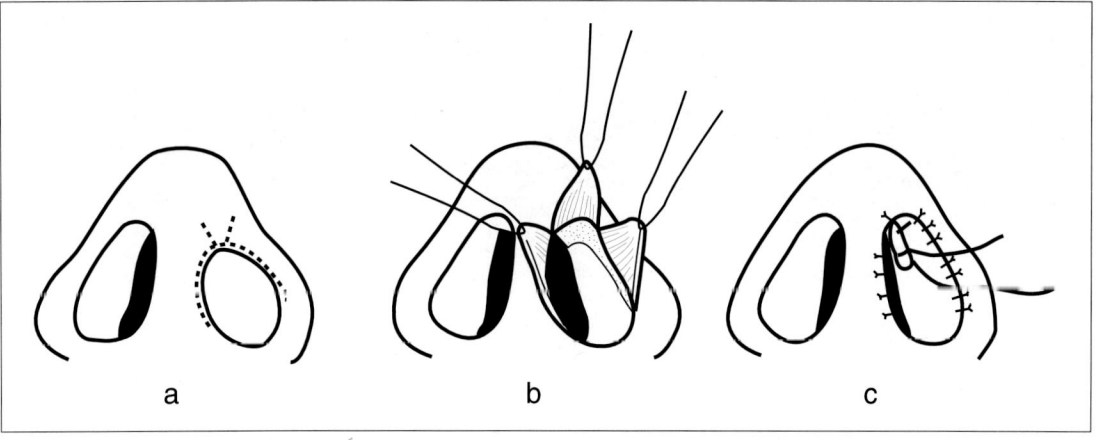

(a) 患側外鼻孔に小三角弁をもつ鼻孔縁切開を行う。
(b) 3 つの皮弁を挙上，皮下の瘢痕組織を切除する。
(c) 3 つの皮弁を鼻前庭方向に倒し，辺縁を縫合する。
　　図 5・59　Fara（1975）の方法

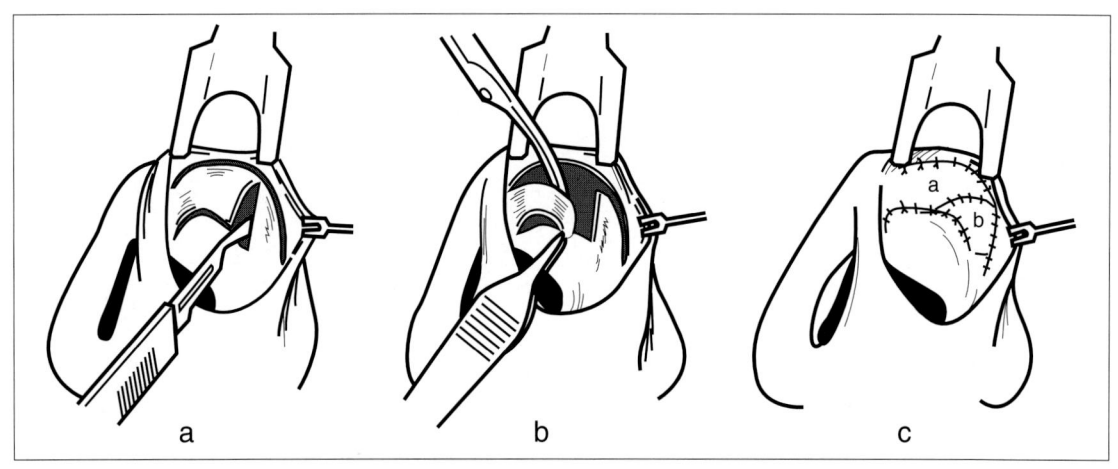

(a) plica vestibularis の crest 全長にわたる切開から，ala cartilage と nostril margin との間を切開し，さらに ala cartilage の上縁を切開する。
(b) 粘膜鼻翼軟骨弁 a を挙上して鼻翼部方向へ移動する。
(c) 粘膜鼻翼軟骨弁 a の先端は鼻翼縁へ，b の先端は内上方に移動して縫合する。

図5・60　Prado（1982）の方法

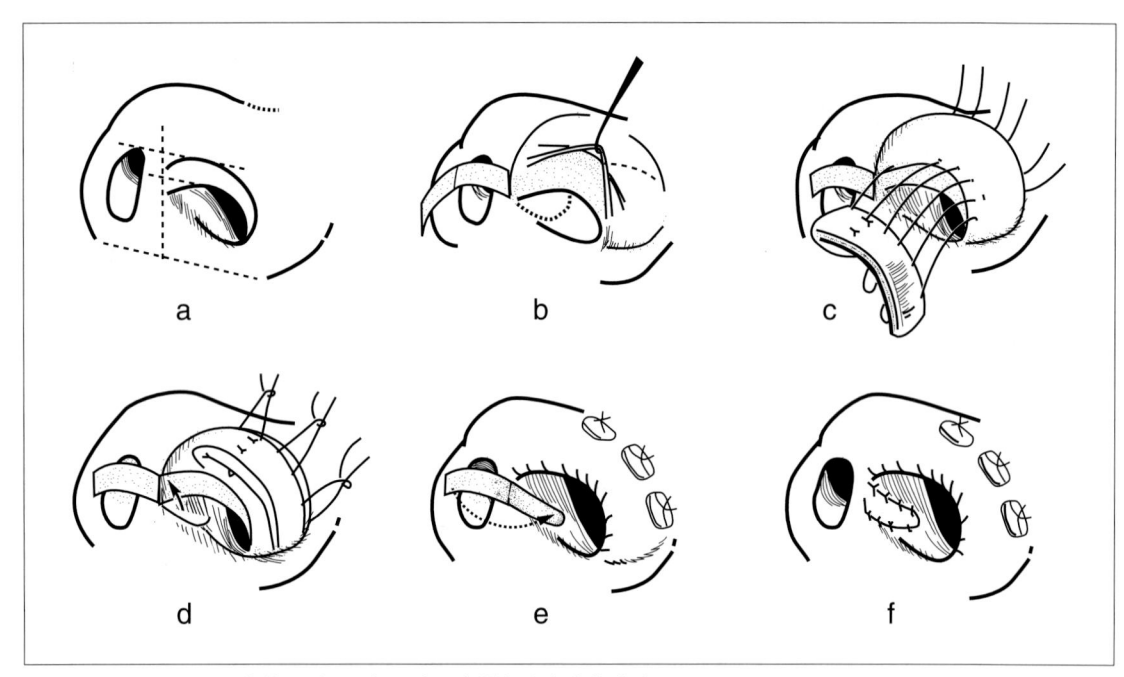

(a) 点線で示した幅の患側鼻翼縁皮弁を作成する。
(b) 皮弁挙上，患側鼻柱基部鼻前庭側に back cut incision を加える。
(c) 陥没した患側鼻翼縁の下に耳甲介より採取した耳介軟骨を移植する。
(d) 軟骨から鼻翼上に通したマットレス縫合を行う。
(e) 鼻翼縁を縫合閉鎖し，鼻翼縁皮弁をトリミングして，鼻柱鼻前庭側へ。
(f) 縫合終了時。

図5・61　Thomson（1985）の方法

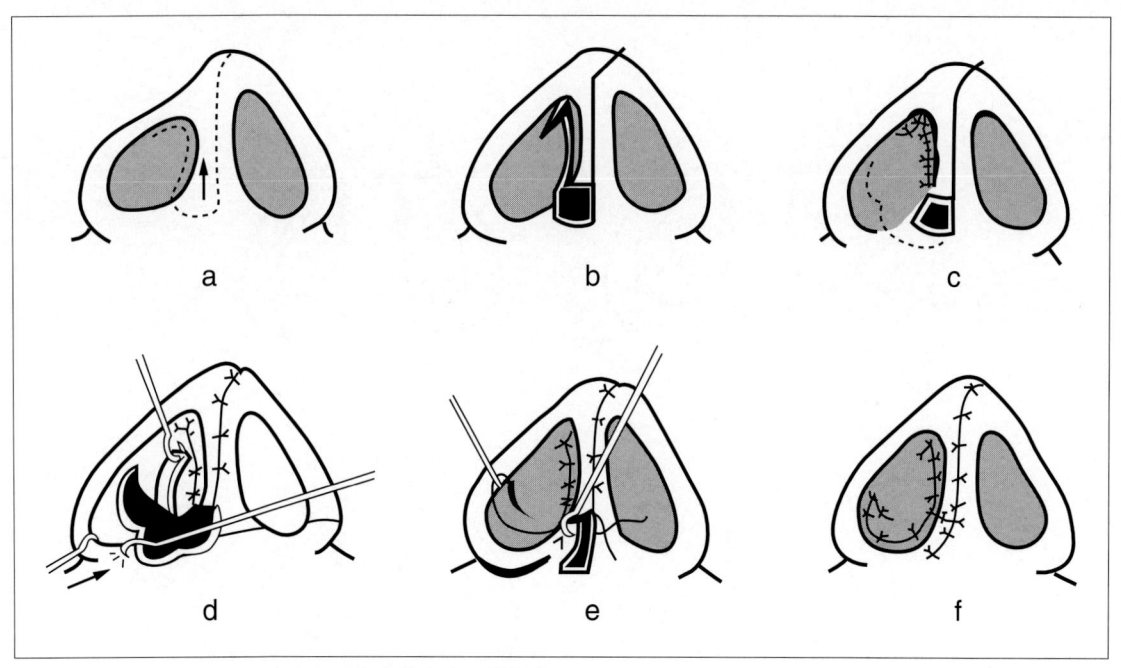

(a) columella正中切開を鼻前庭内へ進展する。
(b) columellaの患側半分を剥離して上方へ移動する。
(c) ala baseとcolumella基部を結ぶ切開を加える。
(d) vestiblum内側面粘膜を挙上する。
(d) vestiblum内側三角弁を鼻翼内面へ，ala baseのflapをcolumella方向へ移動する。
(f) 縫合終了時。

図5・62　Gillies（1932）の方法

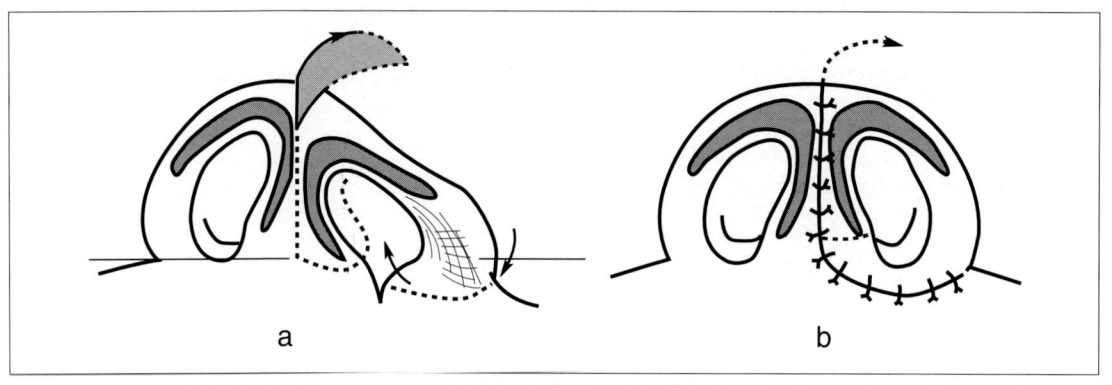

(a) columella正中線から鼻尖，columella内側面の切開線。患側外鼻孔を健側と同じ高さに挙上し，鼻翼上皮膚を切除する。患側外鼻は矢印方向に移動する。
(b) columellaの患側半分を挙上して，columella baseに生じた欠損はala baseを進展して補う。

図5・63　Wilkie（1969）の方法

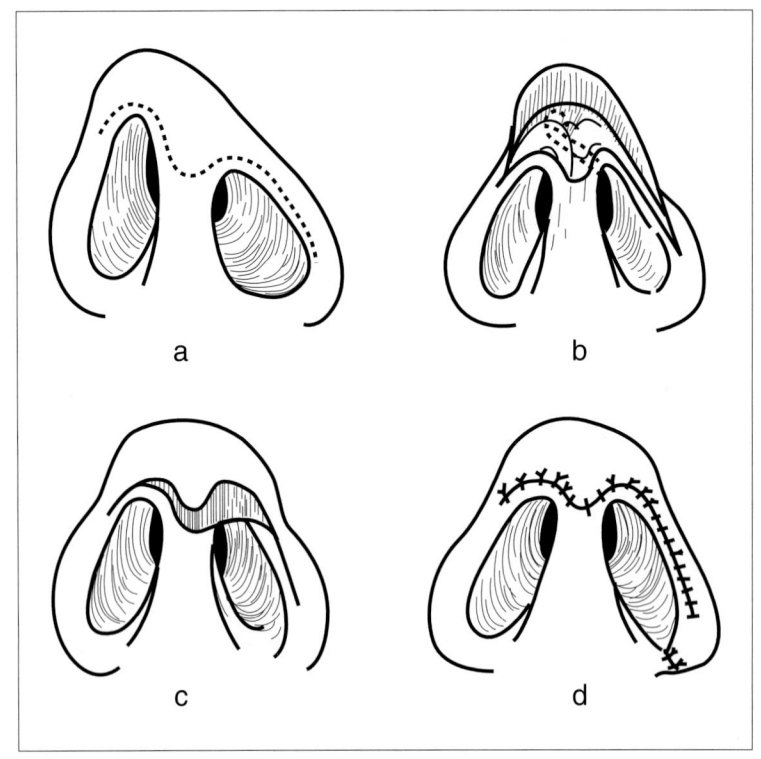

(a) 切開線。健常側は患側より短い。
(b) 大鼻翼軟骨上を剥離，外側脚から内側脚に移行する点より下方数mmの所で内側脚を切離し，健側の高さまで挙上固定する。
(c) 創縁部分の余剰皮膚を切除する。
(d) 縫合終了時。

図5・64　Erich（1953）の方法

られ，鼻中隔矯正術の重要性を報告している。

冨士森（1979）[21)22)]は両側鼻孔縁切開を鼻柱基部の切開に連結し，患側鼻翼縁にisland flapを残し，これを患側鼻翼内側面に移動している，鼻中隔矯正術により，3×1cm大の軟骨を採取し，大鼻翼軟骨内側脚間に移植している（図5・69）。

荻野（1996）[23)]は，患側逆U字切開と健側鼻孔縁切開を鼻柱基部の切開につなげ鼻柱を含む皮弁を飜転し，西村（1986, 1991）[18)24)]は，flying bird incisionを用い，鼻腔内では大鼻翼軟骨前縁に沿って切開を延長して，鼻中隔軟骨前端からのアプローチで鼻中隔矯正を行った後，患側大鼻翼軟骨を挙上し摘出軟骨の一部を両大鼻翼軟骨内側脚間に挟み固定している。

Takato（1994, 1995）[25)26)]は，患側逆U字切開と健側鼻孔縁切開で患側大鼻翼軟骨を内側上方に吊り上げ，鼻中隔軟骨の偏位が強度である症例に対して鼻中隔軟骨や鋤骨を部分切除し，腸骨移植による隆鼻術を併用した修正術を行っている。

まとめ

唇裂鼻変形は外鼻の表面的な異常だけでなく，鼻中隔軟骨や鋤骨などの鼻を支持する鼻腔内の組織の変形を伴っている。この変形は患児が成長するに従って左右の非対称性が著明になってくる。変形の程度はさまざまであり，唇裂鼻変形の修正を行う際には，形態の改善だけではなく機能的な改善も考慮して術式を選択することが重要である。

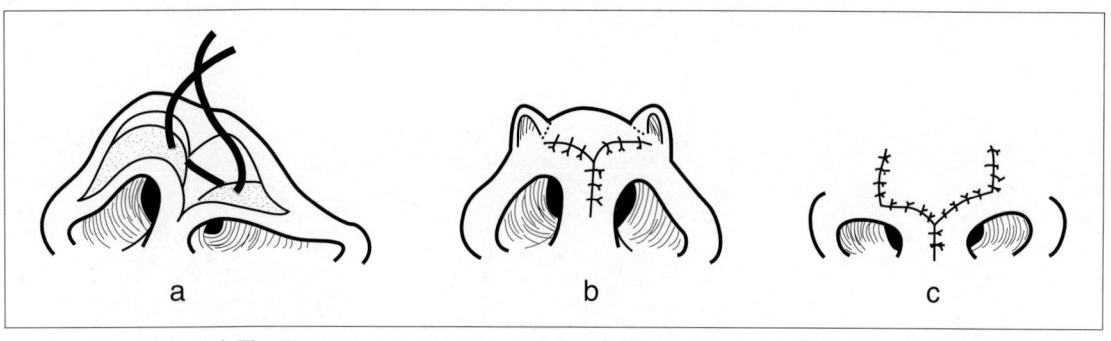

(a) columalla から鼻翼に及ぶ flying bird incision の V 型の先端部分より上方に挙上する。大鼻翼軟骨を広く露出し，患側大鼻翼軟骨の外側脚を健側の位置まで移動する。
(b) 鼻尖部を高く狭い形にするために，VY 縫合を行う。これにより，縫合部両端の dog ear が生じる。
(c) dog ear の修正後，縫合終了時。

図5・65　Gelbke（1956）の方法

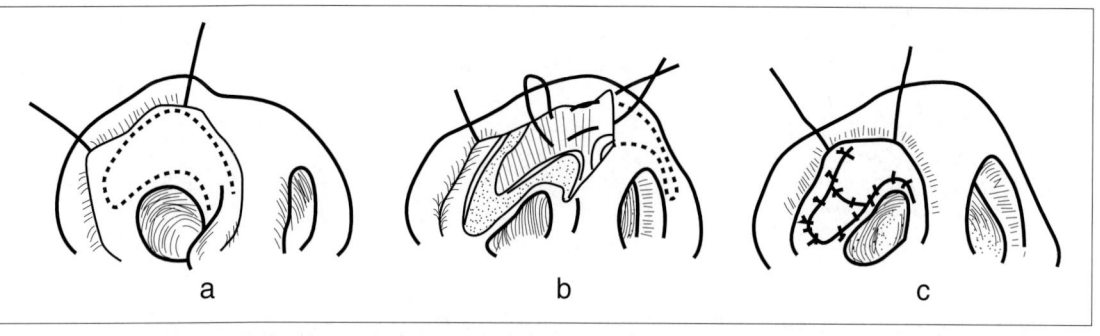

(a) 鼻柱側を基部とする大鼻翼軟骨外側脚を含む chondromucosal flap を挙上する。
(b) 大鼻翼軟骨の表面に細い切り込みを入れて挙上し，反対側の外側脚の移行部と縫合する。
(c) 鼻翼内側面の粘膜欠損部には耳介軟骨を含む複合組織移植を行う。

図5・66　Rees（1966）の方法

文献

1) Straith, C. L. : Elongation of the nasal columella. Plast. Reconstr. Surg., 1 : 79-86, 1946.
2) Fara, J. H. M. : Correction of the overhanging (or thickened) ala rim in unilateral clefts by a marginal excision with a triangular flap. Acta. Chirug. Plast., 17 : 177-179, 1975.
3) Prado, F. A., DiGeronimo, E. M. : Correction of the deformed alae secondary to cleft lip. Plast. Reconstr. Surg., 69 : 541-543, 1982.
4) Thomson, H. G. : The residual unilateral cleft lip nasal deformty ; A three-phase correction technique. Plast. Reconstr. Surg., 76 : 36-43, 1985.
5) Gillies, H., Kilner, T. P. : Harelip ; Operations for the correction of secondary deformities. Lancet, 223 : 1369-1375, 1932.
6) Wilkie, T. F. : The "Alar shift" revisited. Br. J. Plast. Surg., 22 : 70-78, 1969.
7) Berkely, W. T. : Correction of secondary cleft lip nasal deformities. Plast. Reconstr. Surg., 44 : 234-241, 1969.
8) Millard, D. R. : Cleft Craft. The evolution of its surgery, The unilateral deformity, pp.629-732, Little, Brown and Co., Boston, 1976.
9) Erich, J. B. : A technique of correcting of flat nostril in cases of repaired harelip. Plast. Reconstr. Surg., 12 : 320-324, 1953.
10) Gelbke, H. : The nostril problem in unilateral harelip and its surgical management. Plast. Reconstr. Surg., 18 : 65-75, 1956.

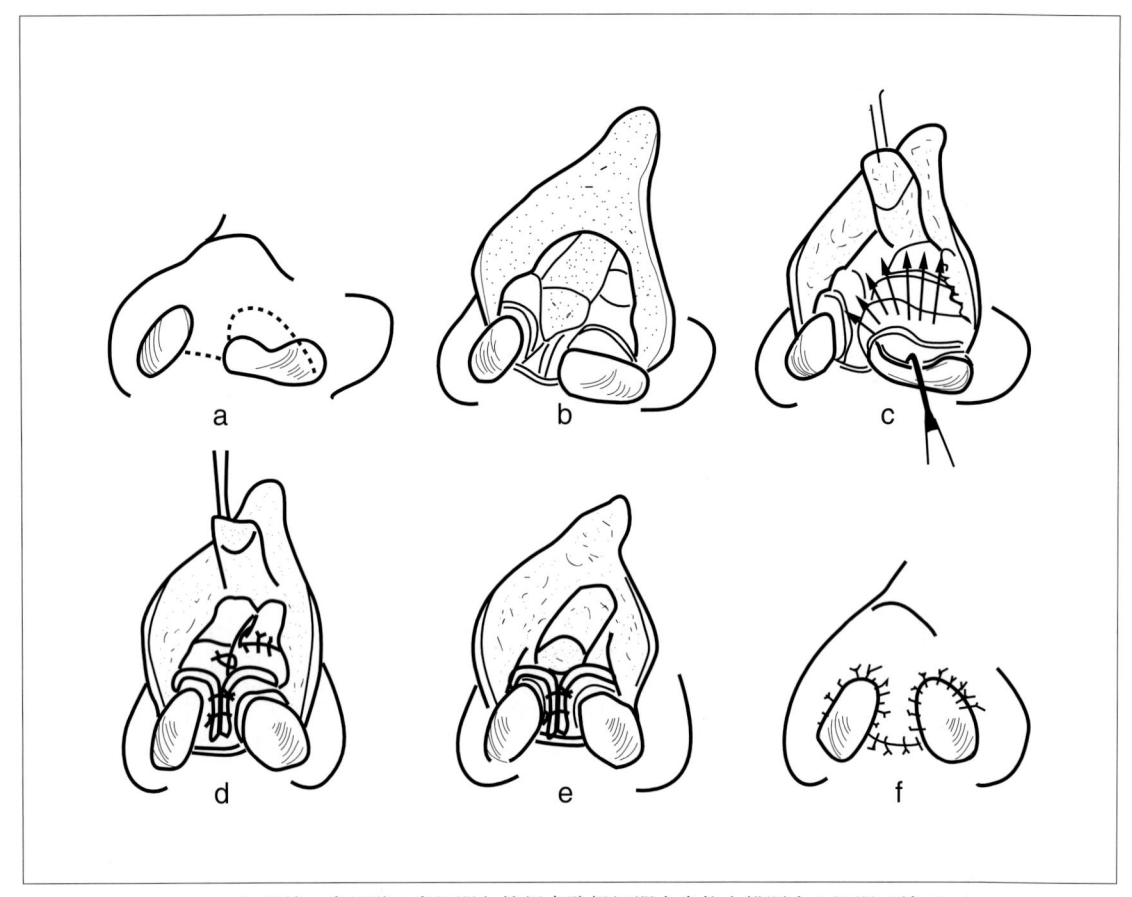

(a) 切開線。患側逆U字切開と健側鼻孔縁切開を鼻柱を横断する切開で結ぶ。
(b) 鼻柱を含む皮弁を挙上し，皮下を剥離する。
(c) 大鼻翼軟骨間の軟部組織を鼻根部茎とする組織弁として挙上する。
(d) 患側大鼻翼軟骨を内上方に縫合固定する。
(e) 挙上した組織弁を軟骨上にのせる。
(f) 縫合終了時。

図5・67　Harashina（1990）の方法

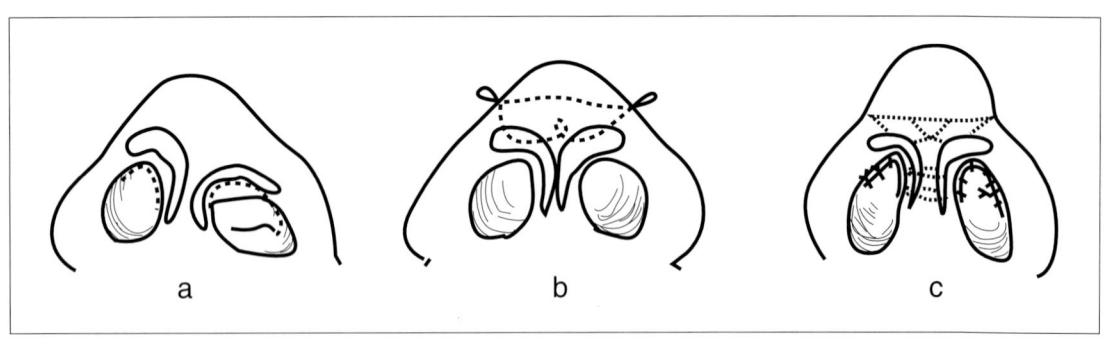

(a) 皮切は両側逆U字切開で，患側はvestibular foldを延長するため，V字切開につながる。
(b) 両側大鼻翼軟骨と両側鼻翼溝を結び，鼻尖皮下を通る縫合を行い両側鼻孔と鼻尖を挙上する。
(c) 縫合終了時。

図5・68　Nakajima（1998）の方法

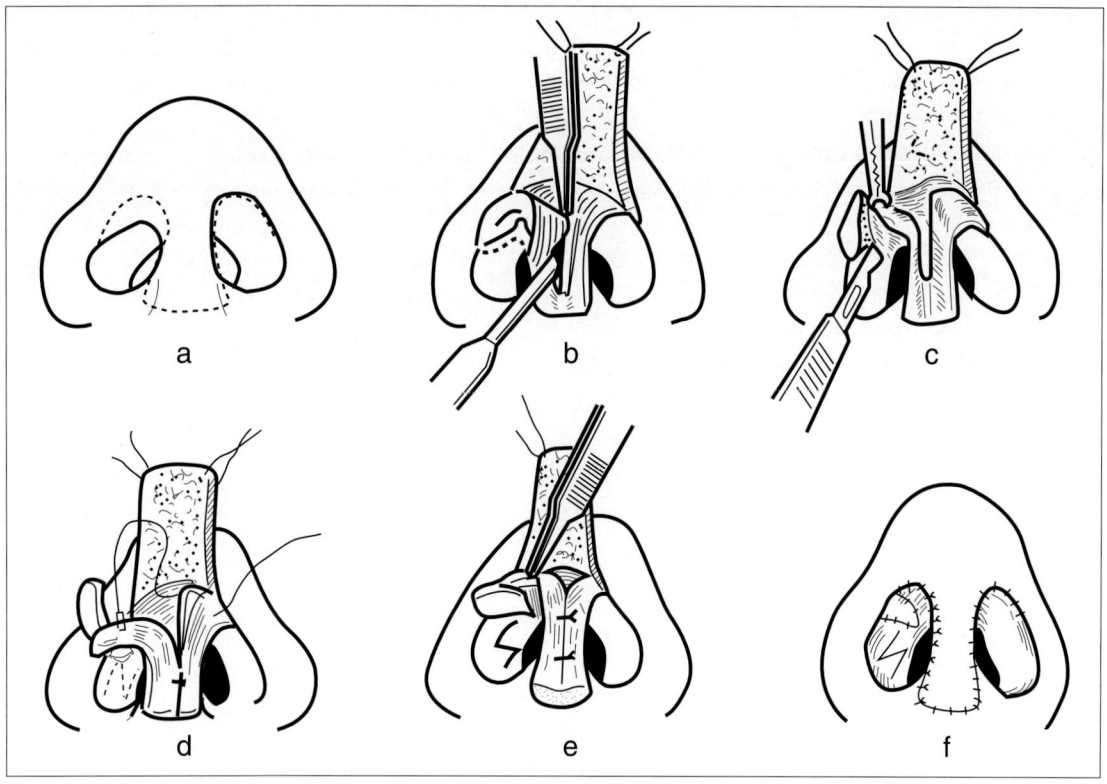

(a) 切開線は鼻孔縁切開で，患側鼻翼縁にisland flapを作成する。
(b) 鼻中隔軟骨の軟骨膜剥離を行う。
(c) 患側大鼻翼軟骨の外側脚を遊離して挙上し，可動性を与える。
(d) 鼻中隔軟骨片を大鼻翼軟骨の内側脚間に挟み固定する。
(e) island flapを鼻腔粘膜欠損部へ移行し，縫合固定する。
(f) 縫合終了時。

図5・69　冨士森（1982）の方法

11) Potter, J. : Some nasal tip deformities due to alar cartilage abnormalities. Plast. Reconstr. Surg., 13 : 358-366, 1954.
12) Ress, T. D., et al. : Repair of the cleft lip nose ; Addendum to the synchronous technique with full thickness skin grafting of the nasal vestibule. Plast. Reconstr. Surg., 37 : 47-30, 1966.
13) Tajima, S., Maruyama, M. : Reverse U incision for secondary repair of cleft lip nose. Plast. Reconstr. Surg., 60 : 256-261, 1977.
14) 田嶋定夫, 田中嘉男：われわれの行っている片側唇裂外鼻形成術－逆U切開法による唇裂外鼻形成術－. 形成外科, 29 : 305-310, 1986.
15) Harashina, T. : Open reverse-U incision technique for secondary correction of unilateral cleft lip nose deformity. Br. J. Plast. Surg., 43 : 557-564, 1990.
16) Kernahan, D. A., et al. : Experience with the Tajima procedure in primary and secondary repair in unilateral cleft lip nasal deformity. Plast. Reconstr. Surg., 66 : 46-53, 1980.
17) Nakajima, T., Yoshimura, Y. : Secondary repair of unilateral cleft lip nose deformity with bilateral reverse-U access incision. Br. J. Plast. Surg., 51 : 176-180, 1998.
18) 西村善彦：片側唇裂鼻修復再建手術. 形成外科, 29 : 338-345, 1986.
19) 高橋　良：兎唇手術後の外鼻奇形ならびにそれへの形成手術について. 形成外科, 2 : 71-117, 1959.
20) Gubisch, W., Constantinescu, M.A., Gruner, M. : The relevance of extracorporeal septoplasty in cleft nose

correction. J. Craniomaxillofac. Surg., 26 : 294-300, 1998.
21) 冨士森良輔:唇裂外鼻2次修正術の実際.形成外科, 22 : 377-383, 1979.
22) Fujimori, R., Harita, Y. : Elongation of the nostril and columella using an island flap. Br. J. Plast. Surg., 35 : 171-176, 1982.
23) 荻野洋一編著:鼻の修復と再建, pp.210-222, 克誠堂出版, 東京, 1996.
24) Nishimura, Y., Kumoi, T. : External septorhinoplasty in the cleft lip nose. Ann. Plast. Surg., 26 : 526-540, 1991.
25) Takato, T., Yonehara, Y., Mori, Y., et al. : Use of cantilever iliac bone grafts for reconstruction of cleft lip-associated nasal deformities. J. Oral Maxillofac. Surg., 53 : 757-765, 1995.
26) Takato, T., Harii, K., Yonehara, Y., et al. : Correction of the cleft nasal deformity with an L-shaped iliac bone graft. Ann. Plast. Surg., 33(5) : 486-493, 1994.
27) Millard, D. R. : The unilateral cleft lip nose. Plast. Reconstr. Surg., 34 : 169-175, 1964.

(前川二郎,荻野洋一)

第6章 思春期以後における両側唇裂鼻形成術

1) 私たちの行ってきた手術法とその意義①

Summary

　思春期以後の両側唇裂外鼻修正術における，筆者らの基本方針と手術手技について述べるとともに，隆鼻術を併用する意義とその方法について詳細に記述した。

　アプローチにおいては，外鼻の露出部に皮膚切開を加えないことを原則とする。鼻尖形成については多くの術者が行っている方法とほぼ同様である。すなわち，外方に偏位し扁平化した大鼻翼軟骨間の縫合や鼻尖の軟部組織の処理により，鼻尖幅の縮小と鼻柱上部の形成を図る。広すぎる鼻孔底の縮小もほぼ必須であるが，多くは同時に鼻翼基部を正中に引き寄せて鼻幅を狭小化する必要があり，これには骨膜下に剥離挙上した両鼻翼基部の埋没貫通縫合が有効である。特徴的な変形である鼻柱短縮については，正しくは鼻柱が鼻尖化した変形であって短縮ではないという概念に基本的には同意見であるが，実際の修正に際しては，口唇の組織を用いた鼻柱延長法も補助手段として有用である。

　現実には以上のような操作を行っても患者の十分な満足を常に得ることは難しく，より改善度を高めるための付加的手段として，自家組織の複合移植による隆鼻術を積極的に取り入れている。鼻柱の支持性に欠けることの多い唇裂外鼻で隆鼻効果を得るには，L型の移植材料が有効である。一般に自家組織によるL型移植としては骨や肋軟骨が用いられるが，これらには吸収や硬さ，変形の問題がある。一方，耳介軟骨には形状安定性に優れる利点があるものの，柔軟な性質上支持性の点で他の材料に及ばない。筆者らはこれを克服するために，独自の方法によりL型のフレームワークを作製して支柱としての強度をもたせ，これに真皮脂肪片を組み合わせて唇裂外鼻に適応している。真皮脂肪は吸収により数カ月で厚みを減じるが，外表より移植軟骨の輪郭が明瞭化するのを緩和する効果がある。

　思春期以後においては口唇修正も含めた最終手術となることに配慮し，外表に残る瘢痕をできる限り増やさない術式を重視するべきである。

はじめに

　両側唇裂における外鼻変形の程度は症例ごとに異なるが，変形の特徴をまとめると，大鼻翼軟骨の外方偏位に伴う内側脚の開大により鼻柱短縮を呈し，鼻翼基部が外側に偏位して鼻孔底が広く，鼻尖・鼻孔が扁平で広い。さらに症例によっては，鼻稜の長軸方向の短縮や鼻尖皮膚の著明な肥厚などが加わって，修正手術における自然な形態の獲得がより困難となる。左右対称性を得ることが基本目標となる片側唇裂の場合と異なり，両側唇裂外鼻修正の目的は，幅径の縮小と前方への高さの獲得に集約されるといっても過言ではない。

　手術手技についてはこれまでに多くの報告があるが，形態的に優れた結果が得られても，口唇や外鼻の皮膚に瘢痕が多数残るようでは，手術の効果は半減すると考える。筆者らは皮膚に残る手術痕を最小限としながら外観上の改善度を最大限に得ることを目標に，既成概念と若干の美容外科的手法を組み合わせて，患者の満足度を高める努力をしてきた。

　ここでは，いわば最終手術となる，思春期以後の両側唇裂外鼻修正における筆者らの手術方針と基本的な手技に加え，目標に少しでも近づくために行っている独自の方法についても言及する。

A 術式の目的と考え方

　具体的な手術の進め方については後述するが，

基本的なアプローチと，おもな変形に対する解決法について筆者らの考えを述べる。

1. 皮切・アプローチ

冒頭で述べたように，外見上目立ちやすい部位の瘢痕をできる限り残さないよう，皮膚切開は最小限を心がける。したがって，よほどのことがない限り，鼻尖部や鼻孔縁（露出部）への切開，あるいは鼻・口唇移行部を大きく横切るような切開は加えない。

鼻尖部の軟骨および軟部組織の処理には両側の鼻孔縁切開を用い，鼻柱基部に切開を連続させるいわゆる open rhinoplasty[1)～5)] は，原則として行わない。確かに鼻柱基部の瘢痕は比較的目立たず，鼻尖部の処理が直視下に行える点で有利であるが，大鼻翼軟骨間の縫合や，後に述べる隆鼻術を加えることによって鼻尖部が高さを増すと，鼻柱・鼻尖部の皮膚に無理な緊張がかからないか，不自然な形態にならないかなどが，皮弁を戻して縫合してみるまでは正確に判断し難い。鼻柱基部が口唇に固定されていれば，これらの状況を常に確認しながら操作を進めることができる。

鼻孔縁周囲の皮膚が厚くて柔軟性に欠ける症例では，創を閉鎖すると，軟骨間縫合や牽引の効果が外観に反映されず，鼻孔形態が思ったほど変化しないことがある。このようなことが予想される場合や，鼻孔をより拡大する必要がある際には，鼻孔縁切開に代わって逆U字切開[6)]を用いることもある。しかし筆者らの経験では，逆U字切開では本来もち合わせている鼻孔縁の微妙な棚上構造が失われやすいように思われ，鼻孔縁切開で無理がある場合にのみ適応している（図6・1）。

2. 鼻柱延長

両側唇裂外鼻に特有な変形である鼻柱短縮に対する対処法には，大別して3つの考え方がある。第1は，口唇の組織を用いて下方から押し上げる方法で，forked flap[7)～12)]やVY形成法[13)～15)]，星型皮弁法[16)]などがあり，Abbe法を併用する際に中央唇の皮膚を鼻柱に移動する場合も，これに含まれる[17)]。第2は，鼻翼を中心とした組織を大きく回転移動するもので，やはり下方から押し上げるようにして鼻柱基部を補うか[18)19)]，またはそれとは逆に鼻尖から鼻柱基部方向への回転を加えて鼻柱上部を形成する方法が報告されている[20)21)]。第3にはその他として，鼻孔縁や鼻柱基部側壁に設けた皮弁を充填する方法[22)～24)]，遊離組織移植法などがある[25)26)]。

第2群のうち，とくに後者の方法の背景には第1群に対するきわめて批判的な考え方がある。すなわち，短縮して見える鼻柱は実は鼻尖部の中に存在するのであって，扇状に拡がった鼻柱上部の形態を細長く回復するのが正しく，下方から押し上げて鼻柱下部を補う方法は理に反しているというものである[20)27)～29)]。筆者らも基本的には同意見であり，いかに扁平化した鼻翼を立ち上げて鼻柱上部を形成するかが重要と考える。しかし，そのために鼻尖部や鼻孔周囲に大きな皮切を加えたり[30)31)]，鼻孔縁を全周性に剥離するような術式には賛同できない。

一方，口唇の組織を用いた鼻柱延長法は，それのみに頼ると鼻尖形態が改善されないままもち上げられ，確かに非常に奇異な印象となる。しかし，鼻尖部の処理を最大限行った上での補助的手段として適応すれば，その利用価値は高い。要は既存の手法を上手に組み合わせれば，侵襲の大きい特殊な方法でなくとも，むやみに瘢痕を増やさずに

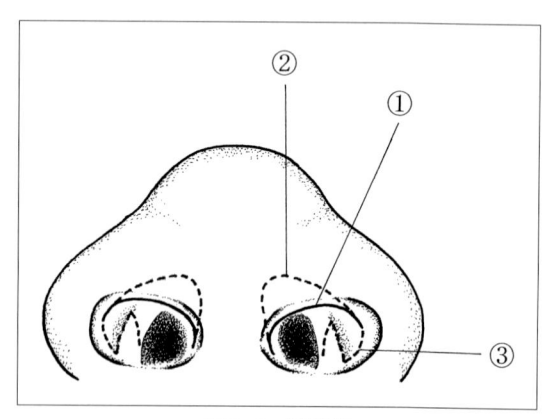

図6・1 切開線
両側鼻孔縁切開①を原則とする。鼻孔縁周囲の皮膚の柔軟性に欠ける場合，または鼻孔をより拡大する時には変形逆U字切開②を用いる。鼻前庭に拘縮または鼻孔の上方牽引で抵抗がある場合には，Z形成③を追加する。

ほぼ自然な形態が得られると考える。筆者らは鼻尖部の余剰な軟部組織の切除，大鼻翼軟骨間の縫合といったごく基本的な手技で，できる限り鼻尖部の引き締めを行って鼻柱上部を形成し，不足分は口唇の組織で補うようにしている。それには短いforked flapを用いるか，Abbe法を併用して中央唇の皮膚を利用する。

なお，本稿では"見掛け上鼻柱が短く見える"のも，広義の"鼻柱短縮"として表現することとする。

3. 鼻尖部の処理

鼻尖部に存在する余剰な軟部組織を，有茎としてaugmentationに利用する報告もあるが[2)3)]，筆者らはこれをできる限り切除する。生じた死腔には耳介軟骨などのやや硬い組織を移植して，より鼻尖部を細くするのがねらいである。しかし，鼻尖部の皮膚の硬さや余剰の程度によっては，死腔が残って瘢痕が増生し，期待した形態が得られにくい。

大鼻翼軟骨は型のごとく内側脚間縫合を行うが，通常それだけでは不十分で，脚間移行部をやや越えて外側脚どうしも縫合することが多い。またこれに先立ち，筆者らはしばしば大鼻翼軟骨外側脚の頭側1/3ないし1/2を切除している（図6・2-a）。これには鼻翼の上方への張り出しを緩和し，外鼻を細く見せる効果がある。もちろん，大鼻翼軟骨の低形成がある場合には行わない。

4. 鼻孔底の縮小

幅の広い鼻孔底の縮小については，基本的には口唇の瘢痕修正をかねて，鼻孔底部の皮膚を切除することで対処する。縮小した鼻孔底の幅を維持するためには，外方への緊張を緩めることが大切で，それには両鼻翼基部を正中へ強く引き寄せる操作が有効である。これについての詳細は別項で述べる。

5. 隆鼻術その他の補助的手段

これまでに述べた基本方針に則った手術の実施により，一様にある程度の成果が得られるが，患者の期待度に対しては，時折やや不満足に終わることもある。そこで筆者らは最近，こちらの提案に対して患者の十分な納得が得られた上で，積極的に隆鼻術を追加するようにしている。隆鼻術を加えることの意義は，単に鼻を高くするということではなく，鼻尖部の処理などを最大限に行っても形態的に不十分な点を補い，見かけ上より大きな改善度をもたらすことにある。また，唇裂外鼻では鼻梁の長軸方向に皮膚が不足している傾向に

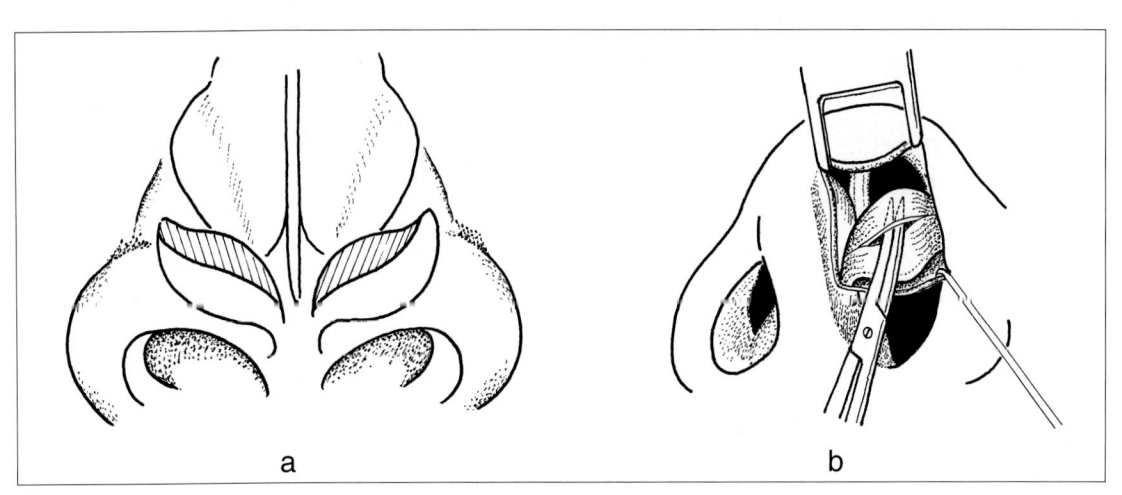

(a) 頭側1/2ないし1/3を切除する。
(b) 軟骨全層に切開を加えた後，先鋭剪刀を用いて軟骨膜下を剥離し，鼻腔側の軟骨膜および粘膜を温存して切除する。

図6・2 大鼻翼軟骨の部分切除

あり，大鼻翼軟骨の処理や鼻柱延長などによって，鼻尖が頭側へ向くいわゆるup noseとなりやすいが，隆鼻術を併用することで，鼻尖の位置をある程度強制的に変えることも可能である．筆者らは自家組織を用いて独自の方法で隆鼻術を行っているので，別項で詳しく紹介する．

その他，鼻翼が著しく大きい場合や，非対称が目立つ症例では，鼻翼基部での皮膚切除を行うこともある．瘢痕は鼻翼溝に一致してほとんど目立たず，幅2～3mm程度の切除でも明らかな変化が見られる．ただし，鼻翼頬角は鈍角となるので，過剰な切除により鼻翼の丸みが失われることに留意すべきである．

B 適応と症例の選択

鼻尖部の軟骨や軟部組織の処理は，外鼻修正を希望する両側唇裂患者のほぼ全例に行っている．鼻柱延長の要否や方法，隆鼻その他の付加的手技の適応は，変形の程度や患者の希望により決定する．また，外鼻修正術は同時に口唇修正術をかねることがほとんどであり，常に口唇修正の方針に応じて術式を選択する必要がある．

1. 鼻柱延長法の選択

口唇の組織を利用しない症例は，鼻尖部の基本的な処理を行うのみで十分な鼻柱の長さが確保できるものか，口唇の修正をまったく希望しない場合である．

口唇の組織を用いる場合，もっとも自然な形態が得られるのは，鼻柱に連続して中央唇の皮弁を移動する方法である．両側唇裂症例では上口唇のtightnessが存在し，最終的にはAbbe法を適応した方が良い結果につながる場合が少なくない．Abbe法は下口唇に新たな瘢痕を残すことが最大の難点であるが，上口唇に残存するさまざまな問題点を一気に解決できる優れた方法で，複雑な瘢痕をむしろ単純化する利点もあり，適応は広いと考えている．Abbe法の適応に問題がなければ，鼻柱延長には迷わず中央唇の皮膚を利用する．

Abbe法を適応するほどではないか，患者が拒否した場合，筆者らはおもにforked flapを用いている．いずれにしても，鼻柱形成は鼻尖部の絞り込みによる鼻柱上部の形成に重点を置き，口唇の組織の利用はあくまでも補助的とするのがよい．過剰な押し上げは，きわめて不自然な形態を招く．

なお，中央唇弁やforked flapでは，鼻孔縁から鼻柱にいたる切開創より前方（外面）は延長されるが，後方（内面）の延長も同時に得られるわけではない．これに対しては，大鼻翼軟骨の内脚間縫合により，鼻柱上部における内側のliningが形成されることで通常対応できるが，緊張が強いようであれば，図6・1のように鼻前庭部のZ形成でliningの延長を行う．これ以外に特別な処理は行っていない．

2. 隆鼻術の適応

隆鼻術を実施するのは，①鼻骨を含め外鼻椎体の低形成がある場合，②大鼻翼軟骨の支持性が弱く，軟骨間縫合を行っても鼻尖を押し上げる効果の少ない場合，③鼻背が丸みを帯びていて，いわゆる鼻すじがあいまいな場合，④これらの要素がなくても患者が希望する場合，などである．その他の手技の適応については，前項の通りである．

C 術前の準備

術前顔貌および鼻口唇の拡大写真が重要なことはいうまでもない．正面，両側面，下面を撮影しておく．外鼻の石膏モデルを採取して，変形の様子や組織の過不足を詳細に検討することもある．以前に骨格や咬合の評価がなされていない場合には，頭部規格撮影やパノラマ撮影，咬合模型の作製などを行って，歯科矯正治療や顎裂部骨移植，外科矯正などの要否を評価し，治療の優先順位を検討する．原則として外鼻修正は一貫治療の最後に行うが，歯科矯正治療などは長期に及ぶため，患者の心理を考慮して先に実施することもある．

D 手技のポイント

1. 器具と材料

形成外科の基本セットに加え，口蓋裂用エレバトリウム，鼻中隔剥離子，鼻背鏡などを準備しておく。耳介軟骨を採取する予定があれば，軟骨の細工に便利なまな板，セルロイドの定規（採取した軟骨を透見しながらメスで裁断するのに有用）を用意する。

2. 作図上のポイント

手術に先立って，鼻尖頂点の位置，大鼻翼軟骨の輪郭を皮膚にマーキングしておく。またとくに隆鼻を行う場合には，鼻梁線をマークするが，これは両内眼角間距離の中央点と，人中または鼻柱基部の中央点を結んだ線とする。

皮膚切開のデザインは前述の通りであるが，鼻前庭部に帯状拘縮がある場合には，鼻孔縁切開に連続してZ形成を加える（図6・1）。

3. 手術のポイント

①皮膚切開は11番メスを用いて正確に行い，大鼻翼軟骨とくに内側脚を切断しないように注意する。

②鼻尖部の剥離はまず皮下から行う。皮膚側に脂肪を薄く残した均一な層で鼻尖部全体を剥離しておき，ついで軟骨膜上で剥離して，結果として遊離された軟部組織を除去する。

③前述のごとく，大鼻翼軟骨外側脚の頭側部分を切除するが，軟骨に全層切開を加えてから，切除する軟骨と鼻翼軟骨膜との間を先鋭剪刀を用いて慎重に剥離し，粘膜を温存する（図6・2-b）。

④大鼻翼軟骨間縫合では，強固な固定を得るため軟骨全層に4-0モノフィラメント非吸収糸をかける。Soft triangleの引き込みをより強調するには，軟骨の遊離縁より前方の真皮にも糸をかけると効果的である（図6・3）。初回手術の際に行っているような，上方（外側鼻軟骨など）への牽引は通常不要であるばかりか，かえってup noseあるいはshort noseになりやすいのであまり行わな

い。

⑤後述する隆鼻術を適応しない場合でも，死腔を少しでも埋める目的で，またtip up効果を期待して，鼻尖部に自家組織を移植する。移植材料には切除した大鼻翼軟骨や，耳介軟骨を採取して用いる。この場合，移植軟骨は2つに折り畳んでテント状とし，誘導糸を用いて任意の鼻尖部頂点の皮膚にpull outし，ボルスター固定する。ボルスターは術後4～5日に除去し，その後は外固定に委ねる。

⑥鼻翼基部の引き寄せ縫合は，口唇瘢痕修正をかねた鼻孔底幅の縮小のための切開創から行う。ここより鼻腔底（顎裂部）および梨状口を骨膜下に剥離して鼻翼の十分な可動性を得た後，鼻翼基部の骨膜を含めた皮下組織に2-0ナイロン糸をかけて前鼻棘直前を通し，対側の鼻翼基部を経て元に戻して結紮する。この際23Gの注射針を用いて縫合糸を誘導し，鼻翼溝直下の真皮まで糸がかかるようにすると，強い牽引にも耐えやすい（図6・4）。必ず後戻りが起こるので，鼻孔が閉塞するほど過矯正にしておくのがよい。

⑦筆者らの行っている隆鼻術の詳細を述べる。以前はシート状の耳介軟骨を鼻背に乗せるのみか，それとは別に鼻柱に追加移植するなどの方法

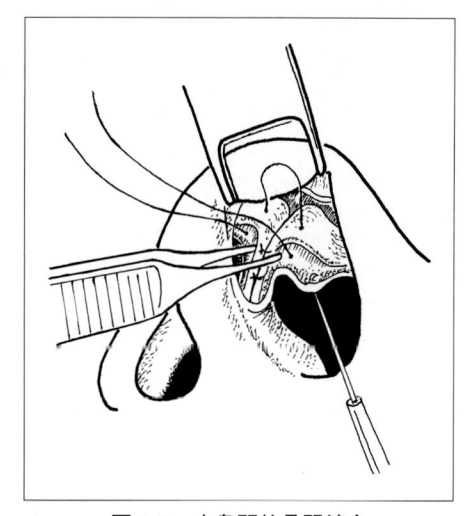

図6・3　大鼻翼軟骨間縫合
内外側脚間移行部付近では，軟骨前縁より前方（鼻孔縁弁）の真皮にも糸をかけると，soft triangleの引き込みが強調される。

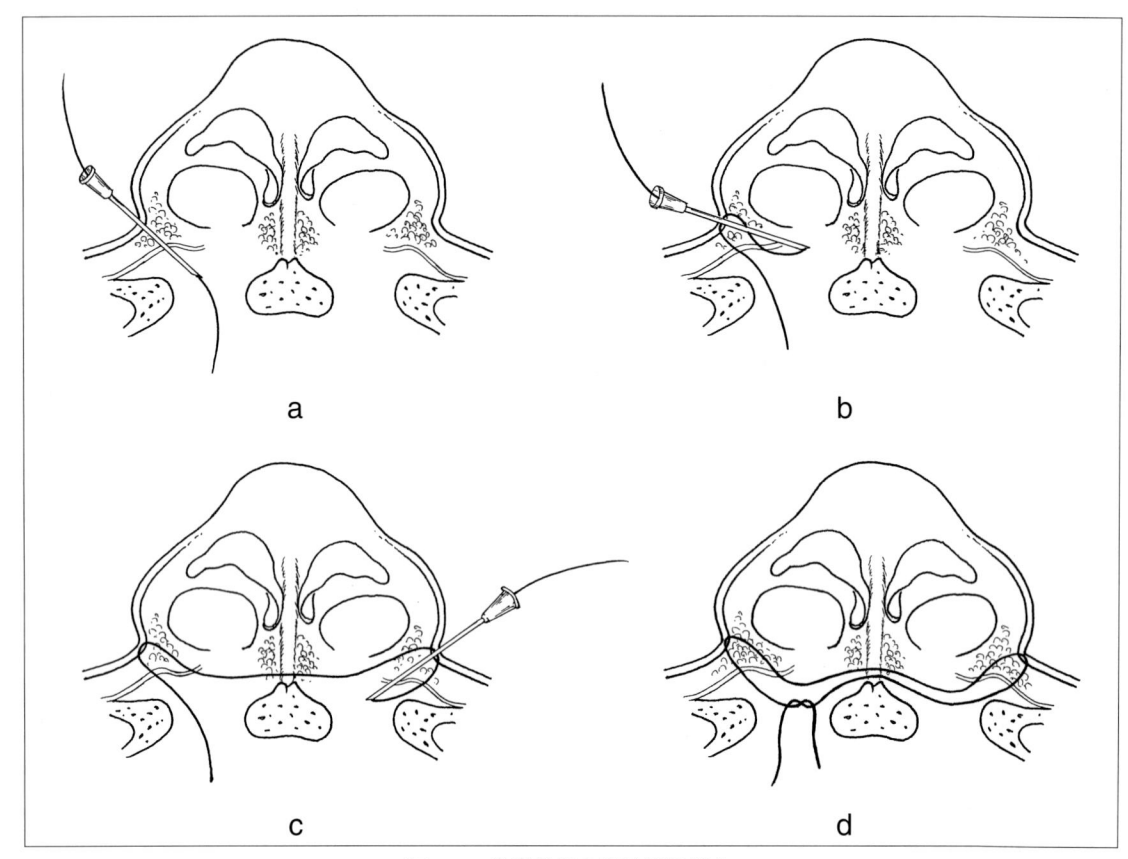

図6・4 鼻翼基部の埋没貫通縫合
骨膜下に剥離して鼻翼の十分な可動性を得た後，両鼻翼基部を2-0ナイロンで強く引き締める。この際，23G注射針を用いて糸を誘導し，鼻翼基部の真皮にしっかりかかるようにする。中央唇皮下は前鼻棘直前を通す。

をとっていたが，最近耳介軟骨を用いてL型の一体型フレームワークを作製する方法を考案し，これに真皮脂肪片を組み合わせて，片側・両側を問わず唇裂外鼻変形に適応している[32]。

耳介軟骨は長短合わせて3ないし4枚採取する。幅はいずれも4mmとし，長さはもっとも長いもので35〜40mm，最短のものでも25mm程度必要である。採取にあたっては耳介裏面を切開し，耳甲介から舟状窩にかけて，ねじれの少ない部位を選ぶ。通常同側より2枚，対側より1枚を採取する。真皮脂肪片の採取部は，真皮が比較的厚く採皮痕が目立ちにくい側胸部（腋窩有毛部のやや下方で，女性の場合には下着に隠れる部位）とし，脂肪を少量つけて採取する。通常幅約5mm，長さは50〜60mmとする。

初めに軟骨のフレームワークを作製する。長い方の2枚を重ね合わせて縫合し（軟骨のねじれが互いに相反するように重ねるとよい），その一端に直交するようにもう1枚を縫合する（図6・5-a）。これを2つ折りにして互いを縫合し，鼻柱に立てる支柱とする（図6・5-b）。軟骨が薄くてなおも強度が得られない場合には，さらにもう1枚の耳介軟骨か，鼻中隔軟骨を採取して支柱の間に挟むこともある。こうして作製したL型のフレームワークに真皮脂肪片を乗せ，一端を支柱のループに通して縫合固定する（図6・5-c, d）。移植時の強度を増すため全体をフィブリン糊で補強した後，あらかじめ鼻背に作成しておいた皮下ポケットに挿入する。この際，移植片の両端に誘導糸をかけ，鼻尖と鼻根部にpull outし，ボルスター固定する

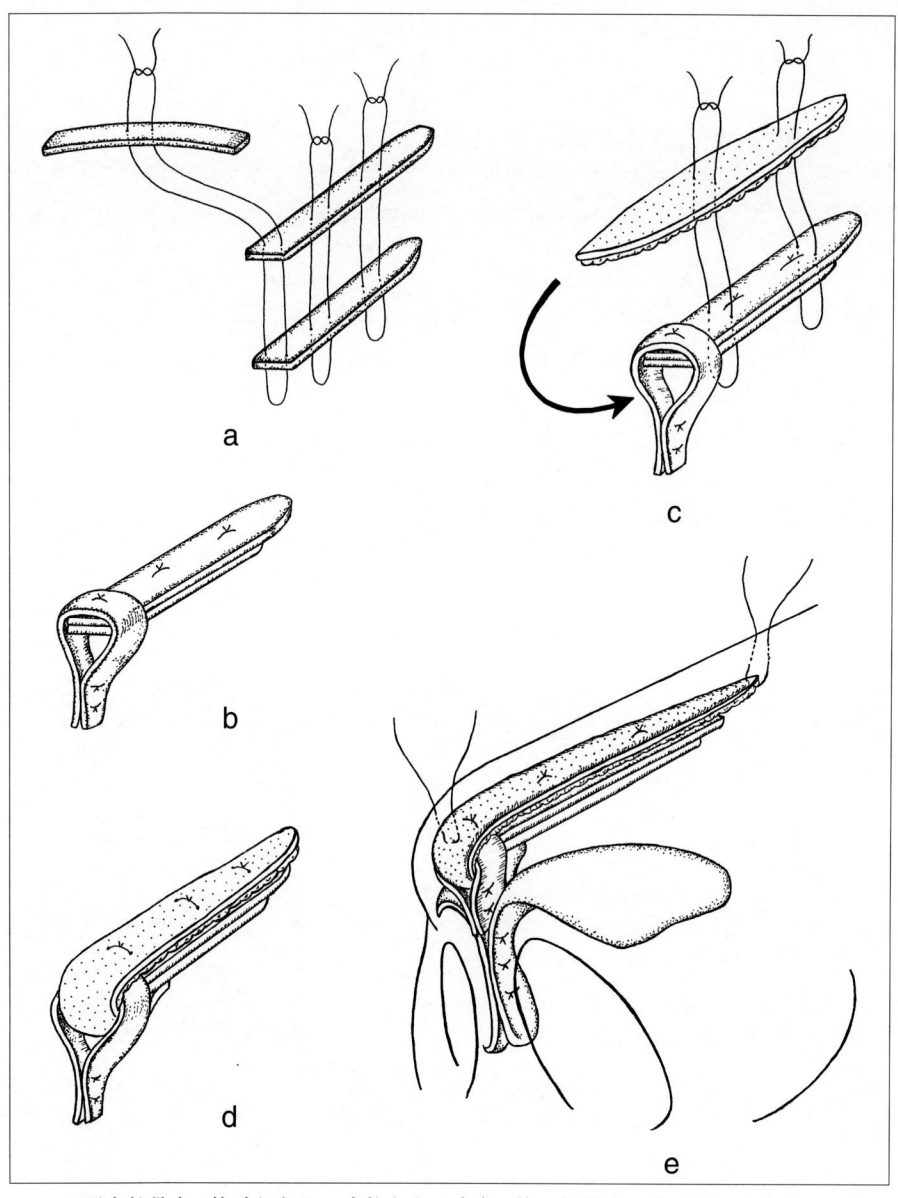

(a) 耳介軟骨を2枚重ねとし，支柱となるもう1枚の軟骨を一方の端に直交するように縫合固定する。
(b) 支柱の軟骨を2つ折りにして縫合する。
(c, d) さらに真皮脂肪片をのせ，一端を支柱のループに通して軟骨裏面に固定する。
(e) 鼻背の皮下ポケットに誘導糸を用いて挿入し，支柱を大鼻翼軟骨間に挟み込む。鼻尖頂点は任意の位置に設定し，誘導糸でボルスター固定する。

図6・5 隆鼻のためのL型移植材料の作製

(Nakakita, N., Sezaki, K., Yamazaki, Y., et al. : Augmentation rhinoplasty using an L-shaped auricular cartilage framework combined with dermal fat graft for cleft lip nose. Aest. Plast. Surg., 23 : 107-112, 1999. より引用)

（図6・5-e）。

鼻孔にリテイナーを挿入し，テーピングとスポンジ付きアルミシーネによる圧迫固定を行って手術を終了する。なお，鼻幅ができるだけ細く仕上がるよう，テーピングの後に鼻翼より上方の鼻屋の領域に三角形のガーゼを置き，その上からシーネを装着している。

4. 手技上の注意点

外鼻修正術において特別な注意点や危険性はないが，術後の血腫は著明な瘢痕形成の原因となり，結果として再び鼻尖部の肥大を招く恐れがある。したがって，術中十分な止血を心がけることが重要である。ただし，視野が悪いために盲目的に電気凝固を多用することは禁物で，出血点が同定しにくければ適宜冷生食ガーゼで外表より根気よく圧迫止血する。

E　術後管理

術後7日にすべての外固定をやり直すが，それまでは固定をいっさい除去しない。徐々にシーネが浮き上がってくるようであれば，上から弾性テープで補強する。同様の外固定は術後14日まで継続する。退院後はシーネを術後1カ月，リテイナーは6カ月まで外出時を除いて装着するよう指導する。

F　症例

それぞれ異なった術式による代表症例を供覧する。

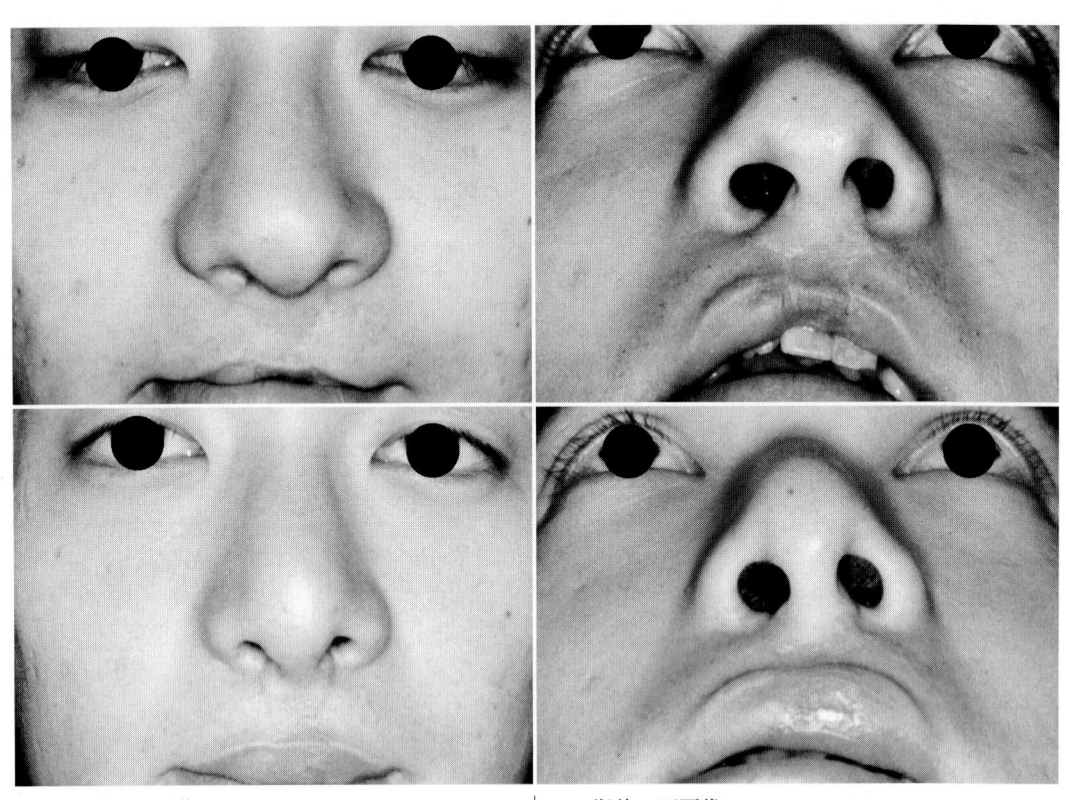

(a) 術前，正面像。
(b) 術前，下面像。
(c) 術後2年8カ月，正面像。細い鼻尖・鼻翼が維持されている。上口唇は下口唇からのswitch flapで修正した。
(d) 術後2年8カ月，下面像。

図6・6　症例1：22歳，男，両側唇顎口蓋裂

第6章　思春期以後における両側唇裂鼻形成術　193

【症例1】22歳，男，両側唇顎口蓋裂（図6・6）
　他院で初回手術と修正を一度受けているが，詳細は不明である．当院にてまず上口唇赤唇部の修正のみ施行した（下口唇からの横方向のswitch flap）．その後，白唇部の瘢痕と鼻形態の修正を希望したため（鼻尖部を細く，やや高くして欲し いと希望した．鼻柱の長さはほぼ温存されている）．1995年7月，手術を施行した．両側鼻孔縁切開，鼻尖部の瘢痕を除去し，両側大鼻翼軟骨の頭側1/3を切除，弯曲した鼻中隔軟骨前端部も少量切除した．大鼻翼軟骨の内側脚間縫合を行った後，鼻尖から鼻背にかけて耳介軟骨を2枚重ねと

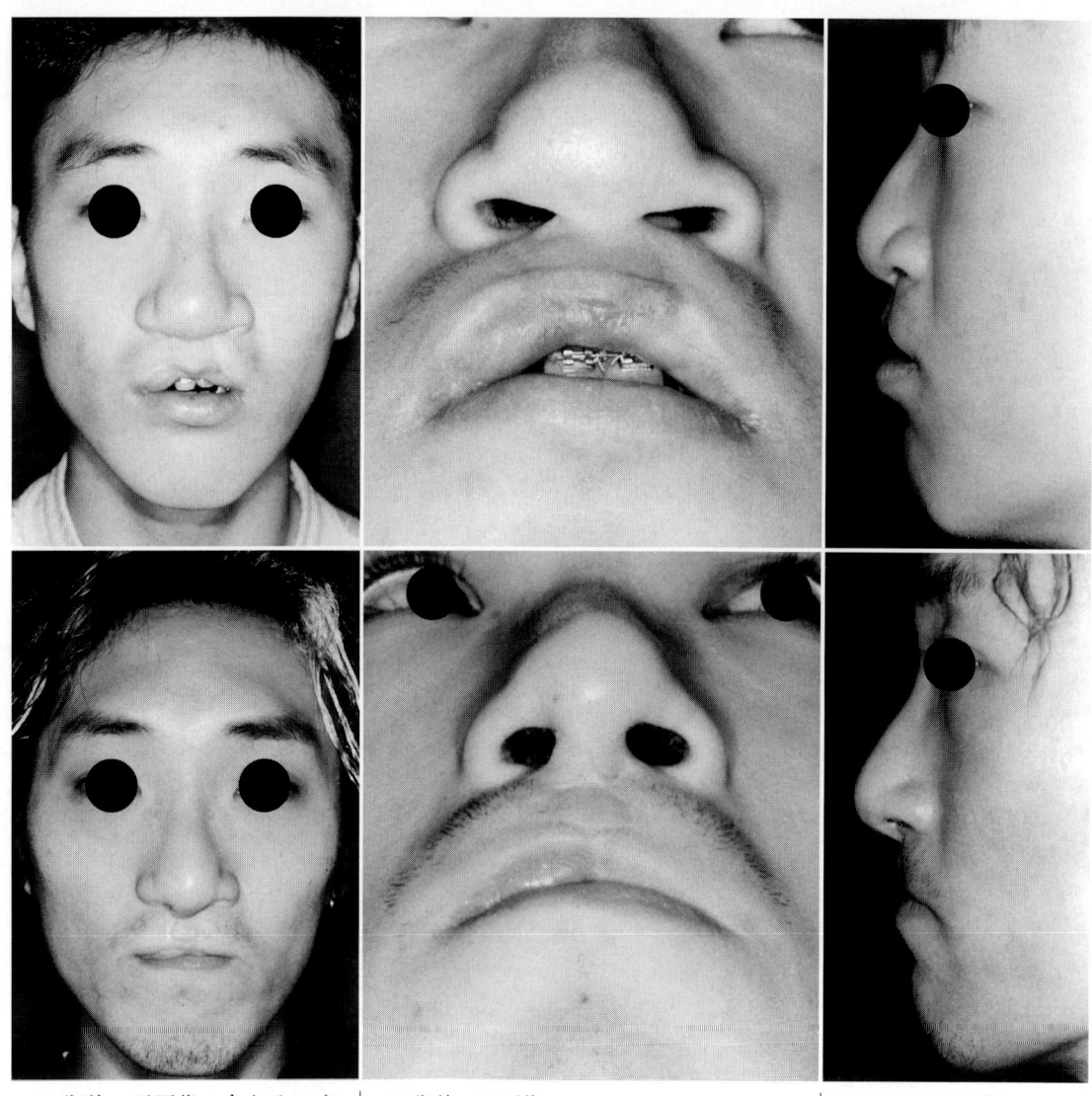

(a) 術前，正面像．きわめて広い鼻尖・鼻翼を呈している．
(b) 術前，下面像．
(c) 術前，側面像．
(d) 術後5年4カ月，正面像．鼻尖・鼻翼は比較的細く維持されているが，forked flapを用いたため上口唇はきわめてtightである．
(e) 術後5年4カ月，下面像．鼻孔の内上方拡大がやや不足しているが，forked flapによる鼻柱延長量は適当である（これ以上の押し上げは，かえって不自然と思われる）．
(f) 術後5年4カ月，側面像．いわゆるup noseにはなっていない．

図6・7　症例2：16歳，男，両側唇顎口蓋裂

【症例2】16歳，男，両側唇顎口蓋裂（図6・7）

当院にて初回手術および7歳時に口腔前庭形成，13歳時に顎裂部への骨移植，14歳時にwhistling変形に対してKapetansky法[33]を行っている。1994年8月，外鼻を含め再修正手術を施行した。正中部赤唇の組織量がまだかなり不足しており，Abbe法の適応と思われたが，下口唇の切開に本人の賛同が得られなかったため，forked flapによる鼻柱延長を行った。Soft triangle部の皮膚の余剰が顕著なため，両側逆U字切開を適応した。大鼻翼軟骨間縫合に加え，左右の逆U字皮弁どうしもできる限り引き寄せて縫合した。大鼻翼軟骨は左右差があり右側のみ頭側1/2を切除，これを鼻尖部に移植した。また両鼻翼基部の貫通縫合も施行した。なお中央唇の白唇は島状に残したが赤唇は切除し，左右の側方唇を正中で縫合した。術後5年の段階で外鼻形態は安定しているが，forked fkapと正中部赤唇切除により上口唇はきわめてtightである。

【症例3】22歳，女，両側唇顎口蓋裂（図6・8）

初回手術および7歳時の口唇修正を他院で施行している。この症例では上顎の劣成長と上口唇のtightnessが著明なため，外科矯正（下顎のset backで対応）の後にAbbe法および外鼻修正を行う方針とした。1994年2月，下顎矢状分割術を施行した（約8mm後退）。1995年2月，丹下式Abbe変法[34]と同時に外鼻修正術を行った。大鼻翼軟骨は大きさに左右差があったが両側とも小さ目だったため切除せず，Humby法[35]に準じて反転して対称化した。鼻骨下縁の高さから鼻尖にかけて，耳介軟骨を4枚重ねにして移植し，またそれとは別に鼻柱にも同軟骨を支柱として移植した。術後5年の段階で，外鼻形態は安定している。

【症例4】19歳，女，両側不完全唇裂・硬軟口蓋裂（図6・9）

当院にて初回手術および8歳時に口腔前庭形成を行っている。1996年9月，顎裂部への骨移植（歯科矯正治療後の後戻り防止目的）と同時に口唇・外鼻修正を施行した。鼻柱の長さは不十分であったが，口唇組織による鼻柱延長は行わず，大鼻翼軟骨間縫合とL型耳介軟骨フレーム・真皮脂肪複合移植による隆鼻術を行った。骨移植も行った関係上，真皮脂肪には腸骨採取部の皮膚（側胸部に比べて真皮はかなり薄い）を利用した。術後3年の段階では，鼻孔形態にやや不満を残しているが，隆鼻効果は維持されている。

G 考察

思春期以後における唇裂外鼻および口唇修正術は，出生から成人までの長期に及ぶ口唇口蓋裂治療のいわば最終段階である。したがって，その後の半生にわたって耐えうる形態を獲得するのが最大の目的であるが，同時に残存する傷跡を整理，縮小することもきわめて大切である。これまで強調してきたように，解剖学的正常化を理由にradicalな手術を行い，そのために傷跡を増やしてしまうのは，筆者らの基本方針に反するものである。

個々の基本的手技に対する考え方についてはすでに述べた通りである。ここでは筆者らが独自に行っている隆鼻術の意義や問題点，長期結果などについて考察する。

唇裂外鼻に隆鼻術を行うことは決してまれなことではないと思われるが，純粋な美容目的の症例に比べ，鼻尖の高さや鼻柱の支持性がより不足している場合が多く，積極的な改善にはL型の移植材料が有効と考えられる。これには一般にシリコンプロテーゼや骨（通常腸骨か頭蓋骨），肋軟骨が用いられているが，シリコンは周知のごとく異物としての欠点を有するだけでなく，より正常に近づきたいという先天奇形患者特有の心理を察すると，決して薦められるべきものではない。骨は採取部により差があるものの，吸収されやすいという問題がある[36]。腸骨の場合は吸収によって軟らかい鼻尖・鼻柱が得られ，かえって好都合であるという報告もあるが[37]，吸収の程度には大きな個人差があると思われる。また頭蓋骨は吸収が少ないとされているが[38]，とくにL型移植では結果的に硬すぎる外鼻となるのは明らかである。肋軟骨は弯曲変形が起こりやすく[39]，形状

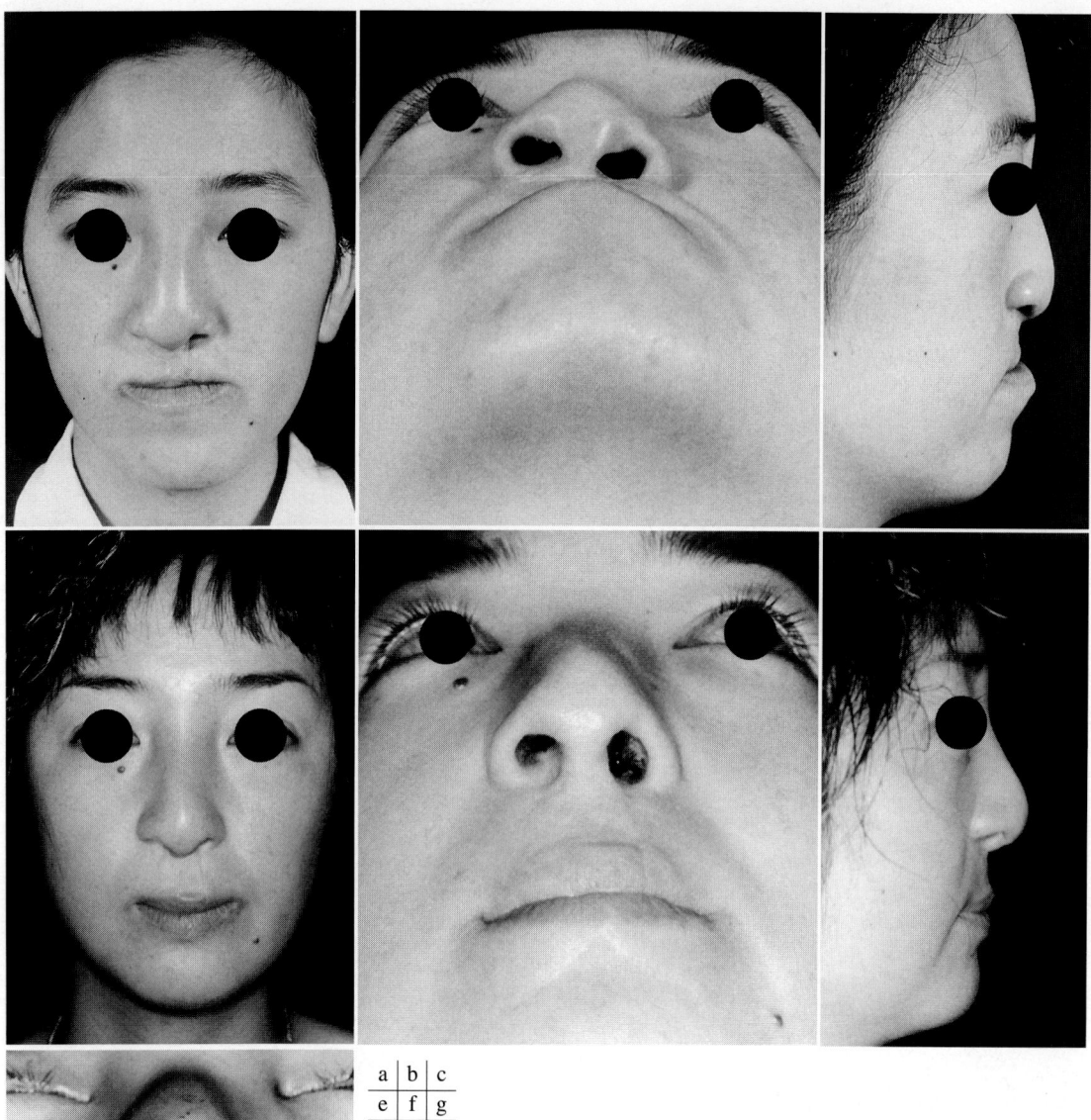

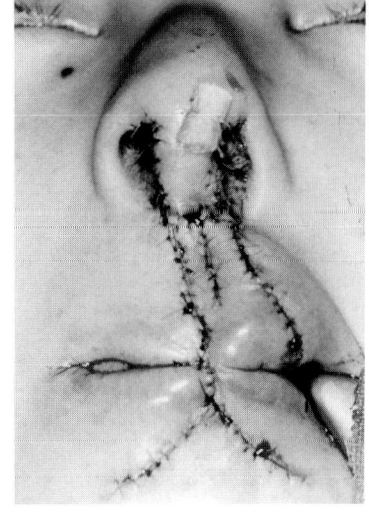

第6章　思春期以後における両側唇裂鼻形成術　195

a	b	c
e	f	g
d		

(a) 術前，正面像。上口唇に複雑かつ多数の瘢痕が存在する。
(b) 術前，下面像。
(c) 術前，側面像。上口唇のtightnessと上顎の劣成長が明らかである。
(d) 手術終了時。約1年前に下顎矢状分割によるset backを施行し，今回丹下式Abbe変法と外鼻修正を同時に行った。
(e) 術後4年5カ月，正面像。
(f) 術後4年5カ月，下面像。右鼻腔底に変形を生じたが，外鼻形態は良好である。
(g) 術後4年5カ月，側面像。

図6・8　症例3：22歳，女，両側唇顎口蓋裂

a	b	c
e	f	g
d		

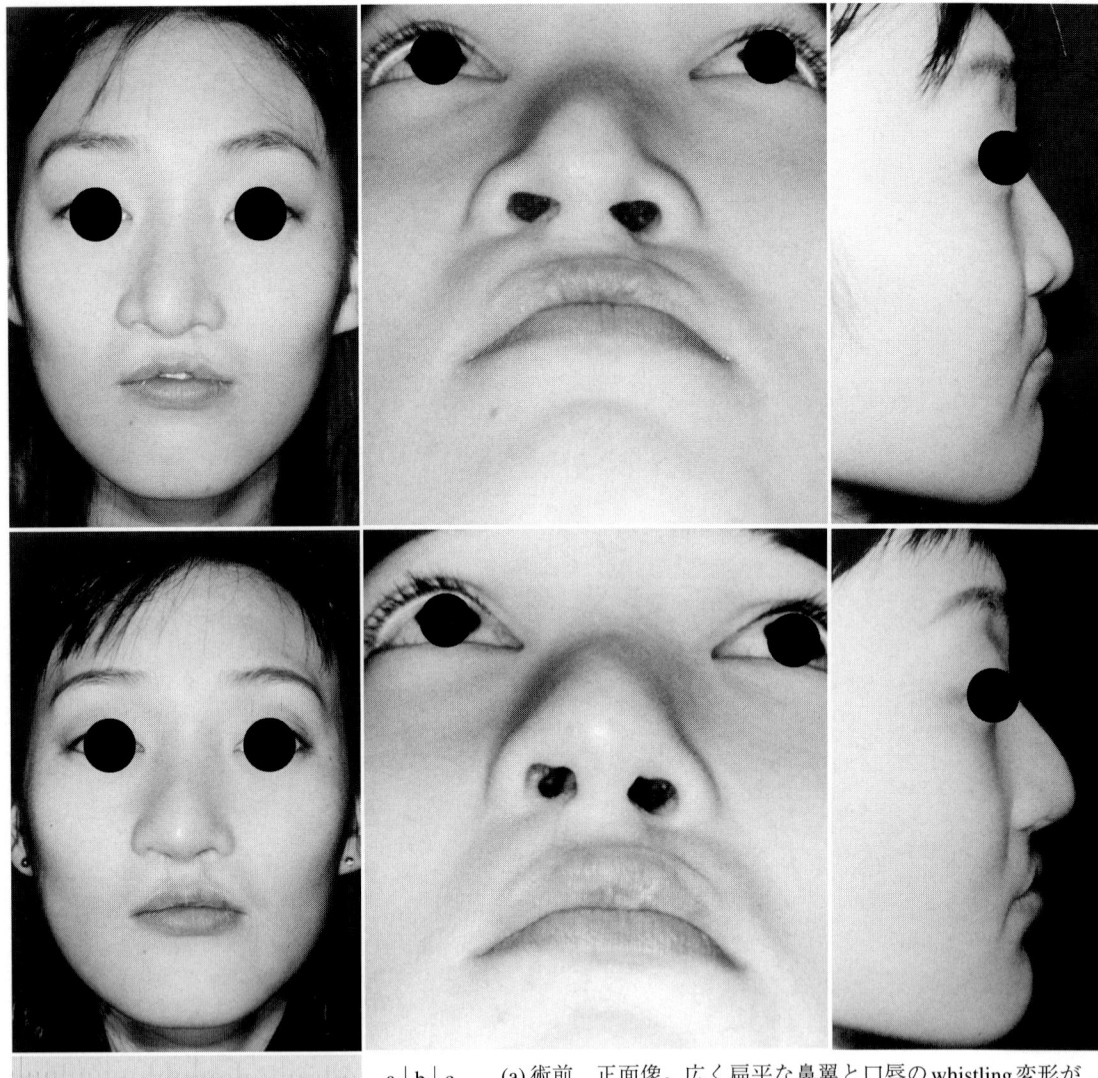

(a) 術前，正面像。広く扁平な鼻翼と口唇のwhistling変形が目立つ。
(b) 術前，下面像。鼻柱短縮は中等度である。
(c) 術前，側面像。
(d) 耳介軟骨と真皮脂肪片で作製したL型の隆鼻材料を示す。表面をフィブリン糊で補強してある。手術は鼻・口唇同時修正を行った。
(e) 術後2年1カ月，正面像。
(f) 術後2年1カ月，下面像。鼻孔の内上方拡大がやや不十分であるが，鼻翼の形態は良好である。
(g) 術後2年1カ月，側面像。いわゆる鼻柱延長を行っていないが，隆鼻効果は維持されている。

図6・9 症例4：19歳，女，両側不完全唇裂・硬軟口蓋裂
(Nakakita, N., Sezaki, K., Yamazaki, Y., et al. : Augmentation rhinoplasty using an L-shaped auricular cartilage framework combined with dermal fat graft forcleft lop nose. Aest. Plast. Surg., 23 : 107-112, 1999. より引用)

安定性に欠けるほか，ときに石灰化や骨化が起こることも指摘されている[40]。

一方，耳介軟骨はこれらの欠点がほとんどなく安定性に優れているが，柔軟であるがゆえに支持性に乏しく，一般にL型移植の材料としては用いられていない。そこで筆者らは，支柱としての強度をもたせる目的で，独自の方法でL型の移植材料を作製した。その結果，支柱としての強度は少なくともシリコンプロテーゼと同程度に得られたと考えている。

真皮脂肪を併用する目的は，ほとんど吸収される運命にあるものの，多少厚みの補助になること，鼻背から鼻根部にかけて移植軟骨の輪郭が外表より浮き出て見えるのをカモフラージュすることである。軟骨を被覆する目的では側頭筋膜も用いられるが[41]，厚みの点で，隆鼻の補助としてはほとんど用をなさない。

真皮脂肪の吸収についてReichは，脂肪がほとんどついていない真皮の移植を182例に行ったが，明らかな減量は見られず，脂肪が残っているとそれが明確になると述べている[42]。筆者らは真皮に薄く脂肪を付着させたまま移植しているが，おおむね2～3カ月で明らかに厚みを減じ，その後は安定するようである。術後5年を経た症例でも，軟骨の輪郭を直接触れたり，透見されるようなことはなく，ある程度の厚みも維持されている。また，懸念される表皮封入嚢腫の発生は1例も経験していない。

本法の欠点は，耳介軟骨を多く採取するので，耳介の変形が起こりうることである。通常長さ30mmを越える平らな軟骨を得るには，耳甲介を越えて舟状窩にかけて採取する必要があり，術後に対輪の部分的な陥凹変形を生じやすい。必ず前面の軟骨膜を温存し，皮膚の上から軟膏ガーゼの細片を用いて対輪の輪郭を整えておき，1～2週間圧迫固定すると，ある程度変形を防ぐことができる。同時に耳介裏面から皮膚を採取したりしなければ，耳輪外周の変形を来すことはない。

本法による隆鼻の効果は比較的マイルドなものであるが，強制的に鼻を高くしたような印象は皆無で，きわめて自然な形態が得られるのが特徴である。

最後に，思春期以後の唇裂外鼻修正を手がけるにあたって実感するのは，初回手術や成長期に行われる修正術がいかに重要かということである。すなわち，過剰な瘢痕を誘発せず，組織の損失の少ない手術が行われていれば，最終手術における自由度が拡がりきわめて有利となる。早期の外鼻修正に際しては，将来再び修正が行われることを前提にして常に愛護的な手術を心がけるべきである。それには思春期以降の修正手術の経験とフィードバックがもっとも役立つに違いない。

まとめ

両側唇裂外鼻修正術は，鼻尖・鼻翼の幅径の縮小と，鼻柱・鼻尖の高さの獲得が主たる目的であるが，liningの不足と組織の過剰が混在し，その修正はときに困難をきわめる。思春期以後の修正術では，口唇形態および瘢痕の修正も含めた最終手術となることを考慮し，外表の瘢痕をできるだけ増やさずに最大の効果を得る術式を選択する必要がある。

本稿では，既存の手法の組み合わせに若干の工夫を加えた筆者らの基本的術式と，独自の方法で行っている隆鼻術の詳細について述べた。

文献

1) Rhethi, A. : Uber die korrektiven oprationen der nasendeformitaten ; Die senkung des hervorspringenden nasenruckens und der nasenspitze. Die Chirug, 5 : 503-511, 1933.
2) 原科孝雄：両側唇裂二次形成術．形成外科，38 : 475-485, 1995.
3) Harashina, T. : Open reverse-U incision technique for secondary correction of unilateral cleft lip nose deformity. Br. J. Plast. Surg., 43 : 557-564, 1990.
4) 高戸　毅, 米原啓之, 森　良之ほか：就学前におけるOpen methodを用いた片側唇裂鼻形成術の長期Follow-up．日形会誌，14 : 427-434, 1994.
5) Friedman, G. D., Gruber, R. P. : A fresh look at the open rhinoplasty technique. Plast. Reconstr. Surg., 82 : 973-980, 1988.
6) Tajima, S., Maruyama, M. : Reverse U incision for secondary repair of cleft lip nose. Plast. Reconstr.

Surg., 60 : 256-261, 1977.
7) Millard, D. R. : Columella lengthening by forked flap. Plast. Reconstr. Surg., 22 : 454-457, 1958.
8) Lehman, J. A. : Secondary repair of bilateral cleft lip deformities ; A two-stage approach. Br. J. Plast. Surg., 29 : 116-121, 1976.
9) Marcks, K. M., Trevaskis, A. E. : Elongation of columella by flap transfer and Z-plasty. Plast. Reconstr. Surg., 20 : 466-473, 1957.
10) Oneal, R. M., Greer, D. M. : Secondary correction of bilateral cleft lip deformities with Millard's midline muscular closure. Plast. Reconstr. Surg., 54 : 45-51, 1974.
11) 高橋庄二郎, 重松知寛, 古川　正ほか：Forked flap を用いる両側唇裂手術. 日口外誌, 18 : 541-546, 1972.
12) 原科孝雄, 青柳文也, 中島龍夫ほか：Forked flapによる鼻柱延長術の経験. 形成外科, 21 : 37-45, 1978.
13) Gillies, H. D., Kilner, T. P. : Hare-lip ; Operation for the correction of secondary deformities. Lancet, II : 1369-1375, 1932.
14) Pigott, R. W., Millard, D. R. : Correction of the bilateral cleft lip nasal deformity. Cleft Lip and Palate, edited by Grabb, W. C., et al., pp.325-340, Little, Brown and Co., Boston, 1971.
15) 河村　進, 牟礼理加, 佐原慶一郎ほか：V-Y変法による鼻柱延長術. 日口蓋誌, 16 : 96-104, 1991.
16) Brown. J. B., McDowell, F. : Secondary repair of cleft lip and there nasal deformities. Ann. Surg., 114 : 101-117, 1941.
17) Converse, J. M., Hogan, V. M., Dupuis, C. C. : Combined nose-lip repair in bilateral complete cleft-lip deformities. Plast. Reconstr. Surg., 45 : 109-118, 1970.
18) Cronin, T. D. : Lengthening columella by use of skin from nasal floor and alae. Plast. Reconstr. Surg., 21 : 417-426, 1958.
19) Maeda, K., Ojimi, H., Yoshida, T. : A new method of secondary correction of the bilateral cleft lip nose. Br. J. Plast. Surg., 40 : 52-60, 1987.
20) 松尾　清, 広瀬　毅：両側唇裂外鼻変形に対する非観血的矯正と観血的再建の工夫. 形成外科, 31 : 734-743, 1988.
21) Matsuo, K., Hirose, T. : A rotation method of bilateral cleft lip nose repair. Plast. Reconstr. Surg., 87 : 1034-1040, 1991.
22) 伊藤芳憲, 田中良治, 大村勇二ほか：両側唇裂外鼻における鼻柱延長の一方法. 形成外科, 31 : 929-935, 1988.
23) Van der Meulen, J. C. : Columellar elongation in bilateral cleft lip repair ; Early results. Plast. Reconstr. Surg., 89 : 1060-1067, 1992.
24) 大浦武彦：両側唇裂の二次修正手術. 形成外科, 22 : 364-373, 1979.
25) Pelliciari, P. D. : Columella and nasal tip reconstruction using multiple composite free grafts. Plast. Reconstr. Surg., 4 : 98-104, 1949.
26) Meade, R. J. : Composite ear grafts for construction of columella, Composite ear grafts for the correction of nasal deformities associated with cleft lip and other congenital and post-traumatic deficiencies of the columella. Plast. Reconstr. Surg., 23 : 134-147, 1959.
27) 内田　満：両側唇裂鼻変形の治療. 形成外科, 38 : 453-464, 1995.
28) Uchida, M., Kojima, T., Hirase, Y. : Secondary correction of the bilateral cleft lip nose by excision of the columellar forked flap and nasal remodelling with reverse-U flaps ; A preliminary report. Br. J. Plast. Surg., 47 : 490-494, 1994.
29) 丹下一郎, 三宅伊豫子, 広神和彦ほか：両側性口唇裂に対するわれわれの治療方式. 日形会誌, 第27回日本形成外科学会総会演説記事：641-642, 1984.
30) Brauer, R. O., Foerster, D. W. : Another method to lengthen the columella in the double cleft patient. Plast. Reconstr. Surg., 38 : 27-31, 1966.
31) McComb, H. : Primary repair of the bilateral cleft lip nose ; A 15-year review and a new treatment plan. Plast. Reconstr. Surg., 86 : 882-893, 1990.
32) Nakakita, N., Sezaki, K., Yamazaki, Y., et al. : Augmentation rhinoplasty using an L-shaped auricular cartilage framework combined with dermal fat graft for cleft lip nose. Aest. Plast. Surg., 23 : 107-112, 1999.
33) Kapetansky, K. I. : Double pendulum flaps for whistling deformities in bilateral cleft lips. Plast. Reconstr. Surg., 47 : 321-323, 1971.
34) 丹下一郎：ラムダ型の改良アッベ氏弁. 形成外科, 35 : 249-256, 1992.
35) Humby, G. : The nostril in secondary harelip. Lancet,

1 : 1275, 1938.

36) Abbott, L. C., Schottstaedt, E. R., Saunders, J. B. D. M., et al. : The evaluation of cortical and cancellous bone as grafting material. J. Bone Jt. Surg., 29 : 381-414, 1947.

37) 高戸　毅, 波利井清紀, 小室裕造：腸骨移植を利用した唇裂鼻変形の再建. 形成外科, 35 : 1439-1446, 1992.

38) Jackson, I. T., Smith, J., Mixter, R. C. : Nasal bone grafting using split skull grafts. Ann. Plast. Surg., 11 : 37-42, 1983.

39) Gibson, T., Davis, W. B. : The distortion of autogenous cartilage grafts ; Its cause and prevention. Br. J. Plast. Surg., 10 : 257-274, 1958.

40) 酒井成身：移植軟骨の組織学的, 生化学的変化. 日形会誌, 2 : 799-810, 1982.

41) Guerrerosantos, J. : Temporoparietal free fascia grafts in rhinoplasty. Plast. Reconstr. Surg., 74 : 465-475, 1984.

42) Reich, J. : The application of dermis grafts in deformities of the nose. Plast. Reconstr. Surg., 71 : 772-782, 1982.

（中北信昭）

第6章 思春期以後における両側唇裂鼻形成術

2）私たちの行ってきた手術法とその意義②

Summary

　筆者らは両側唇裂鼻変形に対して，基本的に片側唇裂鼻変形に対する形成術と同様の術式を用いている。すなわちopen methodを用いて，偏位した大鼻翼軟骨の位置を矯正して縦長な鼻孔を形成するとともに，鼻中隔軟骨あるいは肋軟骨を用いて鼻柱の支柱とし，細い鼻柱，鼻尖および鼻唇角の形成を行っている。鼻根が幅広い症例に対してはcantilever bone graftを用いた隆鼻術を行い，鼻梁の形態を改善するとともに，鼻根部が細く見えるようにしている。こうした軟骨および骨の支持材を用いることで，矯正した鼻孔形態を永続性のあるものにしている。鼻根部が非常に広い場合には，通常の外側骨切り線に相当する部位周囲の鼻骨の外側部分および連続する上顎骨の骨切除を行っている。
　両側唇裂鼻変形においては，鼻柱の延長を必要とする場合があるが，筆者らは中央唇を積極的に用いている。鼻柱および鼻尖部に組織の余裕をもたせることによって，鼻尖部および鼻唇角の形成が容易になり，永続的な結果を得ることが可能になると考えている。人中の再建にはAbbe皮弁を用いているが，不自然にならないよう幅を約7mm位としている。
　幼少時における二次修正術により生じた，太く長い鼻柱の変形，大きな鼻孔や団子鼻変形に対しては，余剰組織の切除を積極的に行っているが，こうした変形の形態および程度は症例によってさまざまであり，個々に応じた形成術が必要である。

はじめに

　思春期以後に見られる両側唇裂鼻変形は，両側唇裂鼻に独特な変形と，幼少時における修正術によって二次的に惹起されるさまざまな変形の2つに大きく分けられ，その形態および程度は症例によって多様である。
　通常，両側唇裂鼻の特徴は，①鼻柱が短い，②鼻尖部が扁平で広がっている，③鼻孔の形態が「逆八の字型」である，④鼻唇角が鈍角である，⑤鼻孔底が広く，鼻翼が外側に引っ張られ鼻幅が広い，⑥鼻根部から鼻柱基部に至る鼻梁の長さが短い，などが挙げられる[1〜4]。両側唇裂鼻形成術においては，これらの点を修正することを目的とするが，基本的には片側唇裂鼻形成術と同様の術式を用いている[5〜10]。また，両側唇裂鼻変形には，幼少時におけるforked flap[11]をはじめとする唇裂鼻形成術によって生じる種々の二次的変形にしばしば遭遇する。これらの両側唇裂鼻変形には，大きすぎる鼻孔，太すぎたり長すぎる鼻柱，団子鼻様の大きな鼻尖部など，組織欠損とは異なる変形が多く，個々の変形に応じて術式を選択しなくてはならない。
　本稿では，これらの術式に関して述べるとともに，代表的症例を供覧する。

A　術式の目的と考え方

　両側唇裂鼻変形の形成においては，縦長で対称な鼻孔，自然な長さと太さを有する鼻柱，輪郭のある鼻尖や日本人に適しているといわれる直角〜100度の範囲の鼻唇角[12]などの形成に主眼が置かれる。両側唇裂鼻における，鼻孔を中心とした可動性外鼻の形成術に関しては，諸家により数多くの術式が報告されているが[1,2,11,13〜19]，西村が述べているように，両側唇裂鼻変形では，口唇の動きに連動した鼻翼基部の動きは常に鼻尖を低くする力となって作用し，これらの方法では高い確率で変形が再発する傾向にある[3]。両側唇裂

鼻形成で重要なことは，高度の変形に対しては，積極的に軟骨や骨などの支持材を用い，鼻変形の再発を生じず永続性のある結果を得ることと考えている[3,6〜10,20〜25]。

筆者らは，西村の方法[3,20〜22]および荻野の方法[23,24]に準じ，open methodを用いて大鼻翼軟骨，外側鼻軟骨を直視下に露出し大鼻翼軟骨などの確実な修復を行い，同時に，採取された鼻中隔軟骨を鼻柱の支持材として用い，扁平な鼻孔を縦長に形成するとともに，鼻唇角および鼻尖部の形成を行っている[5〜10,25〜28]。また，幅広い鼻根部，著しく扁平な鼻孔や団子鼻変形を認める症例に対しては，この方法に腸骨を用いた隆鼻術を追加している。これは隆鼻により鼻根部が狭くなったという印象を与える効果と，cantilever効果により鼻尖部を挙上させることが可能になり，瘢痕に拮抗して比較的縦長の鼻孔を形成することを目的としている[7,10]。また，鼻根部が著しく幅広い場合には，さらに鼻骨外側から上顎骨の骨切除による鼻根部の幅の縮小を図っている[5]。

これらの方法は，いずれも鼻柱の延長を同時に必要とすることが多いが，これには中央唇全体を用いることが多い[18]。中央唇の欠損，すなわち人中の形成には下口唇よりAbbe皮弁を用いている[17,18,28,29]。

幼少時における二次修正術により生じた，太く長い鼻柱の変形，大きな鼻孔や団子鼻変形に対しては，余剰組織の切除を積極的に行っているが，こうした変形の形態および程度は症例によってさまざまであり，個々の変形に応じた形成術が必要である。

B 適応と症例の選択

通常の両側唇裂鼻変形に対しては，まず鼻柱形成における術式を決定しなくてはならない。鼻柱の短縮が軽度で延長を必要としない症例では，open methodによる片側唇裂鼻と同様の術式を選択すればよい[5]。鼻柱の短縮が著しく，鼻柱延長が必要な場合には，筆者らは中央唇を鼻柱に用い，人中はAbbe皮弁で再建している[17,18]。細くて自然な鼻柱および輪郭のある鼻尖の形成に，片側唇裂鼻形成術と同様に鼻中隔軟骨を支柱として使用している[3,6,7,20〜25,28〜31]。両側唇裂においては，鼻中隔軟骨の弯曲は通常軽度であるが，この場合は通気の改善よりは支持材料という点で鼻中隔軟骨を採取している。両側唇裂鼻では，鼻根部が著しく低い症例は少なく，骨隆鼻が必要になる症例は少ない。しかし，鼻根が広い場合には腸骨移植による隆鼻術が効果的である。さらに鼻骨外側および上顎骨の骨切除を併用すると鼻形態の著しい改善が得られる[5,28]。

幼少期における二次的修正術により団子鼻変形などを生じた症例では，軟部組織をできる限り切除した後に，同様にcantilever法により鼻尖部に骨を移植して，輪郭のある鼻尖を形成している。鼻孔が大きすぎる場合には鼻翼外側の皮膚切除，鼻柱が太すぎたり長すぎる場合には，鼻柱の部分的な短縮や切除，鼻尖部から鼻背部の局所的な余剰皮膚には適切な量の皮膚切除を施行している。

C 術前の準備

患者の診察時に，外鼻変形ばかりでなく鼻腔内変形の程度，鼻閉塞の状態，鼻・副鼻腔炎罹患の有無，顎裂の状態を検索し，治療計画および手術法を決定する必要であることは[24]，片側唇裂鼻変形における場合と同様である。パノラマX線写真，頭部X線規格写真，三次元CT像などによる評価も必ず行っておくことが必要である。

とくに三次元CTにより患者の上顎骨および鼻骨などの形態を把握しておく。また，中央唇を鼻柱として用いる計画を立てる場合，中央唇と鼻柱の間に，以前の切開線があるか否か手術記録などを参考にして確認しておく。以前の手術による切開線がある場合は，血行の問題より中央唇を用いない方がよい。

D 手技のポイント

1. 器具と材料

通常の形成手術セットに鼻中隔矯正術用および鼻骨外側切除の器具が必要である。鼻中隔矯正術

には，鼻鏡（ハルトマン，キリアン，フレンケル），中隔用両頭剥離子，回転軟骨刀，截除鉗子（グルユンワルド），鋭匙鉗子（ハイマン）などが必要である。鼻骨外側から上顎骨にかけての骨切除は砕骨鉗子を用いる。また，ヘッドライトを使用し，操作を直視下に行う。

2. 作図上のポイント

筆者らは鼻尖部の被蓋皮膚を翻転し，鼻軟骨を直視下に置くopen methodを用いている[3)6)7)20)~25)28)31)32)]。中央唇を鼻柱に利用しない場合，鼻の切開線は両側鼻孔縁切開を鼻柱横切開で連続させる。この場合，人中に相当するよう中央唇は約7～8mmの幅に設定する。中央唇を鼻柱に使用する場合には，中央唇全体を両側鼻孔縁切開線と連続させ，下口唇にはAbbe皮弁のデザインを行う（図6・10）[18)]。全身麻酔下で行う時はチューブの固定によって口唇の位置が変化するので，挿管前にデザインを終了しておくことが好ましい。筆者らはAbbe皮弁の幅を約7mmとやや狭く設定している。これは不自然に広い人中にならないためと，皮弁採取後における下口唇の短縮，および口唇の伸展性低下を極力防ぐためである。

また，鼻骨外側の骨切除を行う場合には，骨切除部分のマーキングを皮膚側から行っておく（図6・11）。

3. 手術のポイント

a. 中央唇を利用しない鼻形成

この場合の術式は，片側唇裂鼻形成術における場合と同様である。直視下に鼻翼，鼻柱および鼻背部を軟骨上で剥離する。大鼻翼軟骨内側脚間の軟部組織を切除した後，剥離を進めて鼻中隔軟骨に達し，鼻中隔軟骨と外側鼻軟骨との接合部分を離断しながら，軟骨膜下に鼻中隔軟骨の両側において剥離を進める。直視下に，鼻中隔軟骨を背側部分のみを残して回転メスにて切除する。

採取した鼻中隔軟骨は通常弯曲は軽度であり，これを大鼻翼軟骨内側脚および脚移行部の間に挟み込むように，マットレス縫合にて固定し，鼻柱の支柱とする。この際，大鼻翼軟骨内側脚より移植軟骨が突出するように固定するとともに，鼻唇角が直角前後になるように配慮する。細い鼻柱を作るポイントは，この移植した軟骨の両側に，トリミングされた鼻柱皮膚を緊張をもって縫合することである[9)]。鼻孔の幅の縮小は，両側Millard＋小三角弁法を用いて口唇形成を行う際に施行する。

b. 骨隆鼻術および鼻骨外側の骨切除術

骨隆鼻も片側唇裂鼻における場合と同様の術式で行う。しかし，両側唇裂鼻形成においては，鼻尖部に過度の緊張がかからないことが大切である。過度の緊張が加わると，移植骨先端の骨吸収

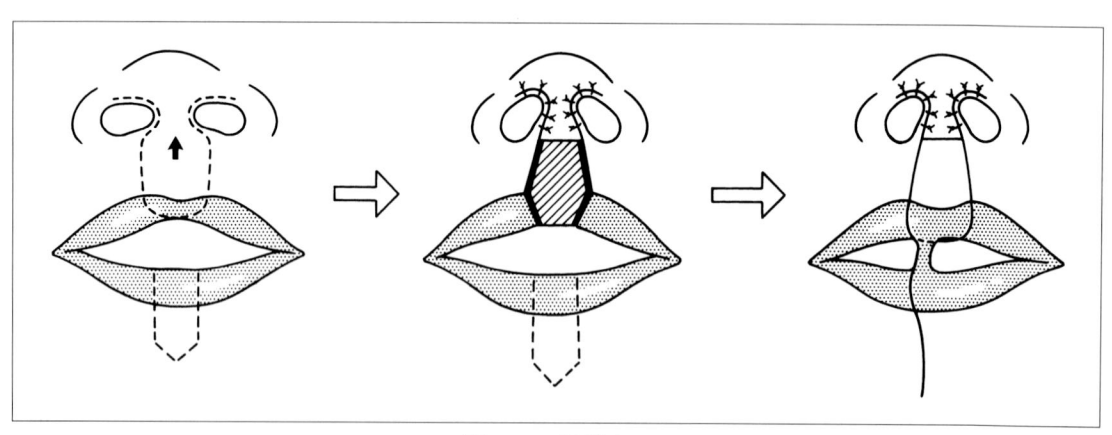

図6・10　デザイン
鼻柱の延長に中央唇を用い，人中はAbbe皮弁により再建する。
（図6・10, 6・11, 6・13～6・18：由井　悟，米原啓之，中塚貴志ほか：思春期以後における両側唇裂鼻形成術－われわれの施設における術式－．日形会誌，21：153-164, 2001．より引用）

を生じやすいからである[5]。また，鼻根部が太い場合には，通常の鼻骨外側骨切り線に相当する部位周囲の鼻骨の外側部分および連続する上顎骨の骨切除を同一術野において施行する。

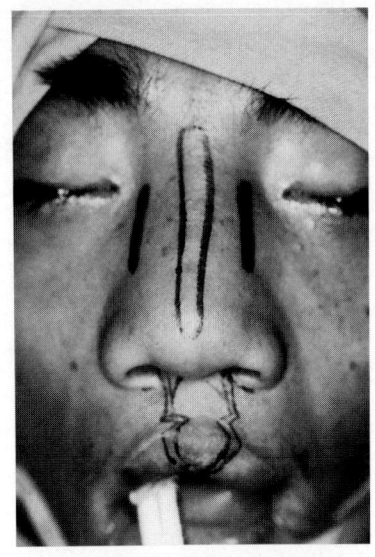

c. 中央唇を利用する鼻形成

軟骨および骨移植などにより鼻尖部および鼻唇角を形成し，鼻孔底形成が終了した後に両側の口輪筋を縫合し，幅7～8mmほどの人中部分を残して縫合を終了する。この時に，再度，人中部分の幅および長さを計測し，同サイズのAbbe皮弁を下口唇にデザインする。下口唇動静脈の周囲に筋肉をやや付着させた状態とし，完全に島状に挙上して上口唇部に縫合する（図6・12）。筋肉縫合，皮下縫合も行い，皮弁に緊張がかからないようにする。皮弁は通常術後10日に切離する。

4. 手技上の注意点

鼻中隔軟骨摘出術においては，鼻背部に十分な量の軟骨を残すことと，鼻中隔穿孔を生じないように留意する。軟骨を大鼻翼軟骨内側脚間に支柱として立てる時，鼻尖が頭側に向かないよう，また鼻唇角が直角に近くなるように移植することがもっとも大切である[3) 20)～24)]。両側唇裂鼻において，通常，鼻中隔軟骨は弯曲が少なく，十分な量が採取可能であるが，発育が悪い場合には肋軟骨を採取し，厚さ1mm～2mmにスライスした十分

図6・11 両側唇裂鼻変形修正のデザイン
腸骨移植，鼻骨外側の骨切除および口唇における両側Millard＋小三角弁のデザイン。

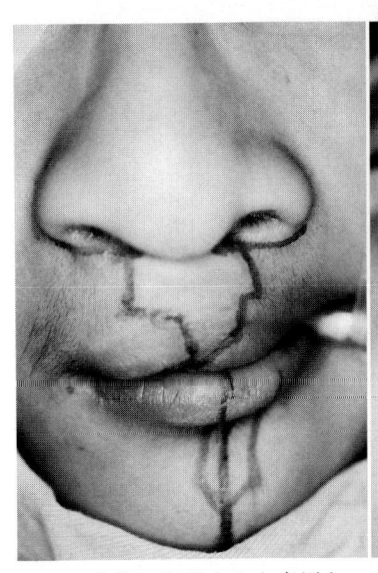

(a) 鼻柱に移動する中央唇と下口唇のAbbe皮弁のデザイン。
(b) 鼻柱は中央唇により再建されている。
(c) 人中部に移植されたAbbe皮弁。

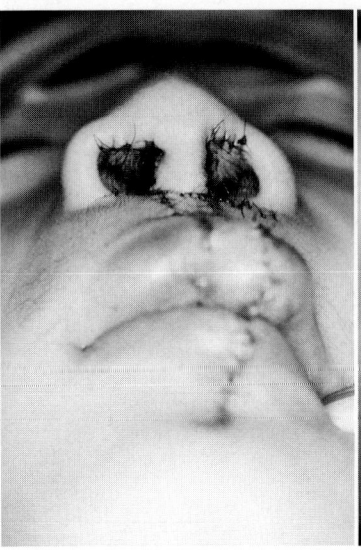

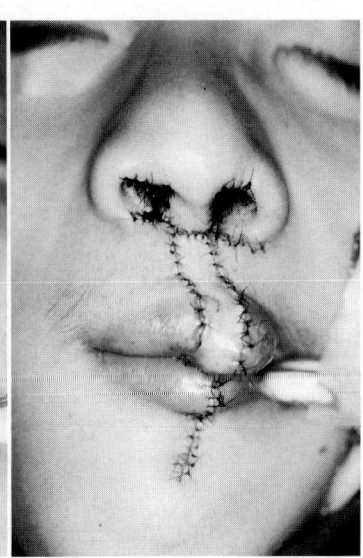

図6・12 Abbe皮弁の移植術

な幅と長さをもった軟骨を支柱として使用する（図6・13）[33]。

両側唇裂鼻の場合，鼻柱が短く鼻尖部に皮膚の緊張がかかる場合が多く，このような症例では積極的に中央唇を鼻柱延長に用いる方が長期結果は良い。軟骨や骨移植を行う際に，鼻尖部に過度の緊張がかからないようにすることが大切である。骨移植を行う場合は，十分な長さと十分な量の海綿骨を含んだ骨を移植することが大切である[5]。

Abbe皮弁のデザインに際しては，欠損部の大きさが最終的に決定してから行い，必要以上の幅は採取しないことが大切である。また挙上に際しては，完全に島状として緊張なく上口唇に移植することが大切である。

E 術後管理

Abbe皮弁を用いた場合，皮弁の血行に十分注意が必要である。うっ血気味の時は，必要に応じて血管柄周囲の縫合糸をはずすとよい。経鼻栄養が好ましいが，術翌日よりストローを用いて経口摂取も可能である。

術後の鼻固定は，通常はテープ固定のみである。

鼻腔には鼻腔用のタンポン，Merocelスポンジ®を両側とも挿入する。術後2〜3日に両側ともタンポンは除去する。鼻腔には術後1週間，ソフラチュールガーゼ®を詰め，その後約3カ月間は就寝時に鼻孔リテイナーあるいはテープで硬めに巻いたガーゼを詰めるよう指導する。

F 症例

【症例1】鼻柱の著しく短い症例（図6・14-a〜f）
鼻柱延長を中央唇を用いて行い，中央唇はAbbe皮弁により再建している。鼻尖部の形成および鼻唇角の形成は鼻中隔軟骨を用いて行った。

【症例2】鼻根部が低く幅の広い症例（図6・15-a〜d）
口唇瘢痕形成を行うとともに，cantilever法による隆鼻術および鼻中隔軟骨移植を施行した。また幅の広い鼻根に対し，鼻骨の外側および連続する上顎骨の切除を行った。

【症例3】鼻根部が広く，鼻柱の短い症例（図6・16-a〜f）
Cantilever法による隆鼻術および鼻中隔軟骨移植術を施行し，鼻柱は中央唇により延長した。人

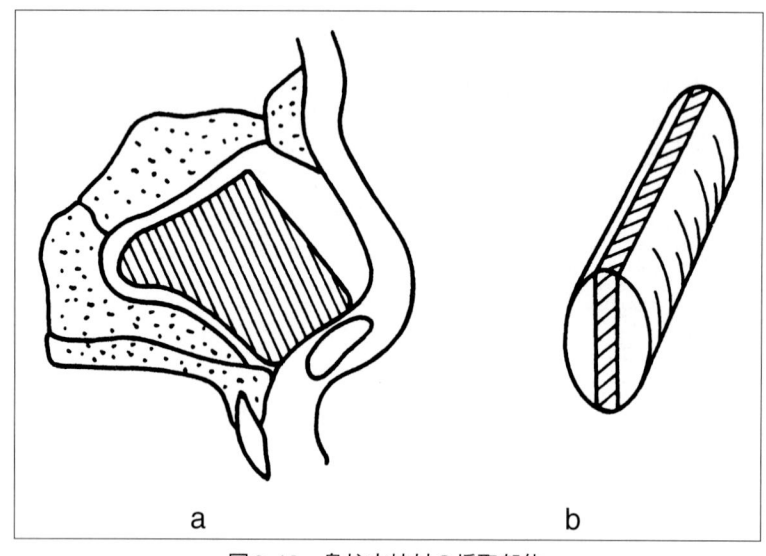

図6・13 鼻柱支持材の採取部位
鼻中隔軟骨（a）あるいは肋骨（斜線部）（b）を用いる。
(Takato, T., Yonehara, Y., Susami, T. : Columella lengthening using a cartilage graft in the bilateral cleft lip-associated nose ; Choice of cartilage according to age. J. Oral Maxillofac. Surg., 53 : 149-157, 1995. より引用)

中はAbbe皮弁により形成した。

【症例4】団子鼻変形および赤唇部の厚い症例（図6・17-a, b）

鼻尖部皮下の軟部組織を切除した後，cantilever法における隆鼻術および鼻中隔軟骨移植術を施行した。赤唇部は粘膜部分を，筋層を十分に含んで切除した。

【症例5】団子鼻変形および赤唇部の薄い症例（図6・18-a～g）

鼻唇角の形成は鼻中隔軟骨を用いて行い，上口唇結節はmini-Abbe皮弁を用いて再建した。その後，団子鼻変形に対しては鼻尖部の余剰皮膚切除を施行した。

G 考察

両側唇裂鼻の形成においては，鼻尖部および鼻柱の再建が主になる。筆者らは原則的に，両側唇裂鼻変形においては鼻中隔軟骨を鼻柱の支柱として鼻唇角および鼻尖部の形成を行っている。しか

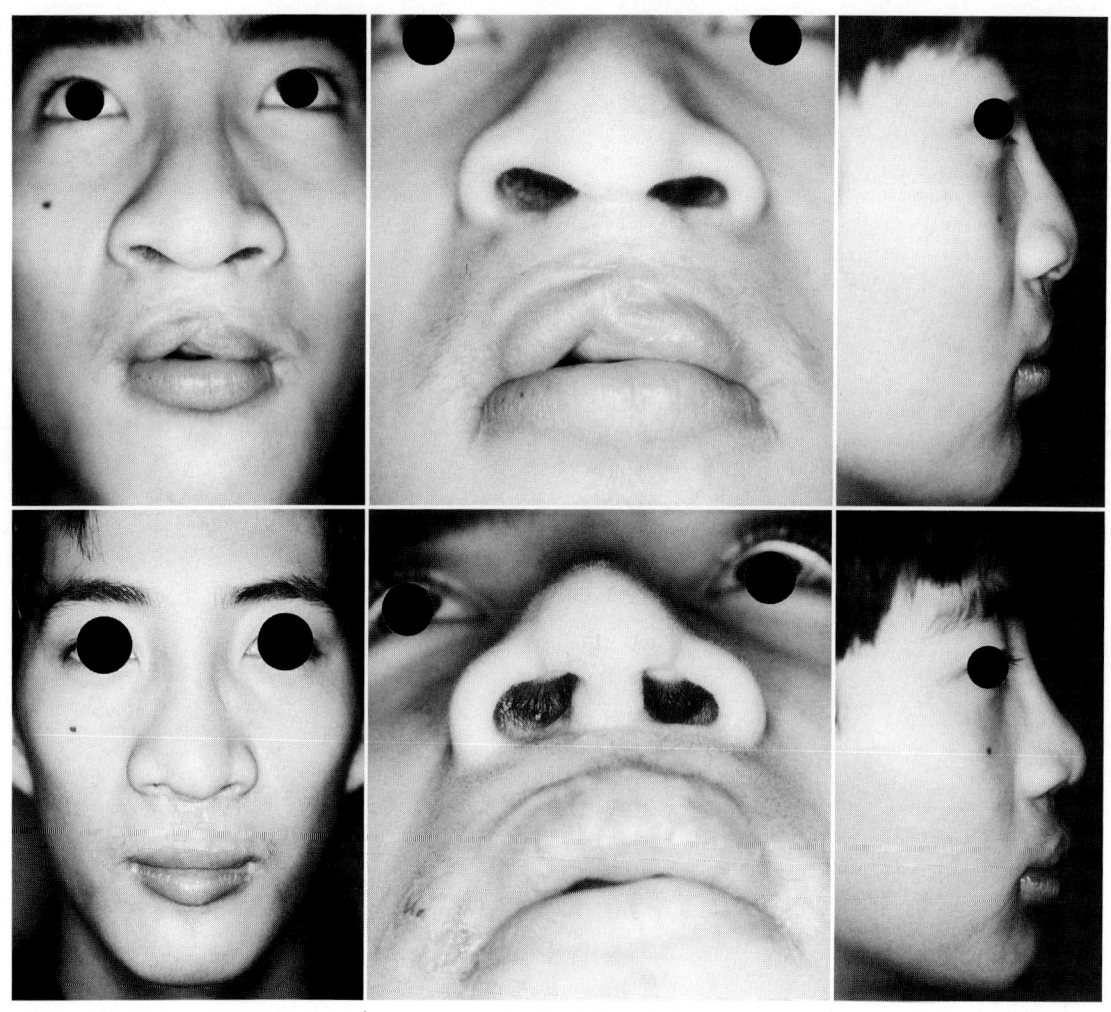

| (a) 術前，正面像。 | (b) 術前の鼻孔の変形。 | (c) 術前，側面像。 |
| (d) 術後，正面像。 | (e) 術後の鼻柱と鼻孔形態。 | (f) 術後，側面像。 |

図6・14 症例1：鼻柱の著しく短い症例

（Takato, T., Yonehara, Y., Susami, T. : Columella lengthening using a cartilage graft in the bilateral cleft lip-assosiated nose ; Choice of cartilage according to age. J. Oral Maxillofac. Surg., 53 : 149-157, 1995 より引用）

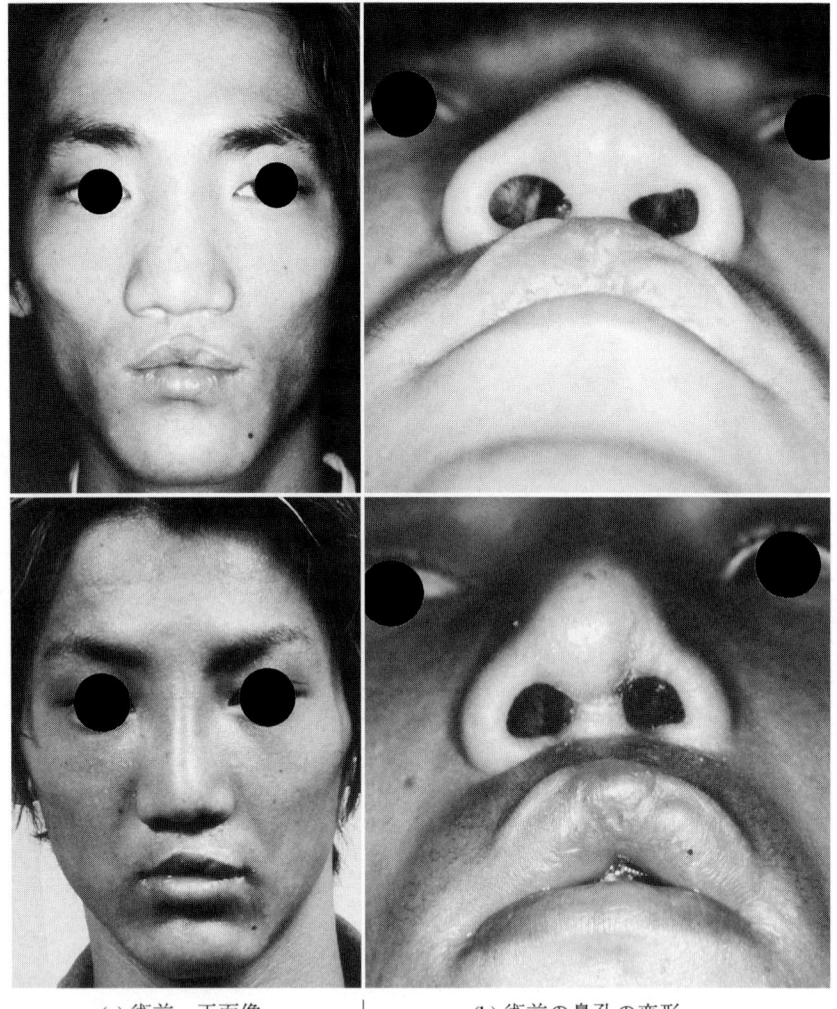

(a) 術前, 正面像。
(b) 術前の鼻孔の変形。
(c) 術後, 正面像。
(d) 術後の鼻柱と鼻孔形態。

図6・15 症例2：鼻根部が低く幅の広い症例

し, 鼻柱が短く鼻尖部に緊張がかかる場合には, 積極的に中央唇を鼻柱の延長に用いている。また中央唇の欠損, すなわち人中および上口唇結節の再建には, 健常人の人中に類似する細めのAbbe皮弁を用いている。

この理由は, ①鼻尖部の形成には皮膚に十分な余裕が必要であること, ②Abbe皮弁によって, 人中および上口唇結節がもっとも自然に近い形態を回復できること, ③中央唇には髭がはえないため, 周囲の皮膚と性状に差を生じ, とくに男性では口唇として不自然であること, ④両側唇裂鼻の場合, 上口唇に対し下口唇が突出している場合が多く, Abbe皮弁を使用すると上下口唇のバランスが回復すること, などがある[13) 28)]。

細くて自然な鼻柱形態を再建するポイントは, 理想的な鼻唇角を形成するよう固定された支柱軟骨に, 皮下組織をトリミングして十分に薄くした元来の鼻柱部分の皮膚あるいは中央唇を貼りつけるように緊張をかけて縫合することと考えている。このような操作はforked flap[11)]では困難で, 太く不自然な鼻柱となってしまう傾向にあるため, 筆者らはこのflapを用いていない。Abbe皮

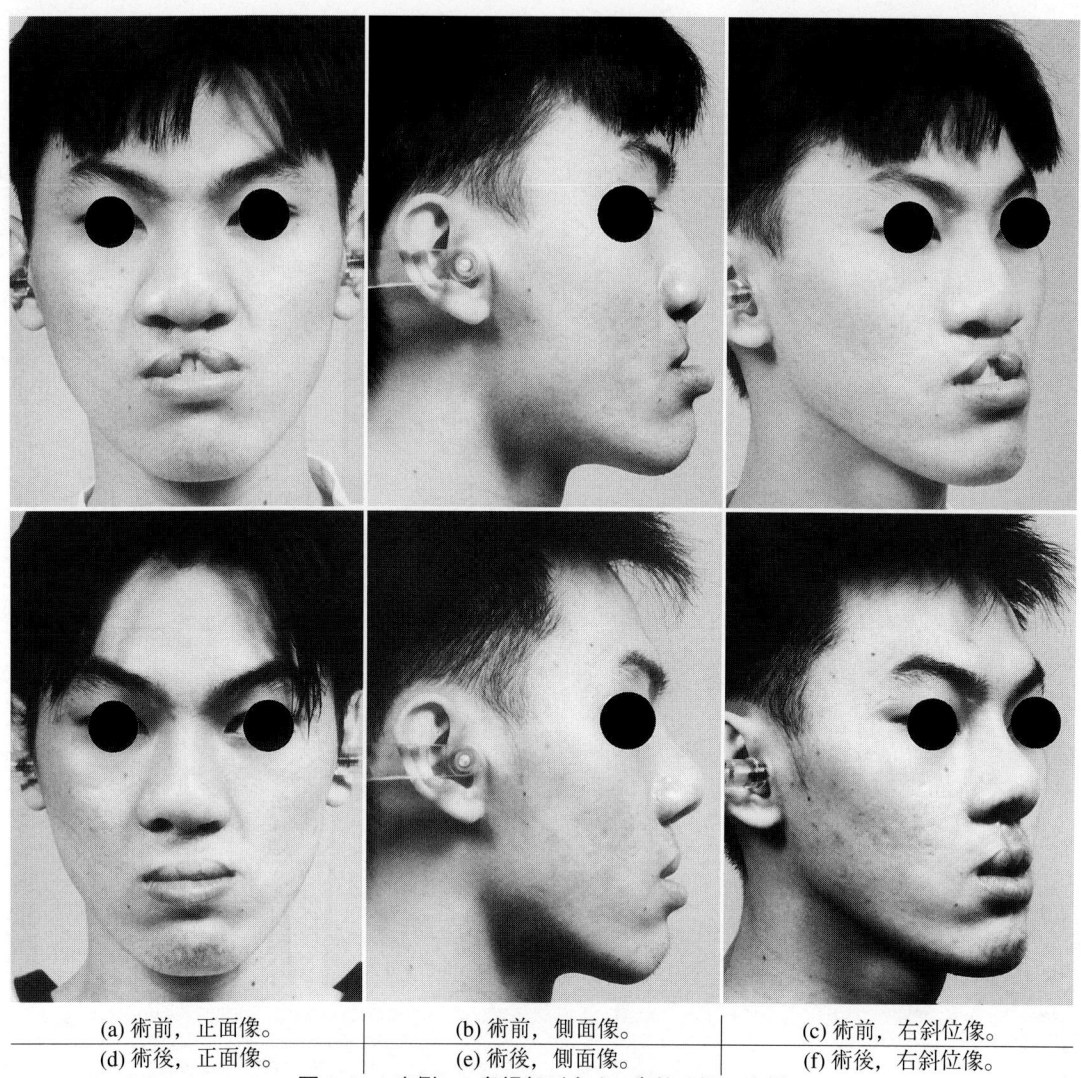

第6章　思春期以後における両側唇裂鼻形成術

(a) 術前，正面像。　　　　　(b) 術前，側面像。　　　　　(c) 術前，右斜位像。
(d) 術後，正面像。　　　　　(e) 術後，側面像。　　　　　(f) 術後，右斜位像。
図6・16　症例3：鼻根部が広く，鼻柱の短い症例

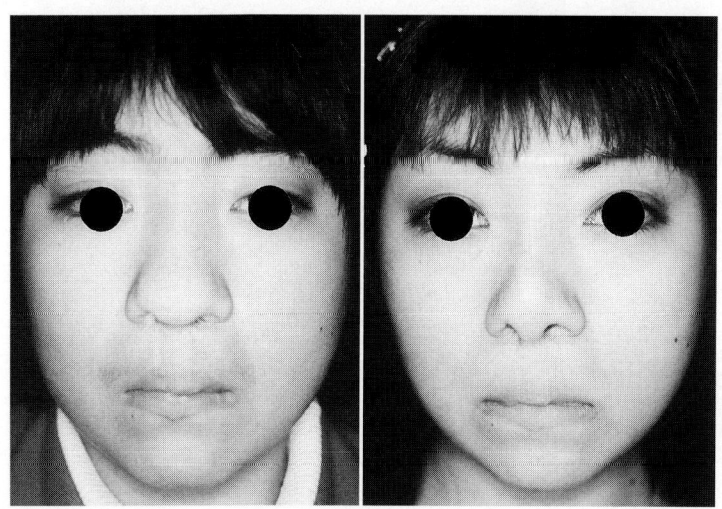

a | b
(a) 術前，正面像。
(b) 術後，正面像。
図6・17　症例4：団子鼻変形および赤唇の厚い症例

208　唇裂鼻の治療

(a) 術前，正面像。
(b) 術前，側面像。
(c) mini-Abbe皮弁移植の術式。
(d) 鼻梁から鼻尖部における皮膚切除のデザイン。
(e) 縫合後の状態。
(f) 術後，正面像。
(g) 術後，側面像。

図6・18　症例5：団子鼻変形および赤唇部の薄い症例

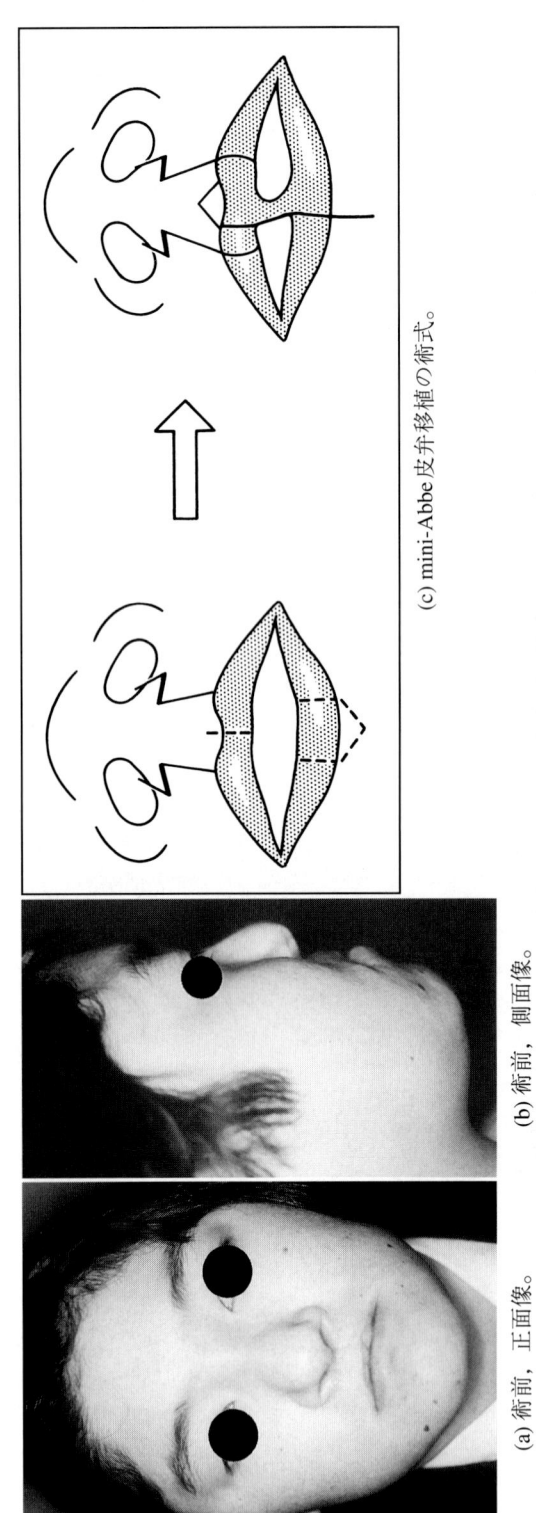

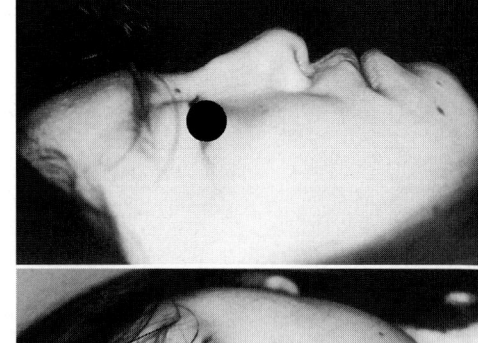

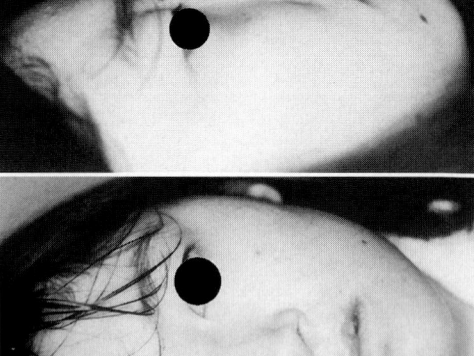

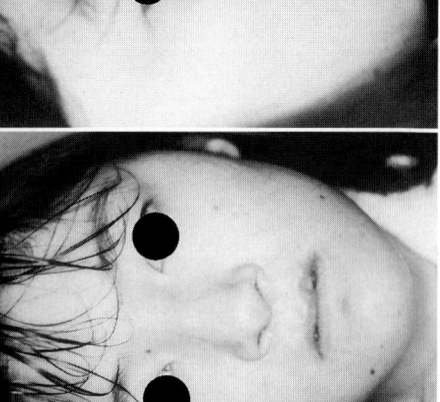

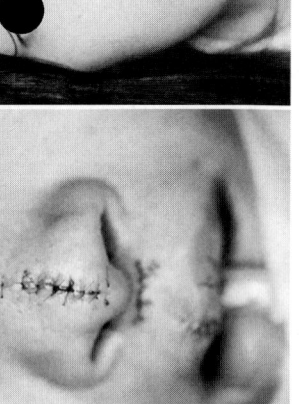

弁を用いる場合，皮弁採取部である下口唇が短縮するため，程度の差はあれ，口唇の伸展性の低下や開口量の低下を生じる傾向にある。これは患者自身がこのような症状を訴えるというより，補綴あるいは矯正歯科医の治療上の問題点として指摘される場合が多く，外科医としてはこの点を十分配慮して，必要以上の幅の皮弁を用いてはいけない。上口唇結節のみの形成が必要とされる場合には，小さなmini-Abbe皮弁が形態の改善に有効である[27)][33)][34)]。この方法では白唇部をほとんど含まないため，下口唇に瘢痕をほとんど残さない。

また，両側唇裂鼻においては鼻根部が低い場合は少なく，むしろ幅が広く眼窩間距離が長く見える場合が多い。これに対し，筆者らが片側唇裂鼻形成で用いているcantilever法における隆鼻術[6)~10)]は，鼻根部を狭く見せる効果があり，また鼻骨外側および連続する上顎骨の切除を追加することにより，いっそうの効果がある[5)]。また，団子鼻変形に対し，鼻尖部の皮下組織を切除し，生じたスペースに骨を移植することで，輪郭のある鼻尖部を形成することができる。筆者らは，cantilever法による骨隆鼻を，団子鼻を形成する有効な手段の一つと考えている。

しかし，両側唇裂鼻においてcantilever法による隆鼻を行う際，鼻尖部の皮膚の緊張に留意しなくてはならない。もともとの鼻柱と中央唇の境を横切る，以前の手術による瘢痕を認める場合，血行の問題から鼻柱の延長ができない場合がある。この場合，移植骨により鼻尖を挙上すると，移植骨の過度の吸収を認めることを多く経験する（図6・19-a~d，図6・20-a~d）。このような場合，移植骨の先端が徐々に吸収されるのに伴い鼻尖部が上を向き，鼻唇角が鈍角化する傾向が認められる（図6・21-a~d）。

片側唇裂鼻におけるcantilever法による隆鼻術では，約6カ月以降は大きな変化を認めず，鼻骨

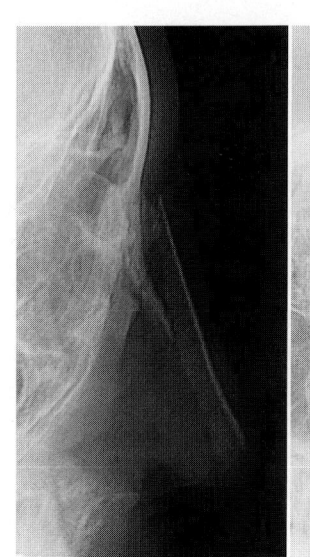

(a) 術後2週。

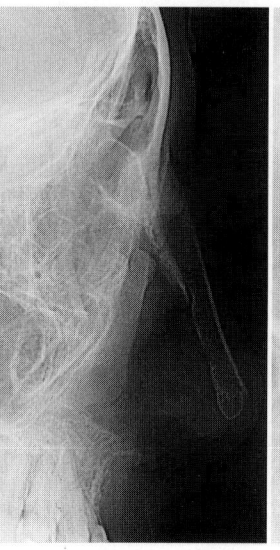

(b) 術後6カ月。移植骨の先端は軽度に吸収・改変され丸みを帯びている。

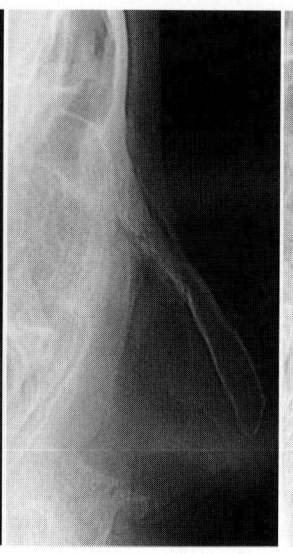

(c) 術後1年。規格写真の計測で，鼻骨先端部の骨吸収のため長さの短縮を認め，これに対応して軟部陰影で鼻尖角の鈍角化を認める。

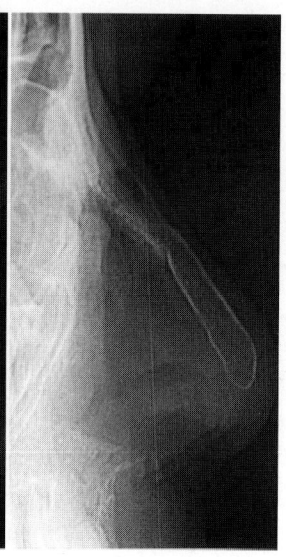

(d) 術後4年。術後1年の状態と大きな変化はない。

図6・19 両側唇裂鼻形成術におけるcantilever法による移植骨のX線上の変化
（井畑信彦，米原啓之，中塚貴志ほか：Cantilever bone graftにおける移植骨生着に関する検討．日形会誌，20：239-252，2000．より引用）

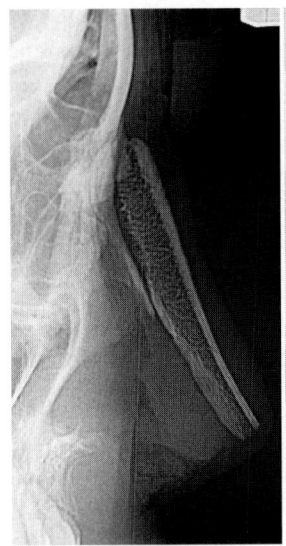

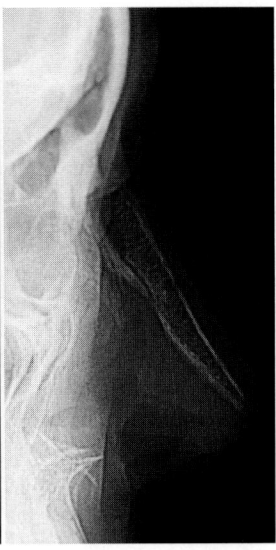

(a) 術後2週。   (b) 術後6カ月。移植骨先端部に骨吸収が認められる。   (c) 術後1年。移植骨先端部にさらに骨吸収が認められる。   (d) 術後2年。鼻骨より遠位の移植骨はほとんど吸収されている。

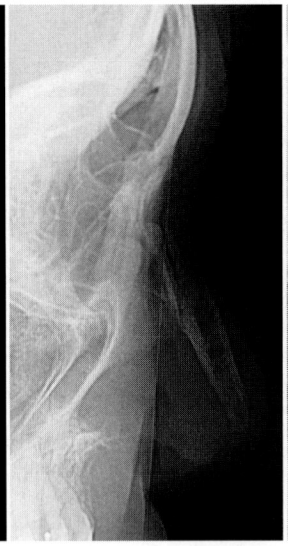

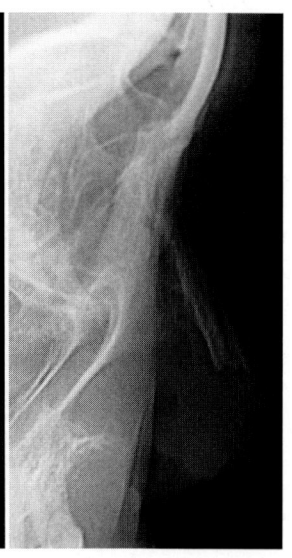

図6・20　両側唇裂鼻形成術におけるcantilever法による移植骨のX線上の変化
(井畑信彦, 米原啓之, 中塚貴志ほか : Cantilever bone graftにおける移植骨生着に関する検討. 日形会誌, 20 : 239-252, 2000. より引用)

上における移植骨の厚さに約50％前後の減少を見た以外は,移植時の90％以上の長さおよび厚さを有していた[5)29)]。これに対し,両側唇裂鼻変形における上記のような症例では,移植骨先端部の著しい骨吸収を認め,骨吸収は6カ月以降も進行していた。このような症例においては,骨移植による鼻形成を避けるのが好ましいと考えている。

鼻中隔軟骨では鼻柱の支柱として量が不足する場合には,肋軟骨を用いるようにしている。この場合,術後の弯曲を防ぐため,肋軟骨の中央部を使用している[9)32)]。また隆鼻術が適応と考えられた場合[35)],先端部の吸収が少ない肋骨・肋軟骨移植[36)]や,鼻背ばかりでなく鼻柱部にも支柱となる骨片を移植するL字型骨移植の方が移植骨先端の骨吸収が軽度であるという印象をもっている[5)25)26)]。両側唇裂鼻変形のように鼻尖部に緊張がかかる症例においては,鼻尖部が遊離端であるcantilever法よりも永続的な結果を得られると考えられる。

まとめ

両側唇裂鼻形成術には,基本的に片側唇裂鼻形成術と同様の術式が用いられる。すなわち,open methodを用いて大鼻翼軟骨を矯正し,鼻中隔軟骨を用いて支柱として細くて自然な鼻柱を再建する。鼻根部が幅広い場合にはcantilever法による隆鼻術や,鼻骨および上顎骨の骨切除を施行する。また,鼻柱が著しく短い症例においては鼻柱の延長に中央唇を用い,人中の再建には下口唇よりAbbe皮弁を用いる。広い鼻孔,長すぎたり幅が広すぎる鼻柱,団子鼻変形などに対しては,皮膚切除を含む余剰組織の切除を積極的に行っている。

文　献

1) Barton, F. E., Byrd, H. S. Jr. : Acquired deformities of the nose. Plastic Surgery, edited by McCarthy, J. G., Vol.3, pp.1924-2008, W. B. Saunders, Philadelphia, 1990.
2) Jackson, I. T., Fasching, M. C. : Secondary deformities

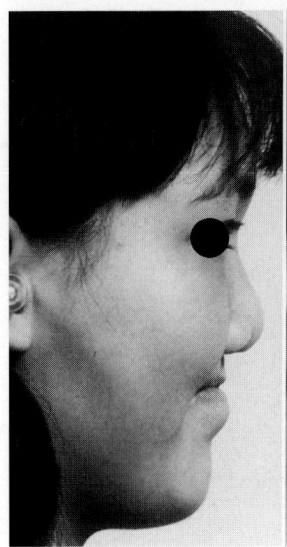

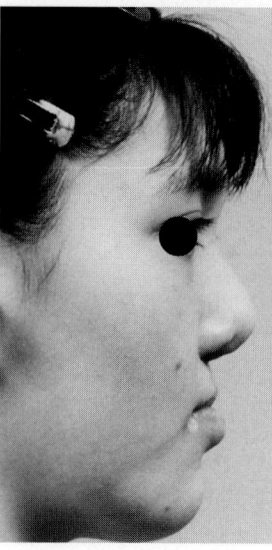

(a) 術前の状態。　(b) 術後6カ月。鼻根部が高く、鼻尖が挙上されている。　(c) 術後1年。鼻根部の高さは保たれているが、移植骨先端部の骨吸収に対応して鼻尖部上を向き、丸くなっている。　(d) 術後2年。移植骨先端部の骨吸収に対応して鼻尖部はさらに丸くなっている。

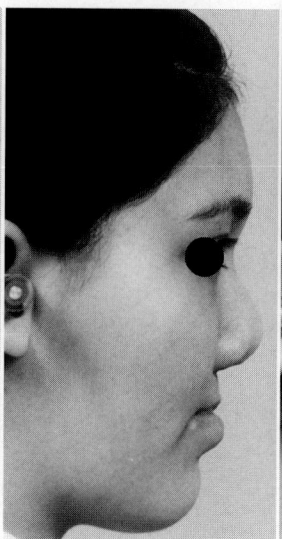

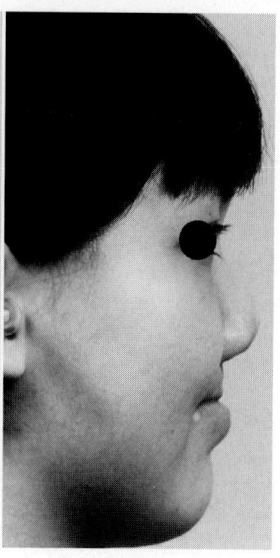

図6・21　両側唇裂鼻形成術における側貌の経時的変化
(井畑信彦, 米原啓之, 中塚貴志ほか: Cantilever bone graft における移植骨生着に関する検討. 日形会誌, 20：239-252, 2000. より引用)

of cleft lip, nose, and cleft palate. Plastic Surgery, edited by McCarthy, J. G., Vol.4, pp.2771-2877, W. B. Saunders, Philadelphia, 1990.

3) 西村善彦: 両側唇裂における外鼻の二次手術. 口唇裂・口蓋裂の治療: 最近の進歩, pp.148-154, 克誠堂出版, 東京, 1995.

4) Potter, J. : The nasal tip in bilateral hare lip. Br. J. Plast. Surg., 21：173-179, 1968.

5) 井畑信彦, 米原啓之, 中塚貴志ほか: Cantilever bone graft における移植骨生着に関する検討. 日形会誌 (投稿中)

6) 高戸毅, 赤川徹弥, 古森孝英ほか: Open method を利用した唇裂鼻形成術の経験. 日口外誌, 40：299-301, 1994.

7) 高戸毅, 松本重之, 森良之ほか: われわれの行っている口唇裂治療. Hosp. Dent., 11：2-16, 1999.

8) Takato, T., Harii, K., Yonehara, Y., et al. : Correction of the cleft nasal deformity with an L-shaped iliac bone graft. Ann. Plast. Surg., 33：486-493, 1994.

9) Takato, T., Yonehara, Y., Susami, T. : Columella lengthening using a cartilage graft in the bilateral cleft lip-associated nose ; Choice of cartilage according to age. J. Oral Maxillofac. Surg., 53：149-157, 1995.

10) Takato, T., Yonehara, Y., Mori, Y., et al. : Use of cantilever iliac bone grafts for reconstruction of cleft lip associated nasal deformity. J. Oral Maxillofac. Surg., 53：757-762, 1995.

11) Millard, D. R. : Columella lengthening by a forked flap. Plast. Reconstr. Surg., 22：454-459, 1958.

12) 古川正重: 鼻の美容外科. 美容形成外科学, 難波雄哉, 塩谷信幸, 長田光博編, pp.351-383, 南江堂, 東京, 1987.

13) Blair, V. P., Letterman, G. S. : The role of the switched lower lip flap in upper lip restorations. Plast. Reconstr. Surg., 5：1-7, 1950.

14) Brauer, R. O., Foerster, D. W. : Another method to lengthen the columella in the double cleft patients. Plast. Reconstr. Surg., 38：27-32, 1966.

15) Cronin, T. D. : Lengthening columella by use of skin from nasal floor and alae. Plast. Reconstr. Surg., 21：417-423, 1958.

16) Marks, K. M., Trevaskis, A. E., Payne, M. J. :

Elongation of columella by flap transfer and Z-plasty. Plast. Reconstr. Surg., 20 : 466-471, 1957.

17) McGregor, I. A. : The Abbe flap ; Its use in single and double lip clefts. Br. J. Plast. Surg., 16 : 46-50, 1963.

18) Millard, D. R. : Cleft Craft, Vol.II, pp.523-542, Little, Brown and Co., Boston, 1977.

19) Nakajima, T., Yoshimura, Y. : Secondary correction of bilateral cleft lip nose deformity. J. Cranio-Max-Fac. Surg., 18 : 63-67, 1990.

20) 西村善彦：片側唇裂鼻修復再建術．形成外科，29 : 338-345, 1986.

21) Nishimura, Y., Ogino, Y. : Autogenous septal cartilage graft in the correction of cleft lip nasal deformity. Br. J. Plast. Surg., 31 : 222-226, 1978.

22) Nishimura, Y. : Transcolumellar incision for correction of unilateral cleft lip nose. Chir. Plastica (Berl.), 5 : 169-178, 1980.

23) 荻野洋一：唇裂二次修正術－外鼻形成－，図説臨床形成外科講座3, pp.122-125, メジカルビュー社, 東京, 1987.

24) 荻野洋一, 楠見　彰：唇顎口蓋裂における外鼻, 鼻腔の再建．鼻の修復と再建, pp.190-225, 克誠堂出版, 東京, 1996.

25) 高戸　毅, 波利井清紀, 小室裕造ほか：腸骨移植を利用した唇裂鼻変形の再建．形成外科, 35 : 1439-1446, 1992.

26) 波利井清紀, 高戸　毅：骨移植による外鼻の二次修正術．口唇裂・口蓋裂の治療：最近の進歩, pp.160-167, 克誠堂出版, 東京, 1995.

27) Takato, T., Yonehara, Y., Susami, T., et al. : Modification of the Abbe flap for reconstruction of the vermillion tubercle and Cupid's bow in cleft lip patients. J. Oral Maxillofac. Surg., 54 : 256-261, 1996.

28) 由井　悟, 米原啓之, 中塚貴志ほか：思春期以後における両側唇裂鼻形成術－われわれの施設における術式－．日形会誌, 21 : 153-164, 2001.

29) Tange, I. : The Abbe flap modified into a lambda－type configuration. Jpn. J. Plast. Reconstr. Surg., 35 : 249-254, 1992.

30) Mowlem, R. : Bone and cartilage transplant ; Their use and behaviour. Br. J. Surg. 29 : 182-193, 1941.

31) Stubbs, R. H. : External septorhinoplasty ; Exposure for the difficult nose. Ann. Plast. Surg., 22 : 283-288, 1989.

32) Friedman, G. D., Gruber, R. P. : A fresh look at the open rhinoplasty technique. Plast. Reconstr. Surg., 82 : 973-978, 1988.

33) Gibson, T., Davis, W. B. : The distortion of autogenous cartilage grafts ; Its cause and prevention. Br. J. Plast. Surg., 10 : 257-274, 1958.

34) Peterson, R. A., Ellenberg, A. H., Carroll, D. B. : Vermillion flap reconstruction of bilateral cleft lip deformities (a modification of the Abbe procedure). Plast. Reconstr. Surg., 38 : 109-116, 1966.

35) Smith, J. W. : Clinical experiences with the vermillion bordered lip flap. Plast. Reconstr. Surg., 27 : 527-532, 1961.

36) Monasterio, F. O., Ruas, E. J. : Cleft lip rhinoplasty ; The role of bone and cartilage grafts. Clin. Plast. Surg., 16 : 177-186, 1989.

37) Song, G., Mackay, D. R., Chait, L. A., et al. : Use of costal cartilage cantilever grafts in Negroid rhinoplasties. Ann. Plast. Surg., 27 : 201-209, 1991.

（高戸　毅）

第7章 上顎の顎裂に対する骨移植および外鼻形態との関連性について

1）私たちの行ってきた手術法とその意義①

Summary

　顎裂を有する唇顎口蓋裂の症例すべてを対象として顎裂部に新鮮自家腸骨海綿骨細片移植術を行っている。良好で安定した永久歯咬合の形成を目的に手術を行っているが，良好な骨架橋が得られ，犬歯の萌出が誘導されれば鼻翼基部の非対称性の緩和など顔貌に対しても良い影響が期待できる。
　筆者らが行っている手術手技に関して移植骨を充填する空間のイメージとともに述べた。裂の形態，歯槽の前後ずれ，萌出している歯芽の向き，唇裂手術や口蓋裂手術の瘢痕など症例により条件が大きく異なるので粘膜骨膜の切開線のデザインは厳密なものではない。粘膜骨膜の循環を危うくしない，粘膜縫合時無理な緊張がかからない，縫合の隙間から移植骨がもれない，十分量の骨移植をする，などいくつかの条件が満たされれば，むしろデザインは融通がきくので，空間のイメージを重視した。
　手術の結果は最終的には歯芽萌出誘導，矯正治療がスムーズに行われるか否かで良否が決まるが，術後6カ月のCTにより歯槽から口蓋の骨架橋の立体的イメージで評価している。

A 術式の目的と考え方

　良好で安定した永久歯咬合の獲得と歯槽部形態の改善を目的とし，顎裂部に新鮮自家腸骨海綿骨細片移植術を行っている。
　筆者らの施設では唇裂手術時および口蓋裂手術時に顎裂部の閉鎖を行っていないので，顎裂部に骨移植をする際に口腔から鼻腔に至る裂隙を閉鎖している。鼻口腔瘻の粘膜骨膜を十分上方まで剥離し，瘢痕組織および過剰な粘膜骨膜を除去して移植床の鼻腔側を形成する操作は歯の移動を目的としたものではあるが，鼻腔底および鼻翼基部にはたらく後下方への牽引力を減弱させることで鼻翼形態に対しても影響を与えていると思われる。
　また骨移植の良好な結果として十分な骨架橋が得られ，犬歯の萌出が誘導されて顔面骨のbuttressの部分の形成が促されると鼻翼基部における非対称性が緩和されると考えている。

B 適応と症例の選択

　基本的に顎裂を有するすべての症例で新鮮自家腸骨海綿骨細片移植術を行っている。具体的には唇顎裂，唇顎口蓋裂症例の中で永久歯の萌出や咬合形成に影響があると判断されるすべての症例を対象として行っている。6歳時に手術をすることを目安にしているが，採骨できる量や移植に必要な骨量の関係から体格，裂型，裂の広さ，永久歯の萌出の有無，4歳時から始める矯正の進み具合をもとに症例ごとに手術時期を決めている。

C 術前の準備

　全身麻酔による手術で行う一般的検査のほかに輸血に必要な検査を行っているが，実際に輸血を必要とした症例はごくまれである。
　歯科用口内X線写真とともにX線CTでANS-POを基準平面としたものを撮影している[1) 2)]。CTは裂の立体的な構造や歯根部などの位置関係を見て，移植骨の充填の範囲を計画し，大まかな必要骨量を推測するのに有用である。
　口腔内の衛生指導，乳歯の処置，拡大床装置や保定床装置の取り外しなどはすべて歯科によって行われている。歯槽裂の幅が狭すぎると鼻腔底の形成の操作がしにくい。逆に広すぎると骨充填後に粘膜骨膜を閉じるのに無理がかかりやすいので，術前矯正は重要である。齲歯や歯肉炎などは

手術よりかなり前に治療を受けさせておくべきである。入院時にはイソジンガーグル™などで頻回に口をすすぐことを指導している。これは術後継続して行わせるためである。

D 手技のポイント

1. 器具と材料

腸骨採取と口腔鼻腔の操作は器械台を別にし，器械が混ざらないようにまったく別の手術野として行っている．電気メス，バイポーラなどは必要なら2台用意する．表7・1のような器械セットを使用している．

出血は多くなりがちなのでエピネフリン入り局所麻酔薬（0.5％リドカインEなど）を使用するほか，生理食塩水100mlにエピネフリン1mgの割合で加えたエピネフリン入り生理食塩水ガーゼを多めに準備しておく．視野が狭く暗いので，無影灯のほかにヘッドライトを準備するのが望ましい．

縫合糸は口腔鼻腔の粘膜骨膜に5-0，4-0のモノフィラメント合成吸収糸を使用し，腸骨採取部の骨膜，筋膜，真皮の縫合に3-0，4-0の合成吸収糸を使用する．皮膚表面はナイロン糸で縫合ま

たはテープなどで固定する．口腔内の縫合部分をシールするのにフィブリン糊を使用し，鼻腔内にアクロマイシン軟膏™をつけたコメガーゼを数枚充填している．

2. 作図上のポイント

移植骨を充填する空間は複雑な骨の裂隙ではあるが，細い底面を顔の前方に向け，頂点を後方（口蓋平面上）においた四角錐に似ている．模式図の両側方の三角形の面は歯槽骨口蓋骨が形成する（図7・1-a）ので，術者が作成するのはつぎの3つの面である．

1）前方の底面

歯槽唇側の粘膜骨膜を両側の歯槽骨より剥離し引き寄せながら下方へ引き下げて作成する面である（図7・1-b）．

2）上方の三角形の面

裂の両側の粘膜骨膜を後方に向かって切開し鼻腔側に翻転して縫合することによりできる鼻腔底の面である（図7・1-c）．

3）下方の三角形の面

歯槽裏側（舌側）の粘膜骨膜から口蓋粘膜骨膜が形成する面である（図7・1-d）．

これらのうち手術開始時に作図して切開できるのは歯槽唇側のみである．

移植骨によって形成される歯槽頂の部分が縫合部にならざるを得ないので茎が細くならないよう注意する．両側例でも現在は片側ずつ行っているので片側例で示してある．

永久歯が萌出している時は歯根部を傷つけないように，また縫合時の縫いしろを残す意味で歯肉を少し残してデザインする．側方はlabiogingival sulcusまで切り上がるが茎を広くしようと幅を広げなくてよい．

3. 手術のポイント

a. 採 骨

移植骨の必要量と体格により，腹臥位で腸骨稜後縁から十分量を採取してから仰臥位にして顎裂部の手術を始めるか，仰臥位で顎裂部の手術と平行して腸骨稜前縁から採骨するかは前もって決めておかなければならない[3)4)]．成長帯の軟骨に対

表7・1 顎裂部新鮮自家腸骨海綿骨移植に使用する器械

1) 採骨用セット（通常のセットに加えて）
電気メス，吸引のセット，筋鈎（浅いもの～かなり深いもの数対），開創器，平ノミ（幅1～2.5cm，3種類くらい），エレバトリウム，ラスパトリウム，リューエル（小），プラスチックシャーレ蓋付き大小鋭匙（握りの太いもので先端の大きさ，先の曲がり多種），精密重量計（骨量測定用）

2) 口腔鼻腔用セット（通常のセットに加えて）
ヘッドライト，電気メス，バイポーラ，吸引のセット，口角鈎小一対，アングルワイダー，耳鼻科の万能開口器，筋鈎（幅1cmくらい，深さ各種），口蓋裂で使用するエレバトリウム各種，ミラー（口腔内撮影用）

通常のセットの中でもデリケートなものはおもに口腔鼻腔側で使用する．

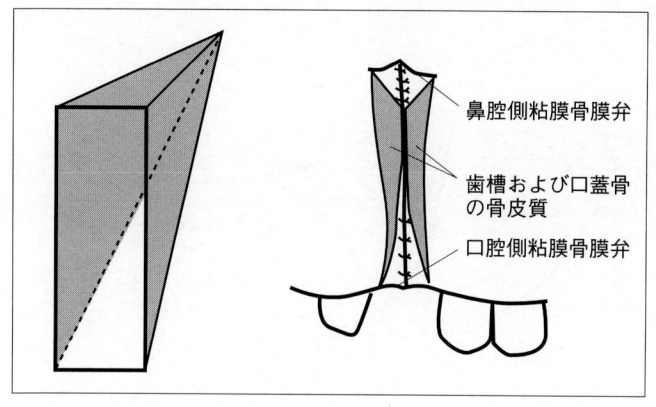

(a) 両側面は粘膜骨膜弁を剥離挙上された骨皮質が形成する。

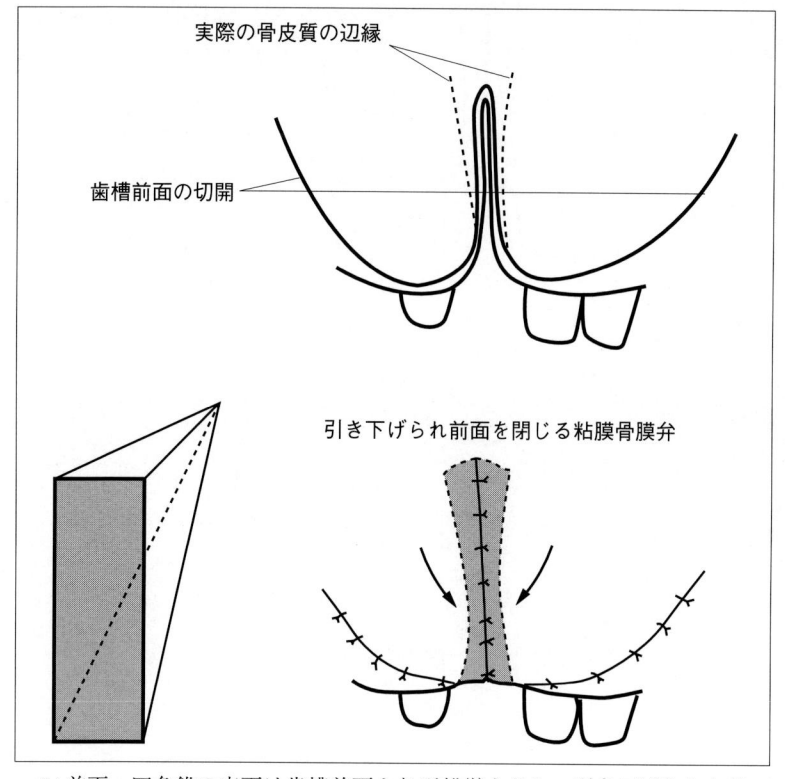

(b) 前面。四角錐の底面は歯槽前面より剥離挙上され、引き下げられた粘膜骨膜弁によって閉鎖される。

図7・1　移植骨を充填する空間の模式図

する侵襲を少なくするため筋肉を剥がさない外板と内板をのみでコの字に切ってはずし、その部分から鋭匙を差し入れて海綿骨を採取している。

b. 歯槽前面の粘膜骨膜の剥離と骨膜の切開

デザイン通りに切開し骨膜下で剥離していくが、切開前にエピネフリン入り局所麻酔薬を使用し、エピネフリン入り生理食塩水ガーゼをつめながらバイポーラで止血をしていく。上方で対側の梨状口下縁の高さを確認し前鼻棘の付近まで剥離を進める。裂側も同様の高さまで剥離しておく。

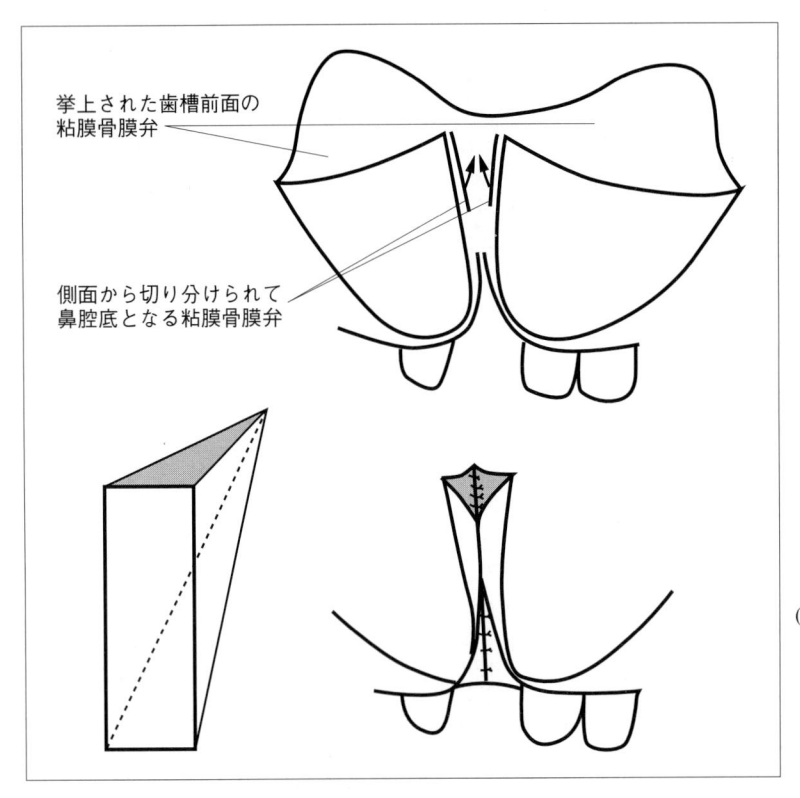

216　唇裂鼻の治療

挙上された歯槽前面の
粘膜骨膜弁

側面から切り分けられて
鼻腔底となる粘膜骨膜弁

(c) 上方の三角。上方の三角形の面は裂隙側面より口蓋側と切り分けられ，剥離挙上後縫合によって鼻腔底を形成する粘膜骨膜弁により形成される。

挙上された歯槽前面の
粘膜骨膜弁

口蓋粘膜骨膜弁

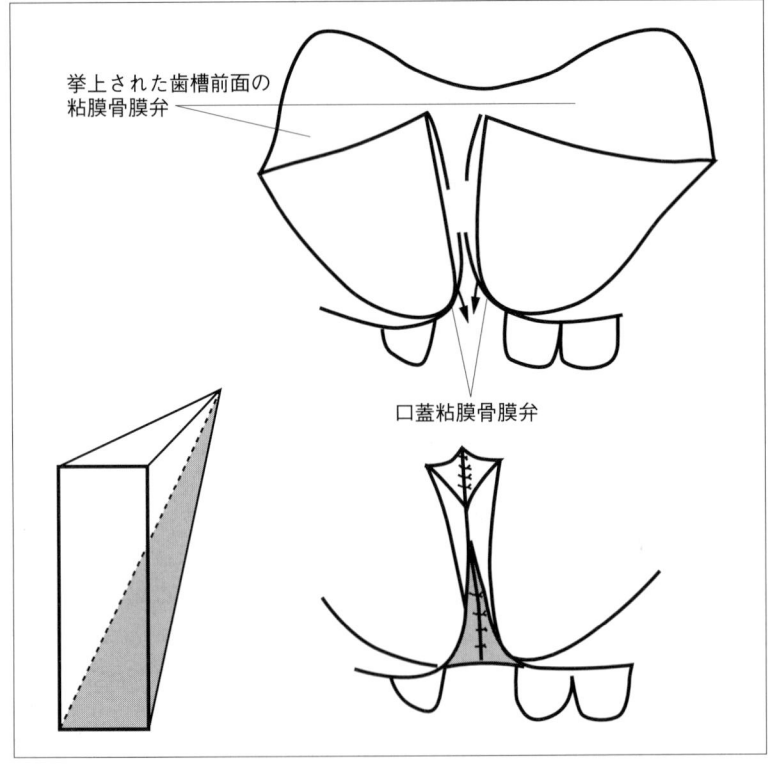

(d) 下方の三角。下方の三角形の面は裂隙側面より鼻腔側と切り分けられ，剥離挙上後縫合された口蓋粘膜骨膜弁により形成される。

図7・1　移植骨を充填する空間の模式図（つづき）

口蓋裂の手術時に使用するエレバトリウムなどで鈍的に剥離をしている。

このflapは両側から引き寄せられ下方へ引き下げられて移植骨を覆った後閉じられなければならないが，このままでは可動性に乏しい。そこで，できるだけ上方で横方向に骨膜のみに割をいれるように切開する（図7・2）。これによってflapはlabiogingibal sulcusが浅くなるような形で下方へ引き下げることができるようになる。

c. 鼻腔底の形成

鼻口腔瘻と記すと大きな隙間があるように思われるが，軽く拳をつき合わせたような形で粘膜同士が接している状態のことが多い。そこを前方から上下に切り分けていく。口腔側の粘膜骨膜近くで切り分けるようにすると骨移植のスペースが作りやすい。鼻腔側の粘膜骨膜弁を対側の鼻腔底と同じ高さまで十分に持ち上げるようにして翻転させる。この時，瘢痕組織や余剰な粘膜骨膜（前方に多い）を切除し，側壁の骨皮質を露出させるとともに骨移植のスペースを作成する。口蓋裂があればさらに奥に操作が及び，移植骨の必要量は増加する。操作中下鼻甲介が顎裂部へ下垂していれば小型のリューエルのようなもので切除している。鼻腔底の奥の方の操作がもっとも困難で大事なところと思われる。

d. 歯槽舌側から口蓋にかけての操作

こちらは粘膜骨膜がめくれこまないように口腔側に引き出して縫合する。口蓋裂手術後の瘻孔が残存している時は，この時に瘻孔内の粘膜を切除して口蓋の粘膜骨膜を十分口腔側に翻転させて縫合し，瘻孔閉鎖を行う。

e. 移植骨の充填

歯槽頂を引き下げ歯槽部に三次元的に厚く骨が入るように密に詰める。採取した海綿骨はあらかじめリューエルなどで細かくしておく。この時，梨状口縁鼻翼基部にも骨膜下に盛り上げるように詰めている。

f. 前方の閉鎖

前方の粘膜骨膜をずらし縫いしながら移植骨を被覆し，口腔側の粘膜骨膜弁前方と縫合して歯槽

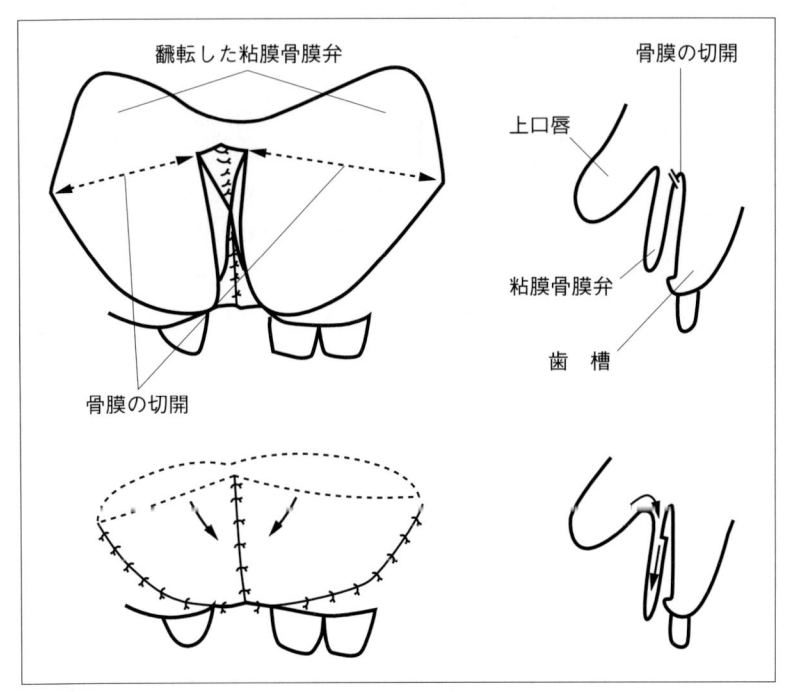

図7・2　前方の粘膜骨膜弁の骨膜切開
図の右下（断面図）で延長される部位と方向を示した。これによって生じた余裕を利用し図の左下のように内側下方に粘膜骨膜弁を引き寄せる。ほとんどが側方に減張切開などを必要としない。

頂部を閉じ，最後にフィブリン糊でシールする．

g. 鼻腔へのガーゼパッキング

鼻腔内にアクロマイシン軟膏™をつけたコメガーゼを3～4枚充填している．圧迫により出血を抑え，粘膜が張るまで移植骨が鼻腔内に露出し鼻腔側から感染するのを防ぐためである．

4. 手技上の注意点

採骨の際に出血量を押さえるために短時間で多くの海綿骨を採取する．先端の大きさ，曲がりなどが異なる鋭匙を各種準備しておく．鼻腔底を作る操作では，奥から前方に順次縫合してくるが，一番奥の縫合は時間をかけてもできるだけ深いところで閉じるようにする．海綿骨をつめる時は少し圧縮して詰め込み，とくに粘膜骨膜との間に隙間をあけないようにする．

最後に前方を閉じる際，粘膜骨膜弁に過度の緊張がかからないように，前方の粘膜骨膜弁の頭側で水平方向に骨膜に減張切開を加える．前方で歯槽を覆うこの粘膜骨膜弁は側方から内側へ引き寄せもするが，おもに下方へ引き下げることにより，歯槽頂での口蓋側の粘膜骨膜との縫合部に余裕をもたせることができる．

E 術後管理

食事は口蓋裂食に準じて流動から徐々に固いものを増やしていき，術後2週間位で普通食としている．歯に近接した縫合糸は吸収糸であっても術後2週間で抜糸している．

食器などで粘膜に傷をつけないように気をつけさせること，イソジンガーグル™などで頻回に口をすすぐこと以外は，腫脹疼痛に対する対症療法である．鼻腔内に充填したアクロマイシン軟膏™をつけたコメガーゼは4～5日で除去している．

歯科で術後1カ月，6カ月で歯科用口内X線写真を撮影するとともに，X線CTでANS-POを基準平面としたものを撮影し，移植骨の状態を把握していくようにしている[1,5,6]．永久歯の萌出を見ながら矯正治療を始めていくことになる．

F 症例

典型的な手術例と鼻翼基部への影響が顕著だった例を1例ずつ提示する．

【症例1】唇顎口蓋裂

5カ月時にCronin法による唇裂手術を，1歳6カ月時に粘膜骨膜弁Pushback法による口蓋裂手術を受けている．6歳7カ月で，顎裂部骨移植を行った．粘膜骨膜は両側から接しており，鼻への飲食物の漏れはない状態である（図7・3-a）．移植ポケットは，表面から見た時と比べ骨の裂隙はかなり大きい（図7・3-b）．

骨充填は，歯槽の後方にも十分に行った（図7・3-c）．この時の骨重量は5.9gである．前方の粘膜骨膜弁を閉じたところ，Aと比べて粘膜骨膜弁が引き下げられてlabiogingival sulcusは浅くなっている（図7・3-d）．術後のCTでは顎裂部や歯根部に十分な骨の生着が認められた（図7・3-e, f）．術前と術後1年の比較では，鼻翼基部や鼻腔底がわずかに挙上されているが，顕著な違いは認めない（図7・3-g～j）．

【症例2】鼻翼基部の位置の変化が認められた症例（図7・4）

後方にあった患側の鼻翼基部が前方に引き上げられている．このような症例があるため，筆者らの施設では鼻の修正を顎裂部骨移植後に行うようにしている．

G 考察

顎裂部への新鮮自家腸骨海綿骨移植術は歯芽の萌出，誘導を目的として行っているものであるが[7,8]，鼻翼形態に直接的にまた間接的に影響を与える．

直接的な影響とは後退した披裂側の鼻翼基部周辺の骨膜下に骨移植を行うことにより鼻翼基部を前方に持ち上げる効果（図7・5-a）と，瘢痕によって引き下げられた鼻腔底の粘膜骨膜弁を十分鼻腔側に挙上し骨を充填することにより鼻腔底が上がり，鼻翼基部の尾側偏位も矯正される効果（図7・5-b）である．

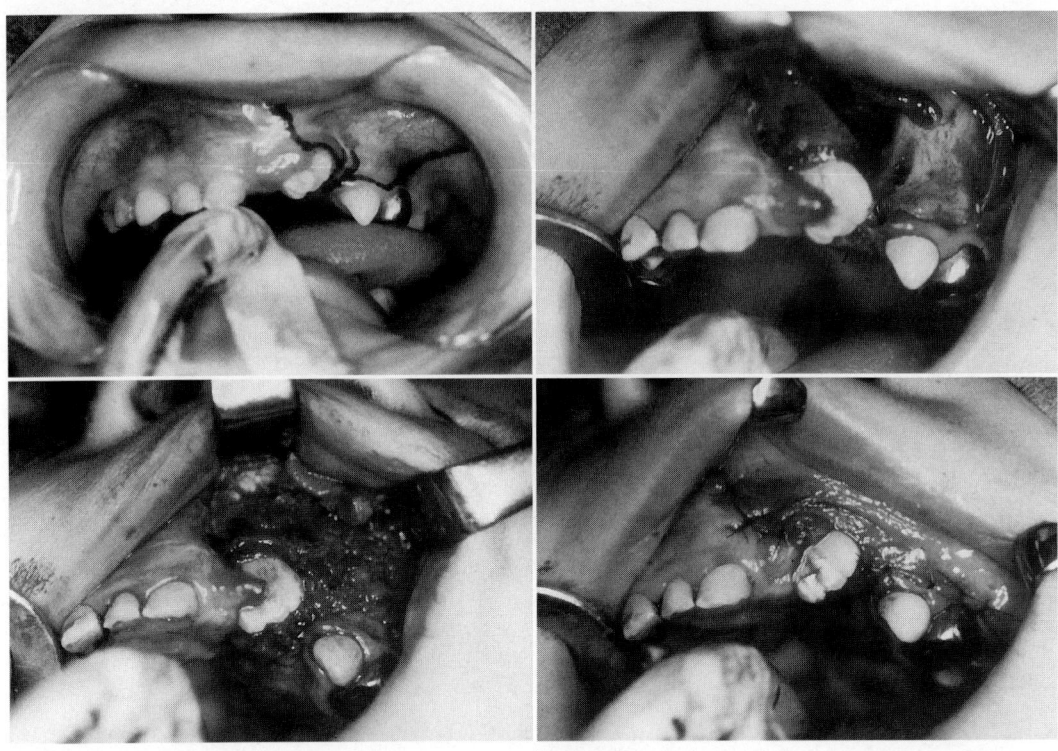

第7章 上顎の顎裂に対する骨移植および外鼻形態との関連性について 219

(a) 前方の粘膜骨膜弁の切開線。裂は両側からの粘膜が接した状態である。
(b) 作成されたポケット。骨の裂隙は表面から見たよりもかなり広い。
(c) 海綿骨充填後。歯槽の舌側にも十分な骨移植がされている。
(d) 粘膜骨膜弁閉鎖後。過度の緊張なく閉鎖した。Labiogingibal sulcusは浅くなっている。

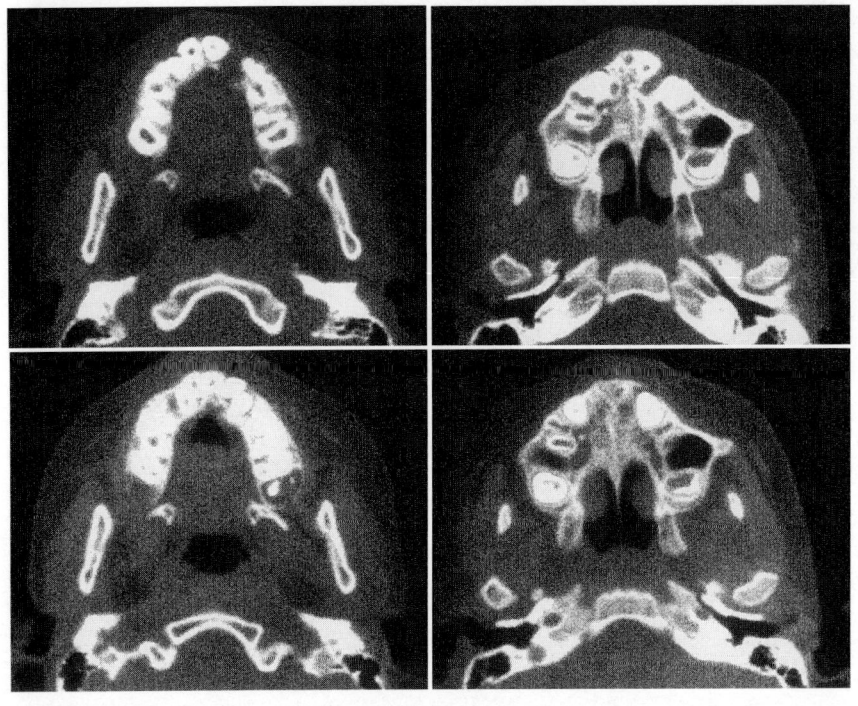

(e) 顎裂骨移植前後のCT。同じレベルの上段が術前で下段が術後。十分な骨生着が見られる。

図7・3 症例1：6歳7カ月，唇顎口蓋裂

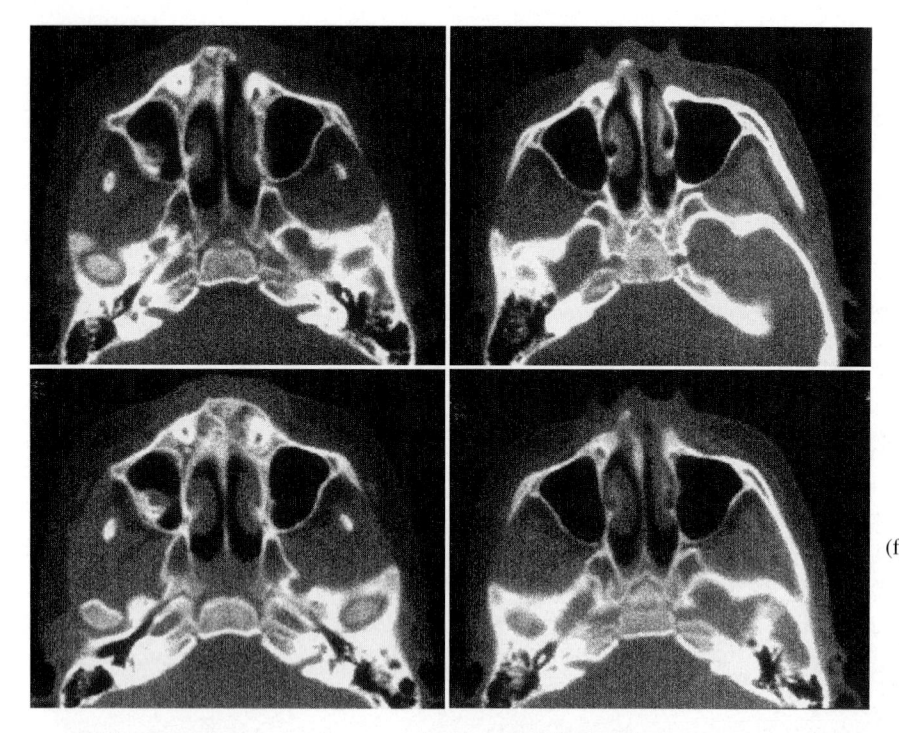

220　唇裂鼻の治療

(f) 顎裂骨移植前後のCT。同じレベルの上段が術前で下段が術後。犬歯の歯根部まで骨架橋が存在する。

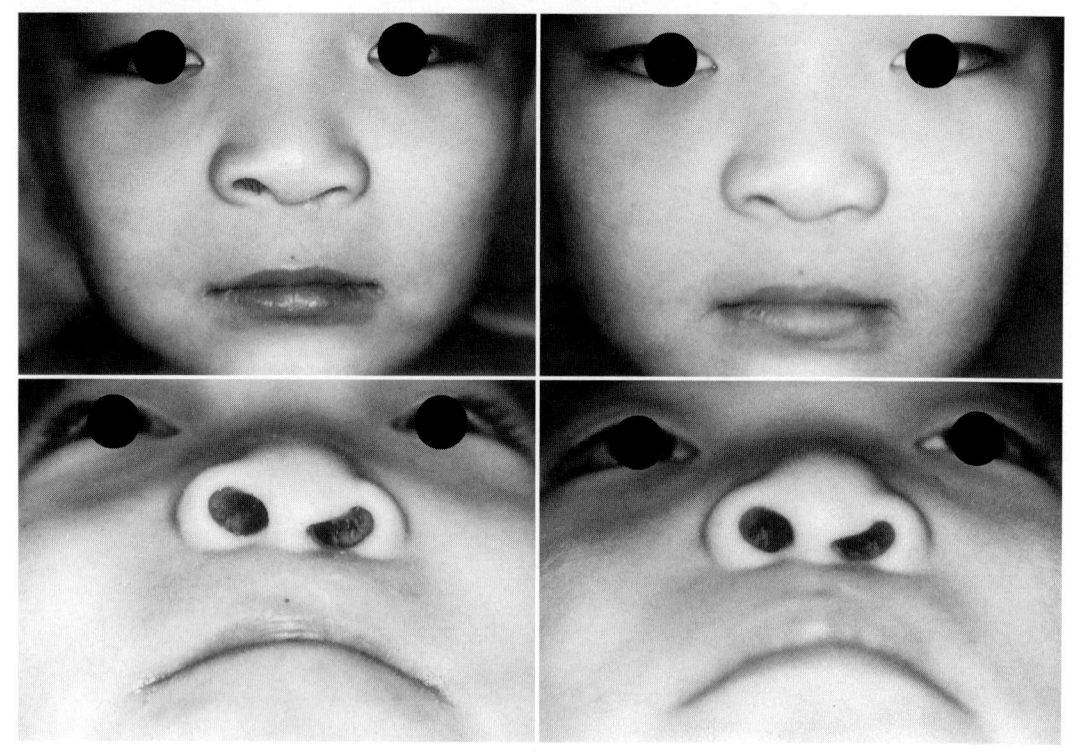

(g) 術前，正面像。鼻翼基部の尾側偏位は見られない。	(h) 術後，正面像。
(i) 術前，下方像。わずかに鼻翼基部周辺の陥凹があり，鼻腔底も後方へ陥凹がある。	(j) 術後，下方像。わずかに鼻腔底が上がっている。

図7・3　症例1：6歳7カ月，唇顎口蓋裂（つづき）

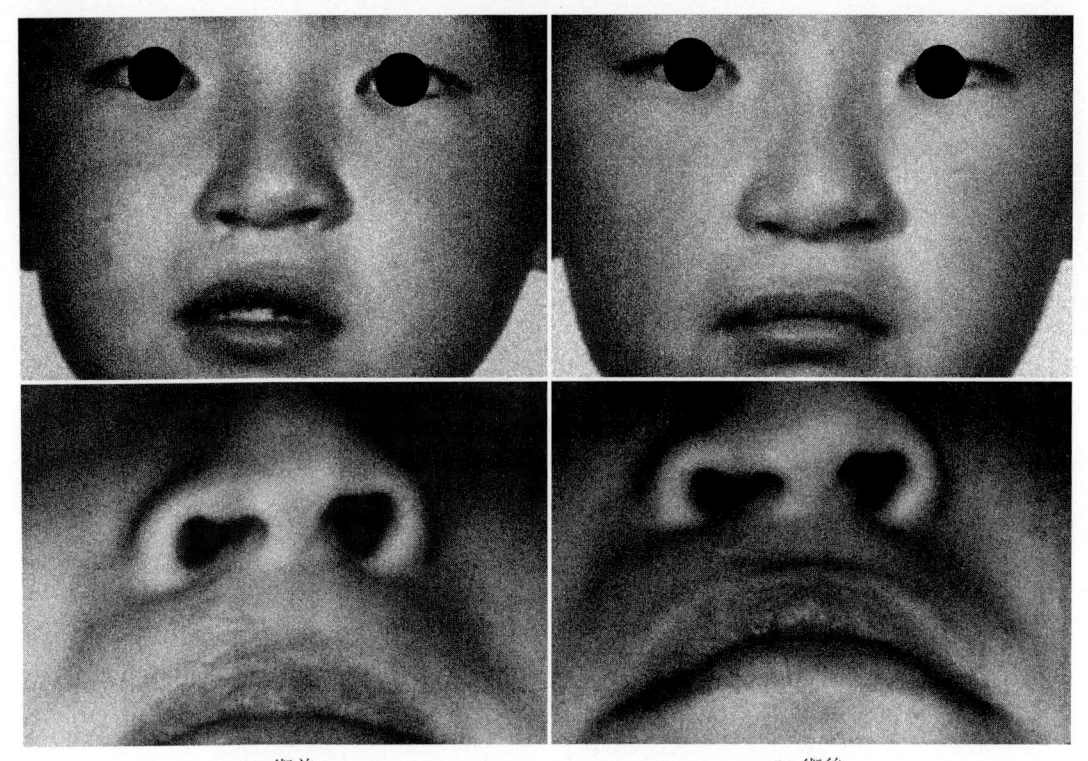

(a) 術前。　　　　　　　　　　　　　　(b) 術後。
図7・4　症例2：唇顎口蓋裂，鼻翼基部の位置改善が見られた例
鼻翼基部と鼻腔底の後方への偏位が改善されている。

　間接的な影響とは十分な厚みと高さをもった歯槽が形成され，より良い咬合管理が行われることの顔貌に与える影響で，とくに犬歯の萌出が誘導されて顔面骨のbuttressの部分の形成が促されると，鼻翼基部における非対称性が緩和されると考えられる（図7・5-c）。

　とくに鼻翼基部の偏位の大きなものでは補助的に梨状口縁，鼻翼基部周囲の移植骨を多めにするが，歯の萌出と移動に必要な厚みと高さをもった歯槽形成のためには鼻腔底から歯槽頂部にかけて前後に厚く骨充填することに力を入れている（図7・5-b, c）。

　この時，梨状口縁，鼻翼基部に盛り上げるように詰めた移植骨は後のCTでほとんど吸収されて残らないことが確認されているが，この部分が瘢痕化し，再拘縮により鼻翼基部が後下方へ落ち込むのを防いでいるのではないだろうか。

　骨移植後の評価は最終的には矯正歯科の咬合管理の成否によるが，移植骨の生着に関しては術後6カ月のCTでスライスごとの歯槽の厚み，いくつのスライスで写っているかによって骨充填の高さを見ている[1)5)]。術後の明らかな感染による脱落以外は，骨架橋不良となる原因が指摘できないことが多い。

　手術年齢については，犬歯永久歯萌出前の混合歯列期に行うのが移植骨の生着や歯芽の萌出誘導に有利であると考え，6歳時を目標にしている[6)9)～12)]。低年齢の比較的大きな侵襲の手術による顎の劣成長が懸念されるが，東北大学歯学部の長期観察例では顎の劣成長の傾向はないとされている[13)]。

文　献

1) 古内　寿,髙橋和裕,三條大助ほか：口唇裂口蓋裂患者のX線CTによる検討基準平面の基礎的検討. 歯科放射線, 37：136-142, 1997.

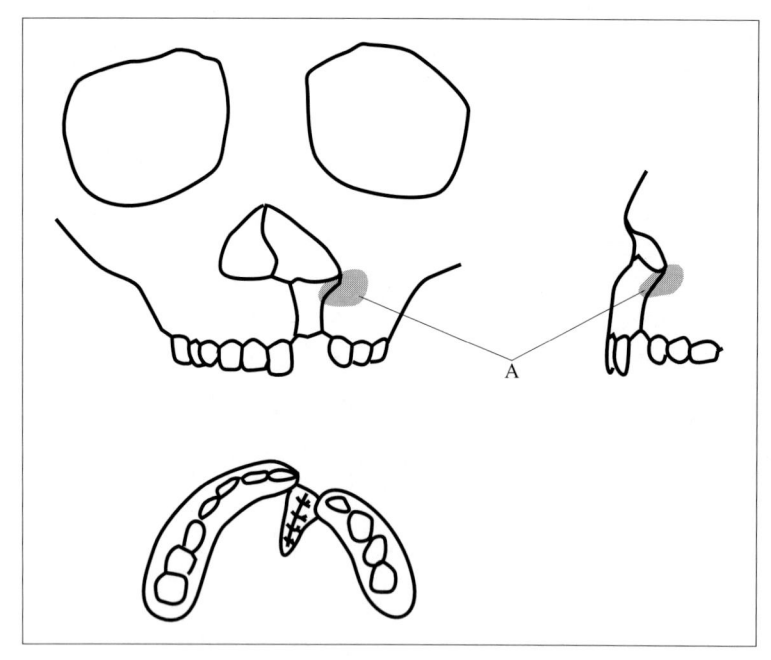

(a) 鼻翼基部の周辺。披裂側が後退していることが多いので，Aの部分の骨膜を挙上し移植骨を充填すると鼻翼基部が前方に持ち上がる。

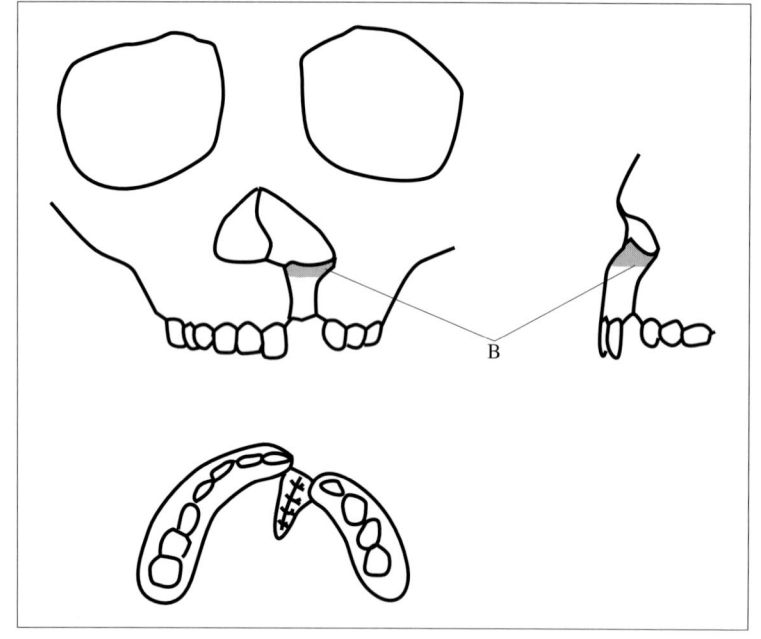

(b) 鼻腔底。Bの部分の粘膜骨膜弁を十分鼻腔側まで挙上し，移植骨を充填すると瘢痕によって引き下げられていた鼻腔底が上がり，外観として鼻翼基部の尾側偏位も緩和される。

図7・5　骨移植による影響

2) 平野　哲, 山田　敦, 幸地省子：唇裂に伴う歯槽裂のX線学的検討. 形成外科, 40：285-289, 1997.
3) 飯野光喜, 斎藤哲夫, 福田雅幸ほか：腸骨稜後縁からの海綿骨採取法について手術術式と顎裂に対する二次骨移植術への応用. 日本口腔外科学会雑誌, 40：923-925, 1994.
4) 飯野光喜, 奥田まゆみ, 福田雅幸ほか：顎裂部二次骨移植と腸骨稜後縁からの海綿骨採取法. 日本口蓋裂学会雑誌, 20：84-91, 1995.
5) 飯野光喜, 幸地省子, 松井桂子ほか：顎裂に対する自家腸骨海綿骨細片移植X線CTによる骨架橋の評価. 日本口蓋裂学会雑誌, 19：22-31, 1994.

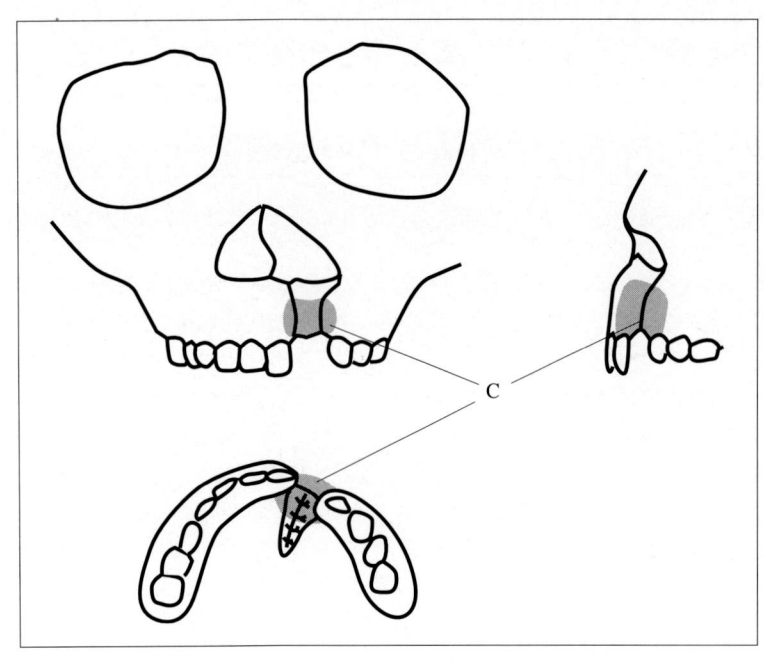

(c) 歯槽部。Cの部分で歯槽の舌側にも十分な骨充填をすると，歯牙の誘導に適した，厚みのある歯槽を形成する。

図7・5　骨移植による影響（つづき）

6) 幸地省子, 猪狩俊郎, 飯野光喜ほか：顎裂への自家腸骨海綿骨細片移植. 日本口蓋裂学会雑誌, 20：59-74, 1995.
7) Boyne, P. J., Sands, N. R.：Secondery bone grafting of residual alveolar and palate clefts. J. Oral Surg., 30：87-92, 1972.
8) Boyne, P. J., Sands, N. R.：Combined orthodontic-surgical management of residual palate-alveolar cleft defects. Am. J. Orthod., 70：20-37, 1976.
9) 幸地省子, 松井桂子, 飯野光喜ほか：顎裂への新鮮自家腸骨海綿骨細片移植歯槽頂の高さの評価. 日本口腔外科学会雑誌, 39：735-741, 1993.
10) 井崎理理子, 豊田純一郎, 後藤昌昭ほか：顎裂部への二次的自家腸骨移植後の歯の観察日本口蓋裂学会雑誌, 23：83-90, 1998.
11) 北村信隆, 内山健志, 渡辺　一ほか：各種移植骨による二次顎裂部骨移植後の遠隔成績1975年から1988年の症例について. 日本口蓋裂学会雑誌, 23：13-27, 1998.
12) 嶋　香織, 緒方克哉, 鈴木　陽ほか：顎裂部への二次的自家海綿骨細片移植術における移植骨の術後吸収の評価. 日本口蓋裂学会雑誌, 23：203-213, 1998.
13) 幸地省子：顎裂への新鮮自家腸骨海綿骨細片移植と上顎骨の成長. 日本口蓋裂学会雑誌, 18：10-17, 1993.

（今野宗昭，山田　敦）

第7章 上顎の顎裂に対する骨移植および外鼻形態との関連性について

2) 私たちの行ってきた手術法とその意義②

Summary

医学の進歩とともに現在，顎裂部骨移植は必須の手術となっており，思春期以降の顎裂部骨移植の口腔機能改善目的として，①矯正歯科治療後の後戻り防止，②上顎骨切りの前処置，③顎堤の形態回復，④鼻口腔瘻孔の骨性閉鎖，⑤歯科インプラント義歯の骨母床などが挙げられている。

一方，唇顎裂・唇顎口蓋裂による顎裂が影響する外鼻の形態的特徴として，①外鼻孔底と鼻腔底の沈下，②鼻翼基部の唇側ならびに外側偏位，③鼻口腔瘻孔などがある。

一般に顎裂部骨移植と外鼻形態とは別個に考えがちであるが，解剖学的な位置関係からも顎裂の回復が外鼻形態に影響を与えることは明らかである。したがって，とくに思春期以降の顎裂部骨移植は口腔の機能的な改善と外鼻形態の変化を加味した手術であるべきである。

このような観点から，筆者らの行っている顎裂部骨移植法を述べるとともに，外鼻形態と骨移植の関連性について考察した。

はじめに

思春期以降の顎裂部骨移植は歯科矯正あるいは歯科補綴が必要な顎堤にとって有意義な手術であり，現在顎口腔機能回復面から不可欠な手術となっている。一方，外鼻形態修正の観点からすると顎裂部骨移植の必要性[1)〜11)]は意見の分かれるところであるが，しかし顎裂部骨移植をいかに外鼻形態に対しても効果的に生かせるかが課題でもある。この観点から当教室では外鼻形態の所見[12)13)]のうち顎裂部骨組織のvolume不足が関連する症例には積極的に骨移植を行っている。

今回，動的歯科矯正終了後の唇裂鼻に対する顎裂部骨移植法を述べるとともに，この骨移植と外鼻形態との関連性について考察する。

A 術式の目的と考え方

思春期以降の顎裂部骨移植は表7·2のような効果が期待できる。それぞれの目的に応じて，鼻腔底側，口蓋側，唇側，歯槽頂側に分け，そのvolume，移植骨の種類を検討する。

B 適応と症例の選択

歯科矯正的に顎裂部を骨性に固定してもかまわない症例で，以下の外鼻形態の所見の場合に顎裂部骨移植が適応と考えられる。

①外鼻孔底と鼻腔底の沈下。
②lateral segmentのcollapse（虚脱）による鼻翼基部の唇側ならびに外側偏位。
③鼻口腔瘻孔による鼻腔底の落ち込み[14)]。

表7·2 思春期以降の顎裂部骨移植がもたらす効果

1. 外鼻形態の改善効果
   ①唇裂鼻の鼻腔底部から鼻翼基部の改善
   ②鼻口腔瘻孔の骨性閉鎖
2. 矯正歯科的および外科的矯正効果
   ③矯正歯科治療後の後戻り防止
   ④上顎骨切りの前処置
   ⑤歯牙移動
3. 歯科補綴的な効果
   ⑥顎堤の形態回復
   ⑦歯科インプラント義歯の骨支持母床

C 術前の準備

術前の評価としては，①顔面写真（正面，両側面，下面45度），②鼻口唇写真（正面，両側面，下面45度），③口腔内写真（咬合位，上顎前庭，口蓋），④頭部X線規格写真（正面，側面），⑤口腔内歯科X線写真（オルソパントモ撮影，咬合撮影，歯牙撮影），などである。

また術前の準備としては，①矯正歯科医へ顎裂部骨移植の適否確認，②手術手技の検討（両側同時骨移植か，片側ずつか。鼻口唇瘻孔閉鎖法，移植骨の種類）などがある。

D 手技のポイント

1. 器具と材料

①唇裂・口蓋裂形成基本セット

基本セット以外にハワーズエレバ・ラスパトリウム，筋鉤各種，アングルワイダー，万能開口器，なども準備する。

②採骨基本セット

基本セットの中に電動切削器，骨細工セット（ノミ各種，槌，リウエル，細工板など）ほかも含める。

①②のセットは重複する器具があっても，決して兼用することなく，採骨部への細菌の侵入を防ぐ意味で，両者セットは完全に分離して使用する。

2. 作図上のポイント

鼻・口唇修正と骨移植を一期的に施行する場合は骨移植から始めるが，口唇修正が必要な症例では，口唇修正のデザインとピオクタニンによるポイントの刺入を先行させておく。

また口腔内のデザインは顎裂部裂縁から前歯歯頸部縁切開を基本とし，顎裂の幅にもよるが，患側梨状口縁から健側前鼻棘さらに健側鼻腔底までを明視下におけるデザインとする。通常顎裂両側1歯分の歯頸部縁切開線を経て付着歯肉，歯槽粘膜，頬粘膜へと斜切開線を引き，骨移植後に顎裂部は付着歯肉で被覆するデザインとする（図7・7-a）。

鼻口腔瘻孔があり瘻孔周囲の粘膜骨膜の翻転弁で閉鎖不可能な場合，唇側の粘膜の回転弁をデザインするが，口腔前庭が浅くなることから後日口腔前庭形成が必要となることを念頭におきデザインする[3]。また当科では鼻口蓋瘻孔に対して舌弁が必要な程度の大きな瘻孔症例では骨移植量に制限を生じることから鼻口蓋瘻孔閉鎖と骨移植とを二期に分け手術を行っている。

両側性の唇裂鼻でしかも鼻口蓋瘻孔の残存する症例では，premaxillaへの血行を考えpremaxillaの付着歯肉，歯槽粘膜を温存するデザインとする（図7・6）。

3. 手術のポイント

①口腔内の術野（鼻翼基部，前鼻棘・鼻中隔，歯槽骨部，口蓋部）骨膜下に20万倍希釈エピレナミン含有2％リドカインを止血目的で局注する。

②患側，健側とも歯肉頬移行部の斜切開から歯頸部に至り，さらに歯頸部縁切開後，顎裂縁の縦切開を行う。切開は粘膜から骨膜まで一気に達し，粘膜骨膜弁として起こす（図7・7-a）。唇側の剥離範囲は健側前鼻棘から患側梨状口の鼻翼上縁相当部まで行う。続いて顎裂縁の縦切開部からエレバ・ラスパトリウムを骨膜下に挿入し，患側の下

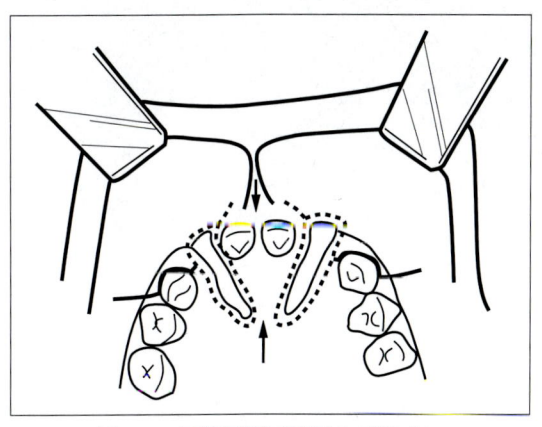

図7・6　両側唇顎口蓋裂のデザイン
Premaxillaの血行は最低2方向（→）確保する。また瘻孔周囲の切開線（点線）は翻転弁で瘻孔閉鎖するため鼻腔側寄りに置く。

鼻甲介基部から口蓋面顎裂縁まで，健側は同様に鼻中隔軟骨・骨部境界部から口蓋面顎裂縁までをそれぞれ剥離し，骨面を露出する。

つぎに剥離した粘膜骨膜を鼻腔底寄りで切開し，鼻腔側粘膜骨膜と口蓋側粘膜骨膜に切離，鼻腔底はこの健側と患側の粘膜骨膜を翻転し，5-0 PDS Ⅱ®で縫合し骨膜の連続性を確保する。また口蓋側も同様に粘膜骨膜を翻転し，5-0バイクリル®で縫合し骨膜のliningのある口蓋面を形成する。ここで鼻腔側と口蓋側の移植床ができる。

③唇側の移植床は外鼻孔底の沈下や鼻翼基部の陥凹を改善する目的で，口腔前庭部骨膜に横切開を加え十分に減張し，骨移植スペースを確保するとともに，鼻翼基部骨膜を前鼻棘周囲骨膜と4-0 PDS Ⅱ®で牽引縫合する（図7・7-b）。

④以上で作成した骨膜，骨の移植床に深部より鼻腔底側と口蓋面側に順次採取した腸骨海綿骨を充填する。とくに唇側では陥凹した鼻翼基部から外鼻孔底部にかけ十分に腸骨海綿骨あるいは腸骨皮質骨をonlay graftする。つぎに唇側と歯槽頂部で粘膜骨膜弁を5-0バイクリル®で縫合する（図7・7-c, d）。

最後に唇顎口蓋裂症例では顎裂の移動防止目的で矯正用歯牙保定装置により保定し，手術を終了する。

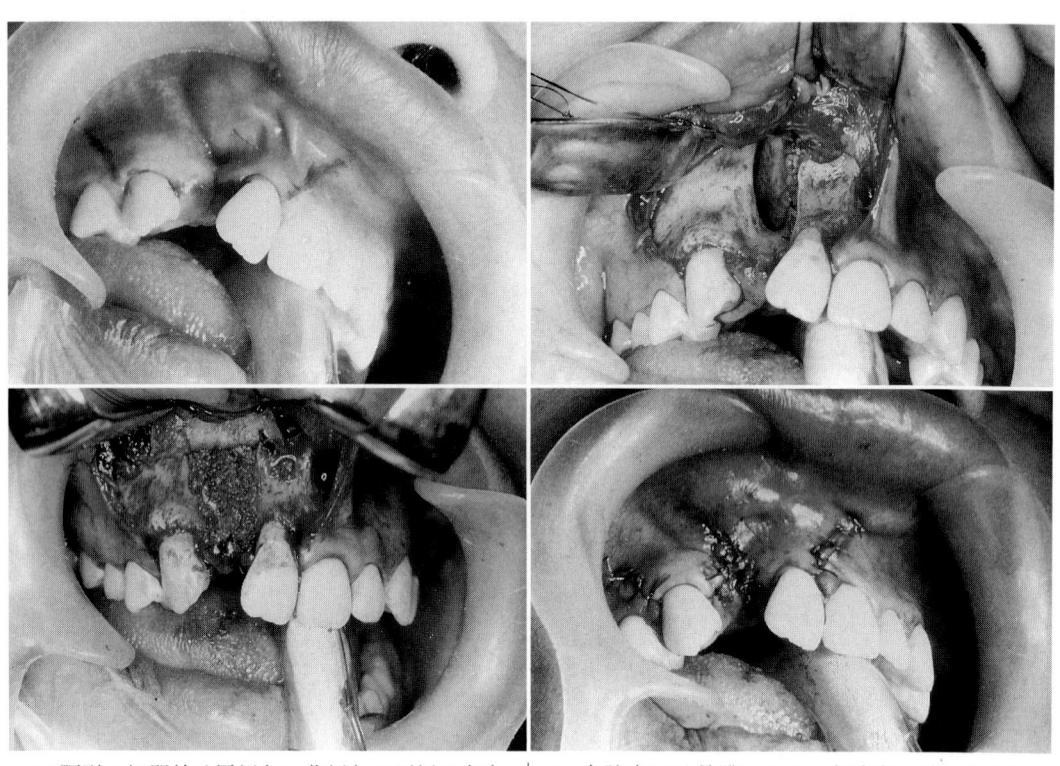

(a) 顎裂の切開線は唇側と口蓋側との両側に弁を分ける意味で歯槽頂部に置く。	(b) 鼻腔底では骨膜のliningを確実にし，さらに骨膜を縫縮することにより鼻腔底の挙上と緊張を図る。
(c) 顎裂深部より十分に腸骨海綿骨を充填し，梨状口の陥凹とminor segmentのcollapse（虚脱）に対して腸骨皮質骨をonlay graftする。移植皮質骨は3-0切り糸ナイロンで母床皮質骨に固定するが，移植皮質骨上縁は健側梨状口の高さとする。	(d) 歯槽頂部は4点縫合となるので，唇側の粘膜骨膜弁は十分に減張し，さらにflap先端の血行を考え縫合する。

図7・7 顎裂部骨移植の手術手技

4. 手技上の注意点

a. 瘻孔閉鎖

瘻孔の位置や大きさにより顎裂部の粘膜骨膜の翻転弁，唇側からの粘膜の回転弁[7]，舌弁などを選択する．顎裂部の粘膜骨膜の翻転弁が第一選択であるが，一次口蓋形成手術が口蓋粘膜骨膜弁のpush back法の場合や，瘻孔閉鎖の既往のある残孔などでは，硬口蓋瘻孔周囲の組織は瘢痕化が著明で，同部への大口蓋動脈からのaxialな血行を期待して口蓋弁を挙上しても壊死に陥りやすい．したがって，顎裂部の粘膜骨膜の翻転弁で瘻孔閉鎖する場合は口蓋顎裂周囲の剥離は必要最小限にすべきで，口蓋弁をアドバンスすることを考えることなく，鼻腔側寄りに粘膜骨膜切開を加え，翻転して閉鎖することが重要である（図7・8）．

b. 外鼻孔底部と鼻翼基部の骨移植スペースの確保

外鼻孔底の皮膚や鼻腔底の粘膜は顎裂深部で口腔粘膜と近接し，線維組織で固着している．一般的に顎裂部の口腔前庭が浅い場合には鼻腔底が口腔側に深く陥凹し，逆に鼻腔底や外鼻孔底の高さが維持されている場合は顎裂の口腔粘膜が鼻腔側に強く引き込まれ，さらに初回口唇形成時に骨膜形成[15)16)]された症例では顎裂部は狭小化していることもある．

この顎裂深部を慎重に剥離するとともに，鼻腔側粘膜と口腔側粘膜を分けつつ連続する健側と患側の口腔前庭部骨膜に横切開を加え十分に減張し，骨移植スペースの確保することが重要である．またこの際，外鼻孔底の陥凹と鼻翼基部陥凹との改善のため，前鼻棘側と鼻翼基部側の骨膜同士をできる限り縫合することも肝要である（図7・9）．

E 術後管理

一般的な鼻口唇修正の術後管理と同様であるが，とくに骨移植症例では口腔内創と採骨部の留意が必要である．口腔内創の直下に移植骨があるため，早期の創の刺激は粘膜骨膜弁縫合部が破綻し移植骨の感染につながる．そこで第2病日，口腔創の安定を確認後流動食を開始し，6～7病日より三分粥から漸増後，2週間の軟食とする．また術部歯牙の刷掃は術後3週より開始させる．採骨部は腸骨の場合，早期離床ができ退院時には通常歩行が可能である．一般的な骨移植を伴う鼻口唇修正は術後約2週間の入院としている．

当教室では顎裂部骨移植術による患側・健側segmentの移動を考慮し，手術終了時に歯牙保定装置によりsegmentの保定を行っているが，同装置による保定をしない症例でも退院後できる限り早期に術前矯正歯科医の管理下においている．

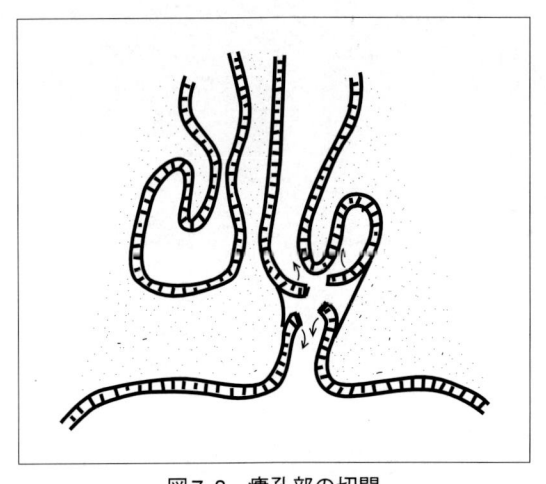

図7・8 瘻孔部の切開
鼻腔側寄りに切開を入れ，粘膜骨膜弁を翻転して鼻腔底と口蓋面を作る．

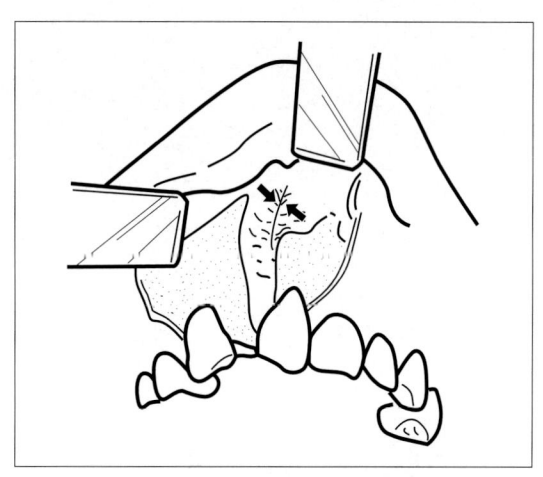

図7・9 口腔前庭部の骨膜縫合
鼻翼基部の骨膜を前鼻棘方向（→）に緊張をかけ縫合する．

F 症例

【症例1】20歳，女，左唇顎裂術後変形

外鼻形成術（両側鼻孔縁切開から大鼻翼軟骨，外側鼻軟骨の懸垂縫合と鼻前庭襞のZ形成）。口唇瘢痕修正術，顎裂部骨移植（腸骨海綿骨のinlay graftと腸骨皮質骨のonlay graft）を施行した。術後3年の段階で，骨移植による外鼻孔底，鼻翼基部の効果が維持され，口腔前庭，顎堤の再建も安定している（図7・10-a～i）。

【症例2】28歳，女，左唇顎口蓋裂術後変形

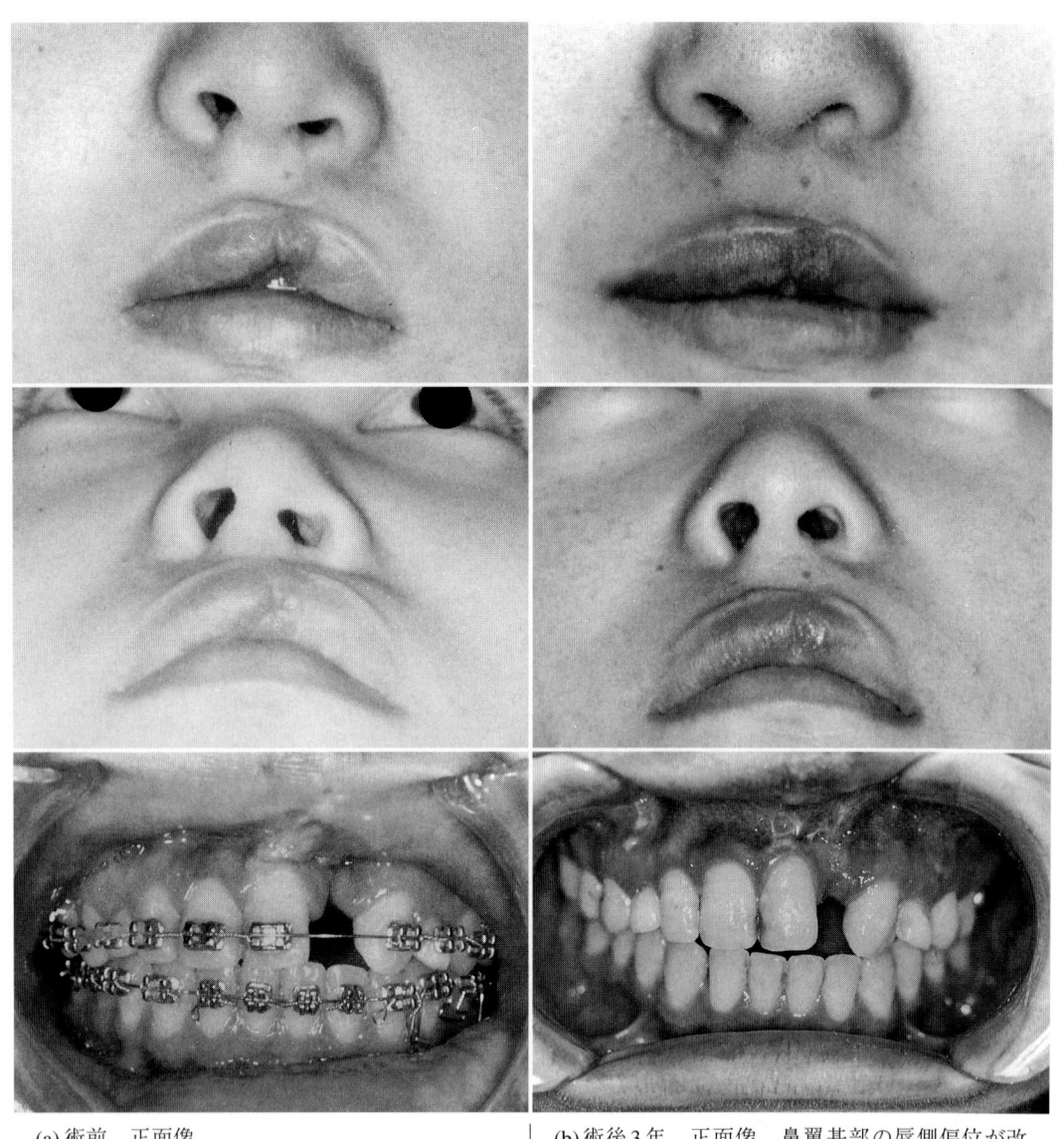

(a) 術前，正面像。
(b) 術後3年，正面像。鼻翼基部の唇側偏位が改善されている。
(c) 術前，下面45度像。
(d) 術後3年，下面45度像。鼻孔形態，外鼻孔底から鼻翼基部の陥凹が改善されている。
(e) 術前，口腔内。
(f) 術後3年，口腔内。口腔前庭，歯槽形態が良好に維持されている。

図7・10　症例1：20歳，女，左唇顎裂術後変形

(g) 術中，顎裂部。骨膜による移植床で鼻腔底を再建する。
(h) 術中，顎裂部。顎裂内に腸骨海綿骨をinlay graftし，さらに外鼻孔底から鼻翼基部に腸骨皮質骨をonlay graftする。
(i) 術直後。

図7・10 症例1：20歳，女，左唇顎裂術後変形（つづき）

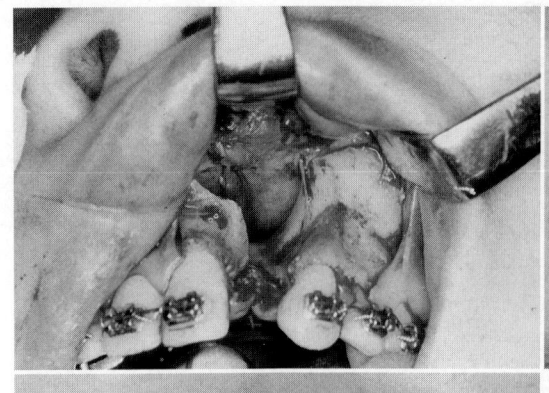

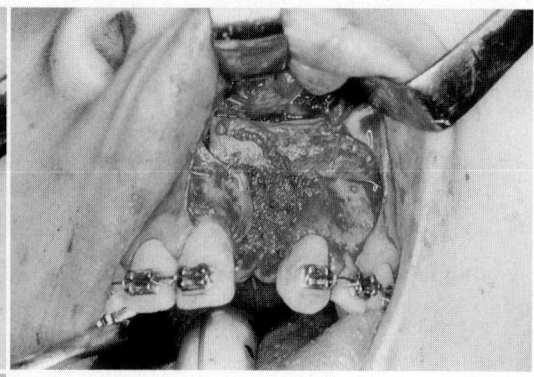

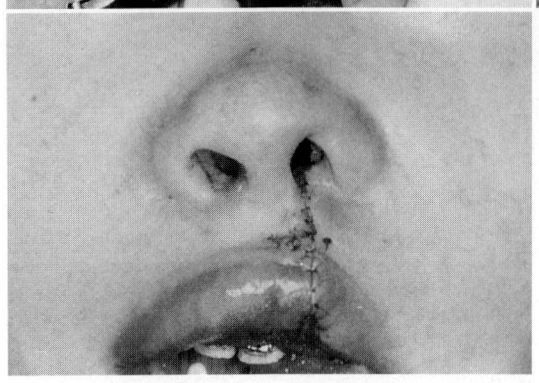

外鼻形成術（両側鼻孔縁切開から大鼻翼軟骨，外側鼻軟骨の懸垂縫合），口唇瘢痕修正術，顎裂部骨移植（腸骨海綿骨のinlay graftと腸骨皮質骨のonlay graft）を施行した。術後2年の段階で，骨移植により外鼻形態が良好に改善されている。顎裂部ではX線写真上，術後6カ月で移植骨と元来の上顎骨とが一体化し安定している（図7・11-a～i）。

考察

1. 両側唇顎口蓋裂の骨移植の施行は両側同時か片側ずつかの問題

両側唇顎口蓋裂の両側同時骨移植が可能か否かはpremaxillaへの血行が確保できるか否かによる。Premaxillaの口蓋粘膜は両側の顎裂に挟まれた位置にあり，鼻口蓋瘻孔が残存した症例では瘻孔閉鎖のためpremaxillaの口蓋粘膜の血行が不安定となり，壊死に陥る可能性がある。そこで当教室では，premaxillaへの粘膜経由の血行が最低2カ所温存できれば両側同時に骨移植し，それ以外は片側ずつとしている（図7・6）。

2. 移植骨の種類

移植骨の性状としては，皮質骨，海綿骨，両者の併用などが目的により選択される。海綿骨は皮質骨に比し生着率が高く，骨改造機転も迅速に進行する。また海綿骨細片では細胞成分が直接生着するため，感染に対する抵抗性が高い。しかし，形態の付与の点からは海綿骨では困難で，一般にブロック骨が有利である。したがって，inlay graftでは自家海綿骨細片を使い，形態形成が必要なonlay graftでは皮質骨のブロックを使用する。

移植骨の採取部としては腸骨[1)2)10)]，肋骨[17)18)]，頭蓋骨，下顎骨[17)19)]などがある。当教室では大量の海綿骨が採取できることから腸骨を採取部の基本とし，歯科インプラントなどの母床として強固な皮質骨が必要な時は，さらに下顎骨から皮質骨を追加採取している。

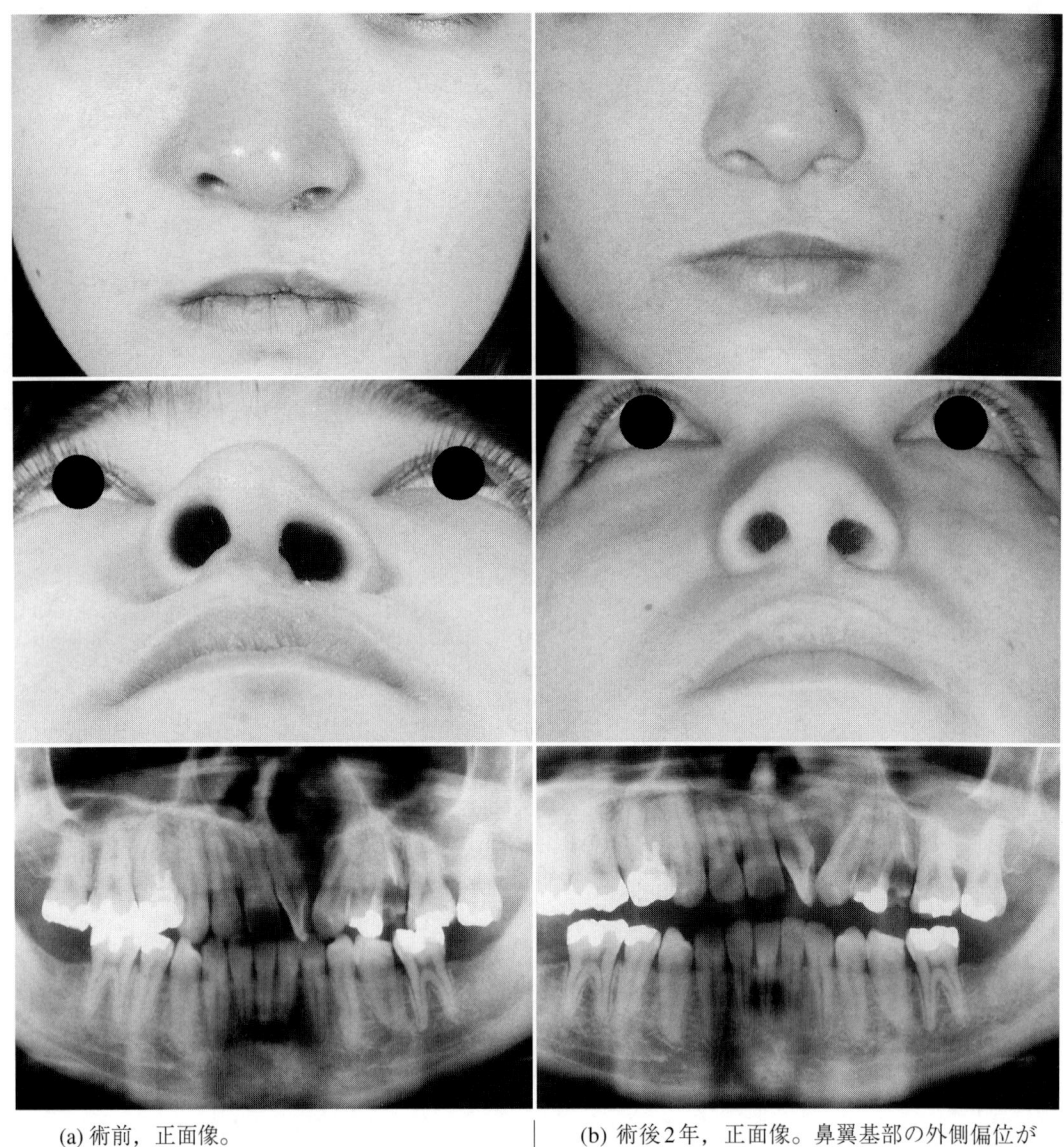

(a) 術前，正面像。	(b) 術後2年，正面像。鼻翼基部の外側偏位が改善されている。
(c) 術前，下面45度像。	(d) 術後2年，下面45度像。外鼻孔底から鼻翼基部の陥凹が改善されている。
(e) 術前，オルソパントモグラフィー。	(f) 術後6カ月，オルソパントモグラフィー。移植骨が元来の上顎骨と一体化している。

図7・11　20歳，女，左唇顎口蓋裂術後変形

3. 顎裂部骨移植と外鼻形態との関連性

　唇裂鼻，とくに鼻翼基部，外鼻孔底，鼻腔底など顎裂に起因する変形に対しての同部骨移植の必要性の有無や効果に関しては，多数報告[1)~11)]がある。

　外鼻形態の修正手術は解剖学的に正しい位置に修復するのが理想であること，また骨欠損のある顎裂部は絶対的にvolumeが不足しており，外鼻形態の修正・再建と口腔前庭・顎堤の再建との両立には骨移植が不可欠であることなどから，当教室では唇裂鼻に対して積極的に骨移植を行ってい

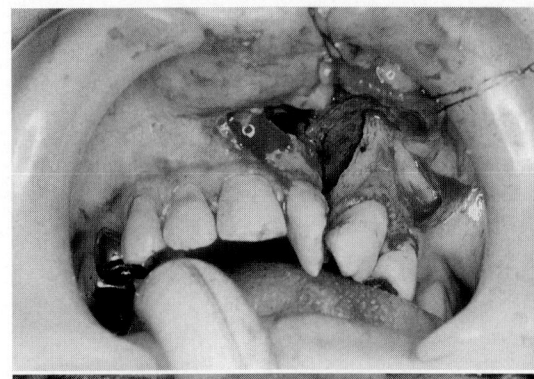

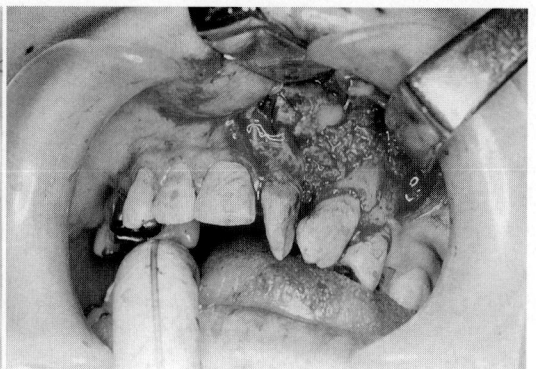

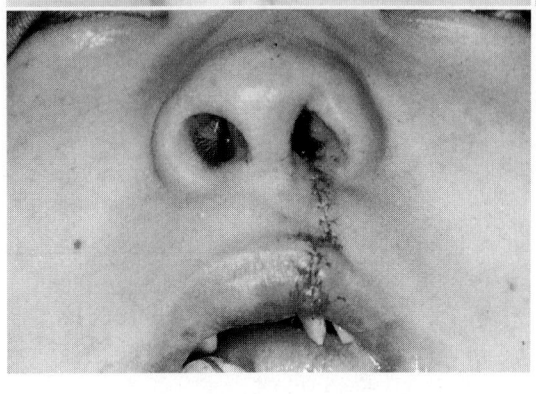

(g) 術中，顎裂部。骨膜による移植床で鼻腔底を再建する。
(h) 術中，顎裂部。顎裂内に腸骨海綿骨をinlay graftし，さらに外鼻孔底から鼻翼基部に腸骨皮質骨をonlay graftする。
(i) 術直後。
図7・11 20歳，女，左唇顎口蓋裂術後変形（つづき）

る。

　顎裂の変形要素としては顎裂幅の広さと顎裂の矢状方向のcollapseとがある。このそれぞれの変形要素と外鼻形態との関連性を見ると，外鼻孔底の陥凹は顎裂幅の広さと顎裂の矢状方向のcollapseとが関係し，鼻腔底の陥凹ではおもに顎裂幅の広さが問題となり，鼻翼基部の唇側ならびに外側偏位は顎裂のおもに矢状方向のcollapseが影響している。したがって手術に際し，顎裂幅の広さに対しては，顎裂部へのinlay graftを重点に行い，顎裂の矢状方向のcollapseに対しては顎裂部の唇側（梨状口部）へのonlay graftを中心に行う。その結果として，合目的な効果が期待できる。

　顎裂部骨移植の長期的成績では鼻腔底，外鼻孔底の修正が安定している結果であった。これは支持組織としてbaseの口腔前庭部，一次口蓋部が骨性回復した結果によると考えられ，X線写真上でも元来の上顎骨と移植骨の一体化が確認できる（図7・11-e，f）。

　しかし，鼻翼基部では一部の症例で長期的に後戻りが見られた。これは矢状方向のcollapseが大きく，しかも顎裂幅の広い症例に顕著で，顎裂部へのonlay graftの効果が得にくい結果であった。この原因として顎裂部のinlay graftに比較してonlay graftは唇側の骨膜のliningが欠如するため経時的に吸収されること，また外鼻形態修正時に骨移植のvolumeに頼りすぎ，軟組織としての外鼻形態の修正が不十分となったこと，また田島が述べるように，鼻筋[20]を中心とした鼻翼周囲筋のdynamic factorの関与[11]などが考えられる。

　したがって，顎裂部骨移植の効果を生かすためには，唇裂鼻の軟組織部分と硬組織部分とを確実に修正・再建することが必要で，とくに顎裂の矢状方向のcollapseが大きい症例では，骨切りも選択肢の一つとして考えるべきである。

まとめ

　顎裂部骨移植は，唇顎裂や唇顎口蓋裂の一貫治療の一つとして必須の手術となっている。とくに思春期以降の骨移植は，歯科矯正や歯科補綴目的

などの口腔機能改善ばかりではなく，唇裂鼻に対する審美的効果も考慮しなければならない．これは唇裂鼻の外鼻形態（鼻腔底，外鼻孔底，鼻翼基部）は，支持組織としての顎裂の影響を強く受けているためである．

今回，思春期以降の唇裂鼻修正に際し，当教室で行っている顎裂部骨移植の術式を述べるとともに，その結果を考察した．

文献

1) Åbyholm, F., Bergland, O., Semb, G. : Secondary bone grafting of alveolar clefts-A surgical/orthodontic treatment enabling a non-prosthodontic rehabilitation in clefts lip and palate patients. Scand. J. Plast. Reconstr. Surg., 15 : 127-140, 1981.
2) Bergland, O., Semb, G., Åbyholm, F. : Elimination of the residual alveolar cleft by secondary bone grafting and subsequent orthodontic treatment. Cleft Palate J., 23 : 175-205, 1986.
3) Boyne, P. J., Sands, N. R. : Secondary bone grafting of residual alveolar and palatal clefts. J. Oral Surg., 30 : 87-92, 1972.
4) 波利井清紀, 高戸 毅：骨移植による外鼻の2次修正手術．口唇裂・口蓋裂の治療：最近の進歩，波利井清紀監修, 上石 弘編, pp.14-20, 克誠堂出版, 東京, 1995.
5) Johanson, B., Ohlsson, Å., Friede, H., et al. : A follow-up study of cleft lip and palate patients treated with orthodontics, secondary bone grafting, and prosthetic rehabilitation. Scand. J. Plast. Reconstr. Surg., 8 : 121-135, 1974.
6) 熊谷憲夫, 荒井政雄, 荻野洋一：唇裂に伴う外鼻, 鼻腔内変形（とくに鼻中隔）に対する修復再建手術．手術, 35 : 307-319, 1981.
7) 秦 維郎：口唇粘膜側，顎裂部の形成．口唇裂・口蓋裂の治療：最近の進歩，波利井清紀監修, 上石 弘編, pp14-20, 克誠堂出版, 東京, 1995.
8) Nakakita, N., Sezaki, K., Yamazaki, Y., et al. : Augmentation rhinoplasty using an L-shaped auricular cartilage framework combined with Dermal fat graft for cleft lip nose. Aesth. Plast. Surg., 23 : 107-112, 1999.
9) 荻野洋一：顎裂あるいは口蓋裂を伴う口唇裂の初回手術後における口唇および鼻（外鼻および鼻腔）の変形に対する修復再建手術．形成外科, 22 : 422-432, 1979.
10) 杉原平樹, 大浦武彦, 石川隆夫ほか：片側口唇裂の外鼻変形に対する手術治療－とくに成長期における二次手術について－．形成外科, 29 : 293-304, 1986.
11) 田嶋定夫：片側唇裂における外鼻の2次手術－Reverse-U切開法による形成術－．口唇裂・口蓋裂の治療：最近の進歩, 波利井清紀監修, 上石 弘編, pp.137-147, 克誠堂出版, 東京, 1995.
12) 荻野洋一：兎唇手術のコツ．耳鼻臨床, 64 : 1391-1409, 1971.
13) 西村善彦：唇裂外鼻手術のヴァリエーション－2次修正－．形成外科, 22 : 417-421, 1979.
14) 西村善彦：片側唇裂鼻修復再建手術．形成外科, 29 : 338-345, 1986.
15) 秦 維郎：Maxillary cleft（上顎裂）に対するperiosteoplasty（骨膜形成術）について．形成外科, 22 : 403-406, 1979.
16) 森口隆彦：鼻腔底形成．口唇裂・口蓋裂の治療：最近の進歩, 波利井清紀監修, 上石 弘編, pp.21-30, 克誠堂出版, 東京, 1995.
17) Borstlap, A. W., Heidbuchel, L. W. M. K., Freihofer, P. M. H., et al. : Early secondary bone grafting of alveolar cleft defects ; A comparison between chin and rib grafts. J. Cranio-Max. -Fac. Surg., 18 : 201-205, 1990.
18) Millard, D. R. : The unilateral cleft lip nose. Plast. Reconstr. Surg., 34 : 169-175, 1964.
19) Sindet-Pedersen, S., Enemark, H. : Mandibular bone grafts for reconstruction of alveolar clefts. J. Oral Maxillofac. Surg., 46 : 533-537, 1988.
20) Tajima, S. : The importance of musculus nasalis and the use of cleft margin flap in the repair of complete unilatral cleft lip. J. Maxillofac. Surg., 11 : 64-70, 1983.

（山崎安晴，中北信昭）

第8章 上顎および下顎の骨切り術と外鼻変形について

1）私たちの行ってきた手術法とその意義①

Summary

唇顎口蓋裂患者では顎裂と梨状口縁の低形成をはじめとする上顎骨の変形が存在し，これらは外鼻変形の主因の一つをなしている．また，上顎の低形成と後退は形態的には中顔面の陥凹や顔面非対称，機能的には咬合不正の原因となり，治療のために顎骨骨切り術が用いられる．

唇顎口蓋裂の上顎骨低形成にはおもにLe Fort I型骨切り術が行われるが，上顎の変形が三次元的であるため，上顎骨は前方移動を中心として，同時に上下や回転などのさまざまな方向へも移動される．上顎骨の移動はこれを支持基盤とする外鼻形態にさまざまな変化を及ぼす．外鼻形態の変化は上顎骨の移動方向によって異なっているため，一般的な上顎骨移動後の外鼻形態の変化を知ることが重要である．大半の唇顎口蓋裂患者では骨切り術前に何らかの鼻形成が行われており，上顎骨の移動に伴う外鼻形態の変化をさらに複雑にする．概して鼻孔や鼻尖の対称性を目的とした手術は，骨切り術によっても変形の再発を見ることは少ないが，両側例での鼻柱延長を含めた外鼻のaugmentationを目的とした治療は，上顎骨の移動によってその効果が大きく損なわれたり，新たな変形を来す場合がある．

上顎骨切り後に行われる鼻形成は，外鼻や顔面骨の成長が終了した後に行われるため最終的鼻形成と称され，変形に対する根治的な手術手技を含むと同時に，鼻と顔面形態の調和を目的とした治療となる．内容は残存する鼻変形の修復，偏位した鼻中隔の修正，斜鼻などの鼻骨の修正，顔面形態との調和を目的とした骨や軟骨の移植などである．顎骨骨切り術は顔面形態の改善を目的の一つとしており，外鼻は顔面形態にきわめて重要な位置を占める．いわば上顎骨骨切り術は外鼻の修正のための基礎作りとも考えられ，骨切り後の鼻形成をもって真の意味で骨切り術が終了するものと考える．

はじめに

上顎骨の異常が唇顎口蓋裂（以下，唇裂）患者の鼻変形の発生に大きく関与することは古くより知られている．とくに顎裂とこれに伴う鼻中隔の偏位や梨状口の変形は鼻中隔と鼻翼に直接的な影響を与え，唇裂の鼻変形の主因の一つとなる[1]．また，先天的・後天的要因で出現する上顎の低形成は中顔面の陥凹と咬合異常を来すばかりでなく，片側唇裂においては顔面や鼻の非対称の原因ともなる．このような後退した上顎骨の修正と咬合の改善のために，Le Fort I型骨切り術を主体とした顎骨骨切り術が行われる．しかし，上顎骨の移動はこれを支持基盤とする外鼻形態に大きな変化を及ぼす．

本稿では，上顎骨切り術と鼻形態の変化，唇裂患者における上顎骨切り術，上顎骨切り術と鼻形成の手術時期，骨切り後の鼻形成，とくに顔面形態との調和を考慮した最終的鼻形成について述べる．

A 唇顎口蓋裂による変形

1. 顎変形

唇裂患者の顎変形のおもなものは顎裂と上顎骨の低形成である．上顎骨低形成でもっともよく見られるのは矢状方向の低形成，つまり上顎の後退であるが，矢状方向だけにとどまらず垂直方向などの異常を伴うことも多い．垂直方向では上顎高の短縮が多いが，逆に後退した上顎の代償的な成長として上顎高の延長を伴うこともある．また，片側唇裂では顎裂と披裂側上顎骨の劣成長による

顔面非対称も少なくない。非対称例では咬合平面の左右傾斜だけでなく，披裂側の前方発育の不全に伴い，水平面における患側への回転が見られることがある。もっとも一般的には上顎が後退・短縮し，口蓋平面はやや反時計回転してバイトが浅いものが多い。

2. 上顎変形と鼻変形

上顎の変形が外鼻の軟骨と軟部組織の位置異常を起こさせ，唇裂鼻変形の発生に大きく関与する。しかし，口輪筋をはじめとする筋肉の先天的な異常や，外鼻軟骨そのものの低形成も，鼻変形の大きな要因といわれる。唇裂患者の外鼻変形の大きな要因は顎裂であり，片側唇裂では正中の支持体である前鼻棘と鼻中隔前方部が健側に偏位し，大鼻翼軟骨は外側支持体である患側梨状口縁に引かれて後退し，下方へ偏位する[2]。鼻中隔前方部は健側に偏位するが，後方の深部は患側に弯曲し，しばしば患側鼻腔内へ櫛状の突出を見る[3]。両側唇裂では正中支持体と外側支持体の不均衡が著しく，また，中間顎の突出によって正中支持体そのものも異常を呈する。

B 術式の目的と考え方

1. 唇裂患者における上顎骨移動

唇裂患者での上顎骨切り術では，定型的なLe Fort I型骨切り術が一般的である。陥凹した犬歯窩のaugmentationのための高位Le Fort I型骨切り術はプレート固定には適さず，最近はあまり用いられていないようである。また，Le Fort II型やLe Fort III型骨切り術も報告[4)5)]されているが，唇裂では軟骨部分の外鼻が変形しており，さらに，上顎骨と同程度に鼻骨部の前方移動を要する患者がまれであることなどから，通常はほとんど用いられない。

前述のごとく唇裂患者での上顎変形は三次元的であるが，変形の主体は低形成と後退であるため，骨切り術では上顎骨の前方移動が中心となる。また，しばしば上顎高の短縮が見られることから，同時に上顎は下方へ移動されることが多い。唇裂症例でLe Fort I型骨切り術を行なった自験例58例中では，31例が上顎高の延長を要し，15例では短縮を行なった[6]。さらに，前歯部が開咬位となっている例が多く，前歯部の被蓋を得るために上顎の時計回転を要することも多い。また，片側例ではしばしば顔面非対称を伴い，上顎あるいは上下顎の回転を要することもまれではない。

2. 上顎骨骨切り術と鼻形態

顎骨の移動は顔面の軟部組織に直接的・間接的な変化を及ぼす。上顎骨移動後の軟部組織の変化については従来よりその相関が研究されてきた[7]。とくに外鼻は鼻骨・上顎複合体を基盤として形作られており，上顎骨切り術の影響を強く受ける。中でもLe Fort I型骨切り術が外鼻形態にもっとも大きな影響を与える。そこで，以下にはLe Fort I型骨切り術による外鼻形態の変化について述べる。

Le Fort I型骨切り術では外鼻軟骨や軟部組織を介して，移動の影響が外鼻の形態変化として現れる。さらに，外鼻構造の中で上顎骨の移動による影響を受ける部位と影響を受けない部位との間によって生じるズレも骨切り術後の変形に関与する。Le Fort I型骨切り術では鼻骨，鼻中隔，および外側鼻軟骨は移動されず，前鼻棘を含む梨状口縁の下方1/2だけが移動される。その結果，鼻翼と鼻柱の基部は骨片と同じ方向へ移動され，鼻尖はそれぞれの軟部組織と大鼻翼軟骨を介した影響を受ける。しかし，同時に鼻柱と鼻翼は骨切り術によって移動しない部位の影響も受ける。鼻の正中構造では，前鼻棘の移動を反映して鼻柱と大鼻翼軟骨内側脚は移動するが，鼻中隔は移動しない。両者のズレは鼻中隔可動部（鼻中隔膜様部）によって干渉され，ある程度の歪みを生じる。同様に鼻翼部でも，梨状口下縁の移動を反映した大鼻翼軟骨外側脚を介した移動と固定された外側鼻軟骨の間にズレが生じる。このズレがもっとも顕著に現われるのは鼻尖上部であり，大鼻翼軟骨と外側鼻軟骨の接合部に変形となって現れる。上顎前方移動に伴う鼻尖の頭側偏位や鼻尖上部の陥凹はこれらの変化に基づく。

Le Fort I型骨切り術に伴う外鼻形態の変化は

上顎骨の移動方向によってさまざまに異なる[8]。多くの症例では前述のごとく上顎はいくつかの方向に同時に移動されるため，外鼻形態の変化はそれぞれの移動方向による変化が増強または緩衝されながら現れる。さらに，水平面や矢状面での回転では左右の梨状口縁と前鼻棘との移動量が多少異なるため，外鼻形態の変化はいっそう複雑になる。

　一般的な上顎前方移動では犬歯窩が隆起し，鼻翼基部は前方へ移動すると同時に鼻翼基部の幅が拡大する。鼻翼は基部が広がったような形状となり，鼻孔は横に拡大して見えるようになる。鼻尖も上顎骨の前方移動に伴って若干前進するが，その量はHuiら[9]によると上顎骨の移動量の1/4程度とされる。また，鼻尖部は同時に頭側へ偏位する。この鼻尖の移動によって鼻尖上部の陥凹が増強する。鼻背は見かけ上短縮して見え，鼻孔が正面から見えるようになる（図8・1）。

　上顎が時計回転された場合は，梨状口縁骨切り部の前進量が前鼻棘よりも大きくなる。外鼻形態では鼻翼の前進量が鼻柱のそれよりも大きくなり，その結果，犬歯窩部の膨隆と鼻翼基部の拡大がより現れやすい。唇裂患者での上顎骨前方移動では時計回転を同時に行う場合が多く，上記の変形を来しやすいと思われる。

C　唇裂患者の骨切り術後鼻変形

　上顎骨切り術に伴う外鼻形態の変化は鼻翼や鼻柱を介して鼻尖へ伝えられる。しかし，大半の唇裂患者では骨切り術前に何らかの鼻形成が行なわれており，鼻柱や鼻翼・鼻翼基部，あるいは鼻尖に瘢痕が存在する。瘢痕化した外鼻は柔軟性が失われ，非唇裂患者に比べるといっそう上顎骨の移動による変化を受けやすい（図8・2）。とくに思春期以前の唇裂患者では鼻尖と鼻翼の修正のみが行われ，鼻骨などの外鼻の上1/2へ手術侵襲を受けることは少ない。柔軟性の乏しい鼻尖部と手術侵襲の影響のない外鼻上1/2の間の移動による差はより大きくなる。結果として，上顎前方移動による鼻尖上部の陥凹はより強く，鼻尖の頭側偏位もより顕著に現れる（図8・2，8・3）。

　骨切り術前の鼻形成と骨切り術までの期間が短いほど，上顎骨移動が外鼻形態へ与える影響は大きい。瘢痕による影響は時間の経過とともに多少改善の傾向を示すが，軟骨移植などを受けた鼻尖では影響が持続しやすい。

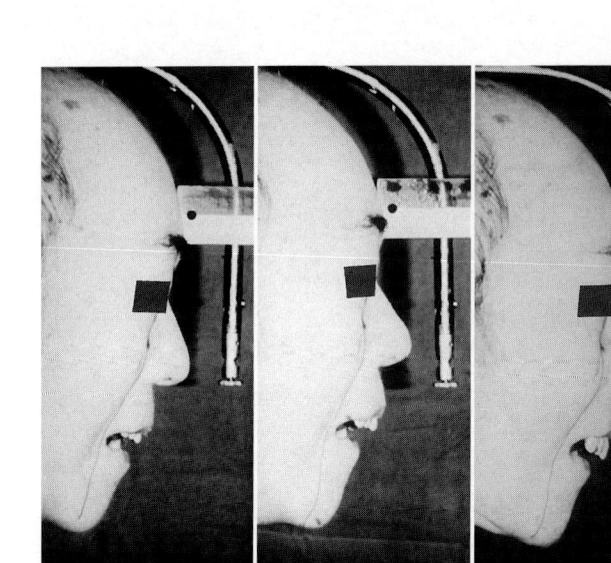

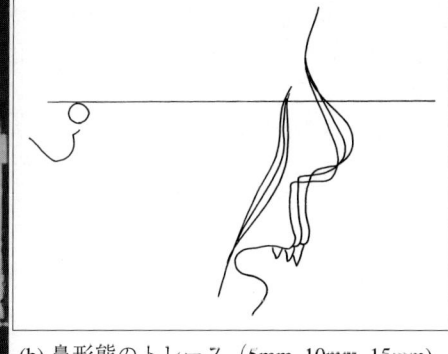

(b) 鼻形態のトレース（5mm, 10mm, 15mm）。

(a) 屍体を用いた上顎前方移動後の鼻形態の変化。

図8・1　上顎前方移動と鼻尖の移動
（安部正之博士のご厚意による）

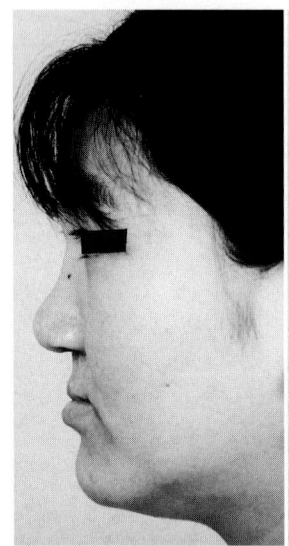

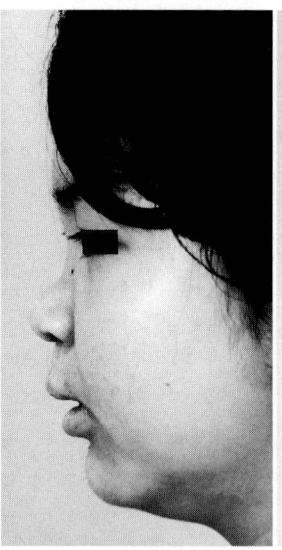

(a) 術前の状態。
(b) 術後1日。鼻尖の移動に伴う変形が明らかである。
(c) 術後1年。術後変形はやや改善した。
(d) 頭蓋骨および耳介軟骨移植後1年の状態。

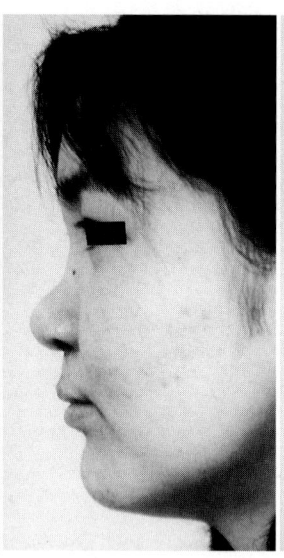

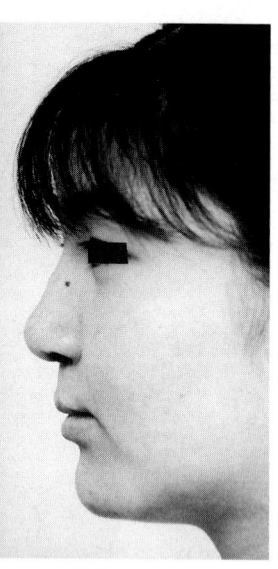

図8・2 片側唇裂患者の上顎前方移動後の外鼻形態変化

1. 片側唇顎口蓋裂

片側唇裂では顎裂のために梨状口縁の明らかな非対称が存在し，非対称は顎裂幅と顎裂骨移植の有無にも左右される。梨状口縁の非対称は上顎骨の時計回転により左右の前進量に差を生じ，犬歯窩と鼻翼基部の左右差がいっそう明らかとなる場合がある（図8・3）。片側唇裂の弯曲偏位した鼻中隔は上顎骨切り術では変化せず，術後治療の対象である。

骨切り術前の鼻孔の対称性を得るための手術は，骨切り術によってもその効果を大きく損なわれることはない。しかし，隆鼻を目的とした手術は上顎前方移動によって，その効果が半減する可能性がある。また，シリコンを用いた隆鼻術は経鼻挿管や前鼻棘の剥離操作などで，インプラントの露出や感染の危険があり，症例によっては骨切り術時に抜去を要することもある。

2. 両側唇顎口蓋裂

両側唇裂では術前より幅広い鼻翼基部，鼻翼の広がりと鼻柱の短縮が見られるが，これらの変形は上顎骨切り術によっていっそう強調される。と

くに顎裂未治療例ではpremaxillaの血行保持のために口腔前庭粘膜を温存しなければならない。このため，骨切り術後に左右鼻翼基部を十分に引き寄せることができず，外鼻はよりいっそう幅広くなりやすい（図8・4）。

両側唇裂では骨切り術前にしばしば何らかの鼻柱延長が行なわれている場合が多い。鼻柱延長はほかのaugmentationを目的とした手術同様に効果が減少することがあり，また，延長された鼻柱は上顎前方移動によってさまざまな変形を来す場合もある。両側唇裂の鼻柱延長にしばしば用いられるforked flap法では上顎前方移動によって皮弁の腫瘤状変形，soft triangleの鋭角化，鼻孔の拡大，鼻翼中央の下垂変形などを来しやすい（図8・4）。

D 手技のポイント

顔面骨と外鼻の成長がすでに終了した思春期以後に行なわれる鼻形成は，最終的鼻形成（definitive rhinoplasty）といわれる。最終的鼻形成にはそれまで成長とのかね合いで手術操作が加えられなかった部位への侵襲的な手技が含まれ，唇裂鼻変形の原因である外鼻錐体の再建を目的と

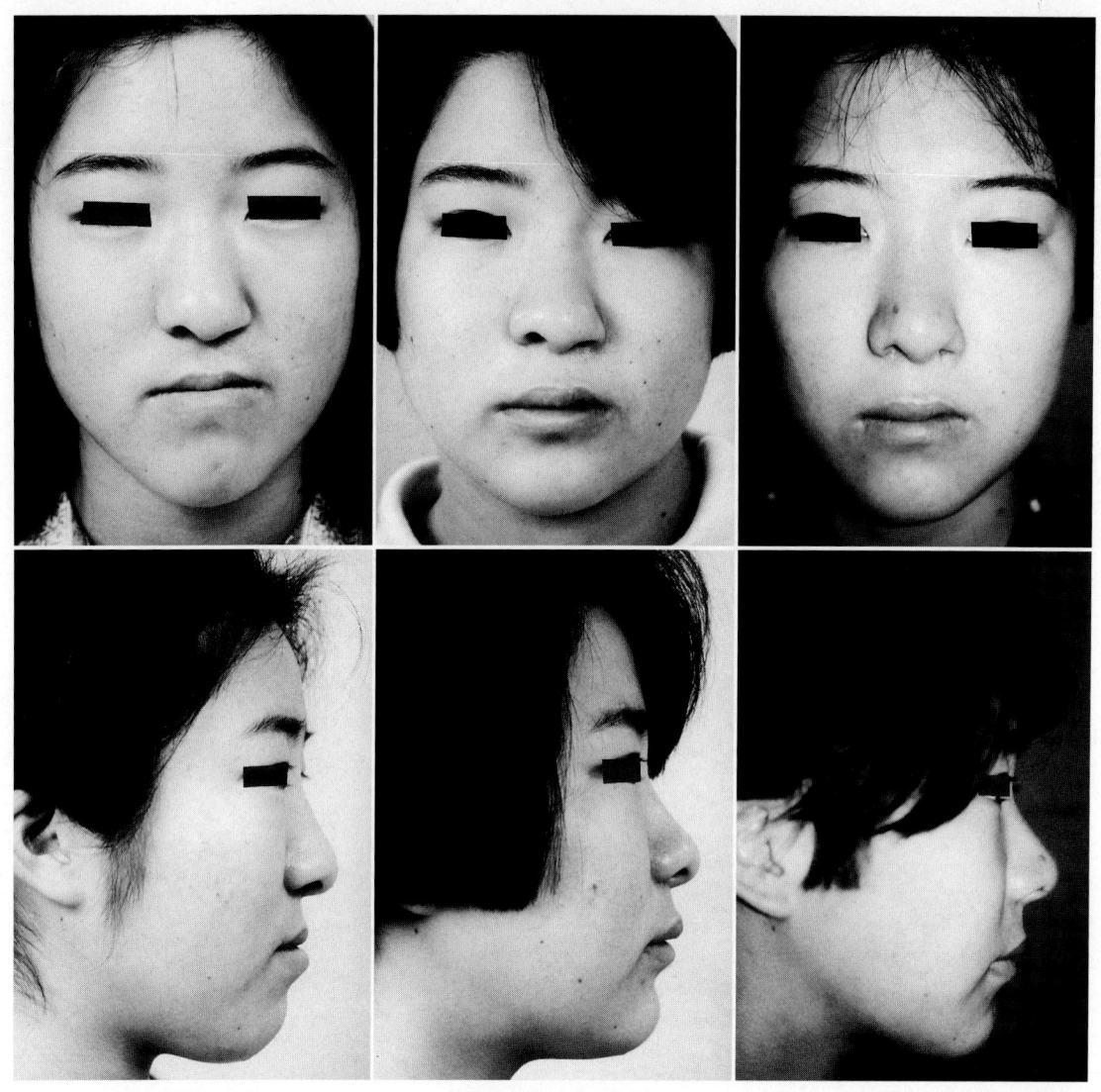

(a, b) 術前の状態。　　　　　(c, d) 骨切り後1年。外鼻の非対　　(e, f) 鼻中隔軟骨移植後の状態。
　　　　　　　　　　　　　　　　　称と変形の増強が見られる。

図8·3　上下顎骨切り術を行なった片側唇裂例

する[3]。内容としては，①弯曲した鼻中隔の矯正，②鼻骨骨切り術，③軟骨や骨の移植，④外側鼻軟骨や大鼻翼軟骨の広範な剥離と修正，などである。治療の目的は，①外鼻変形の修正と対称性の獲得，②偏位した鼻中隔・鼻骨の修正，③上顎骨の移動によって新たに加わった変形の修正，④術後の顔面形態との調和の達成などである。

　顔面骨切り術が正常咬合の獲得だけでなく，顔面形態の改善を目的に行われることから，術後の鼻形成も単に外鼻の対称性などの変形改善のみを目的としたものではなく，顔面形態との調和を目的としたものと考えられる。したがって，再建外科的考慮と同時に審美的な観点から鼻形成を行なう必要がある。

1. 治療の時期と術式

　一般的に上顎骨切り術と同時に鼻形成を行なうことは少ない。もっとも大きな理由は骨切り術時

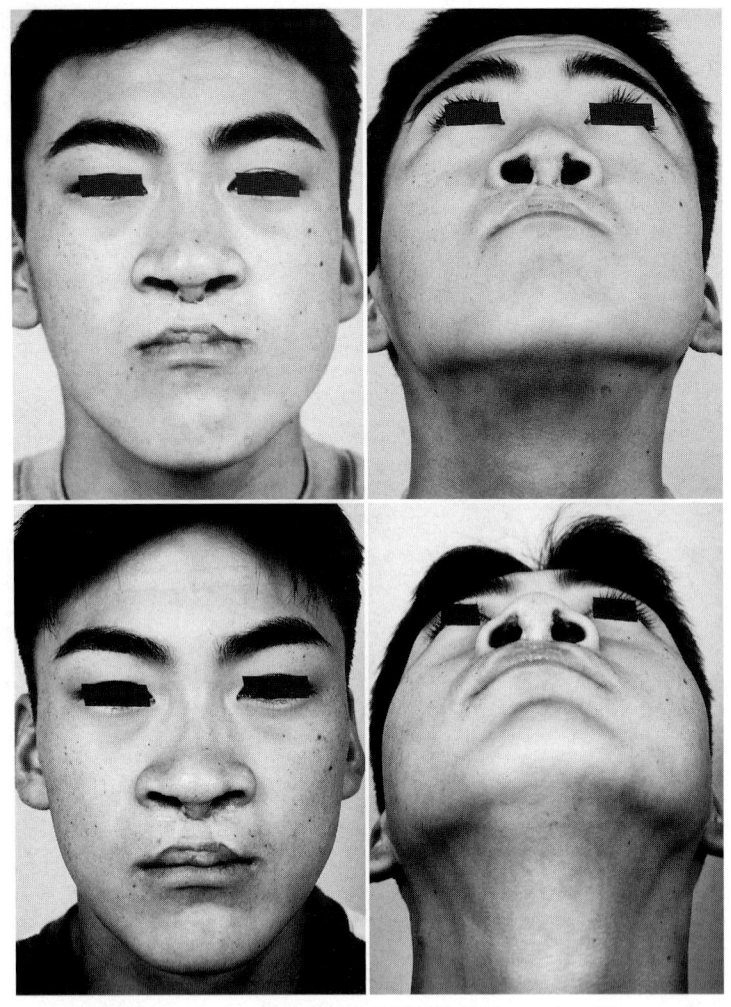

(a, b) 以前にforked flap法による鼻柱延長を受けていた。術前の状態。
(c, d) 術後1年。鼻翼基部の拡大や低鼻など、鼻形態の明らかな悪化が見られる。

図8・4　上下顎骨切り術を行なった両側唇裂例

の経鼻挿管チューブの存在と骨切り直後の顔面と外鼻の腫脹である。単純な鼻背のaugmentationは上顎骨切り術時に行なうことも可能であるが、骨切り術後には挿管チューブを経鼻から経口へ入れ替えねばならず、麻酔科医の協力が不可欠である。骨切り術後の腫脹や出血で再挿管が危険と判断される時は、二期的に鼻形成を行なわねばならない。鼻尖や鼻孔などの外鼻の下1/2の修正は二期的に手術を行なうべきである。

通常、骨切り後の鼻形成は術後6カ月から1年以上経過して行なう。この時期には手術に伴う軟骨の屈曲や偏位などが安定し、腫脹は完全に消退し、骨切り部の癒合が得られていて抜釘も可能である。さらに、術後の鼻咽腔閉鎖機能の判定も可能であり、顎間固定後の開口障害も見られない。したがって、手術回数を減らすために、いくつかの手術を同時に行なうことができる。一般に鼻中隔弯曲矯正術、口唇形成術、抜釘術、必要に応じて咽頭弁作成術などを鼻形成と同時に行なう。大部分の患者が学生であったことから、鼻形成の多

くは骨切り後1年に学校の長期休暇を利用して行なった。

2. 骨移植

外鼻への骨移植はほとんどが鼻背のaugmentationに用いる。また、上顎前方移動後も鼻翼基部の陥凹が目立つ顎裂未治療例では犬歯窩へ骨移植を行なうこともある。鼻背のaugmentationでは、主として鼻根部から鼻尖上部までのcantilaver typeの骨移植を行なった（図8·2）。移植骨としてはおもに頭蓋骨外板を用いたが、腸骨や肋骨を用いることもあった。鼻背への骨移植では確実に鼻骨骨膜下へ移植し、移植骨の固定性を十分に得ることが重要である。このためには経皮的にミニスクリューでの固定が有用である。鼻根部に4〜5mm程度の小切開を加え、1〜2本のスクリューを用いて移植骨の固定を行なう。

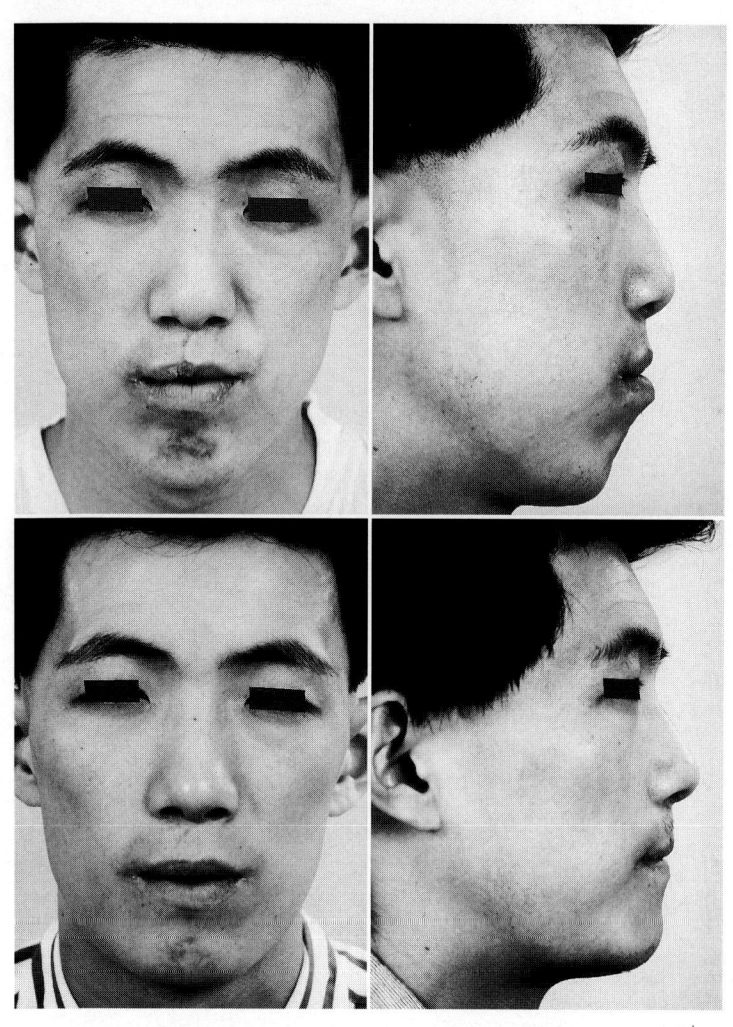

(a, b) 他医で下顎骨骨切り術を受けていた。術前の状態。鼻尖の低下が見られる。

(c, d) 鼻尖への鼻中隔軟骨の移植（tip graft）とgenioplastyによるオトガイの短縮と前方移動を行なった。

a	b
c	d

図8·5 片側唇裂例
（平野明喜ほか：日本人におけるおとがい形成について. 日形会誌, 9(5)：440-452, 1989. 引用）

3. 軟骨移植

軟骨移植は外鼻下1/2の鼻尖や鼻翼の再建に用いるが，これらの部のaugmentationだけでなく，鼻柱の支持組織としてもしばしば用いられる。また，鼻背のわずかなaugmentationには骨の代用としても用いられる。

a. 肋軟骨移植

肋軟骨は鼻尖の再建だけに用いられることは少なく，主として鼻尖と鼻背のaugmentationのために用いられることが多い。肋軟骨は周知のごとく外鼻の優れた再建材料であるが，鼻尖部へ移植された肋軟骨はやや硬くて柔軟性に欠ける。また，鼻骨上へ移植された肋軟骨は骨移植と異なり，可動性が残存することがある。唇裂患者では高度の鞍鼻例はまれで，上顎前方移動後の変形はむしろ鼻尖上部などの外鼻下1/2に多く見られることから，肋軟骨移植を必要とする頻度はそれほど多くはない。

b. 鼻中隔軟骨移植

片側唇裂患者では鼻中隔弯曲修正の際に鼻中隔軟骨が採取できる。また，限られた量の軟骨採取は機能的・形態的な障害を残さず，採取部の犠牲が少ない。軟骨膜下に剥離操作を行ない，鼻閉や変形の原因となっている屈曲部を剪刀や回転中隔軟骨刀を用いて採取する。同一術野であることや採取部が目立たないことなどが大きな利点である。母指頭大の軟骨が採取可能であるが，過剰な切除は外鼻の支持性を失わせ，吸気時の鼻中隔の動揺性の原因ともなるので避けるべきである。

硝子様軟骨である鼻中隔軟骨は支持性を利用して鼻柱の支持，tip graftなどの鼻尖の挙上，鼻背のaugmentationにも利用できる（図8・3，8・5）。鼻中隔軟骨による鼻背のaugmentationは軽微な変形例に限られる。鼻中隔軟骨程度の厚みであっても，鼻背への移植する場合は辺縁の角を取り除いて移植する。鼻背には十分な長さが得られないことや挿入時に破折しやすいことなどが問題である。短い軟骨や小軟骨片は，腫脹の軽減とともに皮膚面に凹凸不整と現れることがあるので注意を要する。これに対して，軟骨をハンマーなどで圧延して用いる方法[10]は上記の変形の予防となるようである（図8・6）。

c. 耳介軟骨移植

耳甲介から得られる耳介軟骨は採取も容易であり，弾性軟骨で弾力性に富み，理想的な鼻の再建材料といわれる。耳介後面からアプローチは操作が困難であるため，ほとんどは対輪の内側に皮切を加えて耳介前面から採取する[11]。採取できる軟骨の量は耳介の大きさにより多少の差がある。耳介前面の瘢痕も比較的目立たず，操作は容易である。採取の際には後耳介溝から珠間切痕までの軟骨には支持性を失わせない程度に残す必要がある。

特有の弯曲を利用して一層の移植片として鼻尖や鼻翼の修正に用いることもあるが，多くは支持性や厚みを得るためにロール状に折り曲げて吸収糸などで縫合し，鼻背や鼻尖・鼻柱の再建に用い

図8・6　クラッシュした鼻中隔軟骨
鼻背への移植などに用いる。

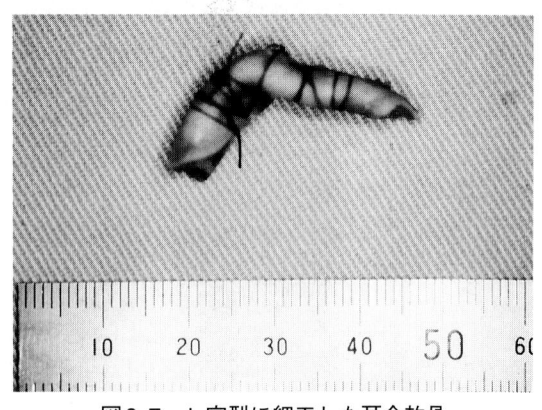

図8・7　L字型に細工した耳介軟骨
吸収性縫合糸で固定した。

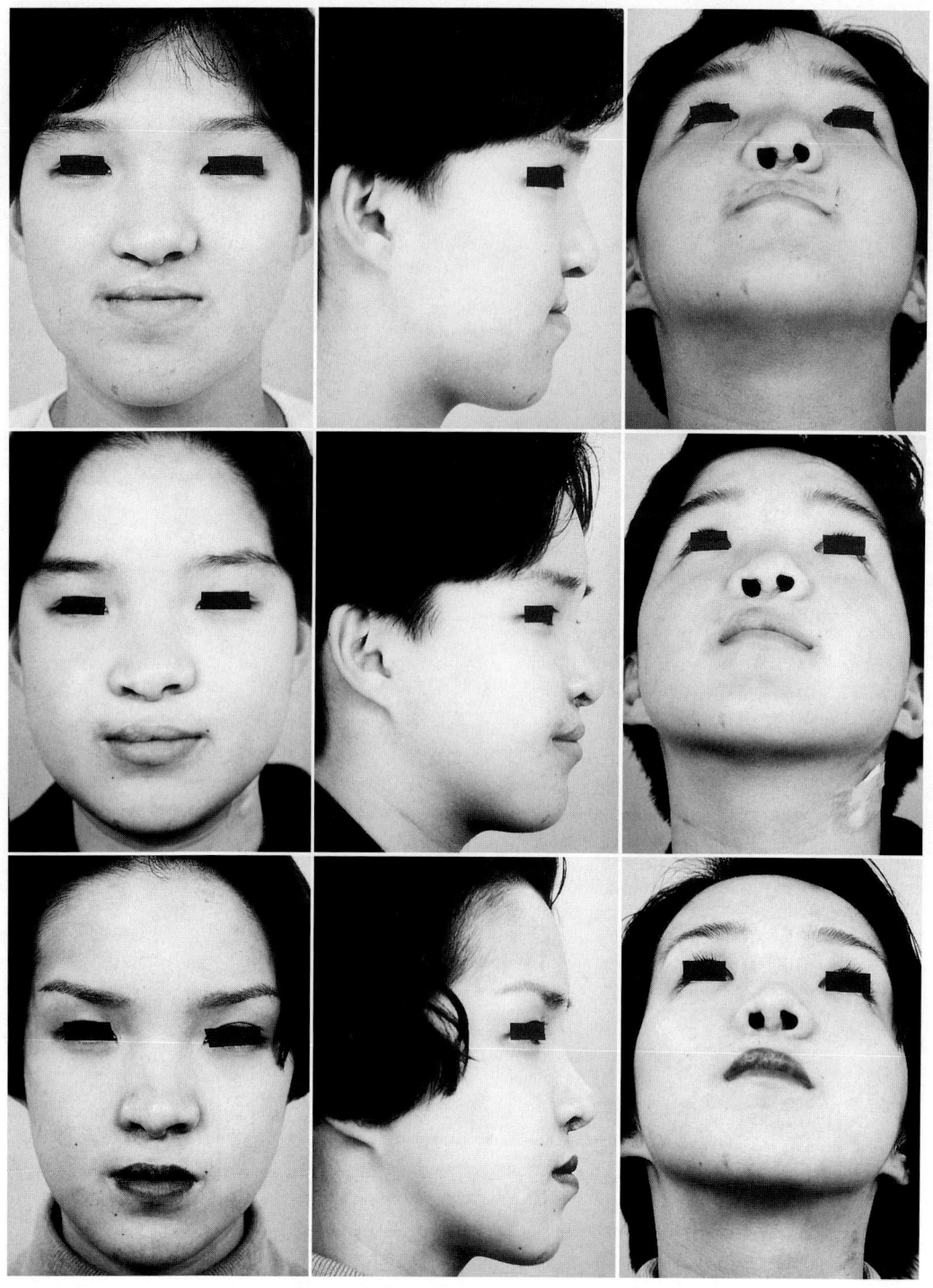

(a〜c) 骨切り術前の状態。
(d〜f) 骨切り術後6カ月。相対的な低鼻が見られる。
(g〜i) 鼻形成術後1年半。

a	b	c
d	e	f
g	h	i

図8・8　片側唇裂患者で上下顎骨切り術後に耳介軟骨移植による鼻形成を行なった例

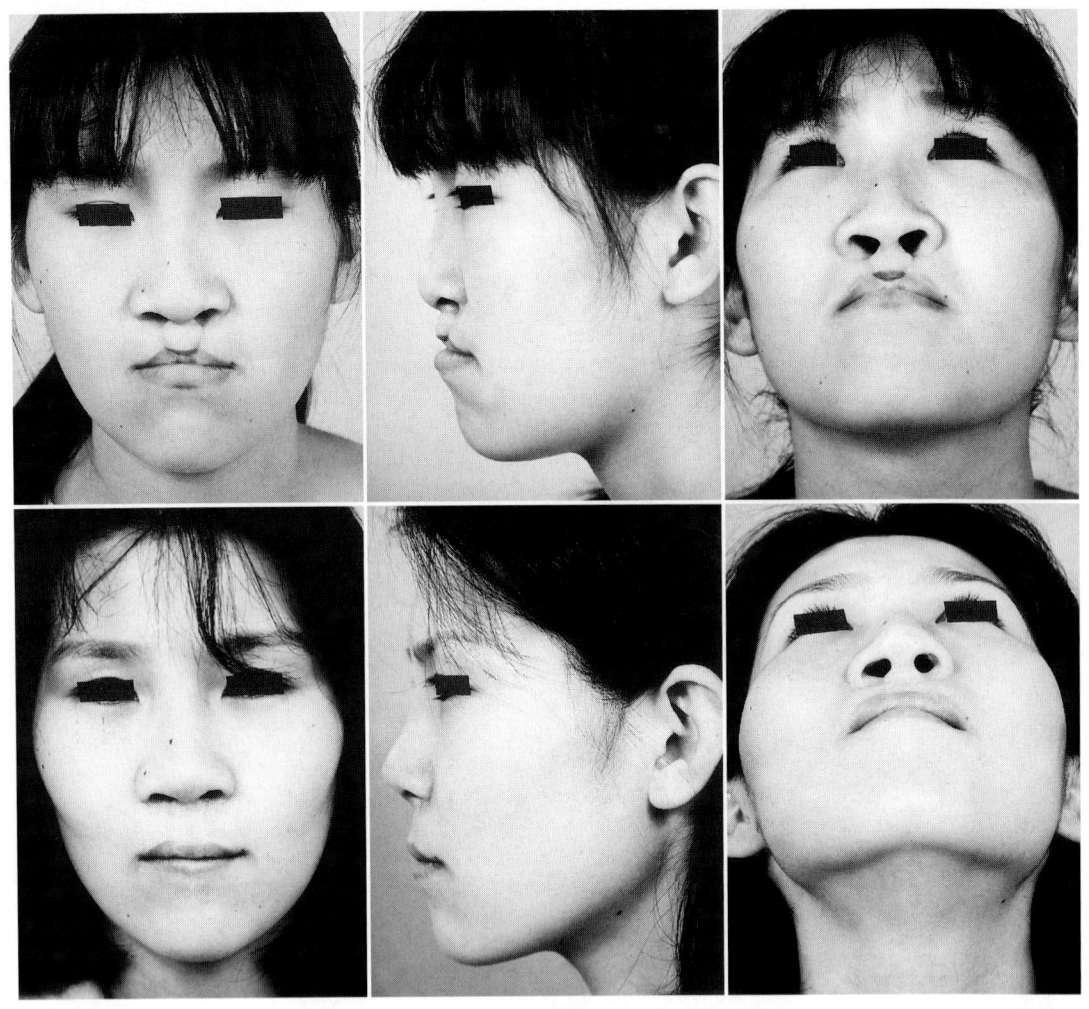

(a〜c) 骨切り術前の状態。
(d〜f) 骨切り術後4年，鼻形成術後3年。

図8・9　両側唇裂患者で上顎前方移動後に耳介軟骨移植による鼻形成を行なった例

る。とくに耳甲介の形態を利用してL字型に折り曲げたものはシリコンインプラントのような使用が可能であり，鼻尖部のaugmentationと支持性の保持にしばしば用いられる[11]（図8・7〜8・9）。また，耳介軟骨は皮膚との遊離複合移植として鼻腔狭窄などの修正のためにも使用される。

4. 鼻骨骨切り術

片側唇裂患者では外鼻の非対称があり，ときに明らかな斜鼻変形を呈する。当科で最近10年間に斜鼻変形に対して鼻骨骨切り術を行なった唇裂患者は5例である。上顎骨切り術と鼻骨骨切り術を行なったのは2例であり，うち1例は上顎骨切り術と同時に鼻骨骨切り術を行なった。鼻骨部は上顎骨切り術の影響が比較的少なく，麻酔上の問題がなければ同時に施行可能な手術と思われる。

鼻骨骨切り術後の鼻閉は上顎骨切り術後にも必ず起こり，同時に鼻骨骨切り術を行なっても患者の苦痛が倍加する訳ではない。しかし，鼻中隔軟骨などの軟骨部分の修正は困難であり，二期的に小修正の追加が必要になる可能性がある。

5. 手術計画

一般に鼻形成術では手術の手順がたいへん重要

である．とくに骨・軟骨移植などを行なう最終的鼻形成では，手順を誤ると同じ処置を繰り返すこととなり，組織を傷めるばかりでなく，前に行なった処置の効果が失われてしまいかねない．同様に，抜釘や口唇形成などのほかの手術と鼻形成を同時に行なう場合も手技の順序を考えねばならない．筆者は常に鼻形成を最後に行い，手術終了後はただちに腫脹防止のためのテーピングとスプリントをあてる．鼻中隔の修正や軟骨採取を行った場合は，血腫予防のために鼻腔内への軟膏ガーゼのパッキングを行う．

片側唇裂の鼻尖や鼻翼の変形に対する手技は小児期に行われるものと同じであり，筆者は主として逆U字切開法[12]を用いた．両側唇裂の鼻柱の短縮と鼻尖の低下には軟骨移植によるaugmentationを行なった（図8・9）．上顎骨移動後の相対的な低鼻や鼻尖上部の陥凹の修正，および口唇・顔面形態との調和の獲得のために鼻陵や鼻尖の骨・軟骨移植によるaugmentationを行なった．Augmentationの程度については骨切り術前の写真との比較，術前後の頭部X線規格写真分析結果，患者の希望などをもとに治療計画を立てた．Augmentationには骨や軟骨移植を同時に行なう場合も多く，鼻背には骨移植，鼻尖上部や鼻尖には鼻中隔や耳介軟骨を多く利用した．

E 考察

鼻の成長は上顎骨の成長とほぼ同じ16歳頃に完了するといわれる．顎骨骨切り術は顎骨の成長完了後に行われるが，最終的鼻形成は少し前の14歳以後でも可能とされる．しかし，外鼻は上顎骨切り術の影響を強く受けるため，最終的鼻形成は上顎骨切り術後に行うことが望ましい．しかし，すべての外鼻変形の修正を上顎骨切り術後まで待機する必要はなく，むしろ変形が高度な例では患者の精神面を考慮し，より早い手術を行う必要がある[13]．

鼻孔の対称性は上顎骨切り術によっても大きく損なわれることが比較的少ないので，就学前や顎裂骨移植時などの骨切り術前に行われる．これに対して，外鼻のaugmentationを目的とした手術は骨切り術によって効果が減じる可能性があるので，骨切り後に行うことが望ましい．両側唇裂でのforked flapなどの鼻柱延長も上顎前方移動によって変形が増強する可能性があるので，上顎低形成が明らかな症例では，慎重に適応を決めるべきと思われる．

唇裂鼻修正の第一の目標は特有の鼻孔や鼻尖の変形と非対称の修正，目立たない瘢痕，鼻気道の開存などである．しかし，これらの変形修正のみにとどまらず，最終的な目標は鼻と口唇あるいは鼻と顔面の調和の獲得である．顔面の美醜は下1/3によって決定されるといわれ，この部の均整の取れた調和は顔面形態にとってきわめて重要である．とくに正常な咬合と顎顔面の調和を目的とした顎矯正手術では，術後の鼻形成でも顔面との調和を忘れてはならない．したがって，顔面骨骨切り後の鼻形成では変形の修正と顔面とのより良い調和を目的としたものでなくてはならない．この点において，再建外科的手技と美容外科的手技をあえて区別する必要はないと考える．

鼻は顔面の中央に位置し，顔面形態にとってきわめて重要な部位である．咬合と形態の獲得を目指す上顎骨骨切り術は外鼻修正のための基礎作りとも考えられ，骨切り後の鼻形成をもって真の意味で骨切り術が終了するものと考える．

まとめ

唇顎口蓋裂患者における上顎骨切り術と鼻形態の変化，唇裂患者における上顎骨切り術，上顎骨切り術と鼻形成の手術時期，骨切り後の鼻形成，とくに顔面形態との調和を考慮した最終的鼻形成の重要性について述べた．唇顎口蓋裂患者の上顎骨切り術では骨切り後の鼻形成が治療のゴールと考えられる．

文献

1) Fomon, S., Bell, J. W. : Harelip-nose revision. Arch Otolaryngol., 64 : 14-29, 1956.
2) Converse, J. M., Hogan, V. M., Barton, F. E. : Secondary deformities of cleft lip, cleft lip and nose, and cleft palate. Reconstructive Plastic Surgery (2nd

ed.), edited by Converse, J. M., Vol.4, pp.2165-2204, W. B. Saunders Co, Philadelphia, 1977.
3) 荻野洋一：顎裂あるいは口蓋裂を伴う口唇裂の初回手術後における口唇および鼻（外鼻および鼻腔）の変形に対する修復再建術．形成外科, 22：422-433, 1979.
4) Denny, A. D., Bonawitz, S. C. : Le Fort type III osteotomy for midface deficiency in selected cleft palate patients. J. Craniofac. Surg., 5 : 295-303, 1994.
5) Henderson, D., Jackson, I. T. : Nasomaxillary hypoplasia - the Le Fort II osteotomy. Br. J. Oral Surg., 11 : 77-93, 1973.
6) Hirano, A., Suzuki, H. : Factors related to relapse after Le Fort I maxillary advancement osteotomy in patients with cleft lip and palate. Cleft Palate-Craniofac. Surg. J., in press
7) Freihofer, H. J. : Changes in nasal profile after maxillary advancement in cleft and non-cleft patients. J. Maxillofac. Surg., 5: 20-27, 1977.
8) 志田山了一, 平野明喜, 倉富英治ほか：上顎骨切り術後の外鼻の形態変化と鼻形成について．形成外科, 34：929-939, 1991.
9) Hui, E., Hagg, E. U., Tideman, H. : Soft tissue changes following maxillary osteotomies in cleft lip and palate and non-cleft patients. Craniomaxillofac. Surg., 22 : 182-186, 1994.
10) Sheen, J. H., Sheen, A. : Septal surgery. Aesthetic Rhinoplasty (2nd ed.), edited by Sheen, J. H., Sheen, A., Vol.1, pp. 327-346, The C. V. Mosby Co., St. Louis, 1987.
11) Sheen, J. H., Sheen, A. : Adjunctive technique. Aesthetic Rhinoplasty (2nd ed.), edited by Sheen, J. H., Sheen, A., Vol. 1, pp.418-473, The C. V. Mosby Co., St. Louis, 1987.
12) Tajima, S., Maruyama, M. : Reverse-U incision for secondary repair of cleft lip nose. Plast. Reconstr. Surg., 60 : 256-261, 1977.
13) Salyer, K. E. : Primary correction of the unilateral cleft lip nose ; 15-years experience. Plast. Reconstr. Surg., 77 : 558-568, 1986.

（平野明喜）

第8章 上顎および下顎の骨切り術と外鼻変形について

2) 私たちの行ってきた手術法とその意義②

Summary

　口唇口蓋裂患者においては，上顎の低形成に伴う反対咬合を呈する場合が多い。このうち歯科矯正治療のみでは改善し得ないような著しい上顎後退を示す症例に対しては，Le Fort I型骨切り術による上顎前方移動が行われる。このような患者では外鼻にも高度な変形を認めることが多く，鼻形成術が必要となり，両者の施行順序が問題となる。
　筆者らは，口唇口蓋裂患者における上顎骨の低形成による反対咬合を伴った，強度な唇裂鼻変形に対しては，Le Fort I型骨切り術による上顎骨前方移動を行う前にcantilever型骨移植による鼻形成術を施行している。この理由として，この順序で手術を施行した方が，鼻尖の挙上が容易で術後の鼻形態は良好となる結果を得ているからである。

はじめに

　口唇口蓋裂患者においては，上顎の低形成に伴う反対咬合を呈する場合が多い。このうち歯科矯正治療のみでは改善し得ないような著しい上顎後退を示す症例に対しては，顎骨の成長終了後に，Le Fort I型骨切り術による上顎前方移動が行われる[1]。一方，こうした患者では外鼻にも高度な変形を認めることが多く，鼻形成術が必要となる。このような変形の強い患者に対して，筆者らの施設では従来よりopen methodによるcantilever型骨隆鼻術を行い，鼻梁および鼻尖部の形態改善を行っている。このようなLe Fort I型骨切り術と鼻形成術の両方を必要とする患者では，上顎骨の移動が鼻形態に影響を及ぼす[2)~5)]ことから，その施行順序が問題となる。
　口唇口蓋裂症例に対しては，Le Fort I型骨切り術で上顎前方移動を先に行い，鼻翼基部を前方に移動させた上でcantilever型骨移植[6) 7)]によって鼻尖部を挙上させる方法がとられてきた。しかし，鼻変形が強度な症例では上顎骨の前方移動により鼻の変形がさらに強度となり，以後の鼻尖の挙上が困難となる傾向が認められる。そこで筆者らは，先にcantilever型骨移植による鼻形成術を施行した後にLe Fort I型骨切り術による上顎前方移動を行い，臨床的に良好な結果を得ている[8)]。
　本稿では，cantilever型骨移植による鼻形成術とLe Fort I型骨切り術による上顎前方移動を行った口唇口蓋裂症例において，その順序の違いが術後の外鼻形態に与える影響について記述する。

A 術式の目的と考え方

　口唇口蓋裂患者において，上顎の低形成に伴う反対咬合を呈し，著しい上顎後退を示す症例に対して，顎骨の成長終了後にLe Fort I型骨切り術による上顎前方移動が行われる。この中で外鼻にも高度な変形を認め，鼻形成術が必要な患者においては，open methodによるcantilever型骨隆鼻術により鼻梁および鼻尖部の形態改善を行っている。このようなLe Fort I型骨切り術と鼻形成術の両方を必要とする患者では，上顎骨の移動が鼻形態に影響を及ぼすことから，その施行順序が問題となる。つまり，先にcantilever型骨移植による鼻形成術を施行した後にLe Fort I型骨切り術による上顎前方移動術を行った方が，術後に良好な鼻形態が得られると考えられる。

B 適応と症例の選択

　著しい上顎後退と鼻変形を呈する口唇口蓋裂症

例が両手術施行の適応となる．鼻変形が軽度な症例では，open methodによる大鼻翼軟骨，外側鼻軟骨の直視下での修復により十分な改善が得られるため，とくにcantilever型骨隆鼻術は著しい鼻変形症例に適用される．

C 術前の準備

Le Fort I型骨切りによる上顎前方移動術に際しては，通常，下顎枝矢状分割による下顎後退術が同時に行われる．術後の咬合を安定させるため術前矯正歯科治療が必要となる．また，顎裂が存在する症例では，一般に9歳前後（犬歯萌出前）で自家腸骨移植による顎裂閉鎖手術（alveolar bone graft）が行われているため，上顎歯槽突起部は骨切り後，one pieceとして移動することが可能となる．

上下顎骨切り手術に際しては，術中出血を補うため自己血の術前貯血を行う．口唇口蓋裂症例の上下顎骨切り術は，軟部組織の瘢痕が強く通常の骨切り術より出血が予想されるため，筆者らは1,200mlの貯血を行っている．

D 手技のポイント

①Le Fort I型骨切りによる上顎骨前方移動術において，alveolar bone graftが行われていない症例では，顎裂部で上顎が2つのsegmentに分離し，手術が困難となる．上顎をone pieceとして移動させるため，骨切り前に自家腸骨移植による顎裂閉鎖術を行っておく．

②上顎前方移動術の際には，鼻翼基部の拡大を防止するために左右の"fibroalveolar connective tissue"のalar base cinch suture[9]を行う．

③上顎前方移動術は，鼻形成術が行われた後移植骨の吸収，改変が落ち着いた時点で行うべきである．したがって，手術の間隔は最低でも約6カ月をおく必要がある．

④上顎前方移動術の際，翼突筋静脈叢および下行口蓋動脈からの出血には十分な注意が必要である．つまり，鼻腔外側壁の切離および翼突上顎縫合部の分離はとくに慎重に行う．

E 術後管理

上顎前方移動術後は，2週間の顎間固定を行う．このため，術後管理でもっとも重要なのは呼吸管理である．手術当日は術後の気道確保のため，経鼻気管内挿管チューブは留置したまま，SaO$_2$を経皮的にモニタリングし，翌日まで管理を行い，抜管するのが安全である．

F 症　例

Le Fort I型骨切り術による上顎前方移動を先に施行した後にcantilever型骨移植による鼻形成術を施行した3例（グループA）と，鼻形成術を施行した後に上顎前方移動を行った3例（グループB）の2群に分けて手術前後での鼻尖の突出

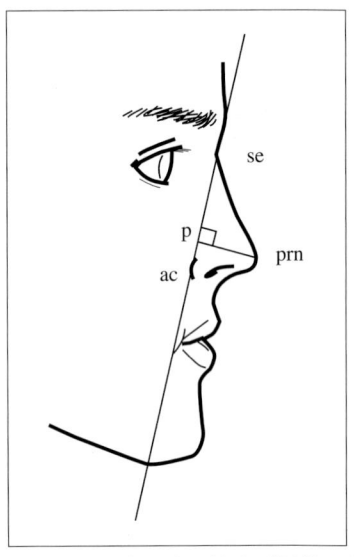

図8・10　鼻尖突出度の算出（側貌写真）

$$鼻尖突出度（R）＝\frac{prn－p}{se－ac}$$

[計測点]
　prn（pronasale）：頭を耳眼水平面に固定した時，鼻尖のうちもっとも前方に突出した点
　se（sellion）：鼻根部最深点
　ac（alar curvature）：鼻翼のうち，もっとも外側方に突出する点
　（Farkas, L. G., et al. : Anthropometry of the Head and Face, 2nd ed., pp.17-35, Raven Press, New York, 1994. より引用改変）

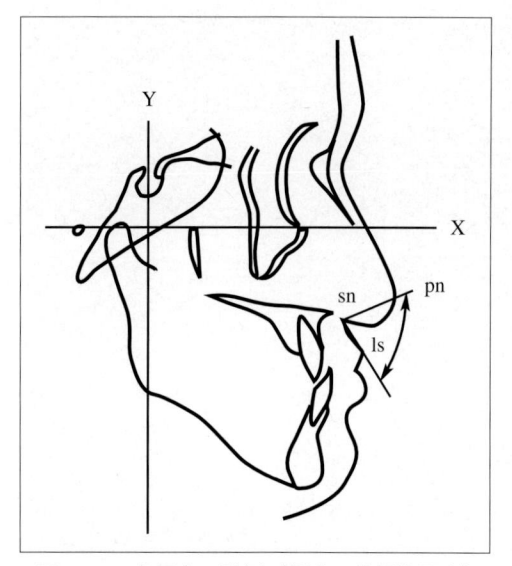

図8・11　鼻唇角の計測（側方X線規格写真）
鼻唇角＝∠pn－sn－ls
　pn（pronasale；鼻尖点）：鼻尖部においてY軸よりもっとも離れた点
　sn（subnasale；鼻下点）：pnとlsを通る直線よりもっとも遠い点
　ls（labrale superius；上唇点）：上口唇部でY軸よりもっとも遠い点
（森山啓司ほか：唇顎口蓋裂患者の外科的顎矯正治療．日口蓋誌，18：181-193，1993．より引用改変）

表8・1　症例

症例	年齢	性	裂型	上顎の移動量		グループ
				前方	下方	
1	16	女	UCLP	6	3	A
2	33	男	UCLP	5	4	A
3	21	女	UCLP	4	4	A
4	17	女	UCLP	4	－1	B
5	20	男	UCLP	3	5	B
6	17	女	BCLP	2	4	B

上顎移動量（mm）：側方X線規格写真上で手術前後での上顎中切歯切縁（U1）間を計測
グループA：Le Fort I 骨切り術を鼻形成術の前に行った群
グループB：Le Fort I 骨切り術を鼻形成術の後に行った群
UCLP：片側性口唇口蓋裂
BCLP：両側性口唇口蓋裂
（森　良之ほか：口唇口蓋裂におけるLe Fort I 型骨切り術と鼻形成術の施行順序に関する検討．日顎変形誌，10：117-124，2000．より引用改変）

度[10]（図8・10）および鼻唇角[11]（図8・11）の変化を比較検討した．症例の内訳を表8・1に示す．

【症例2】33歳，男，左側口唇口蓋裂

先に上顎前方移動術（前方5mm）を施行し，後に鼻形成術を行った．2回の手術が終了した後では，術前と比較して鼻尖の突出度は低下していた．また鼻唇角の大きさは上顎前方移動術で低下し，鼻形成術後もさらに低下していた（図8・12）．

外鼻孔の形態については，上顎前方移動術によりその変形はさらに強調されたが，後の鼻形成術によってある程度の形態修正がなされていた（図8・13）．

【症例5】20歳，男，左側口唇口蓋裂

先に鼻形成術を施行し，後に上顎前方移動術（前方3mm，下方5mm）を施行した．Cantilever型腸骨移植による鼻形成術により，鼻尖の突出度は明らかに増加し，続く上顎前方移動術によりさらに増加した．また鼻唇角の大きさは，2回の手術が終了した後では術前と比較して増加していた．しかし，この鼻唇角については，手術の順番にかかわらず，上顎の移動の下方成分の大きい症例で増大する傾向が認められた（図8・14）．

外鼻孔の形態は，鼻形成術によりその変形は著明に改善され，後の上顎前方移動術後もその形態は維持されていた（図8・15）．

G　考　察

上顎骨の劣成長を伴った高度な唇裂鼻変形に対して，かつては原則的にLe Fort I 型骨切り術による上顎前方移動を先に施行した後にcantilever型骨移植による鼻形成術を施行していた．これは鼻のbaseとなる上顎骨などの位置移動が終了した後に，その上部の鼻の形成を行うことが妥当と考えられたからである．

しかし，この順番では上顎骨の前方移動により鼻変形がさらに強度となり，以後の鼻尖の挙上はcantilever型骨移植をもってしても困難となる．この理由として，口唇形成術による上唇部軟組織

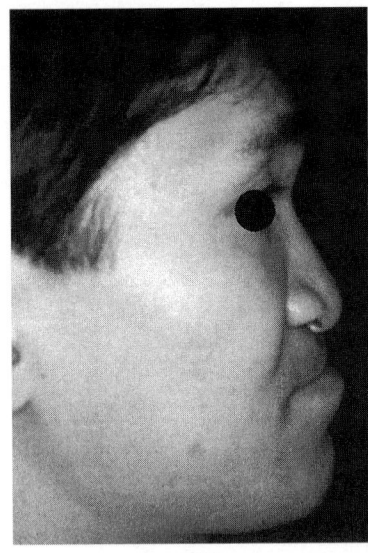

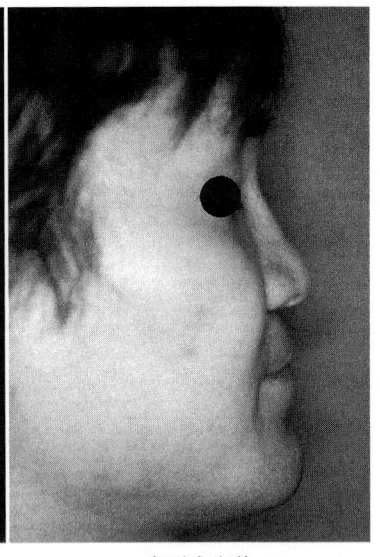

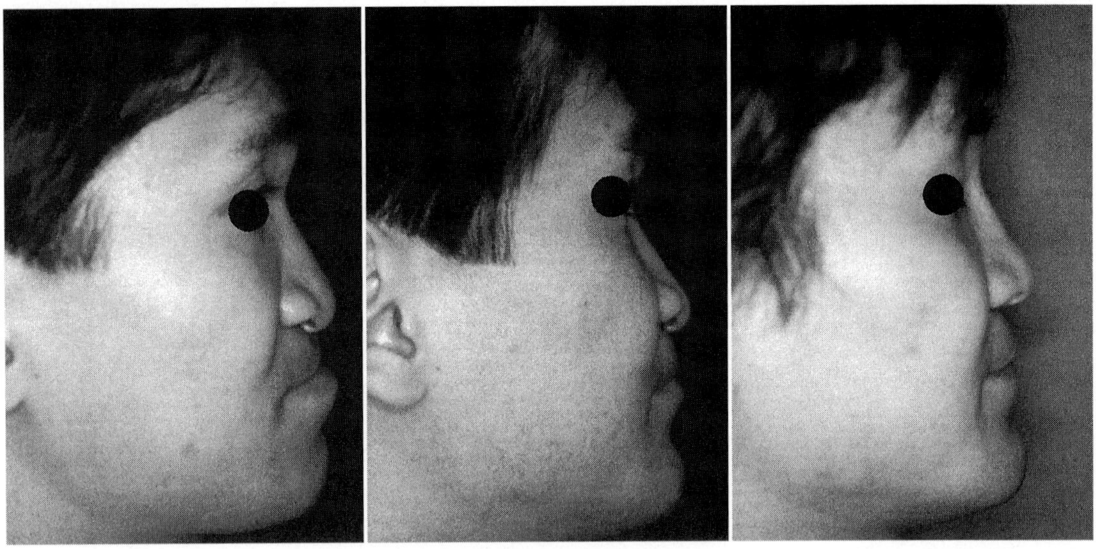

(a) 術前。　　　　　　　(b) 上下顎同時移動術後。　　　　　　(c) 鼻形成術後。

図8・12　側貌の変化（症例2：グループA）

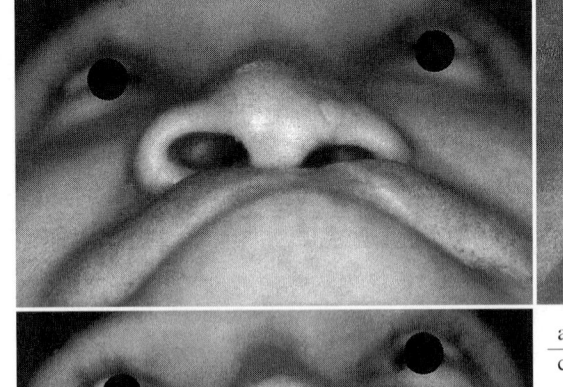

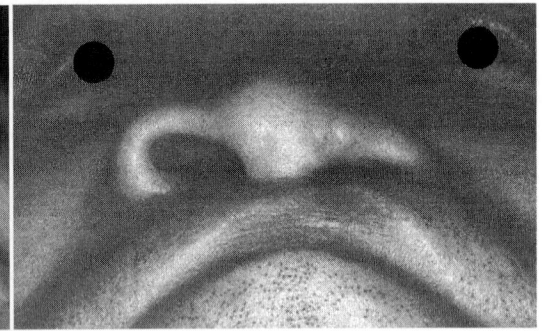

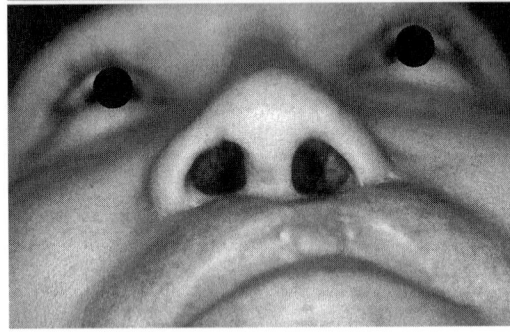

(a) 術前。
(b) 上下顎同時移動術後。
(c) 鼻形成術後。

図8・13　外鼻孔形態の変化（症例2：グループA）

の瘢痕拘縮に加えて，Le Fort I 型骨切り術の際の，上顎骨前壁の骨膜剥離による瘢痕拘縮と上顎前方移動による上唇部軟組織への影響が強く及び，鼻翼基部のみが前方へ反応したためと考えられる。

これとは逆に，先に鼻形成術を行うことにより，鼻背部へのcantilever型骨移植によって鼻部および上唇部軟組織の瘢痕拘縮がある程度解除されることが考えられる。

鼻唇角については，上顎の前方移動により低下するともいわれている[12)13)]。しかし，今回計測された6症例の中でも増加する例と低下する例の

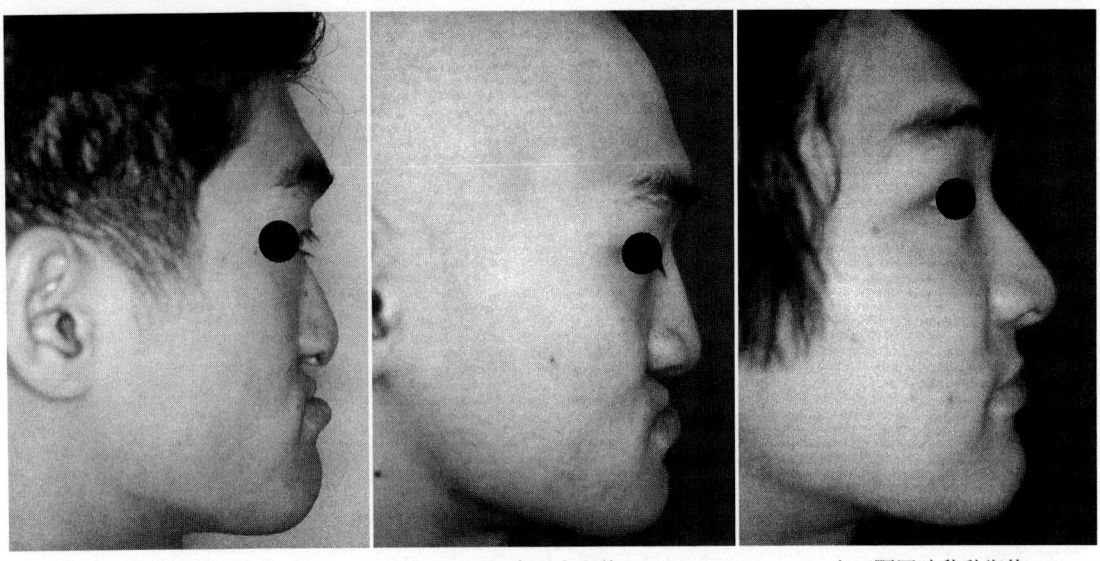

第8章 上顎および下顎の骨切り術と外鼻変形について　249

(a) 術前。　　(b) 鼻形成術後。　　(c) 上下顎同時移動術後。
図8・14　側貌の変化（症例5：グループB）

a | b
c |

(a) 術前。
(b) 鼻形成術後。
(c) 上下顎同時移動術後。
図8・15　外鼻孔形態の変化（症例5：グループB）

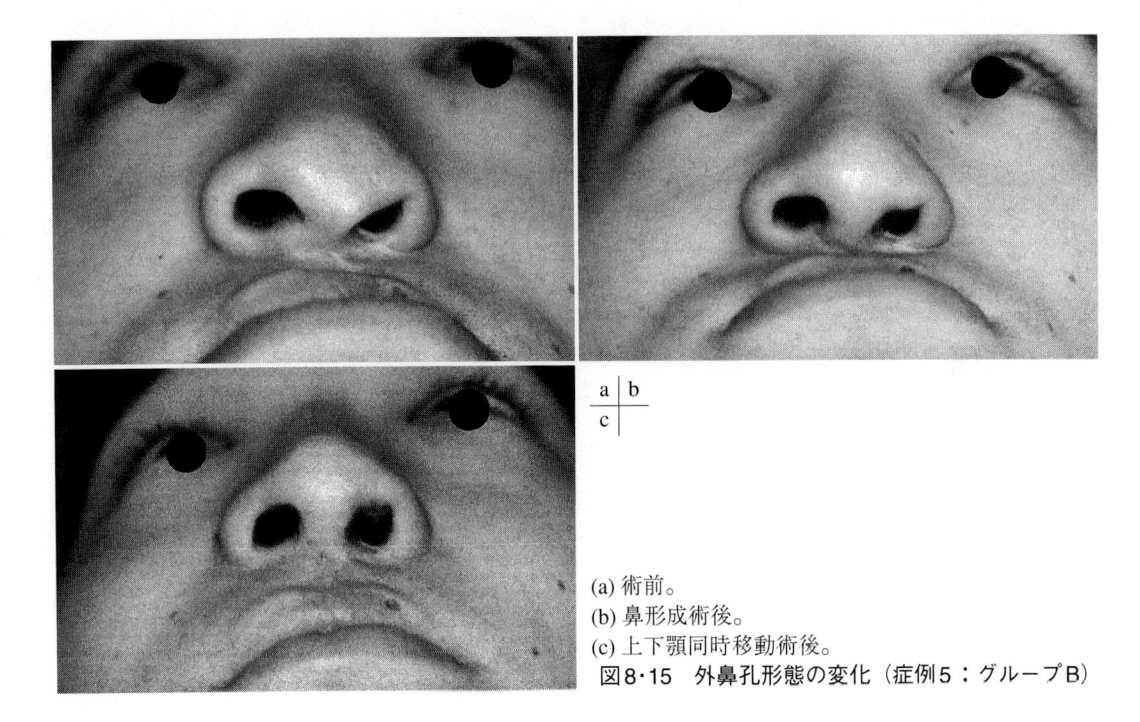

両方が見られ，手術の順番にかかわらず，上顎の移動方向によって左右されると考えられる。つまり上顎の前下方移動により鼻唇角は拡大すると考えられる。

まとめ

　上顎骨の低形成による反対咬合を伴った，強度な唇裂鼻変形に対しては，Le Fort I 型骨切り術による上顎骨前方移動を行う前に cantilever 型骨

移植による鼻形成術を施行した方が，鼻尖の挙上は容易で術後の鼻形態は良好となると考えられる。

文　献

1) Obwegeser, H. L. : Surgical correction of small or retrodisplaced maxillae. The "dish-face" deformity. Plast. Reconstr. Surg., 43 : 157-174, 1969.
2) Dann, J. J., et al. : Soft tissue changes associated with total maxillary advancement ; A preliminary study. J. Oral Surg., 34 : 19-23, 1976.
3) Freihofer, H. P. M. Jr. : The lip profile after correction of retromaxillism in cleft and non-cleft patients. J. Oral Maxillofac. Surg., 4 : 136, 1976.
4) Lines, P. A., et al. : Soft-tissue changes in relationship to movement of hard tissue structures in orthognathic surgery ; A preliminary report. J. Oral Surg., 32 : 891-896, 1974.
5) Stewart, A., et al. : Three-dimentional nasal changes following maxillary advancement in cleft patients. J. Oral Maxillofac. Surg., 25 : 171-177, 1996.
6) Takato, T., et al. :Use of cantilever iliac bone grafts for reconstruction of cleft lip-associated nasal deformities. J. Oral Maxillofac. Surg., 53 : 757-762, 1995.
7) 高戸　毅ほか：Open methodを利用した唇裂鼻形成術の経験．日口外誌, 40 : 299-301, 1994.
8) 森　良之ほか：口唇口蓋裂におけるLe Fort I 型骨切り術と鼻形成術の施行順序に関する検討．日顎変形誌, 10 : 117-124, 2000.
9) Collins, P. C., et al. : The alar base cinch ; A new technique for prevention of alar base flaring secondary to maxillary surgery. Oral Surg. Oral Med. Oral Pathol. , 53 : 549-553, 1982.
10) Farkas, L. G., et al. : Anthropometry of the Head and Face. 2nd ed., pp.17-35, Raven Press, New York, 1994.
11) 森山啓司ほか：唇顎口蓋裂患者の外科的顎矯正治療．日口蓋誌, 18 : 181-193, 1993.
12) Ronchi, P., et al. : Simultaneous rhinoplasty and maxillomandibular osteotomies ; Indications and contraindications. Int. J. Adult Orthod. Orthognath. Surg., 13 : 153-161, 1998.
13) O'Ryan, F., et al. : Nasal anatomy and maxillary surgery. III. aurgical techniques for correction of nasal deformities in patients undergoing maxillary surgery. Int. J. Adult Orthod. Orthognath. Surg., 4 : 157-174, 1989.

（森　良之，高戸　毅）

和文索引

【い】

移植骨　171
移植骨骨吸収　210
移植骨の経時的形態　166
移植骨の固定性　239
移植骨の充填　217
移植骨の生着　221

【お】

荻野の方法　161, 180, 201

【か】

ガーゼタンポンのpacking　150
開咬位　234
外側鼻軟骨　3
外側鼻軟骨と大鼻翼軟骨との連結　6
外側鼻軟骨の挙上　125, 126
外側鼻軟骨鼻中隔複合体の矯正　33
外側鼻軟骨や大鼻翼軟骨の剥離と修正　237
外鼻および鼻腔の形態と機能　143
外鼻および鼻腔の血管　8
外鼻および鼻腔の神経　8
外鼻矯正装置　44, 47
外鼻矯正装置付き口蓋床　45
外鼻孔底と鼻腔底の沈下　224
外鼻孔の大きさの非対称　139
外鼻軟骨の展開のための切開法　7
外鼻の解剖　1
外鼻の局所麻酔法　12
外鼻の筋肉　8
外鼻の骨性土台　50
外鼻の軟骨・皮膚・粘膜複合体　50
外鼻の皮膚　6
外鼻変形に関する因子　18
外鼻変形の早期修正　73
外鼻を構成する骨　2
外鼻を構成する軟骨　2
下顎枝矢状分割による下顎後退術　246
顎間固定　246
顎矯正装置　74, 75

顎矯正の方法　74
顎矯正の目的　74
顎骨欠損　50
顎裂　233
顎裂の幅　225
顎裂部骨移植　105, 111, 231
顎裂部骨移植と外鼻形態との関連性　230
顎裂部新鮮自家腸骨海綿骨移植　213, 214, 218
顎裂部分の変形　18
顎裂部分骨欠損　94
下垂した鼻翼基部の挙上　126
可動性外鼻　4, 28, 132, 134, 162, 200
下鼻甲介切除術　164
眼窩間距離　209
患側鼻翼基部外側下方偏位　44, 94
顔面の黄金分割　2
顔面非対称　234

【き】

逆U字切開　37, 95, 111, 114, 123, 163, 176
逆U字切開による外鼻形成術　126
逆U字皮弁の縫合　128
矯正口蓋床　74, 75
矯正帽　45, 74, 75
矯正用歯牙保定装置　226

【こ】

口蓋床　19, 63
口腔前庭部の形成　77
口腔前庭部の骨膜縫合　227
咬合異常　233
口輪筋再建　81
骨吸収を生じる原因　171
骨性外鼻　4
骨性土台　28, 58, 105
骨性土台の再構築　105
骨性土台の変形　27, 85
骨性斜鼻　140
骨隆鼻術　164
混合歯列期　111, 221

【さ】

採取した鼻中隔軟骨の固定　136
三角弁法　93
三次元CT像　201

【し】

耳介軟骨移植　95, 176, 190, 240
自家腸骨移植による顎裂閉鎖手術　246
思春期以降の顎裂部骨移植　224
歯槽前面の粘膜骨膜の剥離　215
術後の形態保持　59
術後の後戻り　73
術後用口蓋床　46
術前矯正歯科治療　19, 63, 246
上顎骨骨切り術と鼻変形　233, 234
上顎骨の低形成　233
上顎歯列弓前方部側方へ拡大　75
上顎前方移動　245
上顎の低形成　233
上顎の低形成に伴う反対咬合　245
上顎変形と鼻変形　234
床裏装用軟性レジン　45
新鮮自家腸骨海綿骨細片移植術　213
真皮脂肪の吸収　197
真皮脂肪の併用　197
唇裂患者の顎変形　233
唇裂鼻変形の外科的治療法　18
唇裂鼻変形の保存的治療法　18

【す】

スポンジ付きアルミシーネ　192

【せ】

線維性脂肪組織鼻尖移動　77
前篩骨動静脈の温存　82
前篩骨動静脈の終末枝　78
前歯部の被蓋　234
前鼻棘　2, 147
前鼻棘の偏位　50, 140

【た】

大鼻翼軟骨 4
大鼻翼軟骨外側脚の移動 86
大鼻翼軟骨内側脚間の軟部組織 202
大鼻翼軟骨の位置異常の修正 59, 115
大鼻翼軟骨の挙上 105
大鼻翼軟骨の矯正 73
大鼻翼軟骨の固定 21, 136
大鼻翼軟骨の成長 44
大鼻翼軟骨の剥離 21
大鼻翼軟骨の変形・偏位 18, 50, 73, 132
高橋(良)の方法 176
団子鼻様変形 163, 201, 209

【ち】

中央唇・鼻柱・鼻尖皮弁 83
中央唇を利用する鼻形成 203
中間顎の術前矯正 74
中間顎の突出・偏位 45, 63, 73, 85
中間顎の偏位,ねじれ 63
中顔面の陥凹 233
中鼻甲介肥大 143
腸骨を用いた隆鼻術 201
直視下大鼻翼軟骨縫合 67

【つ】

通気障害 133

【て】

定型的な Le Fort I 型骨切り術 234
デンバースプリント 137

【と】

動的歯科矯正 224

【な】

内側脚間縫合 187
軟膏付きタンポン 137
軟骨下縁切開 73, 77
軟骨間切開法 33
軟骨性外鼻 4
軟骨性斜鼻 140
軟骨や骨の移植 237

【に】

二次的な鼻柱延長 62, 64
西村の方法 161, 180, 201
乳児期唇裂鼻形成術 63
人中の形成 201

【ね】

熱可塑性樹脂 23

【は】

鼻顔面角 1
幅広い鼻尖 114

【ひ】

非可動性外鼻 4
非観血的な外鼻形成 44
非観血的矯正 57
鼻筋 8, 87
鼻筋起始部の修正 41, 123
鼻筋起始部の移動 125, 126
鼻筋起始部の剥離 39, 125
鼻筋の関与 36
鼻筋鼻翼部低形成 37
鼻腔底の挙上 105
鼻腔底再建 77, 217
鼻腔内層の再建 31
鼻腔内の形態異常 141
鼻腔の解剖 11
鼻腔の狭小化の予防 81
鼻腔ライニングの不足 73
鼻腔ライニングの補充 86
鼻限 29, 51
鼻孔縁の垂れ下がり 124
鼻孔縁切開 90
鼻口腔前庭瘻 124
鼻口腔瘻孔 224, 225
鼻孔底部の再建 59
鼻骨骨切り術 237, 242
鼻骨・上顎複合体 234
鼻唇角 1, 200, 248
鼻唇角形成 161, 205
鼻尖窩 88
鼻前庭口腔瘻 140, 147
鼻前庭底部の陥没 140
鼻前庭部の plica 形成 126
鼻前庭部への Z 形成術 125

鼻前庭隆起 140, 149
鼻尖の頭側偏位 235
鼻尖の裂側偏位 50
鼻尖部正中切開 20, 34, 90
鼻尖部における VY 形成 67
鼻尖部の扁平化 97
鼻柱延長に用いられる組織 70
鼻柱延長法 62, 63, 64, 89, 117, 186, 188
鼻中隔外側鼻軟骨複合体 27, 123
鼻中隔下制筋 8
鼻中隔矯正術 180
鼻中隔骨性部分の摘出 149
鼻中隔手術用ノミ 149
鼻中隔櫛 141, 147
鼻中隔前下端の切離 39, 125
鼻中隔創腔内への骨,軟骨細片の移植 149
鼻中隔軟骨 3, 202
鼻中隔軟骨移植 240
鼻中隔軟骨前下部の正中化 123
鼻中隔軟骨摘出術 203
鼻中隔軟骨の位置異常 59
鼻中隔軟骨部分の摘出 149
鼻中隔軟骨片の移植 150
鼻中隔の変形 140, 143
鼻中隔尾側端の偏位 31
鼻中隔,鼻柱・鼻翼基部の変形 44
鼻中隔弯曲矯正手術 147, 164, 176, 237
鼻中隔弯曲症 124, 141
鼻柱基部の正中化 39
鼻柱基部の非裂側偏位 50
鼻柱形成 164
鼻柱短縮 185
鼻柱短縮に対する対処法 186
鼻柱の relaxation 115
鼻柱の傾斜 124
鼻柱の短縮 97, 114
鼻柱・鼻孔縁組織の延長効果 48
鼻柱横切開 202
鼻長 1
鼻軟骨部の矯正 48
鼻背の augmentation 238
非披裂側の鼻甲介肥大 142
鼻幅 1
鼻閉症状 141

鼻翼縁の垂れ下がり　117
鼻翼基部の尾側変位　124
鼻翼基部の埋没貫通縫合　190
披裂側鼻翼の鼻筋　30

【へ】

平坦な鼻尖　85
ヘッドキャップ　63
片側唇裂鼻変形の形態と特徴　18

【ほ】

星型皮弁法　186
細い鼻柱を作るポイント　202
保定口蓋床　74

ボルスター固定　22, 55, 56, 80, 119, 128
ボルスター縫合糸　118

【ま】

膜性骨　171

【み】

短い鼻柱　62, 85

【り】

梨状口縁下部の背側変位　124
リテイナー　18, 23, 29, 59, 64, 67, 80, 89, 93, 98, 110, 166, 204
隆鼻術　187

隆鼻のためのL型移植材料　191
両側歯槽部分の短縮　63
両側唇裂外鼻一次形成術　83
両側唇裂鼻の特徴　200
両側唇裂鼻変形　114
両側鼻孔縁切開　30, 87, 202
両側Millard法＋小三角弁　202
両大鼻翼軟骨矯正位縫合固定　77, 80

【ろ】

肋軟骨移植　240
肋軟骨鼻柱内移植　97
ロングリテイナー　119, 130

欧文索引

【A】
Abbe皮弁　202, 204, 206
alar transfixion suture　31, 88
ANSの正中化　126
ANSの偏位　124
anterior nasal spine（ANS）　2, 147
augmentationの程度　243

【B】
Ballenger廻旋刀　149
banking forked flap法　64
Berkeley法　32, 176

【C】
cantilever型骨移植　245, 248
cantilever効果　161, 201
cantilever法　169, 172
cantilever法による隆鼻術　209, 245
Cottleの鼻中隔矯正術　147
Cronin法　89
Cutting法　31, 67, 88

【D】
definitive rhinoplasty　236
Denver sprint　155

【E】
Erich法　176

【F】
Fara法　176
flying bird型切開　90, 111, 180

【G】
Gelbke法　176
Gilles法　176

【K】
Killian法　135, 147

【L】
lateral segmentのcollapse　224
Le Fort I型骨切り術　245
listing sea gull incision　176
L型の移植材料　194, 197

【M】
Manchester法　77
marginal flying bird incision　176
Merocelスポンジ　166, 204
Millard法＋小三角弁　93, 96
mini-Abbe皮弁　209

【N】
naso-facial angle　1
nasolabial angle　1

【O】
open method　161, 201, 245
open methodの進入路　133
open rhinoplasty　132
open septo-rhinoplasty　132
oro-nasovestibular fistula　140

forked flap（法）　77, 89, 117, 186, 188
forked flapによる鼻柱の延長　64

【P】
Potter法　176
primary forked flapを用いた鼻柱延長　73, 83

【R】
rotation-advancement法＋小三角弁　37, 38

【S】
septo-lateral cartilage complex　123
SLCC　123
SLCCの修正　123
SMAS　6
Straith法　175
superficial aponeurotic system　6

【T】
Thomson法　176
transcolumellar skin incision　156

【U】
unwinding flap　67

【V】
vestibular band　140, 149
V字切開　133
VY形成法　186

【W】
W字型切開　111

唇裂鼻の治療──臨床像と手術──	〈検印省略〉

2001年11月15日　第1版発行

定価（本体15,000円＋税）

編集者　荻野洋一・西村善彦・高戸　毅
発行者　今井　彰
発行所　兌誠堂出版株式会社
〒113-0033　東京都文京区本郷3-23-5-202
電話(03)3811-0995　振替00180-0-196804

ISBN4-7719-0242-9 C3047 ¥15000 E　　印刷　倉敷印刷株式会社
Printed in Japan © Yoichi Ogino, Yoshihiko Nishimura, Tsuyoshi Takato 2001
本書の内容の一部あるいは全部を無断で（複写機等いかなる方法によっても）複写，複製すると，著作権および出版権の侵害となることがありますので，ご注意下さい。